国家卫生和计划生育委员会"十二五"规划教材

全国高等医药教材建设研究会"十二五"规划教材
全国高等学校教材

供卫生管理及相关专业用

卫生应急管理

Public Health Emergency Management

主　审　陈贤义

主　编　吴群红　杨维中

副主编　谭晓东　吴美珍

编　者（以姓氏笔画为序）

王春平（潍坊医学院）　　　　　　郝晓宁（卫生部卫生发展研究中心）

兰亚佳（四川大学）　　　　　　　胡永华（北京大学）

杨维中（中国疾病预防控制中心）　胡百精（中国人民大学）

吴美珍（浙江中医药大学）　　　　秦　超（第二军医大学）

吴群红（哈尔滨医科大学）　　　　曹志辉（河北联合大学）

张振忠（卫生部卫生发展研究中心）崔小波（首都医科大学）

罗　力（复旦大学）　　　　　　　谭晓东（武汉大学）

郝艳华（哈尔滨医科大学）

U0208162

人民卫生出版社

图书在版编目（CIP）数据

卫生应急管理/吴群红，杨维中主编. —北京：人民
卫生出版社，2013
ISBN 978-7-117-17718-4

Ⅰ.①卫…　Ⅱ.①吴…②杨…　Ⅲ.①公共卫生-紧急
事件-卫生管理-中国-教材　Ⅳ.①R199.2

中国版本图书馆 CIP 数据核字（2013）第 164140 号

| 人卫社官网　www. pmph. com | 出版物查询，在线购书 |
| 人卫医学网　www. ipmph. com | 医学考试辅导，医学数据库服务，医学教育资源，大众健康资讯 |

卫生应急管理

主　　编：吴群红　杨维中
出版发行：人民卫生出版社（中继线 010-59780011）
地　　址：北京市朝阳区潘家园南里 19 号
邮　　编：100021
E－mail：pmph @ pmph. com
购书热线：010-59787592　010-59787584　010-65264830
印　　刷：北京人卫印刷厂
经　　销：新华书店
开　　本：787×1092　1/16　印张：22　插页：10
字　　数：467 千字
版　　次：2013 年 8 月第 1 版　2018 年 4 月第 1 版第 4 次印刷
标准书号：ISBN 978-7-117-17718-4/R · 17719
定价（含光盘）：50. 00 元

打击盗版举报电话：010-59787491　E -mail：WQ @ pmph. com
（凡属印装质量问题请与本社市场营销中心联系退换）

全国高等学校卫生管理专业
第二轮规划教材修订说明

　　我国卫生管理专业创办于1985年,第一本卫生管理专业教材出版于1987年,时至今日已有26年的时间。随着我国卫生事业的快速发展,卫生管理专业人才队伍逐步壮大,卫生管理专业教材从无到有,从少到多。为适应我国卫生管理专业的发展和教学需要,人民卫生出版社于2005年2月出版了第1轮全国高等学校卫生管理专业规划教材,其中单独编写教材10种,与其他专业共用教材5种,共计15种。这套教材出版八年来,为我国卫生管理人才的培养,以及医疗卫生管理事业科学化、规范化管理做出了重要的贡献。

　　当前,随着我国医疗卫生体制改革的不断深入,国家对卫生管理专业人才的需求量增加,卫生管理专业有了日新月异的发展,知识更新越来越快速,专业设置越来越细化,使得第1轮的教材已不能适应目前国内卫生管理专业发展和人才培养的需要。2012年在原卫生部领导的支持和关心下,全国高等医药教材建设研究会、人民卫生出版社开始组织第二轮规划教材的编写工作。全国高等医药教材建设研究会在2011年9月成立了"第二届全国高等学校卫生管理专业教材评审委员会",经过会上及会后的反复论证最终确定本次修订工作出版31种教材,并计划作为2013年秋季教材和2014年春季教材在全国出版发行。此次教材的修订工作是在贯彻党的十八大关于"深化教育领域综合改革"精神的背景下,在落实教育部、原卫生部联合下发的《关于实施临床医学教育综合改革的若干意见》的前提下,根据《国家医药卫生中长期人才发展规划(2011—2020年)》的任务要求,并结合国家卫生和计划生育委员会的总体要求,坚持"三基、五性、三特定"的原则,组织全国各大院校卫生管理专业的专家一起编写。

　　第二轮教材的修订工作从2012年7月开始,其修订和编写特点如下:

　　1. 教材编写修订工作是在教育部、国家卫生和计划生育委员会的领导和支持下,由全国高等医药教材建设研究会规划,卫生管理专业教材评审委员会审定,院士专家把关,全国各医学院校知名专家教授编写,人民卫生出版社高质量出版。

2. 教材编写修订工作是根据教育部培养目标、卫生管理部门行业要求、社会用人需求,在全国进行科学调研的基础上,借鉴国内外医学人才培养模式和教材建设经验,充分研究论证本专业人才素质要求、学科体系构成、课程体系设计和教材体系规划后,科学进行的。

3. 在全国广泛、深入调研基础上,总结和汲取了第一轮教材的编写经验和成果,尤其是对一些不足之处进行了大量的修改和完善,并在充分体现科学性、权威性的基础上,更考虑其全国范围的代表性和适用性。

4. 教材编写修订工作着力进行课程体系的优化改革和教材体系的建设创新——科学整合课程、淡化学科意识、实现整体优化、注重系统科学、保证点面结合。继续坚持"三基、五性、三特定"和"多级论证"的教材编写原则,以确保教材质量。

5. 教材内部各环节合理设置,含有丰富的内容和活跃的版式设计。包含章前案例、知识拓展、知识链接、本章小结、关键术语、习题、教学建议等,从多方面、多角度给予知识的讲授,促进知识的理解,深化内容的记忆。

6. 为适应教学资源的多样化,实现教材系列化、立体化建设,每种教材都配有配套光盘,方便老师教学和学生自主学习。

本轮卫生管理专业规划教材共计31种,全部为核心课程,单独编写教材,不再与其他专业共用。其中"管理基础课程部分"7种,"专业课程部分"20种,"选择性课程部分"4种。

本套教材所有31种书均为国家卫生和计划生育委员会"十二五"规划教材,计划于2013年秋季和2014年春季全部出版发行。

说明:2013年2月本套教材基本完稿,2013年3月"中华人民共和国卫生部"(简称"卫生部")更名为"中华人民共和国国家卫生和计划生育委员会"(简称"国家卫生和计生委")。本套教材的编委会已经考虑到此类问题,并把教材中相关名称作了修改,但是许多法规和文件还在沿用以前的名称,为了保持学术的严谨性,此类地方出现的名称不做修改。由于时间紧张,如有修改不到位的地方还请广大师生批评指正!

全国高等学校卫生管理专业
第二轮规划教材目录

书 名	版次	主 编	
1. 管理学基础	第2版	冯占春	吕 军
2. 经济学原理		刘国恩	李 玲
3. 组织行为学	第2版	刘 毅	
4. 公共事业管理概论		殷 俊	
5. 公共关系学		王 悦	
6. 人际沟通及礼仪		隋树杰	
7. 公文写作与处理	第2版	邱心镜	
8. 管理流行病学		毛宗福	姜 潮
9. 卫生管理统计及软件应用		贺 佳	
10. 卫生管理运筹学	第2版	秦 侠	
11. 卫生管理科研方法		王 健	
12. 社会医学		卢祖洵	姜润生
13. 卫生事业管理学		张 亮	胡 志
14. 卫生服务营销管理	第2版	梁万年	
15. 卫生经济学		孟庆跃	
16. 卫生法学		黎东生	
17. 医疗保障学	第2版	姚 岚	熊先军
18. 卫生政策学	第2版	郝 模	
19. 药品管理学		张新平	刘兰茹
20. 卫生监督学	第2版	樊立华	
21. 医院管理学	第2版	张鹭鹭	王 羽
22. 卫生保健伦理学		佟子林	
23. 卫生财务管理		程 薇	
24. 卫生人力资源管理		毛静馥	
25. 卫生信息管理学	第2版	胡西厚	
26. 卫生项目管理		王亚东	
27. 卫生技术评估		陈 洁	于德志
28. 卫生应急管理		吴群红	杨维中
29. 国际卫生保健		马 进	
30. 健康管理学		郭 清	
31. 公共卫生概论		姜庆五	

全国高等学校卫生管理专业
第二届教材评审委员会名单

顾 问
王陇德 文历阳 陈贤义

主任委员
张 亮

副主任委员
郝 模 孟庆跃 胡 志 杜 贤

委 员
（以姓氏笔画为序）

马 进 王 羽 王 悦 毛宗福 孔军辉
申俊龙 任 莳 杨 晋 李士雪 吴群红
邱鸿钟 张新平 张鹭鹭 高建民 郭 岩
郭 清 梁万年 景 琳 曾 诚

秘 书
王 静 戴薇薇

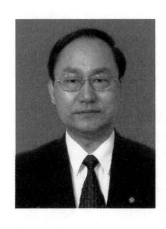

陈贤义

男,1956年生于湖北省,博士,教授,博士生导师。本科毕业于华中科技大学同济医学院,后在复旦大学获医学博士学位。长期在卫生部工作,历任卫生部保健局副局长,卫生部疾病控制司副司长,卫生部卫生应急办公室主任,卫生部疾病预防控制局局长。

从事卫生管理、疾病预防控制、卫生应急工作十几年,积累了一定的工作经验。作为第一任卫生部卫生应急办公室主任,参加过多起重大突发公共卫生事件的组织协调处置,为推动我国卫生应急机制的建立,做了一定的探索工作,有较大的贡献。为促进疾病预防控制体系建设和爱国卫生工作的深入开展作出了积极的努力。工作期间在国内外杂志上发表了多篇文章。

曾多次荣获卫生部优秀共产党员、优秀党务工作者、优秀公务员、先进工作者称号,荣立三等功,获民族团结进步模范称号和多种荣誉证书。在多个部委主管的学会和学术组织兼职任秘书长、副秘书长、理事等,被哈尔滨医科大学聘为名誉教授,被四川大学华西公共卫生学院聘为客座教授。

主编简介

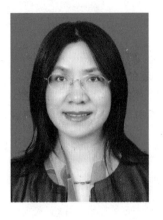

吴群红

  教授,博士生导师,哈尔滨医科大学卫生管理学院副院长,卫生政策与管理研究中心主任以及社会医学教研室主任,澳大利亚拉筹伯大学客座教授。黑龙江省重点学科带头人,《社会医学》国家级优秀教学团队带头人。

  从教20余年,担任《社会医学》国家精品课程、双语示范课程以及国家精品共享课程负责人。主编、副主编国家规划教材和研究专著 8 部,参编规划教材 5 部。获国家专利及计算机软件著作权 7 部。主持国家科技部863项目、国家自然基金项目、原卫生部重大公益性行业科研专项、世界银行、世界卫生组织以及美国CMB项目20余项。发表国内外学术论文100余篇。获得国家优秀教学成果二等奖1项,省级优秀教学成果一等奖2项,获省部级研究成果奖 4 项。

  先后担任世界卫生组织驻华代表处卫生政策与体制官员和专家、世界银行与澳大利亚澳发署中国卫生项目专家以及原卫生部应急管理专家等职。目前担任中华预防医学会卫生应急分会副主任委员、社会医学分会常务委员、卫生事业管理分会常务委员等学术兼职以及四家国内核心期刊编委。

  先后获全国优秀科技工作者、原卫生部有突出贡献中青年专家、黑龙江省优秀中青年专家以及美国CMB政策与体制科学杰出教授奖等荣誉称号。

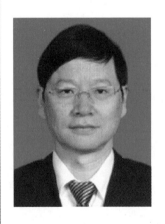

杨维中

  男,1954年12月出生于四川。主任医师,博士研究生导师。现任中国疾病预防控制中心副主任。相关学术兼职有:卫生部卫生应急专家咨询委员会秘书长新发传染病组组长,中华预防医学会卫生应急分会主任委员,全国传染病标准委员会副主任委员,卫生部疾病预防控制专家委员会免疫规划分委会副主任委员,中华预防医学会流行病学分会副主任委员,中华预防医学会公共卫生管理分会副主任委员,《中华预防医学杂志》《中国疫苗与免疫杂志》副总编辑。1998年获"四川省有突出贡献的优秀专家"荣誉称号,1999年获国务院政府津贴。长期从事传染病防控和卫生应急工作,具有丰富的突发公共卫生事件监测、预警与现场应急处置的理论基础与实践经验,对我国传染病防控和卫生应急体系和能力现状有深入了解。作为课题主要负责人,曾主持研究多个863计划、国家科技基础条件平台、"十五"国家重点科技攻关计划等课题,涉及传染病流行病学、突发公共卫生事件监测预警、现场处置技术及管理等领域。在*Lancet*、*NEJM*、*Plos Medicine*、*CID*、*EID*、*JAMA*、《中华流行病学杂志》《中华预防医学杂志》等国内外期刊发表学术论文50余篇,编写学术专著11部。

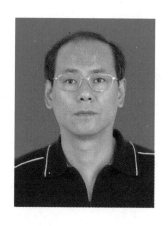

谭晓东

男,教授,博士生导师。现任武汉大学教授,比利时Ghent大学公共卫生系研究员,国家突发公共卫生事件应急专家咨询委员会委员及所在领域多个重要学术期刊编委。从事临床、预防医学及相关教学工作二十余年,在卫生应急的突发公共卫生事件处置方面具备丰富的教学和实践经验。多次获得省市科技进步奖并持有两项国家专利。承担中澳、中英、中意、中比等国际合作的卫生应急项目。于2003年出版了我国第一本卫生应急专著《突发公共卫生事件预防与控制》。近十年来,主编专著8部,参编4部。发表英文学术论文50篇,中文学术论文200余篇。

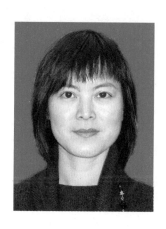

吴美珍

女,副教授,浙江大学法学硕士,现为浙江中医药大学管理学院管理研究所副所长、管理学院工会主席。1997年毕业于浙江大学西溪校区,同年进入浙江中医药大学,此后一直在浙江中医药大学管理学院从事管理专业的教学与科研。多年来致力于管理专业的教学工作,曾获得过优秀授课教师、三育人先进个人、事业家庭兼顾型先进个人等多种荣誉。近三年主持和作为主要负责人参与科研项目十多项,其中省部级项目1项,厅局级项目6项,参与的"浙江省中医医院质量绩效评价体系研究"项目曾获得浙江省医院管理学会软科学技术成果奖三等奖;主编、参编了教材5本。

前 言

20世纪以来,各种突发事件逐步呈现出一种频发、高发的态势,人类已经进入了一个高风险的现代社会。在快速的工业化、城市化、现代化过程中,伴发的各种环境和技术灾难,重大自然灾害频发所造成的大量人员伤亡和财产损失,特别是一系列传染病暴发,以及各种自然和人为生物危机事件所具有的突发性、快速播散性、复杂多变性以及危机连锁性特征,使突发公共卫生事件日益成为现代社会的一个重要聚焦点。

美国的"9·11"事件、炭疽生物恐怖事件以及禽流感疫情等一系列突发公共卫生事件,使世界各国越来越重视突发公共卫生事件应对的理论与实践研究,逐步形成了卫生应急管理的相关概念、理论和方法。国内外卫生应急管理体系的建设、发展的经验,也丰富了卫生应急管理学科的实践内涵。2011年3月,全国高等学校卫生管理专业教材第二届评审委员会决定,编写第1版《卫生应急管理》教材,这对推动卫生应急管理学科在中国的创立,并为本学科的发展奠定了重要的基础。

本书将卫生应急管理的理论与实践紧密结合,积极吸收本领域国内外最新研究成果,力图体现卫生应急管理作为一门新兴学科的特色。本书主要包括两大部分:第一部分为卫生应急管理的理论篇,系统阐述和介绍卫生应急管理的学科内涵、性质、任务和基本理论与方法,主要包括卫生应急风险管理、应急沟通管理、社会心理行为管理、应急要素管理等内容。第二部分是卫生应急管理的实践篇,主要包括卫生应急预防与准备、卫生应急响应与处置、卫生应急中的恢复与重建、卫生应急管理评估、卫生应急协同治理、中外卫生应急管理体系建设等内容。

本书可用于预防医学、卫生管理、卫生监督、公共事业管理等专业的本科和硕士教材。此外,还可作为各级各类卫生管理和专业技术人员职业化培训教材以及相关决策者、管理者和研究者的参考用书。

本书在编写过程中,得到人民卫生出版社、国家卫生计生委卫生应急办公室以及中国疾病预防控制中心等多家单位领导的支持。各位编委多次聚会北京和哈尔滨,对本书的大纲和定稿进行了反复的审阅与修订,付出了艰苦的劳动。谨此对所有关心、支持和帮助本书编写的领导、同事们致以衷心感谢。

　　卫生应急管理是一门年轻学科,《卫生应急管理》是我们编写的第一本教材。由于我们的学识所限,难免存在不妥和错误之处,希望广大同仁和读者批评指正。

吴群红　杨维中

2013年5月 于哈尔滨

目　录

第一章　卫生应急管理概述

第二章　卫生应急相关管理理论

第三章　卫生应急中的风险管理理论与方法

第四章　卫生应急沟通管理

第五章 卫生应急中相关的社会心理、行为理论与方法

第六章 卫生应急管理研究的常用方法

第七章 卫生应急要素管理

第八章 卫生应急体系的构建与管理

第九章　卫生应急预防与准备管理

第十章　卫生应急响应与处置

第十一章　卫生应急中的恢复与重建

第十二章　卫生应急管理评估

第十三章　卫生应急协同治理与利益相关者管理

第十四章　国际合作交流与国外卫生应急体系建设概况

卫生应急管理概述

学习目标

通过本章的学习,你应该能够:

掌握 突发公共卫生事件的概念、分类、分级、特点;卫生应急管理的概念、基本内容、特征及任务;卫生应急管理的相关基本理论。

熟悉 卫生应急的要素管理、过程管理和关键环节管理;卫生应急管理体系的构建与管理;卫生应急管理的理论体系框架与基本研究内容。

了解 卫生应急管理研究的常用方法,卫生应急管理的历史发展沿革及其与其他相关学科之间的关系。

章前案例

2003年一场突如其来的SARS(severe acute respiratory syndrome,严重急性呼吸综合征,又称非典型肺炎)疫情突袭了中国,十年后的今天,正当人们准备认真梳理和回顾那场疫情对现代中国的意义时,H7N9新型流感病毒却悄然迫近中国,将充满着不确定性和令人困惑的不安感又一次带给人们,这难道是一个巧合吗?

2003年的那场疫情,让公众认识了突发公共卫生事件并领教了它的巨大威力与破坏力。借助于现代社会四通八达的水陆空立体交通网络,SARS疫情的快速传播引发了公众异常心理、行为现象,并介导了社会性恐慌等心理传播机制的形成。在最初信息缺乏、谣言四起、缺乏有效沟通的情境下,疾病本身的传染性及其诱发的公众恐慌情绪的传染性相互叠加,成倍地放大了传染病的威胁和影响。特别是借助于广泛的媒体聚焦、舆论聚焦所形成的疫情信息爆炸性的报道也将危机发生地的集体焦虑和恐慌等情绪向四处传递,使之成为主宰当时中国社会压倒一切的舆论焦点和主题。

此外,通过各种内外影响因素与关联机制的介导,引发了多米诺骨牌效应以及一系列连锁危机的形成,进而对中国的政治、经济、贸易、旅游以及社会正常运行秩序带来重大影响。

SARS成为印刻在中国改革开放发展履历上的一道抹不去的印记,促使中国政府和社会对其发展路径和方式进行了深刻反思,并将健康安全提升到国家安全的战略高度加以重视和研究。SARS及其随后接踵而至的一系列传染病疫情以及食品安全事件,使人们深刻地认识到对各种突发公共卫生事件进行管理的极端必要性,极大地推动了卫生应急管理理论和实践研究的不断深入。

笔记

1

20世纪以来,各种突发事件逐步呈现出一种多发、频发的态势,人类已经进入了一个高风险的现代社会。美国"9·11"以及随后的炭疽生物恐怖事件,中国的SARS、其后的禽流感、H1N1疫情等一系列突发公共卫生事件的暴发,促使中国乃至世界越来越重视突发公共卫生事件应对的理论和实践研究,从而推动了卫生应急管理学科体系的不断发展与完善。

本章在深入解析突发公共卫生事件以及卫生应急管理相关概念、内涵、特点等内容的基础上,系统阐述卫生应急管理的主要内容和任务,解析卫生应急管理的核心架构和理论体系。从卫生应急的要素管理、过程管理、关键环节管理、系统管理与制度、体制、机制管理等多个侧面探讨其基本理论框架构成及方法学研究体系,通过比较和分析卫生应急管理和其他管理的相互关系,把握卫生应急管理的系统边界及与其他相关学科的关系。

第一节　卫生应急相关基本概念

一、突发事件的概念及分类

(一)突发事件

突发事件(emergency)是指突然发生、造成或可能造成公共威胁或危害的、影响人们生命、财产和环境安全并需要人们紧急处置和应对的事件。

突发事件的发生、发展速度很快,具有突发性、公共威胁性和紧迫性等特征,它往往是各种风险隐患、问题和矛盾长期得不到有效治理,当其不断聚集并积累到一定程度以后突然暴发而形成的。突发事件暴发往往会对公众的健康、生命、财产安全带来威胁,干扰社会正常生产、生活秩序,甚至影响到社会的稳定和安全,因此其危害具有公共性。突发事件演变轨迹的不确定性及其危害的快速扩散性要求人们在时间、信息、资源十分紧迫的条件下快速决策和应对。

(二)突发事件的分类

根据突发事件发生的原因、机制、过程、性质和危害对象,我国突发事件应对法将其分为四类:自然灾害、事故灾难、公共卫生事件和社会安全事件。

1. 自然灾害　由自然因素直接导致的灾害如地震、飓风等。

2. 事故灾难　由人们无视规则的行为所致,主要包括工矿、商贸等企业的各类安全事故等。

3. 公共卫生事件　由自然因素和人为因素共同所致,主要包括传染病疫情、群体性不明原因疾病、食品安全和职业危害、动物疫情以及其他严重影响公众健康和生命安全的事件。

4. 社会安全事件　由一定的社会问题诱发,主要包括恐怖袭击事件、民族宗教事件、经济安全事件、涉外突发事件和群体性事件等。

二、危机

危机(crisis)是具有潜在和现实威胁,对执政者的核心价值和目标带来威胁,给社会组织、系统的运行及正常生活秩序造成重大影响并危及公众生命、财产以及环境安全的一种紧急事件或紧急状态,是一个具有高度不确定性和紧迫性,需要在有限的时间、信息、资源等条件下快速做出决策和行动的事件或情境。

危机是由自然、社会、人为因素等多种内部、外部因素诱导的,是处于转机与恶化之间的一种极不稳定的紧急状态。危机事件的突然暴发及其产生的破坏力往往会超出政府和社会常态的管理能力,要求政府和社会采取特殊的措施加以应对,而应对的结果如何则取决于危机事件本身与社会组织应对者之间的动态博弈结果,具有不确定性。

三、灾难

灾难(disaster)是一种能导致社区秩序和功能严重损害,引发大面积人员伤亡,造成物质、经济和环境损失,并超出社区现有承受能力的一个突发性、破坏性的形势或事件。虽然世界各国对灾难的定义各不相同,但对灾难共有特征的概括如下:突发性和不可预知性;造成人员、物质、经济和环境损失;超过社区自身应对能力,需要借助于外力的支持和援助。灾难常与危机交替使用,但灾难往往指突然发生的、带来重大伤亡、损失或广泛毁坏的事件,一般来说,灾难强调的是事件已经发生,并已经造成了严重后果。

四、突发事件、危机、灾难三者的区别与联系

(一)三者的区别

突发事件、危机、灾难的概念常常被交叉使用或相互替代,主要是因为三者之间边界模糊、相互依存又相互转化。突发事件主要强调事件发生的突然性和紧迫性,具有演变成危机和灾难事件的可能性和现实性;危机更侧重强调事件危害的严重性和规模性及其现实可能性,是一种高度不稳定下的紧急情境,具有"危"与"机"之间转化的可能性;而灾难则是指损害已经发生并成为现实,是出现恶劣结果的危机。如能及时、有效地处理突发事件,控制其危害,突发事件则不会发展为危机和灾难。由于人们的干预不利而导致突发事件危害的严重性和规模性达到了一定程度,突发事件便演化成为危机和灾难事件。所以,突发事件通常是危机和灾难酝酿的母体,事件危害的严重程度和规模性是突发事件转变为危机和灾难的必要条件。

(二)三者的联系

突发事件、危机和灾难的共同之处是,它们都源于各种风险事件,并由于未能及时发现和控制风险而导致不幸事件的发生。当各种不幸突然发生时,我们往往称其为突发事件,根据其演变阶段、波及范围和造成的危害程度,人们又将其称为危机或灾难事件。

突发事件和危机都具有突发性、紧迫性的特点,如处理不当,就可能从潜在危机转化成现实危机,因此,它们又具有可能性和现实危害性的特点。灾难则是指已经发生的对人们生命财产、环境和秩序等造成重大损害并超出社区自身应对能力的事件。它往往是突发事件和危机事件演变的结果。灾难事件往往源于

突发事件,但突发事件并不必然演化成危机和灾害,突发事件造成危害程度的大小取决于人们应对突发事件的及时性和应对的效果。因此,突发事件、危机事件、灾害事件三种状态之间往往相互重叠和包含,并在一定条件下相互转化。因此,在实际工作中,三个词经常被替代使用。

五、突发公共卫生事件的概念、分类、分级与特点

(一)突发公共卫生事件的概念

突发公共卫生事件(public health emergency)是指突然发生,造成或者可能造成社会公众身心健康严重损害的重大传染病、群体性不明原因疾病、重大食物、职业中毒和其他群体性中毒以及因自然灾害、事故、灾难或社会安全等事件引起的严重影响公众身心健康的事件。

世界各国根据其面临的主要健康威胁的不同,对突发公共卫生事件的定义和关注点也会有所不同,如美国重视生物恐怖、核攻击和化学武器袭击等事件。

(二)突发公共卫生事件的分类

突发公共卫生事件的分类按发生原因可分为八类,参见表1-1。

表1-1 突发公共卫生事件按原因分类

按原因分类	具 体 内 容
生物病原体所致疾病	主要指传染病(包括人兽共患传染病)、寄生虫病,地方病区域性流行、暴发流行或出现死亡;预防接种或预防服药后出现群体性异常反应;群体性医院感染等
有毒有害因素污染造成的群体中毒	这类公共卫生事件是由污染所致,如水体污染、大气污染等,波及范围极广
食物中毒事件	是指人摄入含有生物性、化学性有毒有害物质后,或把有毒有害物质当作食物摄入后,所出现的非传染性的急性或亚急性疾病,属于食源性疾病的范畴
自然灾害	由于地震、火山爆发、泥石流、台风、洪水等灾害的突然袭击造成人员伤亡。同时,还会带来严重的包括社会心理问题在内的诸多公共卫生问题及其引发的多种疾病,特别是传染性疾病的发生和流行
职业中毒	由高温、低压、有毒气体、粉尘等职业暴露因素造成的人数众多或者伤亡较重的中毒事件
意外事故引起的死亡	煤矿瓦斯爆炸、飞机坠毁、空袭等重大安全事故。该类事件由于没有事前准备和预兆,往往会造成巨大的人员伤亡和经济损失
不明原因引起的群体发病或死亡	该类事件的原因不明,公众缺乏相应的防护和治疗知识。同时,日常也没有针对该事件的特定的监测预警系统,使得该类事件常常造成严重的后果。此外,由于原因不明,在控制上也有很大的难度
三恐事件	指生物、化学、核辐射恐怖事件

(三)突发公共卫生事件分级

按照突发公共卫生事件的性质、严重程度、可控性和影响范围,可分为四级:Ⅰ级(特别重大)、Ⅱ级(重大)、Ⅲ级(较大)和Ⅳ级(一般),分别对应红色、橙色、

笔记

黄色和蓝色预警。对突发公共卫生事件进行分级,目的是落实应急管理的责任和提高应急处置的效能。Ⅰ级由国务院负责组织处置;Ⅱ级由省级政府负责组织处置;Ⅲ级由市级政府负责组织处置;Ⅳ级由县级政府负责组织处置(图1-1)。

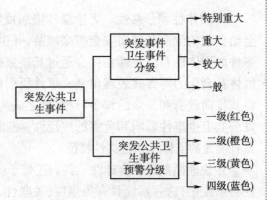

图1-1 突发公共卫生事件分级

(四)突发公共卫生事件的特点

1. 危害性 突发公共卫生事件关系到人类的生存和发展,与人们的利益休戚相关。处理不当便会造成社会公众的健康、生命财产的损害,导致社会恐慌的传播。如果控制不当还会导致社会正常生活和工作秩序的破坏、影响社会稳定、破坏经济建设、诱发一系列继发危机事件并造成多重社会组织危害。

2. 突发性和紧迫性 突发公共卫生事件往往是突如其来、不易预测的,因此需要人们进行各种能力准备和物资储备。它强调的是一种紧急状态,一种迫在眉睫的危机或危险局势,并对公民造成影响以及对整个社会的正常生活构成威胁。紧迫性首先体现在对事件本身的要求,其发展变化的不确定性和瞬息万变的特点,迫切要求应对的及时性;其次,紧迫性还体现在应对者所面临的巨大时间和心理压力。首先是快速决策的压力,要求其在有限的时间、信息及决策支持条件下,必须快速决策。由于事发突然、情况紧急、危害严重,如果不能在充满不确定性的条件下尽快决策,可能导致最有效的应对契机稍纵即逝;再次,突发事件的紧迫性还体现在能否在各种制度、体制、机制束缚条件下,迅速调动人、财、物、信息资源,实现对各种资源有效的协调与整合。这种资源调动的紧迫性会给应对者带来巨大的压力。

3. 不确定性和复杂性 突发公共卫生事件的不确定性主要由以下几方面因素造成的:首先突发公共卫生事件本身的不确定性,其产生、发展、演变轨迹具有不确定性,受制于多重因素的影响和驱动。其次,由于信息本身带来的不确定性,一方面由于信息缺乏会加大决策的不确定性,同时,高强度的信息需求也会催生信息过量,使混乱而嘈杂的信息充斥于各种信息载体。在缺乏有效信息过滤手段的情况下,会导致决策者无所适从,加大决策难度。最后,危机借助于各种媒体产生的放大效应、公众迫切的诉求和压力以及危机管理者对危机的认知、管理和应对能力的差异性,也会成为导致危机不确定演变轨迹和结局的重要原因。

突发公共卫生事件的复杂性主要是由以下几方面因素造成的:首先,突发公共卫生事件成因的复杂性可能由自然因素、人为因素等多种原因造成。其次还表现为突发公共卫生事件后果的复杂性。在全球化的背景下,各种因素之间的相互依赖、交织和互动效应的存在,往往会导致事件借助于人类多重连带机制的作用引发多米诺骨牌效应,导致事件后果的复杂性和多样性。此外,事件本身及其连锁效应所诱发的多种危害,需要人们通过多部门的合作以及综合的应对策略和手段来处置。

笔记

4. 群体性和公共性　无论是传染病疫情暴发还是食品安全事件的发生,都会给公众的生命和健康安全带来威胁,并引发一系列连锁危机。突发公共卫生事件的群体性和公共性往往会通过其造成的群体性危害、群体行为、群体事件、群体社会压力等方式表现出来。事件所引发的媒体和公众的聚焦,又会进一步将其推向政府和公众的议事日程,使之成为整个社会关注的重大公共问题。突发公共卫生事件影响和危害的广泛性,使得事件发展和演变过程以及处置过程具有明显的群体性和公共性特征。

5. 快速播散性和全球性　我们正处于一个复杂、充满不确定性、高度依存的社会系统中,这一系统具有集聚性、关联性、相互依存性等特征。不同于普通组织危机,突发公共卫生事件所具有的公共危机特性使其在现代高度信息化的社会中具备了极快的播散能力,其快速播散性体现在两个方面:一是事件信息和影响的快速传播性;二是传染病疫情本身的快速传播性。在信息化时代,媒体在突发公共卫生事件危机中扮演了一个独特的角色。媒体声音的缺失以及媒体对危机事件的过度报道,在很大程度上影响和左右了人们对危机事实的判断,特别是互联网以及全球传播网络的无缝连接,会在一定程度上加剧突发事件诱导的心理危机的跨国、跨疆界的传播。而媒体对危机事件的反复、爆炸式报道,也会在一定程度上导致群体性恐慌、焦虑等情绪的全球传播。

此外,目前日益现代化的海、陆、空立体交通网络也加剧了传染病在世界范围内快速传播的可能性。2009年3月,起源于墨西哥的甲型H1N1流感疫情,在不到一年的时间里就快速播散到全球200多个国家,造成全球上万人的死亡,全球旅客量急跌25%~30%,全球经济损失超过2万亿美元。在过去几个世纪里,传染病的全球传播可能需要数十年甚至更长的时间才能实现,而目前,借助于大城市之间密集的航线,疫情的全球传播可能在几个月、几天、甚至几个小时内就可以实现。

第二节　卫生应急管理的概念、内容与任务

一、应急的概念

应急(emergency response)是指对正在发生和预测将要发生的突发事件所采取的防范、应对措施和活动。广义的应急是指需要立即采取某些超出正常工作程序的行动,以避免事故发生或减轻事故后果的状态。应急的结果可能表现出以下几种形式:通过人们的及时行动化解了危机,导致紧急事态缓解,并恢复到常态;未能出现缓解,仍处于紧急状态,表现为紧急事件;未能有效逆转和控制紧急情势,事态呈现危机状态,是危机的进一步深化,呈现为灾难性事件。

二、卫生应急的概念

卫生应急(public health emergency response)是指为预防和减少突发公共卫生事件的发生,控制、减轻和消除突发公共卫生事件引起的严重社会危机而采取

6

的全过程的应急管理行为和活动；同时，也是控制和消除其他突发公共事件所引发的严重公共卫生和社会危害而采取紧急医学救援和卫生学处理的行为。其主要活动包括监测预警、风险评估、现场调查与处置、紧急医疗救援、危机沟通、心理援助、恢复和重建等。

卫生应急有狭义和广义之分。狭义的卫生应急主要是指突发公共卫生事件发生后，人们所采取的紧急响应、处置和控制措施。而广义上的卫生应急行动则不仅仅包括突发公共卫生事件发生后的紧急应对行为，还包括对突发公共卫生事件以及由其他自然灾难、事故灾难、社会安全事件所引发的公共卫生和社会危害事件所采取的事前、事中和事后预防、响应处置、恢复重建等全部活动。包括事前的监测、预警、物资储备和各种能力准备行动，事中的流行病学调查、现场紧急救援与处置等行动，以及事后的各种恢复行动。

三、卫生应急管理的概念与内涵

（一）卫生应急管理的概念

卫生应急管理（public health emergency management）是研究突发公共卫生事件以及由各种自然灾害、事故灾难、社会安全事件所引发的严重公共卫生和社会危害事件的发生、发展、演变规律以及人类应对行动和策略的科学，通过对突发公共卫生事件的预防与准备、响应与处置、恢复与重建等过程的计划、组织、领导、协调与控制等全过程、全方位的管理实践以及相关理论、方法及综合策略的系统探索，来预防、消减和控制突发公共卫生事件危害和影响的一门学科。

（二）卫生应急管理的基本内涵

1. 是常态管理和非常态管理的有机结合　卫生应急管理在产生之初，主要关注如何更有效地应对各种突发公共卫生事件，但被动应对往往效果不佳，人们开始越来越重视主动防范。因此，卫生应急管理不再局限于对已经发生的突发公共卫生事件的有效处置和应对，它同样包括对即将出现的各种突发公共卫生事件风险和隐患的有效识别、评估、管理和控制，因此它是常规管理和非常规管理活动的有机结合。

2. 是专业技术应对与管理应对的有机整合　突发公共卫生事件的有效处置无疑离不开公共卫生和医疗救援等专业技术人员的参与。作为卫生应急的一线工作人员，他们直接参与突发公共卫生事件的现场处置、采样、流行病学调查、心理干预和医学救援等活动，其现场处置能力的好坏将直接影响到突发事件能否得到及时的解决。然而，突发公共卫生事件的快速演变性和应对的复杂性，越来越需要动用管理的手段，需要通过更好的规划、组织、决策、协调和资源调配来支撑一线专业人员的有效处置。

此外，为防范突发公共卫生事件的重大威胁，人们也越来越关注制订卫生应急的长远发展战略，并重视卫生应急组织规划、体系构建、应急能力培训和资源储备等工作的开展。因此，卫生应急管理离不开专业技术人员以及管理人员的密切配合，应重视应急专业处置基础上的管理策略和手段的探索与研究。

3. 是多元主体参与、多种治理手段结合的系统管理活动　突发公共卫生事

笔记

件应对呈现出日趋复杂性、系统性和跨部门性等特点,需要多元主体的参与。卫生应急的响应系统是由政府、企业、非政府组织、媒体、公众等多元治理主体构成的一个动态、开放的系统,需要运用行政、法律、科技、管理、信息、舆论等多样化治理手段,来推动一个动态、无序、混乱的系统,通过目标、要素、资源间的有机整合,实现对突发公共卫生事件的有效控制目标。

4. 是卫生应急管理实务与应急管理理论研究的有机结合　卫生应急管理具有鲜明的实践导向性。其核心是围绕卫生应急工作迫切的现实之需,开展风险识别、评估、预警、响应、处置、善后等专业技术应对工作。同时,还应重视卫生应急体系的规划、建设、决策、指挥、组织、领导等管理工作。而卫生应急管理学科的真正成熟与发展,则需要不断探索和研究卫生应急管理的理论与方法学体系,只有将卫生应急管理实务与理论研究二者有机结合起来,才能更快地推动卫生应急管理学科的发展。

四、卫生应急管理主体与客体

(一)卫生应急管理的主体

在应急管理过程中,主体往往是国家政府组织,专业机构和组织、企业、非政府组织和社会公众。我国卫生应急的主体按照突发公共卫生事件应急条例的规定,既有国务院、国务院卫生行政主管部门和其他有关部门,也有省、自治区、直辖市人民政府、县级以上地方人民政府卫生行政主管部门,疾病预防控制机构、医疗卫生机构以及其他相关的专业机构,还有中国人民解放军、武装警察部队及其医疗卫生机构。它们按照事件的大小、波及范围不同履行各自的职责。

(二)卫生应急管理的客体

客体指的是处置的对象,是指已经发生的或可能发生的各类突发公共卫生事件和风险。根据对象所处的不同阶段和发展状况,可将卫生应急的管理对象分为两类。一类是各种突发公共卫生事件,另一类是各种可能诱发突发公共卫生事件的风险和影响因素。

1. 突发公共卫生事件　根据我国突发公共卫生事件应急管理条例规定:我国的突发事件主要有传染病疫情、群体性不明原因疾病、食品安全和职业中毒和危害、各类动物疫情以及其他严重影响公众健康和生命安全的事件。此外,在各种自然、人为事故灾难所引发的次生灾难中,卫生应急还包含大量的医疗救援行动。

2. 各种风险事件、隐患和影响因素　按照突发公共卫生事件的紧急程度,卫生应急管理又分常态应急管理与非常态应急管理。其中,常态应急管理的对象主要是对可能诱发突发事件的各种风险事件及影响因素的管理,通过开展预案编制、应急规划和能力储备等工作,以达到将突发公共卫生事件的危害和影响降低到最低程度的目的。

五、卫生应急管理基本内容

卫生应急管理的内容主要由两大部分构成,第一部分是本学科的基础理论与研究方法部分,主要包括卫生应急管理学科的基本概念、特征、内容、任务,突发公共卫生事件演化规律以及人类综合应对策略等理论与方法学内容,其中包括卫生应急的要素管理、过程管理、关键环节管理等学科基础理论。第二部分是卫生应急管理实务,重点围绕突发公共卫生事件的预防与准备、响应与处置、恢复与重建等过程管理,从卫生应急的计划、组织、领导、协调、控制以及卫生应急体系的制度、体制构建,运行机制和管理策略探索等内容来展开。此外,还包括对卫生应急关键管理技术工具、流程和方法的探索。总之,其核心内容如下:

(一)卫生应急管理理论、方法体系的探索与完善

美国"9·11"事件以后以及2003年SARS以后,对突发公共卫生事件的管理受到了各国政府和学者的高度重视,国内外不同学科领域学者的研究探索活动,从多方面丰富和发展了卫生应急管理的理论和研究内容。然而,与危机管理等发展比较成熟的学科相比,卫生应急管理起步较晚,最初主要围绕突发公共卫生事件的生命周期开展相关理论研究。近年来,各国学者逐步开始重视卫生应急的制度、体制、机制研究,以及风险管理和应急沟通管理等关键环节的研究,然而,尚缺乏系统的卫生应急管理理论体系和方法学的研究。

完善的卫生应急管理理论体系应涵盖多维内容,其中包括突发公共卫生事件潜在风险的识别、评估和管理;突发公共卫生事件发生、发展及演变规律的研究;卫生应急过程以及制度、体制、机制设计及预案体系的管理研究;此外,还应包括卫生应急组织、系统构成要素管理,系统结构、功能构建及运行管理以及卫生应急关键环节管理等。总之,不断丰富和完善卫生应急管理理论和方法学体系是卫生应急管理永恒的主题。

(二)突发公共卫生事件演化规律与综合防范策略研究

1. 突发公共卫生事件发生、发展、演变规律、特点及影响因素 卫生应急管理的重要客体之一是突发公共卫生事件,它是推动卫生应急管理学科得以产生和发展的最根本的驱动力之一。突发公共卫生事件的产生和发展及其演变过程充满着高度的不确定性、动态性和复杂性等特征,受制于多重内外因素的影响和推动而呈现出多样化的运行轨迹。如果控制不力,会导致危机的快速蔓延,并诱发连锁危机和社会危害。因此,卫生应急管理的重要内容和任务之一是对突发公共卫生事件的发生、发展、演变轨迹、特征、发生机制及其影响因素进行研究。

2. 突发公共卫生事件传导、放大以及多米诺骨牌效应产生的机制研究 突发公共卫生事件演变轨迹除了受其自身固有规律的作用和影响外,还受到内外环境及其密切关联的各种因素的影响。突发公共卫生事件发生时,受多种因素以及各种耦合关联机制的影响,其演变往往呈现不同的运行轨迹并会诱发一系列新的连锁危机。因此,深入挖掘和探索触发、介导各种突发事件危机连锁反应形成的深层制度、体制、机制原因,特别关注那些孕育、发酵、推动突发事件形成相互关联并产生放大效应的各种独特而关键的社会背景因素,这是卫生应急管理的重要研究内容之一。

3. 探索预防、控制突发公共卫生事件发生、发展、演变的有效策略和手段 卫生应急管理只重视研究突发公共卫生事件本身的发生和演变规律是远远不够

的,还应高度重视人类社会对突发公共卫生事件演变进程的各种干预活动及其作用效果的研究。只有将对突发公共卫生事件的发生、发展、演变规律研究与人类社会对其展开的各项干预行动研究有机结合起来,才能发现突发公共卫生事件发生突变和转化前的关键干预节点,探寻有效的干预策略和手段,这也是应急管理的重要目标之一。

(三)卫生应急要素、过程和关键环节管理

如何实现对突发公共卫生事件全过程、全方位的管理,是卫生应急管理理论研究的核心内涵。卫生应急的人、财、物、机构、信息、技术等要素管理是卫生应急管理工作有效开展的前提和基础。对突发公共卫生事件事前、事中、事后进行过程管理是卫生应急管理最基本的研究内容之一。在重视要素和过程管理的基础上,还应对卫生应急管理的关键和薄弱环节展开研究,探索有效解决对策,这是提升整体应对能力的关键。

1. 卫生应急的要素管理 卫生应急要素管理是指对支撑卫生应急工作有效运行的机构、人力、资金、物资、信息和技术等基本要素的管理,它是保障卫生应急工作顺利开展的前提和基础。此外,从系统层面,对构成突发公共卫生事件应对系统的结构、功能和构成要素进行管理也是卫生应急管理的重要内涵。卫生应急管理的基础性研究内容之一是探索和运用多样化的管理工具和手段,推动卫生应急管理组织要素和系统构成要素的有机整合,并围绕组织和系统的功能目标进行有效协同的过程。

2. 卫生应急的全过程管理 主要指对突发公共卫生事件的事前、事中、事后的计划、组织、指挥、协调、控制和资源配置等活动的管理,强调从管理的基本职能出发,对应急管理的规划、组织实施、指挥领导以及其他重要环节进行管理和控制行动。

3. 卫生应急的关键环节管理 突发公共卫生事件的应对和处置过程是一个应对复杂巨系统的动态管理过程。全方位卫生应急管理原则无疑要求人们对卫生应急管理的全过程、所有活动和环节进行管理。然而,有限的时间和精力要求人们聚焦卫生应急管理实际中的关键环节和薄弱环节开展重点研究。

(四)卫生应急管理体系构建与管理

中国的卫生应急管理体系(public health emergency management system)是由一系列相互关联的要素、组织功能系统以及相应的制度、规则系统构成的,具有特定结构和功能的有机整体。它主要由两大部分组成:一是系统的组织规则系统,主要由制度、体制、机制、预案等内容组成;二是组织功能系统,是由众多子系统和构成要素通过一定结构相互联结而成的、完成多种功能的一体化的组织功能系统。实现上述两大系统的有机衔接是确保卫生应急体系有效运行的关键。

1. 卫生应急管理体系的组织规制系统设计与完善 我国的卫生应急体系是由制度、体制、机制与应急预案构成的、以"一案三制"为基本内核的制度框架,它从宏观、中观和微观层面确立了支撑卫生应急组织系统能够有效运作的制度和操作规范体系,为保障其完成监测预警功能、指挥协调功能、联动处置功能、资源与技术支持等多项重要功能提供了重要保障。

（1）管理体制（management system）：是管理机构设置及其隶属关系、职权划分，以及相应的组织、制度体系及其相互关系准则体系的总称。卫生应急管理体制主要由卫生应急的组织体系和制度体系构成。其中组织体系是由政府、专业机构、企业、非政府组织及社会公众等多元主体组成；而相应的制度体系则划分和规定了不同应对组织在防范和处置突发公共卫生事件过程中的领导隶属关系、职能设置、管理权限和职责划分、各自利益及相互关系的准则。

世界各国都高度重视应急管理体制在应急管理中的核心功能和作用，它是决定卫生应急管理的核心环节，应急管理体制的设置、功能和运作好坏会在很大程度上影响突发事件应对的效果。因此，美国、日本等发达国家愈来愈关注对其应急管理体制的不断完善。研究和借鉴世界各国卫生应急管理体制改革的成功经验，对完善中国卫生应急体制设置具有很好的借鉴意义。

（2）应对机制（response mechanism）：是指导突发公共卫生事件事前、事中、事后全过程应对活动的制度化、规范化、流程化、工具化的卫生应急工作方式和操作方法体系。它通过制定一系列行为准则和规范，明确各机构的职责及其相互关联机制，确保各项政策、制度、法律、法规在操作层面的具体落实。

突发公共卫生事件应对机制是确保对应急组织系统运行过程中的各个环节进行有效协调，对各种要素进行有机组合和配置，并对组织系统运行过程施加影响的动力之一，是实现应急管理体制的具体化、操作化和动态化的过程。卫生应对机制包括组织管理机制和运行处置机制（图1-2）。

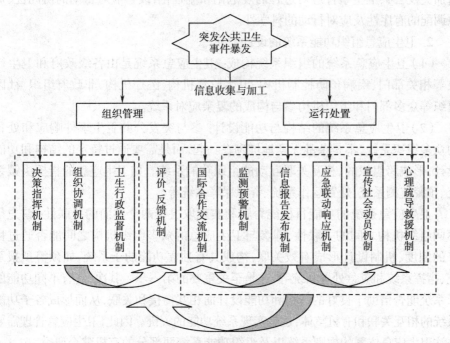

图1-2　突发公共卫生事件应对机制

突发公共卫生事件能否在第一时间快速反应，在很大程度上取决于其是否建立的有效监测预警机制，及早发现各种危机征兆，将危机的苗头控制和消灭在摇篮之中。此外,科学、高效突发公共卫生事件决策指挥机制以及运作有效的组织协调机制、监督机制、应急联动响应机制、信息报告发布机制、宣传社会动员机制、心理疏导救援机制、评价反馈机制等机制的建立,是确保突发公共卫生事件应急体系和制度得以有效落实的重要保障。另外,应着重完善应急响应机制工作预案体系的建设,完善预案运行的法律保障、加大工作预案的培训、演练和落实工作。

(3)应急法律体系(emergency legal system):运作有效的突发公共卫生事件应急体系离不开卫生应急法律、法规体系的保障和支撑。卫生应急法律、法规体系的建设是有效应对突发公共卫生事件的基础和出发点,其落实和执行的好坏也会在很大程度上决定突发公共卫生事件的变化和发展方向。我国《传染病防治法》《突发公共卫生事件应急条例》《重大动物疫情应急条例》等相关法律和条例的相继出台,为突发公共卫生事件的有效应对工作提供了重要支撑。

(4)应急预案体系管理(emergency plan management):预案管理是卫生应急管理的一项基础性工作,它是针对可能发生的突发事件而未雨绸缪地预先制定的应急计划与应急行动方案。其核心目的是建立一套应急响应和处置的行动规范和操作流程,以确保多部门在突发公共卫生事件发生后,能够根据这一行动方案迅速行动、有序合作,有效提升突发公共卫生事件的应对效率。

应急预案体系的建立有助于减少和化解突发公共卫生事件高度不确定性、复杂性和动态演变性所带来的人们应对的仓促行动及其可能引发的混乱局面,增加突发公共卫生事件应对过程的规范化和流程化,改善应对行动的协同性、资源调配的有序性及应对行动的科学性。

2. 卫生应急组织功能系统的设计与完善

(1)卫生应急系统的组织系统构成:卫生应急系统是由各级政府和卫生行政等相关部门、疾病预防控制机构、卫生监督机构、医疗机构、非政府组织、社区组织等众多部门和组织机构参与构成的复杂应对系统。

(2)卫生应急系统的结构与功能设计:参与突发公共卫生事件响应和处置的众多组织系统,不是杂乱无章地堆砌在一起,而是需要通过特定的结构和功能设计,形成跨组织的、相互关联互动的组织功能系统。如卫生应急的指挥决策系统、预警监测系统、处置运作系统、资源保障系统等。

卫生应急系统的功能目标能否顺利实现取决于两个层面的关联性:首先是不同组织机构之间的关联性,即参与卫生应急的众多组织机构之间能否通过良好的制度、机制设计形成有效关联,构成具有独立功能的子系统,如预警预报系统、指挥系统和应急处置系统等,这是至关重要的第一步。其次,具有不同功能的子系统能否借助于良好的结构和功能设计而相互衔接和关联,从而形成各子功能系统的相互关联和有机整体,这是实现系统功能的关键。因此,卫生应急管理需要关注卫生应急体系的规则系统以及组织功能系统两部分的有机整合研究。

(五)卫生应急研究方法、管理技术与工具方法的探索和应用

卫生应急管理重视吸收和借鉴预防医学、管理学、社会学、心理学、危机管理学等相关学科的理论和研究方法,针对卫生应急管理实践中存在的各种问题展

笔记

开研究,探索问题的原因和形成机制,用以支持卫生应急管理的循证决策和管理活动,并不断丰富和发展卫生应急管理的理论体系。在此基础上,不断探索和完善卫生应急管理研究的方法学体系。

卫生应急管理是一门以实践为导向的学科,关注突发公共卫生事件的应对策略、操作流程、管理方法和工具等方面的研究。来自世界各国的应急管理实践表明,缺乏管理和专业技能特别是缺乏关键技术,会在很大程度上制约基层应急反应的速度和效能。因此,不断探索和开发制度化、规范化、流程化的卫生应急管理工具、方法和应用指南,无疑应成为卫生应急管理的一项重要内容。

六、卫生应急管理的基本原则

在应急管理一般原则框架基础上,卫生应急管理有其自身的要求和特有的原则,我国的突发公共卫生事件应急预案提出了四项基本原则,具体内容如下:

1. 预防为主,常备不懈　提高全社会对突发公共卫生事件的防范意识,落实各项防范措施,做好人员、技术、物资和设备的应急储备工作。对各类可能引发突发公共卫生事件的情况要及时进行分析、预警,做到早发现、早报告、早处理。

2. 统一领导,分级负责　根据突发公共卫生事件的范围、性质和危害程度,对突发公共卫生事件实行分级管理。各级人民政府负责突发公共卫生事件应急处理的统一领导和指挥,各有关部门按照预案规定,在各自的职责范围内做好突发公共卫生事件应急处理的有关工作。

3. 依法规范,措施果断　地方各级人民政府和卫生行政部门要按照相关法律、法规和规章的规定,完善突发公共卫生事件应急体系,建立健全系统、规范的突发公共卫生事件应急处理工作制度,对突发公共卫生事件和可能发生的公共卫生事件做出快速反应,及时、有效开展监测、报告和处理工作。

4. 依靠科学,加强合作　要充分尊重和依靠科学,要重视开展防范和处理突发公共卫生事件的科研和培训,为突发公共卫生事件应急处理提供科技保障。各有关部门和单位要通力合作、资源共享,有效应对突发公共卫生事件。要广泛组织、动员公众参与突发公共卫生事件的应急处理。

知识链接

美国应急管理署提出的风险管理原则

风险驱动原则　强调通过风险识别、风险分析和风险影响评价来确定优先干预领域和进行应急资源分配。

渐进性原则　动态跟踪突发事件可能的发展趋势并进行预测,根据预测结果采取防范行动。

整合性原则　强调各级政府、社区各种资源在应急过程中的步调一致和行动整合。

协调性原则　即应急管理者要使自己的应对策略措施与应对行为与各

笔记

种利益相关者保持同步和协调,保证共同目标的实现。

综合性原则　即应急管理人员在应急过程中必须考虑到所有风险、突发事件的各个阶段、全部利益相关者及一切与突发事件相关要素。

灵活性原则　强调应急管理的灵活创新,能够创造性地运用多种办法来解决各种挑战。

专业性原则　强调应急管理和决策应尊重科学和知识,注重通过教育、培训、经验分享等方式来不断提升人们对突发事件应对的专业知识和技能。

协作性原则　强调突发事件应对人员、组织之间的彼此信任、团队协作、沟通和协商。

七、卫生应急管理基本特点

(一)跨学科性

卫生应急管理起初不是一个专门的研究领域,各国学者根据突发公共卫生事件发生、发展、演变过程所展示的多维现象和特征,以及在应对过程中所涉及的众多部门和领域,尝试从不同的角度来开展研究,如从决策科学、政治学、社会学、管理学、心理行为科学、法律、医学与公共卫生等众多的学科领域和视角来研究它,从而逐步形成了卫生应急管理的多学科视角。

(二)动态不确定性、决策的非程序化特性

突发公共卫生事件具有许多不确定性,并且会随着时间的推移不断发生变化。因此,要求卫生应急管理者运用权变管理和动态管理等手段对其进行管理。卫生应急管理的动态性与不确定性,使卫生应急管理具备了非程序化决策的特征。虽然卫生应急管理的目的是力图为管理者在危机情境下提供一整套可以参照执行的处理方案,但是突发公共卫生事件应对过程的变化多端性,要求管理者必须结合现实状况,具体情况具体分析,实现灵活创新和权变管理。卫生应急管理的权变管理要求人们既要善于建立规制,又要善于打破规制,根据不断变化的情况采取灵活多样的应对模式。

(三)系统性和协调性

应急管理的过程实质就是破坏力量与修复力量之间的抗衡、斗争的过程,是一项复杂的系统工程,需要协调和调动多个部门以及多种资源,统一步调共同应对。对于卫生应急来说,需要医疗部门、公共卫生部门、政府部门、营利部门以及社会公众之间明确职责,加强信息和工作交流,建立多部门协调和各地区联防互动机制。

卫生应急管理所具有的主体多元性、事件的快速传播性及影响广泛性、卫生应急响应手段和策略运用的多样性,迫切要求卫生应急管理能够不断完善卫生应急反应体系,使其具有高效、快速的管理和组织系统,能够实现统一领导、有效协调、分工协作的目标。

(四)非常态管理与常态管理的有机结合性

卫生应急管理是事前、事中、事后管理的有机结合。其中的事前和事后管理

笔记

主要属于常态管理的工作范畴,而突发公共卫生事件的事中管理则主要属于非常态管理的范畴。最有效的卫生应急管理是将三阶段的管理工作和活动有机衔接。目前,各国政府和学者在关注突发公共卫生事件响应与处置研究的同时,越来越关注将卫生应急管理纳入常态管理的必要性,将注意力从应"急"的事件发生阶段转移到事件发生前的各类风险源的识别、管理和处置上。因此,如何实现应急管理与常态管理的有机结合,其重要性也摆上了各国政府和学者的议事日程。二者的有机结合和无缝连接是确保卫生应急管理真正实现关口前移、防患于未然目标实现的重要手段,也成为卫生应急管理的新特征,同时也极大拓展了卫生应急管理的内涵与外延。

(五)理论与实践的相互依存与互动性

卫生应急管理产生于人类的突发公共卫生事件应对的实践活动,最初关注的重点是解决应急管理实践过程中的各种迫切现实之需,探索如何在操作层面解决应急管理中面临的各种管理和技术问题。因此,应急管理一直具有很强的实践色彩和操作导向性。然而,随着卫生应急管理实践的不断深入,人们越来越意识到,卫生应急管理实践的进一步深入发展,离不开更高层次的理论指导。卫生应急管理实践丰富和发展了卫生应急管理理论,而理论的不断升华、发展,反过来也更好地指导了卫生应急管理实践。二者相互依存、彼此推动,不断促进了卫生应急管理学科的发展。

(六)科学、技术、管理立体支撑性

各种突发公共卫生事件的有效处置,首先离不开应急处置所必需的各项专业知识与专业技能;然而,突发公共卫生事件处置的日趋复杂性以及应对的有效性,同样也在很大程度上依赖应急管理的知识、技能、策略和手段,需要通过有效的决策、规划、领导、协调来调动和整合各方面的应对活动。因此,卫生应急管理从重技术、轻管理,转向技术与管理并重,是实现对突发事件有效控制目标的关键。然而,以管理技能和操作技能为导向的应急管理实务,同样需要借助于科学的理论和方法的指导。对突发公共卫生事件发生、发展、演变规律以及人类的应对规律等系统的应急管理科学知识和理论方法体系的研究和探索,不仅充实和完善了卫生应急管理学科内涵,而且在很大程度上提升并指导了卫生应急管理的实践活动。因此,成熟的卫生应急管理学科应是科学、技术、管理三位一体的有机结合体。

八、卫生应急管理主要任务

(一)研究突发公共卫生事件,完善过程管理和关键环节管理

突发公共卫生事件的孕育、发生、发展及其演变轨迹的未知性、不确定性及其可能造成的巨大破坏性,要求人们重视对其形成机制和演变规律的研究。对突发公共卫生事件应对过程进行有效管理,是世界各国关注的重点内容之一。此外,围绕应急管理过程中的关键环节及能力瓶颈进行重点研究,正受到越来越多国家的重视。近年来,世界各国纷纷开展应急风险管理、应急沟通管理以及危机决策管理等关键内容的研究,探索对卫生应急关键环节有效的管理,正逐步成

笔记

为卫生应急理论和实践过程中新的研究热点。

（二）探索卫生应急系统组织结构、功能设计，完善要素管理策略

突发公共卫生事件的有效应对需要一个复杂而庞大的组织系统，如何对不同的组织系统的功能进行有效衔接和整合，使其成为一个完整的应对系统，是确保卫生应急管理目标得以实现的重要组织保障。正如人体一样，它是由众多器官和组织构成，只有确保不同的器官组织通过有效的结构、功能衔接，才能形成人体中具备特定功能的多个子系统：呼吸系统、消化系统、神经系统等。在此基础上，确保各子系统功能和结构的有机整合才能保证人体组成一个完整的生命体。

参与突发公共卫生事件应对的众多组织构成了庞杂的突发公共卫生事件应对系统，必须十分重视对其组织系统构成要素：人、财、物、机构、信息、技术、资源等众多构成要素的有效管理。在此基础上，关注对整个系统结构与功能的优化设计，确保不同应对组织通过有效的结构和功能关联和整合，形成相互关联的多个功能子系统，如预防与准备系统、指挥与协调系统、响应与处置系统、资源保障系统、信息与决策支持系统等。

（三）完善卫生应急管理的组织规制系统的构建与管理

中国的卫生应急管理的组织规则系统是围绕"一案三制"为核心而构建的，它主要由体制、机制、制度和预案组成。体制解决的是主体及其职能、权限及管理规范问题；机制解决的是具体管理运行规程之间的有机互动和关联问题；制度解决的是强制性规则问题；预案则是预先的应对行动计划，规定不同应急反应主体应遵循的反应程序和反应规则等。如何围绕这一核心框架，不断完善其规则系统的保障效力，更好地推动其组织功能系统各项功能和目标的实现，是卫生应急管理的重要任务之一。

（四）丰富和发展卫生应急管理理论体系

在对已有卫生应急管理理论进行系统总结的基础上，围绕卫生应急管理实践和学科发展需要，不断丰富和发展卫生应急管理的学科内涵和理论体系。卫生应急管理学科的理论体系包含了卫生应急管理的概念体系、研究对象、内容、任务等学科基本内涵。此外还包括对卫生应急管理的基础理论和方法学的探索和研究，如对突发公共卫生事件的形成机制与演化规律的研究，相应的预警、预测模型、仿真模拟与优化决策等基本理论和方法的研究。还应密切跟踪和评价国内外卫生应急管理活动，注重从卫生应急管理体系的系统、结构、要素、功能和关联分析等角度不断丰富和完善卫生应急管理的理论体系。

（五）探索卫生应急管理的基本研究方法

卫生应急管理具有的跨学科性、系统性和综合性等特点，需要运用多学科视角和多种研究方法来开展研究。因此，卫生应急管理需要在综合多学科研究方法如：统计和流行病学方法、管理学、心理学、社会学方法等的基础上，跟随卫生应急管理理论和实践活动的不断深入，探索和开发新的、满足卫生应急管理理论探索和实践需要的、反映应急管理特色的系统研究方法。

笔记

（六）探索专业和管理技术、工具与方法

卫生应急管理不仅仅需要对理论的关注，更需要对应急管理实践工具和手段的研究。卫生应急管理是一门实践导向性很强的学科，它关注应急管理具体实践中的策略、操作流程、工具、方法、手段的探索。通过寻找对卫生应急管理和处置过程产生重要影响的关键及其薄弱环节，开发能够有效提升卫生应急管理效果的各项管理和专业技术工具是卫生应急管理的重要任务之一。

突发公共卫生事件的有效应对需要强有力的技术支持系统，这一技术支持系统不仅包括现代高端的实验检测设备作为硬件技术支持，更包括专业的管理和专业技术人员作为软件支持。我国现阶段不仅缺乏完备的技术支撑系统，还缺乏技术支持的制度化保障及技术支持网络。因此，需要针对卫生应急响应与处置中的能力和技术瓶颈，大力推动对卫生应急关键管理技术和专业技术的研究，不断开发和完善卫生应急管理过程的各项规范、流程、模板、手段、工具、方法。

（七）开展卫生应急管理研究，支持循证决策

卫生应急管理研究是推动人们对卫生应急管理现象、规律、问题、产生机制进行探索的重要手段，也是不断丰富和发展卫生应急管理学科内涵和理论体系所必备的基础和条件。此外，不断拓展的卫生应急管理实践活动和管理决策也迫切需要更多的实证支持。因此，紧密跟踪卫生应急管理实践的需要，开展各种卫生应急管理研究，不断完善相关理论和研究方法，是卫生应急管理永恒的任务。

（八）推动卫生应急管理学科的创建及人才培养

高校在发展卫生应急管理研究、推动卫生应急管理学科创建、培养卫生应急管理专门人才等方面，发挥着不可替代的重要作用。卫生应急管理学科的创立，将使高校成为培养和输送卫生应急管理专门人才的重要基地，同时也为更新我国卫生应急队伍的专业、知识、技能结构，形成具有可持续的卫生应急管理和专业人才储备奠定了重要基础。

推动卫生应急管理学科的创立，也会为卫生应急管理研究的系统化、专门化、专业化提供技术和方法支撑，更快地推动应急管理研究成果的交流、传播和成果转化。上述活动的开展，反过来也会更快地推动卫生应急管理学科自身的完善与发展。因此，推动卫生应急管理学科的创立和人才培养理应成为卫生应急管理今后一段时间的重要任务。

第三节　卫生应急管理基本理论体系

一、卫生应急管理基本理论框架构成

卫生应急管理的理论体系构建是一个不断发展和完善的过程，最初主要以卫生应急的要素管理和过程管理为核心内容展开。然而，卫生应急管理学科快速发展的现实之需，迫切要求人们不断完善和总结卫生应急管理实践研究的成

笔记

果,不断充实、丰富和发展卫生应急管理相关理论体系。

作为一门新兴学科,基于目前最新的理论和实践研究成果,初步构建了以七大核心部分组成的理论框架体系,具体的内容维度如图1-3所示。①卫生应急管理的基本概念、内容和任务等为核心内容的学科基础理论;②突发公共卫生事件发生、发展、演变规律及应对策略的复杂系统理论;③卫生应急要素管理理论;④卫生应急管理的系统、结构、功能理论;⑤卫生应急管理的制度、规则体系构建理论,包括卫生应急的制度、体制、机制设计与预案管理;⑥卫生应急过程管理论理;⑦卫生应急关键环节管理理论。

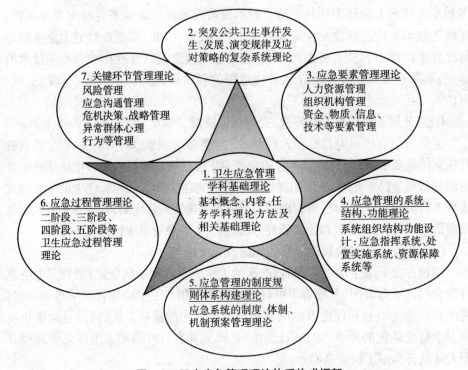

图1-3　卫生应急管理理论体系构成框架

二、卫生应急管理学科基础理论

(一)学科内涵理论

系统阐述卫生应急管理的学科性质、概念、内涵,卫生应急管理的内容、任务、原则、特点等学科核心内涵的相关理论。

(二)卫生应急管理基础理论

包括与卫生应急管理特征及实践密切相关的基本理论:战略管理理论、危机决策理论、权变管理理论、协同治理理论以及组织学习和能力建设理论等。

1. 卫生应急战略管理　现代社会中,日益频繁的突发公共卫生事件不断提示人们提升危机意识、构筑国家卫生应急管理战略的极端重要性与迫切性。越来越多的国家开始重视卫生应急的战略研究,并从国家安全的角度来推动应急管理战略的制订及实施。因此,如何实现对卫生应急的战略管理将是我国一项

18

任重而道远的艰巨任务。

卫生应急战略管理的重点应针对未来发展的主要挑战,瞄准卫生应急的长远发展方向,针对卫生应急体系存在的问题和薄弱环节,借助于国家相关制度、规划安排,制定统一协调整个国家的应急管理战略规划。此外,应通过完善的体制设计、制度安排、机制协调以及具体的实施计划安排,确保战略计划能够与日常应急体系的建设与完善有机衔接起来。

2. 权变管理理论 "没有什么是绝对最好的东西,一切随条件而定。"权变管理认为并不存在一种适用于各种情况的普遍的管理原则和方法,管理只能依据各种具体的情况行事。权变管理要求管理者要善于根据不断变化的环境和条件制定各种危机应对策略。一方面善于将卫生应急管理所汲取的管理经验和智慧通过组织策略、制度、规范的形式加以固化,形成组织共有的智慧传承。另一方面,又善于根据不断变化的危机新形势和环境,修正不合时宜的危机应对策略和实施方案,实施管理和制度创新。突发公共卫生事件暴发的动态性、多变性及快速播散性等特性要求卫生应急管理者需能够科学、准确地预见危机的走势,审时度势、随机应变地应对危机,抛开僵化的思维模式,创新性地开展卫生应急管理活动。

3. 卫生应急协同治理理论 在高度依存的现代社会里,突发公共卫生事件暴发所引发的危机可能借助于多种联系渠道和机制在很短的时间内形成快速传播,为了有效遏制危机快速的蔓延态势,政府在危机管理中的作用受到了前所未有的重视。然而,单纯依赖政府作用是远远不够的,在强调和完善政府的危机管理作用的同时,必须进一步挖掘社会、组织、个人等所有非政府的社会资源和力量,形成以政府为主体、多方参与的高效的危机应对网络系统。

因此,公共治理的概念被引入卫生应急管理活动中,要求人们在完善以政府为核心主体的应对系统构建过程中,探索和运用多种治理策略和手段,构建一个由多元利益主体参与、资源互补、权力分享、风险共担、彼此依赖的动态卫生应急组织网络系统。

> **知识链接**
>
> ### 公共治理
>
> 公共治理(public governance)是公共危机治理的理论基础。它是区别于传统政府管制模式的一种新型的社会管理模式,突破了将政府看作唯一主体的传统观点,在承认政府在社会管理中重要作用的同时,重视社会非营利组织、非政府组织等各种政府补充力量的作用,呈现主体多元化的特点。在该模式中,政府与非政府组织、国家与公民社会、公共机构与私人机构相互合作,通过多种管理手段与方式协同处理公共事务,共同分享责任与义务,调和不同利益主体之间冲突和利益,实现公共利益的最大化。公共治理手段与方式多种多样,其管理手段除了国家行政的手段以外,更多的是强调各个主体之间的自愿平等、上下互动、相互协商、彼此合作的方式。

笔记

4. 核心能力建设与学习型组织理论　世界各国都十分重视对突发公共卫生事件核心应对能力的评价和建设研究,通过评估行动的开展,不断发现应急反应系统核心能力瓶颈,制定能力改进策略和相应的激励制度和机制,并通过多种能力建设活动的开展,提升组织的突发公共卫生事件应对能力。

学习型组织是指应变力强、不断自我学习、充满活力与创造力、善于应变、创新、不断自我超越的组织。突发公共卫生事件的动态多样性、高度不确定性,复杂多变性以及危机所处环境的多元复杂性、动态多变性、混沌性等特点,使得突发事件的应对无法按照固定的模式去应对,因此,研究和建立一种对危机应对不断反思和学习的学习型组织和制度,保障组织危机知识学习的常态化,是危机管理最重要的环节之一。

三、突发公共卫生事件发生、发展、演变规律及应对策略复杂系统理论

突发公共卫生事件的应对过程是一个错综复杂的过程,卫生应急管理不仅要关注突发公共卫生事件发生、发展、演变规律的研究,更要关注可能介导、传播、放大突发公共卫生事件实体危机的各种因素和关联机制,探索有效阻断、弱化危机连锁效应形成的关键手段和策略。

(一)蝴蝶效应与多米诺骨牌效应理论

在一个复杂、开放、动态演变的复杂系统中,各系统内部和外部之间通过多种网络和联系机制形成了多重依存互动关系。当突发事件危机暴发后,危机就可能借助于业已存在的多重关系链条,将各种危机传播出去并引发多米诺骨牌效应。此外,各种危机诱因和结果之间又互为因果、彼此推波助澜,从而衍生出多个次生危害,而每个次生灾害又会在各种因素的进一步影响和推动下衍生出更多的危机链条,并形成相互交织、错综复杂的危机连锁网络。因此,卫生应急管理的一个重要任务之一,是研究导致突发公共卫生事件放大和连锁危机产出的机制和原因,探索有效阻断危机连锁反应的综合应对策略。

(二)复杂巨系统理论

突发公共卫生事件发生发展过程具有复杂巨系统的特征:①系统结构、层次的多元性和复杂性;②系统要素构成与关联的多重性、复杂性;③系统内外部相互关系的多样性、复杂性;④系统运行状态的动态开放性;⑤系统演变对初始条件的敏感性;⑥系统演变过程的混沌性、随机性与复杂性等特点。

卫生应急管理首先应学会运用复杂巨系统理论,研究突发公共卫生事件发生发展、演化的复杂运作机制和行为规律,特别关注人类复杂决策体系作为一个重要的干预变量对复杂系统演变轨迹的影响;其次,开展对这一复杂巨系统的结构、机制、特性、状态、功能、行为等研究,探索能够有效应对和处理相关问题的原理、规则、方法和技术。最后,从突发公共卫生事件本身的复杂和多变性及其影响因素角度,探索介导、传播、放大突发事件的复杂连锁关系形成机制,寻找系统敏感点、潜隐联系和关联机制,探查系统、综合应对策略。

笔记

四、卫生应急要素管理理论

构成卫生应急管理体系有效运行的因素有很多,其中包括系统本身的结构、功能设置以及构成卫生应急体系有效运行的各种要素配置和管理等。卫生应急管理不仅需要从宏观视角关注卫生应急体系的架构设计及功能的不断完善,同样需要关注中观、微观层面的子功能系统的管理,组织机构管理以及机构内部的人、财、物、信息、技术等要素的管理,它是确保卫生应急管理有效运转的重要基础条件。因此,不断探索和完善卫生应急管理过程中各种要素管理理论、策略、工具和方法,是卫生应急管理亟待完善和发展的重要研究内容。

五、卫生应急管理的系统、结构、功能理论

突发公共卫生事件应对的组织功能系统是一个由多种要素,如人、财、物、信息、技术、资源、组织等要素以及众多子系统构成的、体现一定结构和功能的复杂系统。首先,不同的组织机构需要通过特定的结构、功能和制度规则设计而形成密切关联的功能子系统。其次,各功能子系统之间也需要通过结构、功能和制度规则设计而相互关联起来,构成功能完整的突发公共卫生事件应对系统。各国突发公共卫生事件应对的组织系统结构和功能设计有所不同,但通常包括指挥协调系统、处置实施系统、资源支持与技术保障系统等子系统构成。卫生应急管理需要不断完善系统的结构和功能调整,确保各子系统的组织和功能整合,以实现卫生应急系统的整体目标。

六、卫生应急管理制度、规则体系构建理论

2003年SARS疫情之后,中国政府着力推进以应急预案体系为核心,以卫生应急制度、体制、机制为支撑的应急管理体系。它是针对卫生应急系统内众多的组织机构而建立起来的制度、规则系统。通过宏观制度、体制框架构建、微观运行机制设计以及预案操作规则体系的建立,来规定不同组织机构在应急系统中的职能和管理权限,通过社会规则系统的建立,有效协调政府、企业、媒体、非政府组织、社会公众等众多参与者的活动和行动。

七、卫生应急过程管理理论

根据各种危机和突发事件发生、发展和演变过程以及人类应对的具体活动和流程,将突发公共卫生事件的应对过程划分为不同阶段来进行管理。当前学术界对危机管理过程的划分主要有以下几种理论:二阶段论、三阶段论、四阶段论、五阶段论和六阶段论(具体内容参见第二章第一节)。这种根据危机事件发展的不同阶段采取有效的预防和控制措施的管理过程,就是危机的过程管理。突发公共卫生事件的应急管理也由此划分为不同阶段进行管理。

八、卫生应急关键环节管理理论

(一)风险管理理论

世界各国都将卫生应急管理的重点环节置于风险管理,认为它是实现防患于未然的最重要手段。因此,了解风险的基本概念、内涵及分类,了解各种风险因子在复杂的社会环境条件下发生、发展、演化规律,关注在卫生应急的具体实践过程中,对各种风险识别、分析、评估、控制的各种技术和方法是卫生应急管理者和专业技术人员必须学会的基本技能。

(二)卫生应急过程中的危机决策相关理论

突发公共卫生事件管理面临的最大挑战之一是如何在充满风险和不确定性的危机情势下进行决策,由于突发事件暴发的动态性、多变性及快速播散性等特性特点,使得危机决策面临巨大挑战:要求决策者在十分有限的信息资源以及高度的不确定性条件下尽早、尽快做出决策。紧迫而高度不确定性的形势、有限的时间和信息资源,使危机决策者面临两难困境,一方面他们往往期望获得更多的信息,来减少快速决策带来的不确定性和风险性。然而,更长时间的等待又可能导致坐失危机控制良机。因此,危机管理的快速决策必须防范两个方面的倾向:一是缺乏信息和决策支持而草率决策;一是过度分析、犹豫不决、优柔寡断,从而坐失良机。由于危机发展急剧变化性并潜在着巨大的破坏性,凸显危机决策在突发公共卫生事件应对中的极端重要性。因此,卫生应急管理必须研究和重视对充满不确定性的危机决策的相关理论和决策方法与技术。

(三)卫生应急相关社会心理、行为理论

突发公共卫生事件不仅会造成公众生命和健康的损害,也可能带来一系列异常社会心理、行为问题,并借助于恐慌情绪的传染、谣言的快速扩散所引发的放大效应,诱发公众一系列心理危机现象和异常行为的产生。在突发公共卫生事件发生和演变的过程中,群体性恐慌、集体行为也会进一步介导和诱发比危机本身更大的社会危机甚至混乱现象的发生。对危机产生的过度焦虑往往会使人们产生慌乱、无能为力而又无所适从的感觉,并产生"心理炒股"现象,导致人们的危机感被愈"炒"愈大,从而使危机的危险性被过度地放大,处理不当甚至会导致风声鹤唳、草木皆兵现象的发生。人类社会的危机应对经验表明:在危机发生的过程中,公众的恐慌心理会将危机的影响进一步放大,造成的心理危害甚至数倍于实际灾害的结果。

> **知识链接**
>
> 心理炒股现象是指许多人总是倾向于把生活中的某种东西肆意夸大,使之成为压倒一切的东西而忽视其他。当这种人为放大的心理偏差产生时,人们就会死盯住不放,如同炒股票一样,越炒越热、越炒越大,最后远远超过了这件东西本身的价值,而对其他东西视而不见,哪怕是具有更大价值的事物。

因此,在危机事件的处理过程中,应特别关注对突发公共卫生事件危机过程中的各种异常社会心理、行为问题和现象进行研究,对可能影响和放大心理、行为问题、诱导各种心理危机产生的影响因素和介导机制开展研究,探索异常社会心理、行为的综合干预策略和手段,是卫生应急管理的重要内容之一。

(四)卫生应急沟通与传播理论

世界各国的管理者和学者越来越认识到:危机状态下信息的沟通在危机管理过程中起着举足轻重的作用。通过有效的沟通可以起到促进互相理解、协调合作的目的,正确有效的沟通策略的制定和实施对有效阻止危机产生或者消除危机造成的负面影响具有重要的作用。在突发公共卫生事件发生时,快速、有效、科学的卫生应急沟通是有效处理危机的重要策略之一。

卫生应急管理通过对突发公共卫生事件发生发展中的危机沟通规律和特点的研究,不断完善卫生应急沟通的概念、内涵和构成要素,探索卫生应急沟通实践过程中应遵循的原则和理念,不断丰富完善卫生应急沟通理论,探索卫生应急沟通的各种有效策略、工具和方法,这无疑是卫生应急管理的重要内涵。

在全球日益网络化的时代,卫生应急沟通管理不仅应关注卫生应急沟通本身的研究,还应重视舆情民意的监测、管理并制定相关沟通策略研究的重要性。此外,特别应关注对网络时代各种新媒体在卫生应急信息传播的作用和影响的研究。作为力量强大的新兴传播媒介,微博、短信、飞信等以其信息量大、传播速度快、传播范围广等优势,越来越成为人们获取和传播危机信息的重要渠道。因此,网络时代使得卫生应急沟通面临着新的困难与挑战,这也是卫生应急沟通管理应关注的一项重大内容。

第四节　卫生应急管理研究的常用方法

一、卫生应急管理研究概述

卫生应急管理的跨学科性、系统性、综合性、动态性和不确定性等多重特点,对卫生应急管理的研究也提出了挑战。除了包括一般管理学、社会学、心理学等学科的研究方法之外,卫生应急管理还应不断开发新的、反映卫生应急管理特征和内涵研究方法,以满足卫生应急管理研究需要,并不断充实和完善卫生应急管理的方法学体系。

二、卫生应急管理研究基本方法

开展卫生应急管理研究是认识和解决卫生应急管理实践问题的重要途径和手段。由于卫生应急管理研究的对象和内容非常复杂,研究的视角可以从不同的学科角度开展研究,因此很难对卫生管理研究的方法做出明确的划分,总体来说,管理学的研究方法是卫生应急管理研究的基础性工具。卫生应急管理研究所使用的方法主要根据管理研究对象和内容的不同,有针对性地运用相应研究方法。如,运用复杂系统学的分析法来研究突发公共卫生事件复杂系统的特

笔记

征和演变规律,运用卫生系统宏观模型对卫生应急体系的结构、功能和特点进行分析。

针对卫生应急管理的关键管理环节,本书重点介绍了风险评估方法、不确定决策和危机决策的分析方法,以及对突发公共卫生事件演变趋势进行预警、预测和情势分析方法等。

近年来,随着卫生应急制度、体系的建立和不断完善,卫生应急能力建设成为世界各国关注的重点。由于卫生应急能力评估的系统性、多维性和复杂性等特点,单一的评价方法难以对其进行客观全面的评价,故而运用各种综合评价方法,如TOPSIS法、模糊综合评价法、数据包络分析法(data envelopment analysis,DEA)等综合方法对卫生应急能力进行评估日益受到了人们普遍重视。此外,突发公共卫生事件的应对过程,实际是社会组织对突发事件的自然过程施加影响和干预的过程,人们迫切需要对各种干预措施的效果进行评价,因此干预评估方法也是卫生应急管理经常用到的方法。

三、常用统计学、流行病学方法

对传染病、原因不明性疾病以及各种中毒事件等引发的各类突发公共卫生事件的现况研究、病因研究,突发公共卫生事件的发生、发展以及传播过程的研究,都离不开各类统计和流行病学的常用描述性、分析性研究、理论研究等方法的运用。此外,针对各种疾病现况的各种干预措施及其效果的比较,也会经常用到实验流行病学的方法。这部分研究方法无疑是卫生应急管理最常用、最基础的研究方法。由于此类研究方法在预防医学和卫生管理学的很多专业教材中都有非常具体和详细的介绍,为了更多地介绍体现卫生应急管理研究特色的研究方法,本书对常用统计和流行病学的相关方法只做概要介绍。

此外,随着循证公共卫生以及循证卫生决策理念的提出以及广泛传播,同时也是为了满足卫生应急管理研究的实际需要,本书也对循证决策和Cochrane系统评价的概念、方法、适用范围及其主要评价步骤等内容进行了介绍。

四、管理学、社会学、心理学研究方法

管理学的理论和方法构成了卫生应急管理研究的重要基础,因此,运用管理学的各种经典研究方法开展卫生应急管理研究,无疑是十分重要的。在应急管理决策以及专家咨询过程中,Delphi专家咨询法、专题小组法、头脑风暴法、SWOT等方法是常用的方法。

此外,观察法、访谈法、专题小组法、选题小组法等定性研究和社会学研究方法,也是帮助卫生应急管理者和研究者了解突发公共卫生事件应急管理中各种问题,探求问题产生的深层制度、体制、原因分析所不可或缺的方法。卫生应急管理决策分析研究同样需要借助于利益相关分析、政策情境分析、制度分析等管理和政策学分析方法。

伴随突发公共卫生事件暴发过程常常会出现各种各样的心理、行为问题如公众恐慌、群体行为、公共关系危机等,对异常心理行为现象的及时干预无疑是

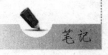

卫生应急管理非常重要的内容。因此,学习和掌握对各种异常心理行为产生原因和机制的分析方法,了解对各种异常心理和行为的测量和研究方法,探索心理危机有效的干预策略和手段,并对干预效果进行评价,同样也是卫生应急管理研究重要的研究方法之一。

第五节 卫生应急管理发展沿革及其与其他学科的关系

一、应急管理产生、发展的背景

人类应急管理活动的历史源远流长,人类生存发展的历史就是一部遭受灾难、规避和应对灾难、争取生存和发展的历史。人类从最初的被动忍受灾难、寻求力所能及的办法和措施来减轻灾难,逐步开始通过系统、有组织的行动来主动应对和防范各种灾难。

早在1803年,美国国会通过了一项法案,要求联邦政府介入对地方灾难的救援工作,其1934年通过的《洪灾治理法》对美国应急管理活动产生了深远的影响。进入20世纪50年代,为了应对来自冷战的核威胁催生了美国民防系统和管理机构的建立。此后,20世纪60年代多发的自然灾害推动了美国应急管理的进一步完善。从世界各国的应急管理实践来看,可以说,各国应急管理体系的不断完善是伴随着一系列自然灾害事件的打击以及应对各种自然、社会威胁而不断完善和发展起来的。

应急管理理念的提出则是在20世纪80年代以后的事情,主要是由西方的一些跨国公司率先提出的。后来,应急管理逐步整合了风险管理、危机管理、政治学和传播学等相关学科的相关理论而逐步完善起来。从学科产生渊源来看,应急管理是从危机管理中发展而来的,二者的共同点是都关注某种不确定性的、能够给组织造成严重后果的突发事件,并重视对各类突发事件的预防、处置措施和管理的研究。

而与应急管理密切相关的公共危机管理的出现则有了近一百年的发展历史。最早可以追溯到第一次世界大战以后,德国率先出现的恶性通货膨胀,以及随后很多国家包括美国在内相继出现了严重的经济萧条,催生了危机管理的相关概念和理论的产生。

20世纪60年代,美国学者提出了危机管理的概念,并将其作为一门学科,纳入到了决策学领域。起初,危机管理主要分析和研究的内容包括政治制度变迁、政权与政府的变更、政治冲突和战争等。1962年古巴导弹危机促使危机研究进入管理学的视野,成为管理学的一个研究热点和领域。进入20世纪70年代,危机管理研究达到高潮,危机管理的研究领域从政治领域向经济、社会领域拓展,从自然灾害管理向公共危机管理领域拓展,逐步形成了企业危机管理和公共危机管理两个相互独立又密切关联的学科分支。这一时期的代表人物及著作有威廉·L·沃的《应对危机四伏的生活:突发事件管理导论》、罗森塔尔(Rosenthal)《危机管理:应对灾害、暴乱与恐怖主义》等。20世纪90年代后,危机管理的研究出现了第二个高峰,从政治和外交领域拓展到了经济领域、公共卫生领域和社会安全等更多的领域。

总之,各种重大自然灾害的频发及其产生巨大破坏性,全球化、现代化进程中的各种技术灾难的日益凸显以及突发公共卫生事件的高发性和跨区域的快速传播性,各种传统、非传统安全事件的不断上升,推动了应急管理学科的快速发展。进入20世纪90年代,应急管理逐渐发展成为一门整合企业管理、风险管理、公共关系、政治学、传播学、社会心理学等多学科理论和方法的独立学科。其核心是研究应急主体在遭遇各种突发事件后应采取的策略手段。应急管理发展过程,也从最初的针对单一灾种的管理,逐步转向综合灾种的管理到整合、一体化的应急管理阶段。

二、卫生应急管理的产生和发展

卫生应急作为一个独立学科的出现是近十年的事情。世界各国都把"9·11"事件看成是危机管理理论发展的又一个新的转折点,突发公共卫生事件的研究正式被提出。随着美国炭疽恐慌、SARS全球流行、禽流感暴发等一系列的突发公共卫生事件的发生,特别是传染病疫情的暴发以及全球范围内的快速传播所带来的极度恐慌,以及事件对各国政治、经济、贸易等带来的巨大影响,世界各国越来越从国家安全的战略高度,重视突发公共卫生事件的研究。国外学者提出了公共卫生安全主义(securitisation of public health)的概念,提出应该从保障个人、国家、国际体系和全球安全的角度,大力提升公共卫生的重要性。此外,很多国家的政府和学者也开始重视将公共卫生安全纳入国家安全和全球健康安全体系的极端必要性,希望通过全球更紧密的合作和伙伴关系的建立,有效应对全球大流感流行带来的各种挑战、打破传染病传播的恶性链条,维护人类社会的共同安全。受多方面因素的推动,国外对突发公共卫生事件的研究逐渐掀起高潮。

中国的卫生应急管理研究源于2003年的SARS疫情,这场始于公共卫生事件但却引发了一系列连锁危机的传染病疫情,使中国政府和社会深刻认识到突发公共卫生事件管理的极端重要性,并全面启动了中国卫生应急体系建设工作。从2003年的《突发公共卫生事件应急管理条例》到2005年国务院正式下发的《国家突发公共事件总体应急预案》,以及2007年正式发布的《中华人民共和国突发事件应对法》,中国启动了以"一案三制"为核心框架的卫生应急体系建设工作。提出了构建分类管理、分级负责、条块结合、属地为主的应急管理体制以及构建统一指挥、反应灵敏、协调有序、运转高效的应急管理机制。此外,着重强化卫生应急管理组织体系以及技术支撑体系的建设工作。从国务院到各级卫生行政部门先后建立了应急管理办公室并成立了各级专家组织,建立了从国家到地方各层次卫生应急专业技术处置小分队。此后,国家卫生计生委卫生应急办公室开始重点关注对基层应急管理组织体系和能力建设工作,并着力加强基层应急队伍培训和能力建设,特别是卫生应急管理示范区以及应急演练、培训和能力评估工作等工作的大力开展,极大地推动了中国卫生应急体系的建设

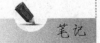
笔记

和应急能力的提升。

SARS以后,中国学者开始了卫生应急管理的研究热潮。国内暨南大学、河南理工大学、国家行政学院等先后成立了应急管理学院,招收本科和硕士生。此外,国家自然科学基金先后启动了非常规突发事件应急管理研究的面上项目、重点项目和重点计划项目。科技部和原卫生部也启动了卫生应急研究的863项目以及原卫生部公益性行业基金项目。来自中国科学院、清华大学、国家疾病预防控制中心、北京大学、中南大学、哈尔滨医科大学等国内一大批科研学术机构的知名学者相继参与了我国卫生应急管理理论和实践的研究工作。

在原卫生部的推动和倡导下,先后成立了卫生部应急管理专家委员会以及中华预防医学卫生应急管理学会。该组织汇集了国内一大批从事卫生应急管理的决策者、管理者和研究者,为我国卫生应急管理的理论研究与实践活动开展,特别是卫生应急学术交流活动搭建了重要的平台。此外,在全国高校卫生管理专业教材评审委员会以及人民卫生出版社的大力支持下,由国内十几所高校学者共同参与编写的第一部《卫生应急管理》规划教材的编撰与出版,标志着这一学科在中国的逐步成熟,将为进一步推动卫生应急管理教育在全国高校的推广和传播发挥重要的作用。

三、卫生应急管理与其他学科之间的关系

(一)风险管理(risk management)

风险管理是以风险为研究和管理对象,通过风险识别、风险评估、风险监测、风险沟通和风险控制等管理活动的开展,预防和减少各种风险源的产生的一系列活动。

风险管理的主要研究对象是各种风险和隐患,它强调预防性和超前性管理,重视通过一系列风险识别、评估、组织脆弱性分析以及相应风险处置和管理活动的开展,减少、降低、消除各种风险发生的可能性及概率。而卫生应急管理的对象则不仅仅限于可能诱发突发公共卫生事件的各种风险研究,其另一个核心研究对象是已经或将要发生的各类突发公共卫生事件的管理,其研究重点是不断完善突发事件的快速响应和处置过程的管理。从本质上来讲,风险管理更好地体现了战略管理的要求,着眼于对各种"具有潜在性、可能性特征"的风险隐患的预测性管理和超前性管理。而卫生应急管理的核心任务首先是对已经发生的突发公共卫生事件的快速应对和管理行动,偏重于一种事后管理。此外,从事件发生、发展的生命周期来看,风险管理主要侧重事前的管理活动,而卫生应急管理则关注事中和事后的处置和管理。

近年来,国内外学者越来越认识到,有效的卫生应急管理离不开对各类风险的预防和控制管理,不应将"风险"管理与"应急"管理割裂开来,而应将二者有机地结合起来,应将风险管理纳入卫生应急管理,并使其成为卫生应急管理的重要内容。因此,完善的卫生应急管理应将风险管理和卫生应急管理二者有机地联系起来,并实现了卫生应急的非常态管理与常态管理的有机整合。可以说,风险管理相关理论、研究方法的引入,丰富了卫生应急管理的理论和方法学内容。

笔记

（二）应急管理（emergency management）

应急管理是在应对突发事件的过程中，为了降低突发事件的危害，达到优化决策的目的，基于对突发事件的原因、过程及后果进行分析，有效集成社会各方面的相关资源，对突发事件进行有效预警、控制和处理的过程。卫生应急管理是应急管理学科体系的一个分支，它与应急管理有着相近似的概念、理论和学科体系框架。应急管理的研究对象相对较广，关注各类造成紧急态势和危机状态的事件，而卫生应急的研究则以突发公共卫生事件为主要研究对象，虽然二者的基本理论有相似之处，然而，由于突发公共卫生事件处置所需的管理和专业技能不同，突发公共卫生事件发生、发展、演变过程和轨迹的不同，使得卫生应急管理需要将相关应急管理的一般理论与卫生应急管理的具体实践活动结合起来，因此，二者在具体研究对象、研究内容和任务各不相同。

（三）危机管理（crisis management）

危机管理是以危机为管理和研究对象，主要研究危机发生的根源、危机的生命周期及其演变规律、危机管理的组织、制度体系构建、信息和沟通管理等一系列内容。虽然卫生应急管理与危机管理研究的突发事件类型和侧重点有所不同，但二者都重点围绕突发事件发展生命周期的不同阶段开展研究。此外，二者所管理的具体事件和活动有所不同。卫生应急管理主要关注突发公共卫生事件的发生、发展、演变规律以及人类应对策略和管理活动的研究，而危机管理的对象和领域要更为广泛，包括政治、外交、经济等众多领域。

危机管理重视"危"和"机"的相互转化以及危机决策和管理的科学性、艺术性、动态性、权变性管理的研究。与危机管理相比，卫生应急管理在产生和发展的相当长一段时间里，更偏重于具体专业与管理实务的研究，因而具有很强的实践色彩。然而，随着卫生应急管理的学科体系的建立和完善，伴随其理论和方法学的不断完善，其学科理论体系和方法体系也势必更加完善。因此，卫生应急研究也会拓展和丰富了危机管理的学科视角。

（四）卫生事业管理（health care administration）

卫生事业管理是研究卫生事业发展规律的科学，它是研究卫生事业管理的理论和方法，研究卫生事业管理的计划、组织、管理和控制过程以及对整个卫生体制、系统、要素和措施的管理。卫生应急管理是卫生事业管理的一个重要内容和组成部分。卫生应急管理包括常态管理和非常态管理两大部分活动。其常态管理中的卫生应急制度、体制、机制管理也是整个卫生体制和系统构建的一部分，因此，也是卫生事业管理的重要研究范畴；而卫生应急的另一个核心研究内容是卫生应急的非常态管理，主要侧重突发公共卫生事件发生后的紧急应对、处置和管理活动。鉴于突发公共卫生事件波及面广、影响范围大，其有效应对往往需要通过跨部门的合作治理和协调机制来实现。因此，卫生应急研究主体与卫生事业管理有所区别，其参与主体涉及政府的多个行政系统、部门、机构、社会团体以及公众。此外，卫生事业管理主要侧重于常态管理的研究，而卫生应急管理则更偏重于应急、非常规状态和情境下的处置和管理活动的研究。

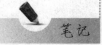
笔记

本 章 小 结

1. 本章第一节系统介绍了卫生应急相关基本概念,对突发事件、危机、灾难三个概念进行解读,比较三者之间的区别与联系。重点介绍了突发公共卫生事件的概念、分类、分级与特点。

2. 第二节重点阐述了卫生应急管理的基本概念、卫生应急管理的主体与客体、卫生应急管理的基本原则、卫生应急管理的基本特点。重点介绍了卫生应急管理的主要研究内容和任务。

3. 第三节系统介绍了卫生应急管理的基本理论体系,从卫生应急的系统管理、过程管理、要素管理、制度、体制、机制管理以及关键环节管理等多个视角构建了卫生应急管理的基本理论框架体系。

4. 第四节介绍了卫生应急管理研究的常用方法,特别是具有卫生应急管理特色的一些方法,概要介绍了卫生应急管理研究用到的其他学科的方法。

5. 第五节简要介绍了卫生应急管理的发展历程及其与其他相关学科的关系。

关键术语

突发事件　emergency

危机　crisis

灾难　disaster

突发公共卫生事件　public health emergency

应急　emergency response

卫生应急　public health emergency response

卫生应急管理　public health emergency management

讨论题

2011年初夏,一场突如其来的肠出血性大肠杆菌疫情袭击了德国,这场被称为"欧洲史上最严重的大肠杆菌疫情",其致病菌为O104:H4型大肠杆菌。罗伯特·科赫研究所疫情通报数据显示:德国两个月来疫情暴发已经造成4086例感染,共48人死亡,疫情波及美国、加拿大等14个国家。在疫情暴发期间,"谁是病源"成了公众最关注的话题。疫情发生后不久,德国卫生官员"确认"从西班牙进口的黄瓜可能是疫情的源头。各国随后纷纷发布黄瓜进口禁令,导致西班牙乃至整个欧洲的蔬菜出口蒙受重大损失。其后,德国各方面的专家学者、各州官员和联邦官员纷纷对媒体发布各种信息和见解,种种表态使得德国民众恐慌心理加重。人们纷纷猜测和怀疑各种可能的目标:水、粪便、沼气设备、甚至恐怖袭击。疫情暴发两个多月后,德国宣布终于找到了疫情的源头——被污染的芽苗菜。疫情发生过后,人们开始认真反思,认为德国在这场疫情应对和管理中存在众多问题。请分几个小组分别对德国在寻找病菌源头、疫情早期预警、疫情信

笔记

息发布、沟通和管理以及疫情处理等方面存在的问题及原因进行深入分析。此外,哪些不当的处置加剧和扩大了这场危机的负面影响? 请各小组提交问题分析报告和具体的改善行动建议。

思考题

简答题

1.简述突发事件、危机、灾难三者的联系与区别。

2.简述突发公共卫生事件的概念、分类与特点。

3.简述卫生应急管理的概念与特点。

4.简述卫生应急管理的基本内容。

5.简述卫生应急管理的主要任务。

6.简述卫生应急管理的基本理论框架体系。

(吴群红　哈尔滨医科大学)

笔记

第二章

卫生应急相关管理理论

学习目标

通过本章的学习,你应该能够:

掌握 卫生应急管理过程理论的基本概念;危机决策的定义和危机决策的特点;战略管理的定义、原则及步骤。

熟悉 当前学术界对危机过程管理划分的几种理论;以PPRR理论为基础,危机管理的各个阶段及其管理策略;危机决策的方法;战略管理的内容及特征;蝴蝶效应与多米诺骨牌效应的理论基础;权变理论的主要内容及措施;复杂适应系统管理的核心思想和主要特征。

了解 危机管理过程各种理论模型的比较分析;蝴蝶效应、多米诺骨牌效应、权变管理与复杂适应系统理论的基本概念以及在卫生应急管理中的应用。

章前案例

2009年3~4月,墨西哥和美国等国先后发生甲型H1N1流感疫情,临床早期症状有发热、咳嗽、疲劳、食欲缺乏等,部分患者出现腹泻和呕吐等症状。病情重、进展迅速者,可出现病毒性肺炎,合并呼吸衰竭、多脏器功能损伤症状,甚至导致死亡。

4月份,世界卫生组织发布全球疫情警告。各国根据流感发展的各个阶段,开始制订并实施流感应对计划。美国采取了从最初的"淡然面对"到"轻松面对",再到最后的"紧急面对"的策略措施。可以看出,这一措施是随着疫情的变化而变化的,既没有过度防范又有条不紊地控制了本国的疫情,采取了灵活的应对策略,化解了美国经济和流感双重危机。

中国政府在应对甲型H1N1流感疫情时,汲取了应对SARS危机中积累的很多成功、有效的经验。基于对疫情科学的研判,中国政府从未雨绸缪、防止疫情传入到加强重症救治、构筑免疫屏障等策略调整,积极主动地应对疫情,不断调整、完善防控措施,始终走在疫情变化之前,掌握防控的主动权。中国政府的应对策略和措施得到了国内外的高度认可。

由以上案例可以看出,尽管不同的国家在应对危机时的策略不同,但理论依据却是基本相同的,即根据危机的发展过程,对危机采取动态权变和主动适应等决策管理。

人类社会的发展史,是一部人类社会应对突发事件的实践史和斗争史,也是一部应急管理从一般应对活动到逐步形成系统理论的发展史。了解和认识各种

笔记

危机现象的本质及其发展规律,总结和提炼应急管理经验与智慧,是人类从容驾驭并战胜危机的精髓所在。本章将重点介绍卫生应急管理的过程理论,卫生应急事件相关特征理论以及卫生应急决策的相关理论,以期帮助管理者能够更好地掌握卫生应急管理的规律。

第一节　卫生应急管理过程理论

一、概述

过程管理理论是由过程管理学派创立的,其创始人为亨利·法约尔(Henri Fayol,1841—1925,法国),代表人物是哈罗德·孔茨(Harold koontz,1908—1984,美国)。过程管理理论认为,管理就是在组织中通过别人或同别人一起完成工作的过程。管理的职能包括计划、组织、协调、指挥和控制五项。其主要特点是将管理理论同管理人员所从事的工作联系起来。无论组织的性质、所处的环境有多么不同,管理人员所从事的管理职能却是相同的。管理活动的过程就是管理的职能逐步展开和实现的过程。

从突发公共卫生事件的"生命周期"入手,对其不同阶段的活动进行计划、组织、指挥、协调和控制的管理活动和过程称为卫生应急的过程管理。尽管卫生应急管理与危机管理的概念有所区别,但当前对卫生应急管理过程理论的研究主要借鉴危机管理的相关内容,并且不同危机事件经历的生命周期和阶段大致相同,故本节主要以危机管理过程理论来阐述。关于危机管理的具体过程,不同的学者有不同的界定。当前学术界对危机管理过程理论的划分主要有以下几种:二阶段论、三阶段论、四阶段论、五阶段论和六阶段论。

二、各种理论简述

(一)二阶段论

该理论由斯奈德(G.H.Snyder)和狄辛(P.Diesing)所创建。该理论将危机分为两个阶段:危机前阶段(pre-crisis)和危机阶段(crisis)。危机前阶段转变为危机阶段,在于跨越了危机门槛,即危机警戒线。

(二)三阶段论

那纳美克(J.F.Nunamaker)等将危机管理分为三个阶段:危机暴发前、危机发生期间和危机解决后。每一阶段的工作各有侧重:第一阶段要求在危机发生之前做好防范工作,及时获得有关危机的信息,建立早期警报信息系统;第二阶段要求制定控制危机的对策,在危机发生之后把危机损害降到最低,加强教育和培训,使参与者具备控制危机、应对危机的基本素质;第三阶段则是在危机结束后,制定措施挽救各种损失。

(三)四阶段论

危机管理四阶段理论是目前学术界比较认可和广泛流行的。不同的研究人员根据各自的标准,提出了不同的四阶段论。

PPRR理论是危机管理应用较为广泛的理论,即由预防(prevention)、准备

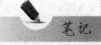

（preparation）、响应（response）、恢复（recovery）四个阶段组成的危机管理通用模式。

美国联邦应急管理局（FEMA）对PPRR理论进行了修正，将危机发展过程分为减缓阶段（mitigation）、准备阶段（preparedness）、响应阶段（response）和恢复阶段（recovery），所以又称"MPRR"模式。

罗伯特·希斯（Robert Health）在此基础上进一步提出"4R"理论。他在《危机管理》一书中率先提出危机管理4R模式（图2-1），即削减（reduction）、预备（readiness）、响应（response）、恢复（recovery）。

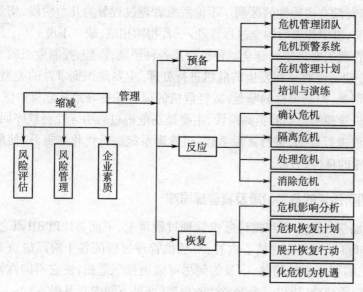

图2-1 罗伯特·希斯4R框架

（四）五阶段论

五阶段危机管理模式由米特洛夫（Mitroff）和皮尔森（Pearson）提出，五个阶段的内容分别如下：

1. 信号侦测阶段（signal detection） 识别危机发生的预警信号。

2. 准备及预防阶段（probing and prevention） 对可能发生的危机采取措施，尽力减少潜在损害。

3. 损失控制阶段（damage containment） 在危机发生之后努力使危机不影响组织的其他部分或外部环境。

4. 恢复阶段（recovery） 尽快从危机的伤害中恢复过来，实现正常运转。

5. 学习阶段（learning） 组织成员回顾、审视所采取的危机管理措施，并整理使之成为今后的运行基础。

（五）六阶段论

美国学者诺曼·R·奥古斯丁（Norman R.Augustine）将危机管理划分为危机的避免、危机管理的准备、危机的确认、危机的控制、危机的解决和从危机中受益六个阶段。

三、各种理论模型的比较分析

结合危机生命周期理论，将几种理论进行横向比较，可以得出以下几点结论：

1. 不论是何种危机管理理论,都是以时间序列为视角,紧扣危机发展的"生命"过程开展研究。

2. 各种理论对危机前的征兆期划分了相应的应对阶段,甚至细化为评估、预防和准备三个阶段,充分说明了危机前预防和准备的重要性。

3. 危机管理过程中的响应是危机管理最重要的组成部分。

4. 从危机中吸取经验教训以便迅速恢复和发展是危机管理的最终目的。

虽然不同的专家、学者对于危机管理阶段的具体划分存在不同,但其划分标准大体相同,没有实质性的区别。不论危机管理过程分为几个阶段,均是对危机事件的事前、事中和事后的全过程管理,三者相辅相成,缺一不可。

事前管理主要是建立健全预警机制及各种预案,预防、控制危机的发生和发展;事中管理是针对正在发生的危机进行处理,主要是识别事件的类型和性质,动用社会资源,控制事件的蔓延,减轻危机的损害并更好地从危机中恢复;事后管理是危机管理的总结和提高阶段,主要是在危机过后引导社会秩序回归正常,对管理过程进行评估,进行灾后重建,对管理系统进行优化和提升,使危机管理进入新一轮的良性循环。

四、四阶段论的各个阶段及其管理思想

为更加深入地分析和探讨危机管理过程理论,下面将以PPRR理论为基础,综合MPRR和4R等理论的核心内容,对危机管理过程的各个阶段应该采取的策略和措施、需要注意的问题,以及如何尽可能地控制危机,使它不向性质更为严重的下一阶段演变,提供一个参考性的框架(详见下面内容及图2-2)。

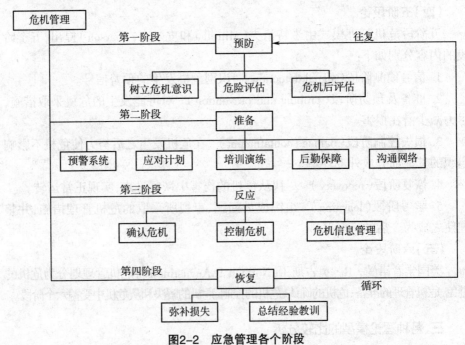

图2-2 应急管理各个阶段

(一)预防阶段

整个危机管理过程的第一个阶段,目的是为了有效地预防和避免危机事件的发生。从某种程度上来说,危机状态的预防比单纯的某一特定危机事件的解决更加重要,因为,如果能够在危机未能发生之前就及时把危机的根源消除,则可以节省大量的人力、物力和财力。与危机过程中其他阶段相比较而言,危机预防是一种既经济又简便的方法。但是,由于许多管理者将危机看作是日常工作中不可避免的现象,因此,如何避免危机经常被管理者疏忽,甚至完全忽略,成为危机管理过程中最不受重视的一环。因此,预防阶段应重点做好以下几个方面:

1. 树立危机意识,做好防微杜渐、未雨绸缪的工作 骤发的危机往往以迅雷不及掩耳之势打破社会的正常秩序,甚至使社会陷入困顿或绝境。然而,危机横空出世是各种促发和推动危机事件的因素不断积累、酝酿的结果。因此,应当在日常管理工作中注重危机意识的培养和强化,经常开展培训和演练,让危机意识深深扎根于常态思维之中。

2. 建立预警监测系统,开展危机风险评估 仅有危机感,却没有与之配套的危机预警监测系统也只是纸上谈兵而已。在树立了危机意识之后,建立起危机预警系统,才能真正将危机预防落到实处。

通过构建实时动态的监测、分析、评判、预报的预警机制,分析环境潜在的危险因素和风险,对可能引起危机事件的诱因、征兆、隐患及其危险程度进行全面的判断和识别,为组织制定危机应对计划提供重要信息。早发现、早报告、早控制,是组织及早采取行动、消除危机的关键。通过危机评估,预先识别出潜在危机,并采取相关措施将潜在危机消灭于萌芽之际,这才是成本效益最高的方案,也是危机管理的最高境界。

(二)准备阶段

在危机发生之前做好准备,建立起功能完善的、运转有效的卫生应急管理体系,可在危机暴发的第一时间内做出响应,最大限度地减少危机带来的损害。应包括以下五大核心内容:

1. 科学的危机预警系统 通过建立起科学的危机预警系统,及时捕捉组织危机征兆,及时为各种危机提供切实有利的应对措施。

2. 完善的危机应对计划 也称之为应急预案。完善的危机应对计划应当包括组织有可能面对的各种不同类别危机的系统应对方法,明确相关人员职责和操作细则,落实责任机制。一旦危机暴发,组织能根据应对计划立即作出反应,这是减少危机造成的严重后果的有效措施。

3. 定期的培训和演练 危机并非经常发生,所以大多数工作人员都缺乏危机应对的经验。因此,将危机管理素质教育纳入日常工作管理计划之中,针对重大危机事件定期开展培训和演练,增强知识、技能储备,提高应对能力。

4. 充足的后勤保障 足够的物资保障是危机管理取得胜利的物质基础。在日常管理中就应当做好物资储备,实行统一调度,让危机管理无后顾之忧。

5. 畅通的沟通网络 根据预测的组织可能发生的危机,与处理危机的有关单位建立合作网络,以便危机到来时能很好合作。在平时的常态管理中,通过互

35

相沟通使其了解组织的基本情况,以及在危机中组织会向他们提供哪些帮助。

（三）响应阶段

对危机作出适时的、恰当的响应是卫生应急管理中最重要的组成部分。危机一旦发生,组织必须在第一时间内做出响应。此时危机应对计划就开始发挥作用。在危机领导小组的统一领导和指挥下,下属的各机构或各部门按照事先规定的职责迅速行动起来,相互协调配合,对危机进行控制,最大限度地减少损失。

1. 确认危机 在紧急状态下,组织管理者通过多种渠道,获得及时、准确而必要的信息,确认危机类型、严重程度等基本情况,为进一步果断决策、采取行动抢夺先机做准备。

2. 控制危机 一旦确认危机,组织就应当立即按照预先制定的危机应对计划开展工作,各个部门有条不紊地开展各项应对措施,并根据实际情况灵活变通、迅速调整,将计划付诸实施,防止危机扩大或扩散,造成更大、更广泛的危害。在危机控制中,应当特别注意以下几个要点。

（1）发挥领导者和专家的示范作用。在日益高发的危机面前,组织领导者的应急管理能力成为帮助组织成功渡过危机的重要因素。危机管理的领导者和管理者应该充分运用紧急规范理论,以身作则地进行广泛的社会动员和引导。面对突如其来的突发公共事件,相关组织的领导者应该成为"紧急规范"的首创者和实施者,通过率先采取正确的行动引导公众行为,使之往正确的方向发展,令公众同心协力,步伐一致,共同战胜危机。除了社会动员,领导者还应在危机情境下迅速反应,果断决策,充分发挥分析预测、快速反应、统一指挥、灵活变通的领导作用。

一个优秀的领导者是组织的灵魂,除了控制和化解危机、减少危机带来的损害,更重要的是带领组织总结经验,深刻反思,深入剖析危机发生的原因和机制,为组织在未来的预防和应对危机工作提供制度保障和宝贵经验。

（2）与新闻媒体合作,建立公开、权威、统一的信息沟通机制,规范信息发布,消除流言与谣传。在全球化和信息化的时代,信息传递愈加便捷,交流愈加频繁、迅速,这使得危机很难局限于某一空间范围内,而会迅速跨越地理边界而大范围扩散。危机的传播与扩散对社会的核心价值观和秩序构成了巨大威胁。因此,危机信息管理是控制危机的重要内容,有效的信息沟通是关键。

组织卓越的信息沟通能力能有效地帮助公众理解事实,让他们更好地认识危机、理解危机,并作出理智的判断而不是盲从。建立公开、权威、统一的信息沟通机制,统一信息来源,规范信息发布,向社会与公众传达事实真相与处理进程,消除流言与谣言,以稳定公众情绪,防止群众性恐慌产生。沟通的速度、内容、方式、对象、时间以及地点都很重要。组织应当随机应变,根据危机的不同发展阶段采取不同的手段、发布不同的信息,并且针对不同阶层的公众在沟通方式、信息内容方面的不同需求采取具有针对性的沟通措施。

从领导者的角度出发,为了防止危机扩散与升级、消除不必要的恐慌,维护社会秩序,领导者应对疫情信息来源和信息传播渠道进行管理,妥善利用新闻媒体力量维护社会秩序,充分发挥大众传媒引导公众情绪、鼓舞人心的功能。与此

笔记

同时,为了预防危机尤其是公共危机对社会公众造成的广泛影响,政府与政府之间、政府与各方社会力量之间都应当建立起良好合作关系,构建一个多主体、全方位的危机信息沟通网络,系统、全面的引导舆论导向,稳定社会秩序。

需要强调的是危机信息管理要与封锁消息、隐瞒信息加以区分。信息时代的特征就在于多样的信息传递渠道、爆炸式的信息传播速度以及无穷的信息量。媒体在塑造价值观念,强化公众意识,反映和引导社会舆论等诸多方面都发挥着举足轻重的作用。消息封锁、隐瞒真相这一做法在如此开放的信息时代是无法实现的,加之现代社会对于态度的强烈关注,任何弄虚作假的做法只会招致更多公众舆论的不满和谴责,让事情"越描越黑"。因此,组织只有以公开、坦诚的态度,积极主动的与媒体配合,及时向公众传达客观、准确的信息,才能获得公众的理解和信任,才有可能走出危机的阴霾。

(3)关注对公众心理恐慌、心理危机"传染性"的管理和控制。随着信息渠道的多样化,谣言在危机的发生、发展过程中起到了推波助澜的作用。在危机刚刚出现的阶段,由于正确信息的匮乏,人们极容易被谣言和小道消息所误导,造成错误判断,产生不稳定情绪;然后,个人恐慌情绪通过人际传播不断放大、扭曲,对整个社会群体的情绪产生极大的干扰,影响人们的理性判断能力,从而制造混乱,影响社会稳定。因此,在危机应对的过程中,与公众之间进行有效的沟通,进行科学、有效、快速、专业化的公众心理干预,通过新闻媒体消除各种谣言,并发布专业权威的可靠信息,是防范公众心理恐慌演化成为更大危机的重要策略之一。

(四)恢复、评估及学习阶段

危机过后,组织应当立足于现实的危机问题,一方面,在采取有效措施弥补危机造成的损害、恢复组织形象的同时,及时开展危机评估,总结分析危机造成的影响、危机应对过程中的失当之处,提炼出成功经验,完成评估报告。另一方面,明确危机事件发生之后组织工作的目标取向和政策导向。为此,组织需要很好地了解、确定和解决两个重要任务:第一,组织应以危机问题的解决为中心和契机,配套解决和控制一些与危机问题相关的,可能导致危机局势再度发生的各种社会问题,巩固危机管理的成果;第二,从危机中获益,即通过对危机发生原因、危机处理过程的细致分析,总结经验教训,提出组织在技术、管理、组织机构及运作程序上的改进意见,进而进行必要的组织改革。

当前,许多组织都陷入了一个卫生应急管理的误区,那就是缺乏卫生应急过后的综合评估体系,没有对卫生应急反应系统进行科学的绩效评价,不能对突发卫生事件应对过程中所出现的问题进行深入系统的总结,没有使惨痛的教训转变成应急组织长久的记忆,以及进行相应的管理制度、体制改革,组织并没有从突发事件应对中获得真正有效的经验。这样的卫生应急管理是不完整的,因为应急管理的重要职能——帮助组织成长完善没有得到充分发挥。

卫生应急管理的每一个阶段都与突发事件的生命周期紧密相连,每一阶段的工作重点都是根据突发事件在不同发展阶段的特征而制定的。各个阶段之间管理工作的连续性也体现了突发事件发展的动态性。对应急管理阶段的划分,

笔记

不但有助于我们深刻理解和把握事件本身,更重要的是,有助于应急管理主体根据事件生命周期的不同特点,采取相应的应对策略,达到有效管理的目的。但是应当理性地认识到,由于突发公共卫生事件具有高度不确定性和危害性,应急管理也同样具备不确定性和非程序性。换而言之,在大部分的应急管理实际过程中,并不一定完全按照理论的四步骤有序地进行,有可能跳过某一环节或使某一环节反复进行。所以,这就对卫生管理者提出了更高的要求——根据实际情况灵活变通,作出客观、妥善的决策,采取恰当、有效的措施,甚至勇于创新,大胆借鉴其他类型或行业的危机管理经验。总而言之,生搬硬套某一理论而不懂灵活变通无异于刻舟求剑,僵化的、纯理论的应急管理是行不通的。

第二节 危机决策与战略管理相关理论

一、危机决策

(一)危机决策的定义

决策包括和平时期常规状态下的程序化决策和危机时期非常规状态下的非程序化决策两个方面。危机的突发性、紧急性及其所造成的不确定后果,给决策者带来了高度的紧张和压力。危机决策是一种非程序化决策。通俗地说,危机决策(crisis decision making)是指决策者在有限的时间、资源、人力等约束条件下,确定应对危机的具体行动方案的过程。即在一旦出现预料之外的某种紧急情况下,为了不错失良机,而打破常规,省去决策中的某些"繁文缛节",以尽快做出应急决策。

> **知识拓展**
>
> "危机管理"这一概念是美国学者在20世纪60年代提出来的,首先是用于国际政治和外交领域。80年代末,逐渐发展为两个重要分支:社会公共危机管理理论和企业危机管理理论,前者以罗森塔尔(Rosenthal)和皮内伯格(Pijnenburg)为代表,后者以劳伦斯.巴顿(Barton)、史蒂文.芬克(Steven Fink)诺曼.奥古斯丁及罗伯特·希斯(Robert Heath)为代表。

(二)危机决策的特点

危机决策是一种非程序化决策。由于决策背景和决策问题的特殊性,与常规决策相比,危机决策通常具有四个方面的特点。

1. 决策目标动态权变 危机发生之前的事前决策的主要目标是以预防为主。人们通过对组织结构的合理优化以及有效地防控监督,把危机事件尽可能消灭在萌芽状态。事前的决策主要是以常规决策和程序化决策为主。决策的问题一般都具有良好的结构,可以广泛征求大家的意见,充分发扬和体现民主决策。危机一旦发生,危机的决策目标就会随着危机事态的演变而变化,人们需要不断地作出调整和修正。决策的第一目标是控制危机的蔓延和事态的进一步恶化,这时决策者通常以经验和直觉决策为主。通常,由于情况紧急,往往是将权威决策者的决定作为最后的决策结果。

危机往往是一次性的非例行活动,所以在决策的过程中一定要做到"因时而定"、"因地而宜"、"因事而论",防止两种极端的出现。一种是照抄照搬以前的决策结果,产生南辕北辙的现象;另一种是有病乱投医的现象,要么在危机面前乱了手脚,要么是优柔寡断下不了决心,延误了最佳的决策时机。

2. 决策环境复杂多变 决策环境可分为组织外部环境、组织内部环境以及决策者的心理环境。组织外部环境通常指存在于组织边界之外并对组织直接或间接影响的因素(如政治、经济、人口、生态等因素)。相对常规的外界环境,危机决策的外界环境具有高度的不确定性,这种不确定性主要表现在状态的不确定性、主观认知的不确定性以及后果影响的不确定性。因此,决策变量具有一定的模糊性、随机性和未知性,要求决策者充分运用已有的经验知识,勇于创新。

内部环境主要是指组织内部的构成要素(如组织所属的人员、物资以及各种潜力等因素)。由于危机具有突发性和不确定性,内部环境时刻在发生着变化。准确掌握内部环境信息,做好内部潜力评价和分析,是制定应急方案的基础。当危机发生后,需要抽调有经验的人员,调用相应的应急物资,利用一切有用的社会力量。多数情况下,需要成立专门的指挥决策机构来协调组织内部的复杂关系,使整个组织能真正做到"万众一心,众志成城"。另外,危机的这种突发性和不确定性,会给决策者的心理造成高度的紧张和压力,这种心理压力又在很大程度上影响着决策结果。面对复杂多变的内外部环境,决策者的心理也处于复杂多变的状态,对自己的决策拿不定主意,有的时候失之毫厘,谬以千里;或者一叶障目,不见泰山。因此,要想在复杂多变的危机环境下作出准确的判断,平时需做好对决策人员的培训和教育。组织模拟演练也是很重要的,可以克服决策者的恐惧心理,使决策者临危不惧,能够镇定自若地应对和处置危机。

3. 决策信息有限 主要表现为信息的不完全、不及时以及不准确三个方面。

首先,信息不完全。危机的形成以及危机态势的发展具有很大的未知性和不确定性。危机信息随着危机态势的发展而不断演变,决策者不可能完全掌握危机的事态信息。另外,由于人们对危机本身机制认识的有限性,也导致了决策者对危机信息认识的不完全。决策者在作出决策之前,要对信息进行价值和时效性分析,尽可能掌握关键信息。

其次,信息不及时。信息不及时主要是指信息的采集和传递不及时,以及由于对信息加工处理的拖延而导致时间的滞后。通常情况下,危机信息从危机现场传递给决策者时,要经过一些中介环节,因此,最高决策者对信息的掌握就可能出现滞后。另外,提取、加工进而得到有用的信息,是要花费一定的时间的,这在一定程度上也占用了决策者用于决策的思考时间。因此,要尽可能缩小信息的时间滞后差。

最后,信息不准确。人们可将危机决策的过程看作是一个信息由输入到输出的过程。在这个过程中要经过发现问题、确定目标、选择评价标准、拟定方案、评估方案以及最后的方案实施等步骤。信息在传递和反馈的过程中可能会造成信息失真,难以保证信息的准确性和有效性,因此,在危机决策过程中应尽量减少中介环节。另外,要加强监督,建立严密有效的监督网络。

4. 决策步骤非程序化 决策程序是决策规律的概括和总结。按决策问题的性质,可将决策分为程序化决策与非程序化决策两种。程序化决策是指曾经经历过并且做过的决策,有正确的客观答案,可以使用简单的规则、策略、数学计算来解决。非程序化决策是指在新的、复杂的、没有确定结果的事件处理中,没有既定的程序可循的问题,各种可能的解决办法各有利弊,决策者必须灵活变通,结合实际作出合理决策。从上面危机决策的界定中我们可以看出,危机决策是典型的非程序化决策,没有固定的决策模式可供遵循,而且决策过程往往表现为无结构,甚至使人感到似乎没有规律可循。因此,在进行危机决策时应该尽量简化决策步骤,抓住关键步骤和步骤中的关键环节,因势而定,善于依靠决策者和专家智囊的经验和智慧,在尽可能获取更准确的信息支持下,做出判断和决策。

(三)危机决策的原则

危机决策的原则是处置危机的指导思想和价值准则的集中体现,它决定着危机决策的目标选择以及危机处置的后果。总体来说,危机决策应坚持以下原则:

1. 快速反应 卫生应急事件事发突然,情况紧急,危害严重,救治机会稍纵即逝。所以,要求在尽可能短的时间内做出果断决策,采取具有针对性的措施,将事件的危害控制在最低程度。高效率连续作战是做到快速反应不可缺少的条件。

2. 以人为本 突发公共卫生事件在不少情况下会带来生命或财产的损失,在卫生应急处置中首先要把保障公众健康和生命财产安全放在优先地位,积极有效的开展救援活动,最大限度地减少人员伤亡和危害。

3. 分级负责 实行行政领导责任制,建立分类管理、分级负责、条块结合、属地为主的应急管理体制,建立联动协调制度,充分发挥专业职能部门和社会组织的作用。

4. 依法处理 依据有关法律和行政法规实施应急管理,在法律的框架下行动,切实保障社会经济生活的正常运行,维护公众的合法利益,保障危机状态下公民的最低限度的基本权利。

5. 依靠科技 加强公共安全的技术开发和投入,采取先进的监测、预测、预警、预防和应急处置的技术装备。公共卫生应急决策所涉及的因素非常多,而且复杂易变,由专家组成的智囊团提供的建议便成为决策者不可缺少的决策依据。

(四)危机决策的方法

危机决策涉及的未知、不确定的因素多,决策环境复杂,是一种典型的非结构化的决策问题,很难用一定的模型进行定量分析。现代社会背景下,在掌握所拥有的信息和资源基础上,危机决策大都采用科学的处理方法、先进的信息处理技术和现代的管理手段,利用辅助决策支持系统、专家咨询系统对突发事件甄别、处理和动态评估各备选方案,从中选择最优方案付诸实施。因此,常常采用快速决策分析,专家紧急咨询法等。

笔记

快速决策分析是指政策分析者和政策规划者要在很短的时间里,凭借少量的资金和有限的资料作出决策。快速决策分析分为六个步骤:认定及细化问题、建立评估标准、确认备选方案、评估备选方案、展示和区分备选方案,以及监督和评估方案实施。

专家紧急咨询法是利用一些专家、学者等运用他们专业方面的知识和经验,进行综合分析与研究,做出决策的方法。采用专家咨询法进行决策的过程中,应注意两个问题,一方面,专家团队要相对独立地进行工作,他们作为第三者的独立意见是十分宝贵的;另一方面,决策者不能放弃独立抉择的权利,不能完全由专家团队代替决策,而要加强对这些专家团队的领导和指导。

二、战略管理

(一)战略和战略管理的定义

战略,一般指事关组织的长远性、全局性、根本性的方针和规划。战略通常具有竞争性、长远性、未来性、风险性和创新性等特征。

战略管理(strategic management)是指政府、社会和组织在一定时期的全局的、长远的发展方向、目标、任务和政策,以及资源调配做出的决策和管理艺术。其核心是制定战略和谋略,同时注重将战略转化成具体的、可操作的战术。

目前全球处于突发公共卫生危机事件高发时期,并且在未来很长一段时间内,都将面临各种危机的强烈冲击。如何在尽可能短的时间内控制危机事态、减少危机损失,如何维护国家长远利益和政府公信力,对于各国政府都是一个亟待解决的重大问题。因此,突发公共卫生事件管理应具有战略思维,关注将危机管理常态化,不应总是在危机发生之后,而是在危机发生之前就能有效控制其风险隐患,并对卫生应急体系建设做出长远的规划和安排。

(二)战略管理的原则

1. 适应环境原则 来自环境的影响力在很大程度上会影响目标和发展方向。战略的制定一定要注重所处的外部环境状态。

2. 全程管理原则 战略是一个过程,包括战略的制定、实施、控制与评价。在这个过程中,各个阶段是互为支持、互为补充的,忽略其中任何一个阶段,战略管理都不可能成功。

3. 整体最优原则 战略管理要强调整体最优,而不是局部最优。战略管理不强调某一个局部或部门的重要性,而是通过制定宗旨、目标来协调各单位、各部门的活动,使他们形成合力。

4. 全员参与原则 由于战略管理是全局性的,并且有一个制定、实施、控制和修订的全过程,所以战略管理绝不仅仅是领导和战略管理部门的事,在战略管理的全过程中,全体人员都将参与。

5. 反馈修正原则 战略管理涉及的时间跨度较大,一般在五年以上。战略的实施过程通常分为多个阶段,因此,应分步骤地实施整体战略。在战略实施过程中,环境因素可能会发生变化。此时,只有不断的跟踪反馈方能保证战略的适应性。

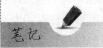

(三)战略管理的内容及步骤

1. 战略管理的内容　战略管理包含四个关键要素:战略分析——了解组织所处的环境和相对竞争地位;战略选择——战略制定、评价和选择;战略实施——采取措施发挥战略作用;战略评价和调整——检验战略的有效性。

2. 战略管理的步骤　战略管理过程包括9个步骤,如图2-3所示。

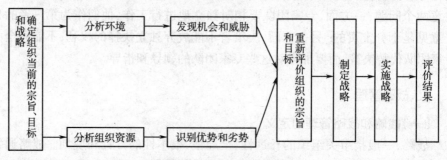

图2-3　战略管理过程

(1)确定组织当前的宗旨、目标和战略:管理者必须搞清楚政府或组织的目标以及当前所实施的战略的性质,并对其进行全面而客观的评估。

(2)分析环境:环境分析是战略管理过程的关键环节和要素。组织环境在很大程度上规定了管理者可能的选择。成功的战略大多是那些能与环境相适应的战略。

管理者应很好地分析政府或组织所处的环境,了解政府法律法规对组织可能产生的影响。其中,环境分析的重点是把握环境的变化和发展趋势。关于环境的信息可以通过各种各样的外部资源来获取。

(3)发现机会和威胁(opportunity-threat):分析了环境之后,管理者需要评估环境中哪些机会可以利用,以及组织可能面临的威胁。机会和威胁都是环境的特征。威胁会阻碍组织目标的实现,而机会则相反。

(4)分析组织的资源:这一分析将视角转移到组织内部:组织员工拥有什么样的技巧和能力,组织的资金状况如何等等。这一环节的分析能使管理者认识到,无论多么强大的组织,都在资源和能力方面受到某种限制。

(5)识别优势和劣势(strength-weakness):优势是组织可以开发利用以实现组织目标的积极的内部特征,是组织与众不同的能力(distinctive competence),即决定作为组织竞争武器的特殊技能和资源;劣势则是抑制或约束组织目标实现的内部特征。

(6)重新评价组织的宗旨和目标:按照SWOT(strengths-weaknesses-opportunities-threats)分析和识别组织机会的要求,管理者应重新评价其宗旨和目标。

(7)制定战略:战略需要分别在管理层、事业层和职能层设立。在这一环节组织将寻求组织的恰当定位,以便获得领先于竞争对手的相对优势。

(8)实施战略:无论战略制定得多么有效,如果不能恰当地实施仍不可能保证组织的成功。另外,在战略实施过程中,最高管理层的领导能力固然重要,但

笔记

中层和基层管理者执行计划的主动性也同样重要。

（9）评价结果：战略管理过程的最后一步是评价结果：战略的效果如何？需要做哪些调整？这涉及控制过程。

（四）战略管理在卫生应急中的应用

战略管理是卫生应急管理的核心和精髓。战略管理有助于我们有目的地抓住一切控制突发事件的有利机会，在不可预测的环境中取得卓越的成效。缺乏有效的卫生应急管理战略是导致卫生应急事件产生和放大的重要因素。

制定和实施科学合理的卫生应急管理战略，首先要建立维系国家公共卫生安全的战略思想。这需要在国家层面上，针对各种社会危机事件建立一种高瞻远瞩的应对各种突发事件的长久的战略部署、制度设计和组织机构安排，需要决策者、管理者、危机管理专家根据突发事件的特点以及以往各种突发事件应对的经验和教训，构建维系国家长治久安的管理战略。其次，通过立法制定社会遵循的规章制度，规定在应急状态下各种组织的法律责任和行政权力以利于集中统一管理。再次，建立应急管理的体制，提高应急管理的综合应对能力。最后，完善机制和资源保障，用以长久地防范一切可能的危机，保障国家公共卫生安全。

不同的国家根据自身的特点制定了危机管理战略。美国在整体治理能力的基础上，通过法制化的手段，将完备的危机应对计划、高效的核心协调机构、全面的危机应对网络和成熟的社会应对能力融合到危机战略管理之中。2010年美国《国家安全战略报告》从战略高度分析了美国所面临的国际安全环境，并在此基础上提出了美国的战略目标与实现目标的主要途径。主要内容包括四部分：第一，分析了冷战后，特别是"9·11"事件以来美国所面临的国际安全环境，明确了主要安全威胁；第二，确定了美国国家安全的内容与主要战略利益，并对实现的途径与方式做了说明；第三，构建适应国际环境变化的国际新秩序；第四，进一步扩大与其他国家的外交接触。

中国政府结合突发公共卫生事件自身的特点和已有的应对经验，探索实施有效的应急管理战略，主要包括整合预案建设、法制建设、体制建设、机制保障以及资源保障五大方面。其中，体制解决的是主体问题；机制解决的是反应具体程序问题；法制解决的是规则问题；预案则是行动计划，对应急反应主体、反应程序和反应规则在突发公共卫生事件之前作出明确安排；资源保障是实现体制和机制的有效支撑。在此战略目标下，形成卫生应急事件的八大应对策略，包括五大核心策略和三大基础策略。五大核心策略包括：一是构建灵敏的突发公共卫生事件应急预警系统；二是构建联动的突发公共卫生事件应急处置系统；三是构建专业的突发公共卫生事件应急技术支持系统；四是构建夯实的突发公共卫生事件应急资源储备系统；五是构建适宜的突发公共卫生事件应急能力评测系统。三大基础策略包括：一是制定科学化、具体化的应急预案；二是建设完善的突发公共卫生事件应急管理制度；三是动员基层应急联防力量。

笔记

第三节 连锁危机相关理论

一、蝴蝶效应理论

（一）基本概念

蝴蝶效应（the butterfly effect）是混沌学理论中的一个概念，指在一个复杂动力系统中，初始条件下微小的变化能带动整个系统的长期的巨大的连锁反应。蝴蝶效应在卫生应急管理中有广泛应用：一个坏的微小的机制，如果不加以及时地引导、调节，会给社会带来非常大的危害，称为"龙卷风"或"风暴"；一个好的微小的机制，只要正确指引，经过一段时间的努力将会产生轰动效应或称为"革命"。

> **知识拓展**
>
> "蝴蝶效应"的概念，是美国气象学家洛伦兹提出来的。在1963年的一次试验中，洛伦兹用计算机求解仿真地球大气的13个方程式，意图是利用计算机的高速运算来提高长期天气预报的准确性。为了更细致地考察结果，在一次科学计算时，洛伦兹对初始输入数据的小数点后第四位进行了四舍五入。他把一个中间解0.506取出，提高精度到0.506127再送回。而当他喝了杯咖啡以后，回来再看时大吃一惊：本来很小的差异，前后计算结果却偏离了十万八千里！前后结果的两条曲线相似性完全消失了。再次验算发现计算机并没有毛病，洛伦兹发现，由于误差会以指数形式增长，在这种情况下，一个微小的误差随着不断推移造成了巨大的后果。后来，洛伦兹在一次演讲中提出了这一问题。他认为，在大气运动过程中，即使各种误差和不确定性很小，也有可能在过程中将结果积累起来，经过逐级放大，形成巨大的大气运动。于是，洛伦兹认定，他发现了新的现象：事物发展的结果，对初始条件具有极为敏感的依赖性。他于是认定这为"对初始值的极端不稳定性"，即"混沌"，又称"蝴蝶效应"。从此以后，所谓"蝴蝶效应"之说就不胫而走。

（二）理论基础及内在机制

"蝴蝶效应"理论认为在一个大的复杂系统中，初始条件十分微小的变化经过不断放大，就会对其未来状态造成极其巨大的差别。所谓复杂系统，是指非线性系统且在临界性条件下呈现混沌现象或混沌性行为的系统。非线性系统的动力学方程中含有非线性项，它是非线性系统内部多因素交叉耦合作用机制的数学描述。正是由于这种"诸多因素的交叉耦合作用机制"，才导致复杂系统的初值敏感性即蝴蝶效应，导致复杂系统呈现混沌性行为。一个坏的微小的机制，如果不加以及时地引导、调节，就有可能造成整个集体内部的分崩离析；一个好的微小的机制，只要正确指引，经过一段时间的努力，将会产生轰动效应，与前者有天壤之别。

"蝴蝶效应"之所以令人着迷、令人激动、发人深省,不但在于其大胆的想象力和迷人的美学色彩,更在于其深刻的科学内涵和内在的哲学魅力。混沌理论认为在混沌系统中,初始条件的十分微小的变化经过不断放大,对其未来状态会造成极其巨大的差别。我们可以用在西方流传的一首民谣对此作形象的说明。

"钉子缺,蹄铁卸;蹄铁卸,战马蹶;战马蹶,骑士绝;骑士绝,战事折;战事折,国家灭。"马蹄铁上一个钉子是否会丢失,本是初始条件的十分微小的变化,但其"长期"效应却是一个帝国存与亡的根本差别。这就是军事和政治领域中的所谓"蝴蝶效应"。有点不可思议,但是确实能够造成这样的恶果。一个明智的领导人一定要防微杜渐,看似一些极微小的事情却有可能造成集体内部的分崩离析,那时岂不是悔之晚矣? 横过深谷的吊桥,常从一根细线拴个小石头开始。

(三)蝴蝶效应在卫生应急管理中的应用

"蝴蝶效应"在卫生应急管理中也是同样适应的。卫生应急事件的暴发和传播可能会引起一系列连锁反应而影响到相关的领域。"蝴蝶效应"理论可以帮助我们理解这一关联性,蝴蝶效应说明危机之间存在着一种极为敏感的关联关系。如2003年5月20日,加拿大主要牛肉生产地阿尔伯特省发现一头牛患有疯牛病后,整个加拿大的养牛业随即遭到了沉重打击。当年加拿大牛肉出口骤然降低90%;2003年发生在中国的"非典"危机本身是一起危及人们身体健康的公共卫生事件,但它却波及旅游业、交通业、运输业、餐饮业,甚至进出口贸易,对于中国的政治、经济和社会生活的方方面面都产生了深远的影响,甚至还波及世界各国。全球政治、经济的一体化也加深了危机事件的关联性。正是危机事件的关联性引起了危机事件各种各样的"综合并发症"。

2003年,美国发现一宗疑似疯牛病案例,马上就给刚刚复苏的美国经济带来一场破坏性很强的飓风。扇动"蝴蝶翅膀"的,是那头倒霉的"疯牛",受到冲击的,首先是总产值高达1750亿美元的美国牛肉产业和140万个工作岗位;而作为养牛业主要饲料来源的美国玉米和大豆业,也受到波及,其期货价格呈现下降趋势。但最终推波助澜,将"疯牛病飓风"损失发挥到最大的,还是美国消费者对牛肉产品的信心下降。在全球化的今天,这种恐慌情绪不仅造成了美国国内餐饮企业的萧条,甚至扩散到了全球,至少11个国家宣布紧急禁止美国牛肉进口,连远在大洋彼岸的中国广东等地的居民都对西式餐饮敬而远之。

笔记

二、多米诺骨牌效应理论

(一)基本概念

多米诺骨牌效应是指在一个相互联系的系统中,一个很小的初始能量就可能产生一连串的连锁反应。

多米诺骨牌效应告诉我们:一个最小的力量能够引起的或许只是察觉不到的渐变,但是它所引发的却可能是翻天覆地的变化。这有点类似于蝴蝶效应,但是比蝴蝶效应更注重过程的发展与变化。

> **知识链接**
>
> 　　大不列颠哥伦比亚大学物理学家A.怀特海德曾经制作了一组骨牌,共13张。第一张最小,长9.53mm,宽4.76mm,厚1.19mm,还不如小手指甲大。以后每张体积扩大1.5倍,这个数据是按照一张骨牌倒下时能推倒一张1.5倍体积的骨牌而选定的,最大的第13张长61mm,宽30.5mm,厚7.6mm,牌面大小接近于扑克牌,厚度相当于扑克牌的20倍。把这套骨牌按适当间距排好,轻轻推倒第1张,必然会波及第13张。第13张骨牌倒下时释放的能量比第1张牌倒下时整整要扩大20多亿倍。可见多米诺骨牌效应产生的能量的确令人瞠目。

(二)理论基础及含义

"多米诺骨牌效应"常指一系列的连锁反应,即"牵一发而动全身"。这种效应的物理道理是:骨牌竖着时,重心较高,倒下时重心下降,倒下过程中,将其重力势能转化为动能,它倒在第二张牌上,这个动能就转移到第二张牌上,第二张牌将第一张牌转移来的动能和自己倒下过程中由本身具有的重力势能转化来的动能之和,再传到第三张牌上……所以每张牌倒下的时候,具有的动能都比前一块牌大,因此它们的速度一个比一个快,也就是说,它们依次推倒的能量一个比一个大。

(三)多米诺骨牌效应在卫生应急管理中的应用

危机发生之后并不会马上结束,会继续发展或恶化。在这过程中,危机会带来一系列的连锁反应使其影响范围不能完全为人力所控,并且可能继续产生危害。例如,2003年发生的SARS不仅严重影响了中国,还在全球产生了一系列"多米诺骨牌"效应。第一,生命健康的损失,据世界卫生组织2003年度卫生报告,全球共有8422例SARS感染病例,其中916例死亡。第二,直接和间接的经济损失,据北京大学学者的初步分析,2003年SARS流行对经济的影响总额为2100亿元,对人们的经济和社会生活造成了广泛影响。第三,社会生活的停滞。除了巨大的医疗卫生投入和干预疾病流行所付出的巨大社会和经济成本外,SARS还直接导致了正常社会生活秩序的中断以及生命质量和心理健康的损失。学校、医院和一些边境口岸被关闭,成百上千人被隔离,人们的出行和旅游度假活动大大减少。第四,中国社会政治和国际形象的负面影响。SARS的流行不仅对中国政府的执政能力和公信力提出了严峻的考验,还对中国的对外开放形象造成了不良的国际影响。

第四节　权变管理与复杂适应系统理论

一、权变管理理论

（一）权变管理的概念及由来

"权变"的意思就是权宜应变。权变管理理论（contingency theory of management）就是通过组织的各子系统内部和各子系统之间的相互联系，以及组织和它所处的环境之间的联系，来确定各种变数的关系类型和结构类型。权变管理理论认为，每个组织的内在要素和外在环境条件都各不相同，因而在管理活动中不存在适用于任何情景的原则和方法，即：在管理实践中要根据组织所处的环境和内部条件的发展变化随机应变，没有什么一成不变的、普适的管理方法。成功管理的关键在于对组织内外状况的充分了解和有效的应变策略。

权变管理理论是20世纪60年代末70年代初在经验主义学派基础上进一步发展起来的管理理论。是西方组织管理学中以具体情况及具体对策的应变思想为基础而形成的一种管理理论。其代表人物有卢桑斯、费德勒、豪斯等人。进入70年代以来，权变理论在美国兴起，受到广泛的重视。权变理论的兴起有其深刻的历史背景，70年代，美国经济动荡，政治骚动，石油危机引发的经济危机对西方社会产生了深远的影响，同时随着互联网的迅速发展，信息的传递和控制等变得变幻莫测，企业所处的环境高度不确定。但以往的管理理论，如科学管理理论、行为科学理论等，主要侧重于研究加强企业内部组织的管理，而且以往的管理理论大多都在追求普遍适用的、最合理的模式与原则，而这些管理理论在解决企业或组织面临瞬息万变的外部环境时显得无能为力。正是在这种情况下，人们不再相信管理会有一种最好的行为方式，而是必须随机应变地处理管理问题，于是形成一种管理取决于所处环境状况的理论，即权变理论。

（二）权变理论的主要内容

目前，有关权变理论的研究主要集中在组织理论、人性和领导科学三个方面。

1. 组织结构的权变理论　这类理论都把组织作为一个开放系统，该系统是动态平衡的，并试图从系统的相互关系和动态活动中考察和建立一定条件下最佳组织结构的关系类型。

2. 人性的权变理论　认为人是复杂的，要受多种内外因素的交互影响。因而，人在劳动中的动机特性和劳动态度，总要随其自身的心理需要和工作条件的变化而不同，不可能有统一的人性定论。其代表理论有莫尔斯和洛尔施的超Y理论。

3. 领导的权变理论　认为领导是领导者、被领导者、环境条件和工作任务结构四个方面因素交互作用的动态过程，不存在普遍适用的一般领导方式，好的领导应根据具体情况进行管理。这方面比较有代表性的是费德勒有效领导模式的研究和弗罗姆等人关于领导参与模式的研究。

（三）权变管理在卫生应急管理中的应用

在卫生应急管理中，卫生应急事件的不确定性使得应对没有所谓的"标准模式"或"正确模式"，而是动态发展，依事态发展作出及时调整。权变管理理论要求我们,不但要善于权衡建立规章制度,又要懂得在恰当的时机打破既有的平衡和规制,跟随不断变化的情况采取灵活多样的危机应对模式。这其中最重要的一点便是,掌握好"破"与"立"的有效时机,学会在"恒"与"变"之中掌握动态权变的危机管理战术。权变是卫生应急事件应对的必备手段。

首先,组织结构的权变理论提示,在现代社会,各种卫生应急事件往往成为组织进行重大变革的推动力量。一个善于学习的组织,往往能够把握事件发生的契机,对事件的发生诱因、应对过程及其问题进行全面的剖析,认真总结经验教训,顺应卫生应急管理的新形势和新要求,在组织的应对战略、管理、组织机构和运作程序上进行改革。

其次,在卫生应急事件的不同发展阶段,公众对于信息的需求是不同的,如在事件初期,民众关注的是事件的真实性,预防知识和措施等;在事件的暴发期,更多关注的是最新的动态发展,政府采取的应对措施等;在事件控制后,关注是整个事件过程中的人和事以及科研进展。所以,组织应该随机应变,根据危机的不同发展阶段采取不同的手段、发布不同的信息,并且针对不同阶层的公众在沟通方式、信息内容方面的不同需求采取具有针对性的沟通措施。

最后,卫生应急事件暴发的动态性、多变性及快速播散性等特性要求领导者具有灵活快速的应变能力。必须科学、准确地预见危机的走势,审时度势、随机应变地应对危机,抛开僵化的思维模式,创造性地制定危机应对策略。一个成功的管理者,应非常精通善变的领导艺术与管理艺术。他们一方面精于在充满变数的客观环境中寻求动态平衡,另一方面也善于根据不断变化的客观环境,因时、因地、因势、因机地制定各种危机应对策略。对"恒"与"变"原则有深刻理解与运用,善于将高超的管理经验和智慧通过组织策略、制度、规范的形式加以固化,形成组织固有的智慧传承。同时,又善于根据不断变化的危机新形势和新环节,实施管理和制度创新,修正不合时宜的危机应对谋略和实施方案。在具体的卫生应急战略实施的过程中,勇于打破各种新的管理制度体系的束缚,抛弃各种僵化思想的条条框框,根据不断出现的新问题、危机和挑战,创造性地开展工作,因而成为卫生应急管理中以不变应万变、以变制变的领导者。

二、复杂适应系统管理

(一)复杂适应系统管理的概念及基本思想

复杂适应系统是指具有中等数目基于局部信息作出行为的智能性、自适应性智能体的系统,如在某一时间地理空间内的人群。

复杂适应系统(complex adaptive systems,CAS)理论由Holland于1994年正式提出,其基本思想是:系统中的个体(元素)被称为智能体,智能体是具有自身目的性与主动性,有活动能力和适应性的个体。智能体可以在持续不断地与环境以及其他实体的交互作用中"学习"和"积累经验",并且根据学到的"经验"改变自身的结构和行为方式,正是这种主动性及智能体与环境的、其他实体的相互作用,不断改变着他们自身,同时也改变着环境,才是系统发展和进化的基本动因。整个系统的演变或进化,包括新层次的产生、分化和多样性的出现,新的聚合而成的、更大的主体的出现等,都是在这个基础上派生出来的。CAS理论包括微观和宏观两方面,在微观方面研究的是主体,在宏观方面研究的是系统。微观层面的不同层级的个体通过相互交流,可以在上一层次,在整个系统层次上突现新的结构、现象和更复杂的行为。CAS的复杂性起源于其对智能体的适应性。

(二)复杂适应系统管理的主要特征

尽管在不同领域中存在着众多的复杂适应系统,并且每一个复杂适应系统都表现出各自独有的特征,但随着人们对复杂适应系统认识的不断深化,可以发现它们都有以下四个方面的特征:

1. 一定数量的智能体 对于一般的系统,可以按照系统内智能体的数目以及相互作用的强度分为简单系统、无组织复杂系统和有组织复杂系统。

2. 智能体的智能性和自适应性 这意味着系统内的元素或智能体的行为遵循一定的规则,根据"环境"和接受信息来调整自身的状态和行为,并且智能体通常有能力根据各种信息调整规则,产生以前从未有过的新规则。通过系统智能体的相对低等智能行为,系统在整体上显现出更高层次、更加复杂、更加协调有序性。

3. 局部信息,没有中央控制 在复杂系统中,没有哪个智能体能够完全知道其他所有个体的状态和行为,每个智能体只可以从一个相对较小的集合中获取信息,处理"局部信息",做出相应的决策,系统的整体行为是通过个体之间的相互竞争、协作等局部相互作用而涌现出来的。

4. 多样性 在适应过程中,由于种种原因,个体之间的差别会发展与扩大,最终形成分化。这是复杂适应系统的一个显著特点。

另外,复杂适应系统还具有突现性、不稳定性、不确定性、不可预测性等特征。

(三)复杂适应系统管理在卫生应急管理中的应用

作为一项复杂的系统工程,卫生应急事件不是某个单位、某个社会团体能够独立完成的。它不仅需要在技术设备、经济资助等方面的全社会共同支持,还需要包括组织机构、网络信息、应急队伍、支持系统、法规建设、教育培训、国际合作等在内的多个部门相互合作。在危机发生之后,政府必须充分调动一切可用的资源和力量,统一指挥调度多个部门,形成一个自上而下的应急管理体系,汇聚力量全力以对。

一方面,在这一系统中,作为突发公共卫生事件的主体——人与人之间的交流、接触、联系是复杂的。特别是在传染病的暴发流行中,易感染、有传染性的个体,全都是有主动性的个体,他们的行为方式对于事件的发展具有重要影响,同时也会随外界情况的变化产生适应性的改变。因此,加强对公民的卫生应急教育与培训,增强公民的卫生应急意识和应对能力,在卫生应急事件发生时,不仅可以降低社会动荡程度,而且可以有效减少公民在危机中生命、健康、财产等各方面的影响和损失。

另一方面,由于复杂适应系统中的个体只能获取局部信息,在这种状态下,组织如果不能迅速查明真相,无法及时公布客观、真实的信息,个体极容易被谣言所误导,造成错误判断,产生不稳定情绪;然后,个体恐慌情绪通过人际传播会

笔记

不断放大、歪曲,造成蝴蝶效应,对整个社会群体的情绪产生极大干扰,影响人们的理性判断能力,从而制造混乱,影响社会稳定。因此,在危机应对的过程中,与公众之间进行有效的危机沟通,进行科学、有效、快速、专业化的公众心理危机干预,通过新闻媒体及时消除各种谣言,并发布专业权威的可靠信息,是防范公众心理恐慌演化成为更大的危机的重要策略之一。

本 章 小 结

1. 卫生应急管理的各种过程理论,重点讲解卫生应急管理的四阶段过程管理理论。

2. 危机决策的概念、特点和方法。

3. 战略管理的定义、内容、步骤以及战略管理在卫生应急管理中的应用。

4. 连锁危机相关理论——蝴蝶效应与多米诺骨牌效应理论的概念、理论基础和在卫生应急事件中的效应。

5. 权变管理与复杂适应系统理论的概念、核心思想以及各个理论在卫生应急管理中的应用。

关键术语

卫生应急管理　health emergency management

危机决策　crisis decision making

战略管理　strategic management

蝴蝶效应　the butterfly effect

多米诺骨牌效应　domino effect

权变管理理论　contingency theory of management

复杂适应系统　complex adaptive systems

讨论题

1.1981年,上海首次报道手足口病。1983年5~10月,天津发生了由CoxA16引起的手足口病暴发,共感染了7000多例病例。经过两年的低水平散发后,1986年天津再次暴发。1995年,武汉病毒研究所曾在采集的手足口病患者的标本中分离出EV71,1998年深圳市卫生防疫站也从手足口病患者标本中分离出EV71。1998年我国台湾地区发生EV71型流行,共报告129 106例病例,重症病人405例,死亡78例,大多为5岁以下的婴幼儿。进入21世纪,我国的手足口病发病人数在逐年增多。2006年全国共报告手足口病患者13 637例,死亡6例,除西藏自治区外,全国31个省、自治区、直辖市均有病例报告。2007年共报告手足口病患者83 344例,死亡17例;2008年,暴发了波及全国范围的手足口病疫情,3~5月期间,共报告病例17.6万多例。2008年5月2日,原卫生部将手足口病纳入《中华人民共和国传染病防治法》规定的丙类传染病并进行管理。

结合身边手足口病的发生及对手足口病的了解,从政府和个人角度你认为应该如何来预防或控制手足口病的传播?

2.麻疹是一种传染性极强的疾病。但由于麻疹病毒只有一个血清型,抗原性稳定,人感染后可产生持久的免疫力,人又是唯一宿主,且有安全有效的疫苗加以预防,因此大多数国家都基本上控制了麻疹的流行。目前,麻疹是WHO确定的继天花、脊髓灰质炎之后第3个待消灭的传染病。

您认为要实现上述目标,可采取哪些策略和措施呢?

思考题

简答题

1.简述卫生应急管理过程的各个理论。

2.简要回答危机决策的特点。

3.试述战略管理的特征、原则及步骤。

4.简述蝴蝶效应与多米诺骨牌效应理论分别在卫生应急管理中的应用。

5.简述权变管理与复杂适应系统理论分别在卫生应急管理中的应用。

(王春平　潍坊医学院)

笔记

第三章

卫生应急中的风险管理理论与方法

学习目标

通过本章的学习,你应该能够:

掌握 风险、风险管理的相关概念,突发公共卫生事件风险的特征、风险管理的特征、原则及基本流程。

熟悉 风险管理的几种常用方法和快速风险评估方法的应用。

了解 风险管理的理论发展历程及常用的风险管理理论。

章前案例

2008年北京奥运会与残奥会期间,面临比赛规模大、参赛人员多、持续时间长和比赛地点分散的挑战,这些因素增加了北京公共卫生安全风险的可能性、未知性和不确定性。来自世界各地的人员在短期内聚集于北京,人口数量及人口密度剧增,对餐饮供应、居住环境、室内空气质量以及饮用水安全等方面要求较高。而且,北京奥运会期间正值夏季,高温高湿天气正是食物中毒和肠道传染病高发季节。如果防控措施不力,在一定条件下,将容易导致重大公共卫生事件的发生。

为此,在卫生保障工作中引进风险管理思路,以风险评估为切入点,来及时识别评价重大疫情及公共卫生事件可能发生的风险。通过风险识别及评估,发现可能会对奥运会产生较大影响的公共卫生事件共有五类45种,包括传染病疫情事件22种、食品安全事件14种、生活饮用水安全事件4种、病媒生物引起的公共卫生事件3种以及其他公共卫生事件2种,其中三类5种属于极严重风险事件;五类22种属于高危险度风险事件;四类10种属于中等危险度风险事件;四类8种则属于低危险度风险事件。根据风险评价的结果,制定相应的风险管理计划,确定风险具体防范措施和各项应急预案。通过采取严密有效的管理和预防措施,并在活动举办期间开展全程动态评估,最终达到奥运期间无重大突发公共卫生事件发生,公共卫生安全保障任务圆满完成。

可见风险管理为卫生应急提供了一种前瞻性的、综合的工作思路,在本章中将就卫生应急中的风险管理理论和方法做进一步的介绍。

风险管理是研究风险发生规律和风险控制技术的一门新兴管理科学。

风险无时不在、无处不在,并随着人类的发展而不断变化。人类社会的发展历史本身就是一部同风险作斗争、对抗风险、管理风险的历史;而风险管理理论

笔记

的产生则是社会生产力和科学技术发展到一定阶段的产物。人们在长期与风险打交道的过程中,对风险的认识也在不断地深化与发展,风险管理的理论与方法也在不断丰富。一个国家预防与管理各种风险特别是突发事件的能力,是衡量一个国家管理水平的重要标志。在卫生应急领域引入和应用风险管理的相关理论和方法,有助于有效控制和减少突发公共卫生事件的发生,提高卫生资源使用效率,实现资源的优化配置,减少突发公共卫生事件给人类带来的危害和损失。

第一节　风险管理相关概念和理论

人们在对风险的认识过程中,必然会涉及、进而思考面对风险的可能损失,以及如何对其进行有效管理的问题。风险管理是研究风险发生规律和风险控制技术的一门新兴管理科学。加强对风险及风险管理的认识,有助于我们积极主动地应对风险的挑战。

一、风险的概念和特征

(一)风险的概念

风险(risk)究竟是什么? 学者们提出了多种学说,归纳起来,主要包括风险客观说、风险主观说以及风险因素结合说三种。风险客观说认为,风险是客观存在的不确定性,不以人的意志为转移,所以是可预测的。风险主观说强调风险的主观属性,认为人们在进行风险管理时势必要加入自身的价值观与偏好,因此取决于人们的认知和判断。风险因素结合说着眼于风险产生的原因与结果,认为人类的行为是风险事件发生的主要原因之一。

风险实质包括两个要素: 可能性与不利后果——前者指风险发生的概率,后者指风险变为现实后对保护目标和对象可能造成的影响、影响的数量和方式。可能性一般包括罕见的、不大可能的、可能的、很大可能和必然发生五个等级; 不利后果包括有形和无形两个方面,即可能产生有形的客观损失(如人员伤亡、经济损失、环境影响等)和可能造成无形的不利影响(如对人群的心理影响、国际影响和声誉、国家形象和利益、社会舆论和稳定等)。不利后果的可能性反映了这种损失的不确定性,因此可把风险看成是不利后果特性的具体表现。综合以上观点,可认为风险是指事件发生可能性及后果的组合,通常具有不利性、不确定性和复杂性。

知识链接

风险来自于未来的不确定性。人类认识风险的历史几乎与人类的文明一样久远。虽然人类真正提出"风险"并对之进行研究不过始于18世纪,但是当人类的第一个成员思考明天的生存问题的时候,人类对风险的认识就已经开始了。而人类对风险的认识同时也成就了人类文明的进步,诚如当代史学家伯恩斯坦在论述人类文明史时所断言"确定现代与过去之分界的革命性理念是对风险的掌握……"

笔记

（二）风险的特征

风险的特征主要有以下几点：

1. 风险的客观性　风险事件是否发生、何时何地发生、发生的后果等，都不完全以人的主观意志为转移，具有客观性。但是随着人类认识和管理水平的不断提高和改进，人类逐渐发现，风险的发生是具有一定规律性的，这种规律性为人类认识风险、评估风险、避免风险和管理风险提供了现实的可能性。

2. 风险的不确定性　风险事件带来的各种可能后果，和各种后果出现的概率大小，无法完全准确的预知。风险不确定性主要表现在空间、时间和损失程度的不确定性上。

3. 风险的可测定性　风险虽具有不确定性，但从总体来看，风险会表现出一定的统计规律，因此可以运用概率论、数理统计等工具将风险发生的频率和损益的幅度描述出来，从统计规律上对风险加以量化。

4. 风险的损益性　风险作为一种随机现象，具有发生和不发生两种可能，其后果或为损失或为收益，是一对矛盾。

5. 风险的相对性　同一风险发生的频率和导致的后果对于不同的活动主体可能不同，对于不同时期的同一活动主体也可能是不同的。例如，流感流行季节，一部分人群受流感病毒的威胁患上流感，但在同样的环境中另一部分人群却没有感染流感。

6. 风险的可变性　风险是在特定自然环境和社会环境下可能导致损益的不确定性，随着环境的改变和社会的发展，风险的种类、性质和风险的损失程度都会发生改变。

（三）公共卫生风险

墨菲定理认为，"有可能出错的事情，就会出错（Anything that can go wrong will go wrong）"。公共卫生风险是客观存在的。按照突发事件的生命周期理论，可将事件分为事件前、事件中和事件后，各个阶段都存在不同的风险。本章主要讨论的是可能会引发突发公共卫生事件的各种风险和隐患，如果任其发展，就可能演变为各种疫情事件。

1. 公共卫生风险的范围和分类　按可能引发的突发公共卫生事件类型，可将公共卫生风险分为重大传染病疫情、群体性不明原因疾病、重大食物和职业中毒以及其他严重影响公众健康的事件风险。按控制目标，可分为可确定和不可确定两类风险。针对不同风险对象采取不同的预防控制方式，能够达到有效化解风险的目的。

2. 突发公共卫生事件风险的特点　突发公共卫生事件风险除了具有风险的一般特征外，还具有如下几方面特征：

（1）成因的多样性：烈性传染病、地震、洪涝等各种自然灾害均可导致公共卫生风险。2011年3月11日发生的日本东北部海域里氏9.0级大地震并引发海啸，不仅造成重大人员伤亡和财产损失，还造成日本福岛第一核电站1~4号机组发生核泄漏事故，灾害后果至今尚不能准确估计。环境污染、生态破坏、交通事故灾害等，也可引发危及公众健康的风险和事件。而且，社会安全事件，如生物恐怖等也是形成公共卫生风险的一个重要原因。另外,由于动物疫情、致病微生物、药品危险、食物中毒、职业危害等引起的公共卫生状况的恶化均可导致风险增加。

(2)分布的差异性:南方与北方、城市和农村、不同地域、不同时间段,突发公共卫生事件发生的类别都会存在差异。诸如,不同季节,传染病的发病率会不同;南方和北方的传染病病种也不一样等。此外,还有人群的分布差异等。

(3)危害后果的隐蔽性和不可预见性:突发公共卫生事件的发生,往往有一个孕育过程,当达到一定条件时才演变为事件,在开始酝酿阶段,往往不为人们所关注。如上海甲型肝炎暴发案例,早在1983年初,就出现了"甲肝"发病急剧上升,当时卫生部门调查认为与食用毛蚶有关,但是水产部门认为实验室未分离出病毒,认为与毛蚶没有必然联系。到1987年12月底,全市已发现消化道症状病人10 000多例,但由于实验能力限制,未能及时发现病原,结果次年元月中下旬即出现了大暴发,发病人数达到29万人。

知识拓展

当前我国所面临的突发公共卫生风险

1. 气候等自然生态环境变化带来的风险。温室效应导致全球气温升高,增加了各种自然灾害发生的机会,对人类健康造成风险。

2. 经济社会发展和人口流动日益频繁带来的风险。全球经济一体化的发展,致使人员往来与物资流通更加广泛,增加了传染病远距离传播的风险。另外,我国目前流动人口已超过1亿人,由于其生活条件相对较差、公共卫生工作难以保证连续和稳定,容易导致公共卫生风险。

3. 生态系统失衡、环境质量下降带来的风险。废气、废水、废渣、放射性物质等有害物质的过度排放,对生态环境造成污染的同时带来各种直接和间接的健康损害,也可能引起生物体变异,甚至产生新的致病微生物,导致突发公共卫生风险增加。

4. 人与动物接触的频率和方式改变、动物间疫病所带来的风险。随着人与自然界中的宿主动物和媒介生物接触的频率及方式有所改变,一些原本在动物间传播的动物疫病开始向人间传播。

5. 生活习惯不同、生产生活方式落后所带来的风险。我国民族众多,生活方式不同,饮食习惯各异,部分地区的居民延续着食用野生动物、生食海产品或禽类的习惯,可能造成传染病流行。另外,农村地区家禽、家畜散养非常普遍,容易造成禽流感等疾病的发生。农村环境卫生状况和基础卫生设施相对较差,不良卫生习惯尚难得到根本改变,也容易造成传染病的发生和流行。

二、风险管理的相关概念和发展历程

(一)风险管理的概念

管理可以被理解为指挥和控制一个组织的过程。由此,国际标准化组织

（International Organization for Standardization，ISO）给出了风险管理（risk management）最一般的定义，即协调各项活动以指挥和控制一个组织去处理和应对风险。具体来讲，就是发现、筛选和实施可用于降低风险水平措施的过程。

风险管理是一项系统性、专业性、科学性和综合性很强的工作，是应急管理实现"预防为主、关口前移"的一项重要基础性工作。是由风险管理组织进行风险识别、风险分析、风险评价、风险控制，对风险实施有效控制、妥善处理风险所致损失，期望达到以最小的成本获得最大安全保障的一项管理活动。风险管理通过识别和分析风险发生的概率和可能的后果，结合受灾体的脆弱性，确定风险级别并决定哪些风险需要控制以及如何控制，从而及时发现各种风险隐患，充分暴露各种问题，并有针对性地采取相应措施，避免和降低风险。

风险管理的具体内容反映了风险管理组织对风险因素、风险源和损失不确定性的理解，从而衡量和进行管理决策。如果风险管理组织对风险的认识、处理缺乏全面性，只处理某一方面的风险隐患，而没有考虑其他方面的风险隐患，其风险管理决策则有可能失败。

（二）风险管理的特征

1. 风险管理的对象具有特殊性和专门性　包括突发事件、意外事故等可能造成损失的风险因素、风险源和损失。

2. 风险管理的范围具有广泛性　包括可预测的范围与无法预期的领域，并且，由于风险的复杂性和普遍性，风险管理涉及多个学科。

3. 风险管理具有较强的应用性　其研究对象是导致损失的风险因素、风险源和风险事件，其理论则是对风险管理实践一般规律的概括和总结。

4. 风险管理具有全面性　包括对风险因素、风险源和损失不确定性的理解、衡量和管理决策等的管理。

（三）风险管理理论的产生和发展

风险管理是社会生产力、科学技术水平发展到一定阶段的必然产物。尽管风险和风险管理的发展渊源可以追溯到数千年前，但风险管理作为一门真正的学科和管理科学，始于20世纪。可将其分为如下几个阶段：

1. 第一阶段　早期风险管理意识的萌芽　公元前4000年我国皮筏商人就将自己的货物分放在其他商人的筏子上来运送，这样，即使一艘皮筏失事，也不会损失全部货物，这就是保险的损失分摊思想的雏形。

2. 第二阶段　传统风险管理阶段　20世纪30年代，为应对经济危机，美国许多大中型企业都在内部设立了保险管理部门，保险成为当时企业处理风险的主要方法。50年代，风险管理在美国以学科形式发展，并逐步形成了独立的理论体系。70年代以后逐渐掀起了全球性的风险管理运动。

3. 第三阶段　现代风险管理阶段　20世纪80年代末到90年代初，随着一系列金融动荡等系统性事件的发生，人们意识到以零散的方式管理公司所面对的各类风险已经不能满足需要，必须根据风险组合的观点，从贯穿整个企业的角度看风险。

笔记

4.第四阶段 全面风险管理阶段 2004年,COSO适应时代的要求,出台了《企业风险管理——整合框架》,标志着风险管理进入了全面风险管理阶段。

知识拓展

几种经典风险管理理论模型简介

风险价值VaR(value at risk) 模型:在正常的市场环境下,给定一定的时间区间和置信水平,测度预期最大损失的方法。Risk Metrics模型和Credit Metrics模型是VaR 模型在市场风险和信用风险计量上的典型代表。VaR主要用于风险控制、业绩评估和估算风险性成本。

整体风险管理理论TRM(total risk management):谋求在概率(probabilities)、价格(prices)和偏好(preference)三要素系统中达到风险管理上的客观量计量与主体偏好的均衡最优,从而实现对风险的全面控制。

全面风险管理理论——COSO风险管理整合框架:全面风险管理框架包括风险管理的目标、要素及组织层级三个维度,涵盖八个要素,即内部环境、目标设定、风险识别、风险评估、风险对策、控制活动、信息和交流、监控。组织中各个层级都必须从以上八个方面进行风险管理。

三、卫生应急中的风险管理

由于突发公共卫生事件风险具有客观性与可测性,因此,可通过实施风险管理来控制、降低甚至消除突发公共卫生事件发生的风险。实施突发公共卫生事件风险管理的本质是减少损失概率或降低损失程度。

具体来说,在卫生应急领域开展风险管理,就是通过风险识别与风险分析,及早发现导致传染病等突发公共卫生事件或重大公共卫生问题发生的因素,从而降低传染病等突发公共卫生事件以及重大公共卫生问题的发生概率;一旦发生重大传染病等突发公共卫生事件或其他重大公共卫生问题时,及时进行风险评估,确定风险管控措施,将损失减少到最低限度,从而达到降低风险单位预期损失的目的。

(一)风险管理、危机管理及应急管理三者之间的联系与区别

从狭义的角度来理解,卫生应急领域中的风险管理与应急管理在管理对象、管理目标、管理手段、管理绩效等方面存在较大的不同。应急管理主要以"突发公共卫生事件"为对象,旨在避免或降低突发公共事件的发生所造成的损失,侧重事件发生后的应急处置。相反,风险管理主要以尚未暴发成为突发公共卫生事件的"风险"为对象,旨在避免或减少风险发展演变为突发公共卫生事件的机会。虽然目前应急管理工作范畴已经向"预防"环节全面延伸,管理对象的侧重点仍是突发事件。

但从广义上看,应急管理必须涉及风险管理与危机管理。简言之,从突发事件的管理流程上来看,应急管理可延伸至风险管理。从突发事件的分级,也就是

从管理的紧迫度、强度和不确定性来看,应急管理在纵深上可扩展至危机管理。具体实践中的应急管理工作应当将后两者全面纳入应急管理范围。

(二)风险管理在卫生应急领域的应用

目前风险管理理论已被广泛引入卫生领域,特别是在食品安全领域已得到广泛的应用和推广。如欧盟建立了"欧盟食品快速预警系统",主要针对成员国内部由于食品不符合安全要求或标识不准确等原因引起的风险和可能带来的问题及时通报各成员国,从而使消费者避开风险。美国在食品风险预警及控制的各个环节都制定了相应的法规、制度,形成了一个强有力的食品风险管理体系。由美国食品与药物管理局(FDA)负责具体事务,成立"健康危害评估专家组"负责对产品中存在的风险因素进行风险评估,依据评估结果,评定产品级别。

在传染病防控方面,世界卫生组织、欧盟疾病预防控制中心以及美国等已率先引入风险管理理论,并取得了很好的成效,如世界卫生组织建立了突发急性传染病风险评估通报制度,在应对国际传染病疫情方面起到了重大意义;欧盟疾病预防控制中心制定了快速风险评估技术指导手册,提高了突发传染病疫情的应对效率。

案例3-1

风险管理在防范埃博拉出血热疫情输入我国的应用

2012年7月初,乌干达暴发埃博拉出血热疫情,到8月初已发现疑似病例为59例,死亡16人,314人接受密切监测。埃博拉出血热是由埃博拉病毒(Ebola virus, EBV)引起的一种急性出血性传染病,主要通过接触病人或感染动物的体液、排泄物、分泌物等而感染,临床表现主要为发热、出血和多脏器损害,病死率高达50%~90%,主要在非洲的一些国家流行。

鉴于埃博拉出血热的生物安全等级为四级(最高级),中国疾病预防控制中心采取专家会商法对埃博拉出血热疫情输入我国以及进一步播散的风险进行了评估。评估结果显示:人群普遍易感,我国赴乌干达及周边地区公民,如接触患者或其污染物、染病灵长类动物时,则有感染发病的风险;人员往来导致埃博拉出血热病例输入我国的风险存在,但该疾病隐性感染率极低,易识别,传入风险低;输入病例导致该病在我国本土化和大范围播散的可能性低。

依据此评估结果,专家们提出以下措施:一是继续密切关注埃博拉出血热疫情发展态势,以及其他埃博拉出血热流行地区,必要时开展进一步风险评估,并积极做好风险沟通,开展公众教育;二是向我国前往乌干达的旅游及务工人员提供必要的健康提示;三是做好国境检疫,加强输入性埃博拉出血热的监控,发现疑似病例和动物及时通报卫生部门做好疫情调查和处理。四是各级医疗机构的医务人员在接诊疑似病例时应注意个人防护及医疗废弃物的处置。

笔记

此外,在举办大型活动时,开展公共卫生风险评估与风险管理工作,已得到国际上的普遍认可和重视。我国也从2008年北京第二十九届奥运会开始,引入风险评估理念开展了大型活动的公共卫生风险管理活动,并相继在2010年广州亚运会及2010年上海世界博览会都开展了相应的风险管理工作和实践,成功完成了活动期间的卫生保障工作。

"有备未必无患,无备必有大患。"建立科学、规范、系统、动态的风险管理机制,及时制定有效的风险控制措施,切实做到预防与处置并重、评估与控制相结合,是从更基础的层面进一步提升应急管理工作水平的必然要求。尽管风险管理理论得到越来越多人的重视,并在卫生实践中得到了一定的实践和应用,但如何将风险管理理论内化到卫生应急领域,相关的卫生风险管理的技术和理论仍需要进一步的探讨和完善。

第二节　卫生应急中的风险管理内容和流程

一个完整的风险管理包括风险管理的目标、组织、职能界定、实施原则和流程。在开展风险管理工作时,应该首先明确风险管理的目标,围绕目标组建组织体系,界定工作职能内容,并按照具体原则来实施。加强对风险管理流程的认识有助于更加规范、高效的开展工作。

一、公共卫生风险管理目标

卫生应急中的风险管理目标与其他领域风险管理的目标略有不同。首先,在卫生领域实施风险管理的首要目的是预防和控制风险对人造成的危害,保护群众的健康和生命安全,出发点务必是以人为本;然后,在考虑成本-效益的基础上,选择相应的风险管理措施,以最小的代价获得最大的效益;最后,通过整个风险分析、评估的管理过程,达到增强人群抵御公共卫生风险的能力和提高卫生应急人员的整体应急能力的目的。

二、公共卫生风险管理组织

风险管理组织机构形态的设置受很多因素的影响。首先,风险的严重性和复杂程度,一般来讲,风险越严重越复杂,风险管理组织机构越需要健全完善,其地位也越重要;其次,风险主体的规模,一般风险主体的规模越大,风险管理的组织机构就越复杂;再次,风险主体管理层的态度,风险主体管理层越有远见,越愿意投入人力、物力建设风险管理组织。最后,风险管理组织建设还受到一些外部因素(如政策和法令)的影响。

对于突发事件公共卫生风险管理来讲,一般认为,各级卫生行政部门是其主要的责任管理主体,其内设的应急管理部门作为直接协调与处置机构;各级疾病预防控制机构是突发公共卫生事件具体的技术管理与处置部门,内设应急管理部门或卫生应急人员来负责开展突发事件公共卫生风险评估与管理工作。根据风险管理原则与组织流程,建立相应的评估准则与工作制度,来对所面临的风险进行综合的、全方位的管理。

三、公共卫生风险管理职能

1. 计划职能　是指对面临的公共卫生风险利用风险识别、评价和风险处置等手段,设计管理方案,并制订风险处理的实施计划。

2. 组织职能　是指根据风险处理计划,分配各种风险处理技术的业务分担与权限,组织相关职务调整等。

3. 指导职能　是指对风险处理计划进行解释、判断、传达、交流信息和指挥等活动。

4. 管制职能　是指对风险处理计划执行情况的检查、监督、分析和评价。

四、公共卫生风险管理原则

1. 支持决策过程　公共卫生风险管理通过对可能的公共卫生风险进行识别和评估,制订相应的风险管理方案,有助于决定工作优先顺序并选择可行的行动方案,从而帮助决策者做出合理的决策。

2. 应用系统、结构化的方法　系统、结构化的方法有助于风险管理效能的提升,尤其是在风险评估过程中,应在有限的人口学、流行病学、临床、病例等数据资源基础上,将定量与定性的方法有效地结合起来,避免过多的采用以往经验来判断。

3. 以信息为基础　风险管理过程要以及时、准确的信息为基础。卫生风险管理过程中要重视信息的收集,并要对信息质量进行评价和验证。如在应对传染病疫情时,疫情情报的质量可直接关系到整个应对处置的效率。

4. 广泛参与,充分沟通　突发公共卫生事件的风险管理不仅限于卫生系统内部,还涉及环境、公共安全、财政、交通、农业等多个领域,因此在开展风险管理时要与卫生系统外的各相关部门加强合作,及时进行信息交流和沟通,有助于保证风险管理的高效开展。

5. 动态管理,持续改进　风险管理是适应环境变化的动态过程,各步骤之间形成一个信息反馈的闭环。由于公共卫生风险是不断变化的,一些新的风险可能会出现,有些风险则可能消失。因此,应持续不断地对风险变化保持敏感并做出恰当反应,通过不断的自我检查和策略调整,使风险管理得到持续改进。

五、公共卫生风险管理基本流程

风险管理是通过识别和分析风险发生的概率和可能的后果,结合受灾体的脆弱性,确定风险级别并决定哪些风险需要控制以及如何控制的整个过程。根据风险的生命周期,可把风险管理划分为计划准备、风险评估和风险处置三个基本环节,这三个环节构成一个循环往复的过程。同时,在整个风险管理流程中,风险沟通以及风险监控、审查和更新等工作伴随始终,由此形成一个完整的风险管理流程(图3-1)。

笔记

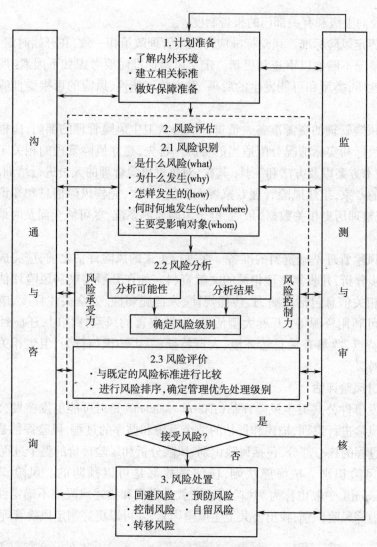

图3-1 风险管理的基本流程

资料来源：澳大利亚/新西兰风险管理标准（Risk Management, AS/NZS 4360 : 2004）

(一)风险沟通与咨询

在风险管理的各个阶段,都应该与外部和内部的利益相关者(包括公众、媒体、其他政府部门、医疗机构以及药厂等利益相关方)进行沟通和咨询,找出开展风险管理所面临的风险和障碍。因此,在初期就应该制定咨询与沟通的各种计划,说明与风险本身有关的各种问题,如风险的类型、范围、时间、影响对象等。

与利益相关者的沟通和磋商非常重要,因为他们对风险的判断是基于他们对风险的看法,由于他们的意见对所作的决定具有重大影响,因此应该在决策制定过程中鉴别、记录并考虑利益相关者的看法。

(二)计划准备

1. 制定风险管理计划　风险管理计划应该包括风险管理目标、风险管理的组织架构、风险管理人员和所涉及的相关部门人员的职责、与其他部门合作沟通

笔记

机制以及向上级和有关部门的报告制度。

2. 界定风险标准　风险标准应与风险管理政策相一致,在开始时定义,并根据实际情况不断加以审查和更新。定义风险标准时要考虑如下因素:所面临的风险的性质、类型和可能发生的后果、发生的可能性、风险的可接受性或容忍度等因素。

3. 风险管理的资源准备　负责开展公共卫生风险管理的部门,应根据风险管理的目标和实际情况分配适当的资源。首先,建立风险管理的相关工作规章制度、技术方案以及方法和工具;其次,对负责风险管理的人员进行培训,并邀请多领域的专家,组建风险管理专家咨询队伍;再次,完善风险信息和知识管理系统,系统整理历史相关数据;最后,健全风险监测系统,尽可能全面及时地获得风险信息。

4. 风险管理基础资料的准备　在进行正式的风险评估之前,应完成监测数据的初步分析,并收集整理相关的文献资料。如在开展传染病风险评估时可能涉及的相关信息包括致病力、传播规律、人群脆弱性、公众关注程度、应急处置能力和可利用资源等;开展大型活动、自然灾害的风险评估时,还应针对议题本身的特点,收集有关自然环境、人群特征、卫生知识与行为、卫生相关背景信息等资料。

（三）风险评估

突发事件公共卫生风险评估(risk assessment)是对可能引发突发公共卫生事件的风险进行识别、描述和评估的一个系统和循序的过程,风险评估是整个风险管理过程的核心部分,包括风险识别、风险分析和风险评价的整个过程。

1. 风险识别　按海恩法则,任何事故都是可以预防的。风险识别(risk identification),一般也称为"风险辨识",就是发现和描述风险或不确定性事件的来源。做好风险识别,找出公共卫生风险因素,才可以更好制定风险管理方案。

知识拓展

海恩法则

海恩法则是德国飞机涡轮机的发明者德国人帕布斯·海恩提出一个在航空界关于飞行安全的法则。海恩法则指出"每一起严重事故的背后,必然有29次轻微事故和300起未遂先兆以及1000起事故隐患"。

这意味着,当一件重大事故发生后,在处理事故本身的同时,还要及时对同类问题的"事故征兆"和"事故苗头"进行排查处理,以防止类似问题的重复发生,及时解决再次发生重大事故的隐患,把问题解决在萌芽状态。

海恩法则告诉我们,事故案件的发生看似偶然,其实是各种因素积累到一定程度的必然结果。任何重大事故都是有端倪可查的,其发生都是经过萌芽、发展到发生这样一个过程。如果每次事故的隐患或苗头都能受到重视,那么每一次事故都可以避免。

笔记

就突发公共卫生事件风险来说,在对各类监测信息进行分析的基础上,可按照可能引发不同事件的风险类型来进行全面的风险识别。

(1)风险识别的内容:在前期确定的评估议题和风险因素的基础上进一步对可能的风险性质和影响进行识别,主要回答下列问题:①可能存在的风险是什么?(列举风险/可能出现的不利情况);②引发这些风险的因素包括哪些?(可能导致不利事件发生的原因、致病或致灾因子、薄弱环节、管理问题等);③风险可能导致怎样的后果?(可能造成的突发公共卫生事件和次生、衍生灾害,以及影响的对象和可能的影响方式等)

(2)风险识别程序

1)分析并列出所有可能出现的风险:突发公共卫生风险可从传染性疾病、非传染性疾病、中毒、自然灾害和恐怖事件等方面来考虑。

传染性疾病应重点考虑:甲类及按甲类管理的传染病;聚集性疫情或暴发疫情;少见或罕见传染病、新发或境外输入性传染病;已被消灭、消除的传染病;群体性不明原因疾病;发生多例怀疑有流行病学联系的传染病死亡或重症;病例数异常增多、病例"三间"分布有重大变化、病原学监测异常变化、本地的、境外和境内输入的传染性疾病等。非传染性疾病可考虑意外伤害、极热或极冷相关疾病、慢性病急性发作、环境因素疾病等;中毒可考虑生物性和化学性等;恐怖事件可考虑爆炸、生物、化学、核辐射等。

2)确定风险控制点:根据事件发生生命周期,确定不同阶段应当采取的控制措施,然后对可能发生或已经发生的突发公共卫生事件不同阶段的控制措施进行效果评价,并对控制措施造成影响的相关因素提出改进建议。最后,确定事件或因素风险等级,并提出防控建议。

如甲型H1N1流感防控过程中,在未出现输入病例阶段,主要采取以"围堵"为主要策略的防控措施,重点是口岸管理和发热病例的管理和追踪;当发生输入病例后,则以"缓疫"为主要策略的防控措施,采取阻断传播的相应措施,如密切接触者隔离;当输入病例出现本地传播时,控制暴发为主要的防控措施;当出现社区传播或出现流行时,减少重症和死亡则成为主要的防控重点,而采取控制措施的范围、涉及的部门、可利用的资源等都要做相应的调整。

2. 风险分析(risk analysis) 也称为"风险估计",就是判定风险等级,包括不确定事件发生的概率和后果。公共卫生风险分析是针对所识别出的风险因素,分析风险发生可能性、影响程度和脆弱性,得出各自的风险水平,其目的是分离可接受的小风险和不能接受的大风险,为风险评价和处理提供数据。风险分析的过程包括发生可能性分析、影响程度分析以及脆弱性分析。

(1)发生可能性分析:根据识别的公共卫生风险,结合事件背景、各类监测信息、历史事件及其危害等,对风险发生的可能性进行分析,按照发生可能性的大小,可分为极低、低、中等、高、极高五个等级,并可根据需要进行赋值。

(2)影响程度分析:从风险影响的地理范围、波及人口数、所造成的经济损失、对人群健康影响的严重性、对重要基础设施或生态环境系统的破坏程度、对社会稳定和政府公信力以及对公众心理压力的影响等方面加以分析。大型活动还应考虑风险是否影响活动的顺利举办及对于国际声誉的不良影响等。按照其影响程度的大小,可分为极低、低、中等、高、极高五个等级,并可根据需要进行赋值。

(3)脆弱性分析:脆弱性(vulnerability)是指一个群体、个人或组织暴露于或遭受灾害及其不利影响的可能性、易损性,以及对灾难的可承受性、适应性和可恢复性。对于突发公共卫生事件应对的脆弱性分析而言,主要是对风险承受能力和风险控制能力进行分析。其中,风险承受能力包括人群的风险承受能力(如易感性、心理承受力、公众公共卫生意识、自救互救能力等)及设施的风险承受能力(如公共卫生基础设施、生活饮用水类型、医疗机构收治能力等);风险控制能力是指所有为避免或减少风险发生的可能性及潜在损失所采取的措施及手段(如诊断治疗手段、技术储备、预防性药物和疫苗、资源的可利用性、控制措施的效度等)。可以按照脆弱性大小将其分为极低、低、中等、高、极高五个等级,并可根据需要进行赋值。

> **知识拓展**
>
> ### 风险分析模型
>
> (一)澳大利亚/新西兰风险管理标准(AS/NZ,2004)风险分析模型
>
> $R = H \times V - AC$,其中R(risk)代表风险,H(hazard)代表危害因素(危险源);危害$H = L \times I$,L(likelihood)代表风险发生的可能性,I(impact)代表危害的影响程度;V(vulnerability)表示脆弱性;AC(absorptive capacity/adaptive capacity)代表风险控制和适应能力。
>
> (二)风险计算函数——经验函数法
>
> $$风险值 = R(T, V, A) = R(P(T, V人群), S(V资源, A))$$
> $$= R(P(T(Tr, Tp), V(Va人群, Ve人群)), S(V资源|As, Ac))$$
>
> 式中,R表示突发公共卫生事件风险计算函数;T表示威胁;V表示脆弱性;A表示公共卫生资源能力;P事件发生的可能性;S事件发生后的严重性;Tr表示病因危险性;Tp特定病因威胁发生概率;Va表示人群脆弱性严重程度;Ve表示人群脆弱性分布范围大小;$V资源$表示资源脆弱性(或As表示资源的承受能力);Ac表示组织应对控制能力。

例如进行传染病类发生的风险分析时,需综合考虑该传染病的临床和流行病学特点(致病力、传播力、毒力;季节性、地区性;传播途径、高危人群等)、人口学特征、人群易感性、对政府和公众的影响、人群对风险的承受能力和政府的应对能力等;对于意外伤害、中毒、恐怖事件等非传染病类突发公共卫生事件,需要综合考虑事件的性质、危害的对象、波及范围、危害对健康作用的严重程度、社会影响、公众心理承受能力和政府的应对能力等。

3. 风险评价(risk evaluation) 是根据风险分析的结果与确定的风险评价准则进行比较,综合确定风险水平的等级及优先顺序,以判断特定的风险是否可接

受或需要采取其他措施处置。

风险评价的结果为具有不同等级的风险列表。对于极易发生、潜在影响很大、脆弱性非常高的风险,划为极高水平风险;对于易发生、潜在影响大、脆弱性高的风险,划为高水平风险;对于不容易发生、潜在影响小、脆弱性低的风险,划为低水平风险;对于罕见、几乎无潜在影响和脆弱性的风险,划为极低水平的风险;居于高水平和低水平之间的其他风险可划为中等水平风险。

(四)风险处置

风险处置是修正风险的过程。根据风险等级和可控性,分析存在的问题和薄弱环节,依据可行性、有效性、针对性、全局性等原则,从降低风险发生可能性、减小影响程度严重性和降低脆弱性等方面,确定风险控制策略。通常,面对需要处置的风险,应拟定多个风险处置方案,并从中选择最优的方案或者最优方案组合来开展风险处置工作,提高应对效能。

风险处置应制定风险处置计划,包括落实责任、进度表、预算、预期的处置结果等,还应包括用来评估实现风险处置方法的性能准则、个人责任及其他目标。

如果风险为低风险或可接受的风险,则可以进行最小程度的处理,但应该对低风险和可接受的风险进行监控及定期检查,以确保这些风险仍然是可接受的;如果风险不是低风险和可接受的风险,则要采取降低风险或转移风险等风险处置措施。在评价风险时需综合考虑风险管理的目标、风险管理的代价或不对风险进行处置所带来的后果等问题。

风险处置的方法包括:

(1)回避风险:是指主动避开损失发生的可能性。如在流感大流行季节期间,提示公众减少到人群密集的地方、取消大型集会活动等。虽然回避风险能从根本上消除隐患,但这种方法具有很大局限性,一是只有在风险可以避免的情况下,避免风险才有效果;二是有些风险无法避免;三是有些风险可能避免但成本过大;四是消极地避免风险,会使卫生应急工作安于现状,不求进取。

(2)预防风险:是指采取预防措施,以减小损失发生的可能性及损失程度。预防性服药、接种疫苗等就是典型的例子。2009年,为应对甲型H1N1流感的威胁,我国率先研发出并接种了甲型流感疫苗,对应对甲型流感疫情起到了巨大的作用,提高了对易感人群的保护,降低甲型流感所带来的危害。预防风险涉及一个现时成本与潜在损失比较的问题:若潜在损失远大于采取预防措施所支出的成本,就应采用预防风险手段。

(3)控制风险:主要有两方面意思:一是控制风险因素,减少风险的发生;二是控制风险发生的频率和降低风险损害程度。要控制风险发生的频率就要进行准确的预测,要降低风险损害程度就要果断地采取有效措施。如,2011年在欧洲暴发的肠出血性大肠埃希菌疫情,我国根据风险评估的结果,果断采取措施,对来自欧洲的人员进行了入境体检和排查,向到访欧洲的国内人员发布健康提示,对可能受污染的欧洲食品进行严格的食品安全检疫,有效防止了疫情的输入。

(4)自留风险:是指非理性或理性地主动承担风险。"非理性"自留风险是

笔记

指对损失发生存在侥幸心理或对潜在的损失程度估计不足从而暴露于风险中；"理性"自留风险是指经正确分析，认为潜在损失在承受范围之内，而且自己承担全部或部分风险比服药、接种疫苗、采取其他防控措施要经济划算。

（5）转移风险：是指通过某种安排，把自己面临的风险全部或部分转移给另一方。为了避免自己在承担风险后对其造成的危害和不利，通过转移风险而得到保障。如，可以采用进行财产、人身和医疗等方面保险等不同的风险转移方式，把风险损失转移给保险公司。

（五）监控和审核

随着风险的改变以及相应风险处置措施的实施，之前评估的风险可能会过时，因此随着时间的推移，对整个风险管理过程要及时回顾和修正。对风险连续的监控与回顾可以保证新风险的监测和管理、风险处置计划的实现、管理者和风险影响者对情况的及时了解等。有关风险的定期信息可帮助识别风险的发生趋势、可能遇到的麻烦及出现的其他变化。

监控和审核都应该是风险管理过程中的一部分，包括常规的检查和监督（可以是周期性的或临时性的）。同时，必须明确监控和审核的职责。组织的监控和审核过程应当贯穿风险管理的全过程。

（六）记录风险管理的过程

风险管理活动应当是可追踪的。对风险管理整个过程相关活动和内容进行记录，可以为已开展的风险管理工作的审查和评价提供证据资料；同时，为今后面对类似风险的管理提供了参考依据；并为后来的风险管理工作者提供了丰富的学习和借鉴资源。

第三节　风险管理过程中涉及的主要方法

在风险管理中，应对风险威胁需要运用适宜的风险应对手段。因此有必要分析风险管理过程所涉及的方法，提高风险管理的效率和质量，便于风险管理工作的实际开展。在本节中，就风险管理过程中的核心环节风险识别、风险分析和风险评价所常用的方法进行简要的阐述，并介绍了快速风险评估方法。

一、风险识别主要方法

风险识别十分重要，而且关键是要进行综合的识别，因为如果某种风险在初始时没有得到识别，那么便无法对其做进一步的分析。

风险管理主体应根据所面临的风险、自身的目标和实际能力来选择适宜的风险识别方法及技术。常见的风险识别方法主要有基于小组的风险识别技术、清单技术、屏障模型等。

1. 基于小组的风险识别技术　风险识别通常主要是基于专家的定性判断。大多数风险识别技术都需要一个专家小组参与，因为小组互动可更好地激励人们考虑哪些即使是信息丰富的人也可能会忽略掉的风险。目前有几种成熟的基于小组的技术，例如危险和可操作性研究（HAZOP）和结构化假设技术（SWIFT）。

2. 清单技术　是一种简单的风险识别技术，仅需要一张清单来构建一个直观的思维过程图。清单技术可以帮助总结过去风险识别的经验，并为个人或小组提供风险评估的信息。

3. 屏障模型　大多数危险的活动都包含一个保护或防护装置措施（也称为屏障或控制）来应对潜在危险的发生。危险往往也被认为是相应保障措施的失效。通过使用可靠性分析可以对技术保障失效的概率进行预测。保护措施也可以与安全管理系统中的其他要素相衔接，将注意力放在保障措施上而不是事件的风险上，有助于确保人们更好地关注风险控制上，而不是仅仅简单地描述风险。

二、风险分析主要方法

风险分析为风险评价提供了参考，同时也对是否进行风险处理、如何选择最恰当的风险处理策略和方法提供了参考。另一方面也有助于针对不同形式与等级的风险，做出关键的决策。

根据评估过程中评价、赋值方法的不同，风险分析的方法可分为定量（quantitative）分析方法、定性（qualitative）分析方法以及定量与定性相结合的分析方法。定量分析就是用直观的数据表示出风险。其主要思路是对构成风险的各个要素和潜在损失的程度赋予数值，度量风险的所有要素（风险级别、脆弱性级别等），计算风险因素暴露程度、控制成本等。定性分析方法是目前采用较为广泛的一种方法，通常通过问卷、面谈及研讨会的形式进行数据收集和风险分析。它带有一定的主观性，往往需要凭借专业咨询人员的经验和直觉，或者业界的标准和惯例，为风险各相关要素（风险因素、脆弱性等）的大小或高低程度定性分级，例如"高"、"中"、"低"三级等。定量和定性相结合的方法是对一些可以明确赋予数值的要素直接赋予数值，对难于赋值的要素使用定性方法，这样不仅更清晰地分析了风险因素，也加快了分析进度。

目前，风险管理中比较常用的风险分析方法包括：头脑风暴法、专家会商法、Delphi专家咨询法、结构化/半结构化访谈、情景分析法、危险分析与关键控制点分析、结构化假设分析、蝴蝶结分析法、风险矩阵法、故障树分析、决策树分析、因果分析法、层次分析法等方法。下面介绍几种常用的风险分析方法。

（一）德尔菲专家咨询法

德尔菲（Delphi）法是指按照确定的风险评估逻辑框架，采用专家独立发表意见的方式，使用统一问卷，进行多轮次专家调查，经过反复征询、归纳和修改，最后汇总成专家基本一致的看法，作为风险评估的结果。

1. 具体实施步骤

（1）组成专家小组：按照议题所需要的知识范围，确定专家。专家人数的多少，可根据评估议题的大小和涉及面的宽窄而定，一般在10～20人。

（2）向所有专家提出所要论证的问题及有关要求，并附上有关这个问题的所有背景材料，同时请专家提出还需要什么材料。然后，由专家做书面答复。

笔记

（3）各个专家根据他们所收到的材料，提出专家个人的测量意见，并说明利用这些材料提出测量值的方法。

（4）将各位专家第一次判断意见汇总，列成图表，进行对比，再分发给各位专家，让专家比较自己同他人的不同意见，修改自己的意见和判断。也可以把各位专家的意见加以整理，或请身份更高的其他专家加以评论，然后把这些意见再分送给各位专家，以便他们参考后修改自己的意见。

（5）将所有专家的修改意见收集并汇总，再次分发给各位专家，以便做第二次修改，逐轮收集意见并向专家反馈信息是德尔菲法的主要环节。收集意见和信息反馈一般要经过三、四轮。在向专家进行反馈的时候，只给出各种意见，但并不说明发表各种意见的专家的具体姓名。这一过程重复进行，直到每一个专家不再改变自己的意见或者各位专家的意见基本趋于一致为止。

（6）对专家的意见进行综合处理，得出结论。

2. 德尔菲专家咨询法的优缺点　德尔菲专家咨询法的优点是：专家意见相对独立，参与评估的专家专业领域较为广泛，所受时空限制较小，结论较可靠。缺点是：准备过程较复杂，评估周期较长，所需人力、物力较大。

（二）风险矩阵法

风险矩阵法是指由有经验的专家对确定的风险因素的发生概率和严重程度进行量化评分，将评分结果列入二维矩阵表中进行计算，可按照公式："风险等级＝风险概率×结果"来计算，最终得出风险等级。风险矩阵为明确地考虑危险发生的概率和结果提供了一个可追踪的框架。它可用来按照风险的重要性和发生概率对风险进行风险排序，筛除不重要的风险。一个风险矩阵将两个维度即概率（也称为可能性或者频率）和结果（或严重性）划分为3～6类。高概率和严重结果表明具有高的风险（或高危险度）。在矩阵中通常用颜色来表示风险的程度，如图3-2、彩图3-2所示。采用风险矩阵技术的基础是，需要采用结构性风险识别技术生成的危险清单，并且要把每一个危险都放在一个发生概率和结果的类别中。

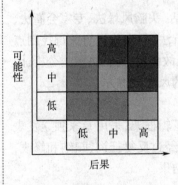

可能性		后果				
必然的	5	5（中等的）	10（重大的）	15（高）	20（高）	25（高）
非常可能的	4	4（中等的）	8（重大的）	12（重大的）	16（高）	20（高）
有可能的	3	3（低）	6（中等的）	9（重大的）	12（重大的）	15（高）
不大可能	2	2（低）	4（中等的）	6（中等的）	8（重大的）	10（重大的）
罕见的	1	1（低）	2（低）	3（低）	4（中等的）	5（中等的）
风险矩阵		1 较小的	2 中等的	3 严重的	4 较大的	5 极为严重
				后果		

图3-2　风险矩阵示例

1. 具体实施步骤

（1）组成专家小组：按照议题所需要的知识范围，确定专家。专家人数的多少，可根据预测课题的大小和涉及面的宽窄而定，一般不超过20人。

（2）组织专家对风险因素的发生概率按照一定的标准进行量化评分，计算平均得分。

（3）组织专家对风险因素的影响程度按照一定的标准进行量化评分，计算平均得分。

（4）将各风险因素的发生概率和影响程度的得分列入二维表矩阵进行计算，得出相应的风险等级（表3-1）。

表3-1　风险评估矩阵分类表

事故（事件）发生可能性	事故（事件）发生影响程度				
	极严重（5）	严重的（4）	中等的（3）	低的（2）	极低的（1）
必然发生（5）	10	9	8	7	6
非常可能（4）	9	8	7	6	5
有可能（3）	8	7	6	5	4
不大可能（2）	7	6	5	4	3
罕见（1）	6	5	4	3	2

注：风险分值2~10，其中L—低危险度风险（2~4）；M—中危险度风险（5~6）；H—高危险度风险（7~8）；E—极严重危险度风险（9~10）

2. 矩阵法的优缺点　矩阵法的优点是：操作方便，可以量化风险，此外，可同时对多种风险进行系统评估，比较不同风险的等级，便于决策者使用。缺点是：矩阵法的通用性较差，很难清晰划分等级，要求被评估的风险因素相对确定，主观性强导致不同人的分级差异，参与评估的专家对风险因素的了解程度较高，参与评估的人员必须达到一定的数量。

（三）决策流程图法

决策流程图法是根据逻辑推断原理，综合层次分析法、故障树方法、决策树模型等方法，将可能出现的问题、可能性大小、产生的后果、相关的解决方案等通过形象的结构图形展示出来，直观表达相关主要因素，并可以通过数理运算对各个环节的问题可能性等决策相关问题进行量化表达。

决策流程图法有两种逻辑表达方式：一是当出现某种特定公共卫生相关因素尚未对公众造成风险后果时，从该因素的特征（如致病力、传播力等）入手，依次列出相应的影响因素和作用环节（如传播机制实现的程度、易感人群等），进而推断可能造成的危害及严重程度，同时，充分考虑人群和控制措施有效性等因素，最终测量出该因素造成的风险可能性、危害性和脆弱性，确定出风险等级。二是当出现某种特定事件时，从事件的特征（危害严重性、影响程度等）入手，依次列出今后事件发展过程中事件进一步发展的可能性以及危害的严重程度和影响因素,充分考虑人群脆弱性及其控制措施有效性等因素,最终测量出该事件的风险等级。以国际卫生条例的决策文件为例,就是以事件为主线,逐层推断事件的严重性和危险程度(图3-3)。

1. 具体操作步骤

(1)确定评估目标,可以是特定危险因素或特定事件。

(2)确定该因素或事件的最直接的影响因素(环节)。

(3)确定对直接影响因素发挥作用的直接或间接因素(环节),并逐步展开为多层结构。

(4)确定该事件或因素的控制能力和政府公众的可接受性,充分考虑其他不确定因素对评估目标的影响。

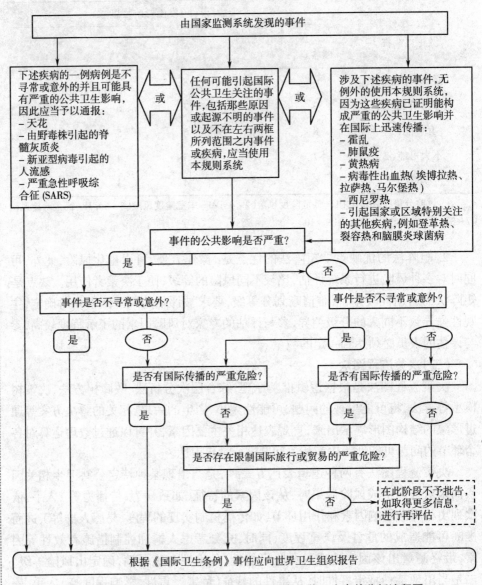

图3-3　评估和通报可能构成国际关注的突发公共卫生事件分析流程图

（5）画出逻辑框架图。

（6）确定测量纳入框架图的因素或环节使用的资料及方法。

（7）依据逐层定量或定性的方法,确定每个层面的风险分值。

（8）确定最终的风险等级。

2. 决策流程图法的优缺点　决策流程图法的优点是：直观表达,便于操作,逻辑性强,考虑全面,适用于快速评估和决策。缺点是：层级较多,计算复杂,测量难度大,需要较强的专业能力和逻辑思维能力。此外,由于不同地区间存在异质性,需要根据实际情况来调整逻辑框架和影响因素的测量。

（四）蝴蝶结分析法

蝴蝶结分析简要地给出了事件的原因和后果,包括控制机制。它的左侧显示了事件的各种原因,右侧显示了事件的各种后果,从而形成了与事件相关风险的图示（图3-4,彩图3-4）。风险管理活动被视作过程,这些过程控制了意在防止风险原因或后果发展的屏障。图中清楚地给出了活动间的联系,清晰地显示了每个活动的目的,以及可能对未来屏障的更多的需要。

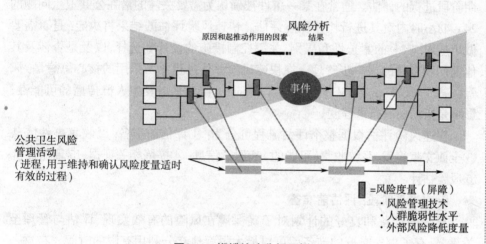

图3-4　蝴蝶结法分析示例

蝴蝶结模型可以提供来自风险识别阶段的关于风险原因、后果和控制之间关系的更多细节。每个事件的重要性,或产生后果的每个路径,都可以用风险矩阵来评价。蝴蝶结图通常是一种简明的、定性的风险分析表达方式,以致非专业人员容易理解。可以把与事件相关的所有保护措施在图中明确地标示出来,并且可用不同颜色区分技术屏障和程序屏障,或区分不同的个人或单位的责任。

三、风险评价主要方法

风险评价的目的是在风险分析结果的基础上,判断哪些风险需要处理以及哪些风险需要优先处理,从而为风险处理决策提供帮助。风险评价涉及对风险分析过程中所发现风险的等级进行比较,这些风险的等级是在充分考虑组织环境的情况下所建立的风险标准而确定的。决策时应当在充分考虑风险发生的环

笔记

境,还有风险受众对风险的承受能力。

常用的风险评价方法包括:①风险度评价,即对风险事故造成损失的概率或者损害的严重程度进行综合评价;②核查表评价,即将评价对象按重要性打分,同时按照评价对象实际情况打分,综合两次得分评估风险因素的风险度和风险等级;③优良可劣评价,即根据以往风险管理经验和风险状况对风险因素列出全部检查项目,并将每个检查项目分成优良可劣若干等级,由风险管理人员和操作人员共同确定检查单位的风险状况;④单项评价,即风险管理单位列举各个项目可能造成风险的判断标准,凡有对象符合其中1项或1项以上的标准,就列为风险管理的工作重点;⑤直方图评价,即采用直方图直观反映数据分布情况,通过观察直方图形状判断风险单位是否存在异常状态,并通过直方图取值范围与参考标准作比较,判断风险因素是否存在风险隐患。

四、欧盟CDC传染病快速风险评估方法简介

快速风险评估(rapid risk assessment)是在潜在公共卫生意义事件发生的早期阶段进行的评估。通常在某一事件被确认为需要关注的潜在公共卫生问题的24～48小时内对其进行快速风险评估。快速风险评估的结果将决定:是否需要做出应对,应对的紧迫性和级别,关键控制措施的设计和选择,以及是否涉及其他部门和事件的进一步管理。在快速风险评估过程中所采用的核心思想是:风险(risk)=概率(probability)×影响(impact),概率是指发生人群传播的可能性,影响是指疫病的严重程度。

快速风险评估根据整个评估流程可分为:①评估前准备;②收集事件信息;③全面文献检索,系统收集(可能的)病原学信息;④提炼相关证据;⑤证据评价;⑥风险估计。

(一)准备阶段:评估前准备

充分的准备和良好的计划对于确保潜在风险的有效发现、评估与管理至关重要,有了事先充分的准备就可以最大限度地充分利用有限的时间。在这一阶段主要是完成以下四方面的准备:①开发相关技术方案和指南;②关键信息搜集来源准备;③建立专家库并及时维护和更新;④快速文献检索能力储备和培训。

(二)第一阶段:收集事件信息

对信息进行整理是重要的第一步,由此可决定风险评估需要进一步收集的疾病特定信息和证据。因此,要确保收集到事件尽可能详细的信息,尽可能从多学科的角度进行考虑,对事件信息进行总结,填入相应的信息表单。

(三)第二阶段:全面文献检索,系统收集(可能的)病原学信息

此阶段,主要是通过检索最新文献(最好不超过5年)掌握所要评估的疾病基本情况和病原学信息。所收集的基本疾病信息应该包括:疾病发生情况、宿主、易感性、传染性、临床表现和结局、实验室调查与诊断、治疗与控制措施以及既往的暴发或流行情况等方面的信息。

笔记

(四)第三阶段：提炼相关证据

以结构化的表格，对事件背景、文献检索结果进行信息提炼。若发现存在知识上的不足，需要进一步的信息，应列出关键性问题，邀请公共卫生、微生物学、传染病学及其他专病方面的专家进行评估和咨询。如果可能的话，让专家对依照文献检索得出的结论进行评估。

(五)第四阶段：证据评价

证据的质量取决于信息或资料的可信度、来源、研究的设计与质量。在快速风险评估过程中，须逐项、如实记录证据的质量，证据质量较差时，风险评估结果的可信度较差，对证据质量存疑时，应适当调低证据质量水平。

根据获得相关信息的一致性、相关性及外部可靠性，证据的质量可分为三级：好、满意和不满意，见表3-2证据质量评价分级示例。

表3-2　证据质量评价分级示例

证据质量	信息/证据类型示例
信息的可信度；对设计、质量及其他影响一致性、相关性和可信度的因素的评价和判断 质量等级：好、满意、不满意	
好 后续研究不太可能改变信息的可信度	➢ 同行评议过的已发表的研究，其设计和方法减少了偏倚，如系统性综述、随机对照试验，使用了分析性流行病学方法的暴发报告 ➢ 权威教材 ➢ 专家组评估意见，或专家专业知识，或专家一致意见
满意 后续研究可能会影响到信息的可信度，并且有可能改变评估结果	➢ 没有经过同行评议的已发表的研究或报告 ➢ 观察性研究/监测报告/暴发调查报告 ➢ 个人(专家)观点
不满意 后续研究非常有可能影响到信息的可信度，很有可能改变评估结果	➢ 个案报告 ➢ 灰色文献 ➢ 个人(非专家)观点

(六)第五阶段：风险估计

在完成证据的质量评价后，就可以使用已整理的信息，按照风险测算工具对风险造成的危害进行估计。

常用的评估方法有两种：一种是将事件概率与影响结合在一起，用单一的风险测算工具得出一个总的风险水平，简称为综合法(如图3-5所示)；另一种方法是分别评估概率与影响，简称分别测算法。

综合法的优点是十分简便，但是用分别测算法对概率和影响分别评估则可避免过分简单，在遇到高发生率低影响的疾病或低发生率高影响的疾病时，可以提供更加准确的评估，然后再将各自的风险水平整合到风险矩阵中，得出总的风

笔记

险水平。进行快速风险评估的人员可以根据事件发生的具体情形决定使用的方法。

在完成风险估计之后,应考虑决定风险的可信度水平,这取决于信息表中针对每个问题的证据质量(如好、满意、不满意)。风险的可信度应该按表3-3样式来记录。同时,需要注意的是快速风险评估会随着时间的推移出现的新的信息或事件而变化,因此要进行相应地更新。

表3-3 风险等级的可信度

证据质量	可信度
大部分"不满意"	不满意(只有很少的质量差的证据,不确定性/不同专家之间的观点存在矛盾,先前无类似事件的经验)
大部分"满意"	满意(证据质量较好,包括仅在灰色文献中有一致性的结果;可靠的来源;由类比得到的假设;专家的共同意见或2个可靠专家的意见)
大部分为"好"	好(证据质量好,多个可靠的信息来源,已经证实,专家一致性意见,先前类似事件的经验)

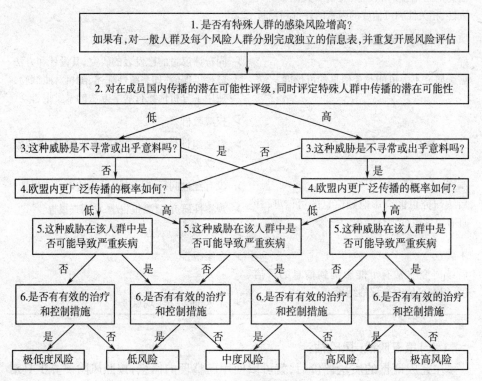

图3-5 综合法评估流程图

资料来源: European Centre for Disease Prevention and Control.Operational guidance on rapid risk assessment methodology.Stockholm: ECDC, 2011.

*取决于暴露情况、传染性、人群易感性

**例如: 不寻常的疾病、情景、感染人群,疾病的增长超过预期阈值,出现以前未报告过的疾病。如果在人群中不会发生该疾病,选择"否"

***取决于输入/传播途径、暴露情况、人群易感性及传染性

本 章 小 结

本章重点介绍了公共卫生风险管理的相关概念和理论,以及风险管理的内容和基本流程,并介绍了风险管理过程中涉及的主要技术方法。

1. 相关概念　包括风险、风险管理、突发公共卫生事件、风险评估等的概念和定义。

2. 风险管理的理论　介绍了风险和公共卫生风险的特征和我国所面临的公共卫生风险,并简要概述了风险管理理论的发展以及风险管理与应急管理之间的联系和区别。

3. 风险管理的内容和基本流程　重点介绍了风险管理的目标、组织、职能和原则,并对风险管理的沟通和咨询、计划准备、风险评估、风险处置、监控和审核、记录风险管理过程六个基本环节进行了系统的概述。

4. 风险管理的方法　风险管理的方法按照评估的基础可分为基于知识的分析方法、基于模型的分析方法;根据评估过程中评价、赋值方法的不同,可分为定量、定性以及定量与定性相结合的方法。介绍了风险识别、风险分析和风险评价涉及的常用方法,并简要介绍了传染病快速风险评估方法。

关键术语

风险　risk

风险管理　risk management

风险评估　risk assessment

风险识别　risk identification

风险分析　risk analysis

脆弱性　vulnerability

风险评价　risk evaluation

讨论题

如果您所在的学校将举办全校运动会,学校领导为了保障在运动会期间学生的安全健康,要求开展公共卫生风险管理工作。假如你是风险管理的主要负责人,你会如何开展相关工作,并将可能发生的风险列出清单,采用矩阵分析法,对识别的风险进行排序,提出风险管理建议。

思考题

(一)简答题

1. 风险的定义是什么?

2. 风险的特征有哪些?

3. 简述突发公共卫生事件风险的特点。

笔记

4.风险管理的定义是什么?

5.风险管理的职能有哪些?

6.风险管理的原则是什么?

7.简述风险管理的基本流程。

8.风险处置的方法有哪些?

(二)问答题

1.当前我国所面临的突发公共卫生事件风险有哪些?

2.风险分析的内容是什么?

3.什么是风险矩阵法,其实施步骤与优缺点是什么?

（张振忠　郝晓宁　卫生部卫生发展研究中心）

笔记

卫生应急沟通管理

通过本章的学习,你应该能够:

掌握 卫生应急沟通相关的经典理论和危机传播"事实–价值"模型。

熟悉 卫生应急沟通的常见形式、渠道和策略。

了解 卫生应急沟通概念、特点与要素。

抗击"非典"转折点

2003年春,中国遭遇"非典"危机。在整个应急沟通过程中,4月20日成为转折点:在此之前,官方声音缺席,各种小道消息通过手机和互联网广泛传播,人们一度陷入恐慌;4月20日下午,内地"非典"疫情和防治情况新闻发布会在北京召开,疫情报告和发布由五天一次改为每天发布,信息更加充分、完整和公开透明,谣言等小道消息逐渐隐退,公众恐慌情绪日趋稳定。

从失语到主动发布信息,公众情绪由恐慌趋于稳定,沟通在应急管理过程中的地位和作用可见一斑。本章将重点介绍卫生应急沟通内涵、经典理论、原则、形式、渠道和策略。

2003年"非典"距今已十年,期间中国又发生了禽流感、三鹿毒奶粉事件和甲型H1N1流感等系列公共卫生危机。如果跳出个案,把这些事件视为一个呼应性整体,那么"风险社会"和"危机时代"便不再只是学术概念和存在于集体意识中的一种想象,而是卫生系统必须认真研究和面对的现实生存处境。

第一节 卫生应急沟通概述

一、卫生应急沟通概念及特点

汉语中的"传播"和"沟通"在英文中都对应着"communication"一词,是指信息传递和意义共享的过程,是人类关系赖以存在和发展的根本机制。我国学者从自身文化语境出发,更多地将"communication"一词译为"传播",一方面取"传播"与"沟通"的共通意义,另一方面又在二者的区隔上达成特定的默契:"传播"一般用以反映可从总体上进行系统考察的信息交流现象或手段,尤其指称大众媒介所从事的信息生产与传递活动;"沟通"一般用以描述组织、群体、人际及自我间的各类信息交换过程,二者在本质上是相同的。

本章在传播和沟通的界定与使用上,既遵循传播学业已形成的学术话语传统,又结合卫生应急管理实践的使用习惯,根据不同的语境灵活选择和运用,前者更多用以考察应急信息流动中的系统要素,后者则作为相对宽泛的概念加以使用,泛指危机状态下的信息交换过程。

(一)卫生应急沟通概念

从全球范围看,系统的危机管理研究始于20世纪80年代。1982年,强生公司遭遇著名的"泰诺"(Tylenol)胶囊投毒事件,很多学者加入到这一事件的探讨和解读中来,并视此为现代危机管理研究的起点。随后,学术界发展出危机管理研究的两个流派,即管理的观点和传播的观点。

管理的观点即宏观意义上的危机管理(crisis management),包括应对策略的制定、专门组织的建立、技术方案的施行,以及法规政策的适用,主旨在于恢复常态、降低损害;传播的观点即危机传播管理(crisis communication management),包括当事主体针对内部、外部利益相关者(stakeholder)的宣传、说服与对话,以及对其他信息流通过程的干预和控制,目的在于修复形象、重建共识。

从两者的差异可以看出,危机管理较偏向于"对事",危机传播偏向于"对人",两者的关照面并不相同。在后者看来,前者所关心的事态控制属于技术性问题(譬如扑灭大火、疏导交通、注射疫苗等),沟通才是危机遭遇的最大困境,共识的破裂才是最大的灾难。因此,以沟通缓解和化解危机,即传播管理成为危机管理的核心内容与关键环节。

在此视角下,卫生应急沟通可被定义为:卫生领域紧急状态或突发事件情景中信息交换和意义共享的过程。这些危机包括重大传染病疫情、群体性不明原因疾病、重大食物和职业中毒以及其他严重影响公众健康的事件等。

(二)卫生应急沟通特点

一般而言,应急沟通具备如下特点:

1. 应急沟通是不确定情景中的压力型沟通　危机情境充满着不确定性、夹杂着混乱和无序,这使得应急沟通充满压力和复杂性:沟通渠道不畅或错位;信息不足引发谣言;组织与利益相关者既定的意义空间被打破,意义的真实性、准确性遭到质疑,误读、错解滋生。

2. 应急沟通是信息系统失衡状态下的共识型沟通　危机状态下,常态沟通系统失衡,充斥着各种噪声无法求证的信息碎片。应急沟通是在此背景下修复沟通系统、传播有效信息的共识型沟通,在组织和利益相关者间达成有限共识。

甲型流感应急沟通特点

在甲型流感(简称甲流)流行阶段,出现了多种关于病毒来源、传播途径、疫情防控、疫苗安全、特殊人群等方面的谣言,比如"接种疫苗导致甲流暴发","病毒会变异,然后引发全球爆炸性疫情"等。

2009年11月18日,许多北京市民的手机上收到这样的短信:"北京市委紧急通知,要求暂停目前的所有甲流疫苗接种工作,要对目前使用的甲流疫苗进行重新评估",尽管有关部门在两小时内及时进行回应,平息了可能出现的恐慌,但对疫苗安全性的质疑和各种谣言传播却一直持续。这都体现出卫生应急沟通的混乱和无序、碎片与失衡的特点。

——综合权威媒体报道整理

此外,卫生应急沟通还具有人本性和公共性特征。卫生领域与人们的日常生活和身心健康休戚相关,因此卫生应急沟通必须将人放在第一位,在沟通中"以人为本"、尊重危机中人们的感受和生命的尊严。

二、卫生应急沟通要素

每一种传播形态都有其特定的构成要素,应急沟通亦不例外。一般来说,应急沟通的要素可以区分为基本要素和情景要素,前者包括应急沟通主体、内容、渠道、对象和效果,后者则是指具体的危机情景。它们存在于组织与利益相关者的沟通过程之中,构成了复杂的应急沟通系统。

(一)基本要素

关于传播过程的基本要素,哈罗德·D·拉斯韦尔(Harold D.Lasswell)的"5W"模式是运用最广的传播模式之一:谁(Who)? 说什么(Say what)? 通过什么渠道(In which channel)? 对谁(Whom),取得什么效果(With what effect)。这一模式概括了所有传播形态的五个共同要素:传播者、讯息、媒体、接收者和效果,如图4-1所示。

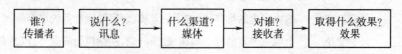

图4-1　拉斯韦尔5W模式及其对应的传播过程基本元素

5W模式囊括了传播过程的基本要素,对应着应急沟通的主体、信息、对象、渠道和效果,为卫生应急沟通管理提供了参考框架:哪些卫生机构或部门、哪些人负责应急沟通更可信? 卫生应急讯息内容与形式如何设计更易被沟通对象理解? 在日益丰富的媒介生态系统中,选择哪些媒介组合更加有效? 在危机情景中如何甄别核心利益相关者进行针对性沟通? 怎样提升应急沟通效果?

根据5W模式,结合中国人民大学公共传播究所针对甲型流感开展的应急沟通研究,甲型流感应急沟通要素分析如下:

1. 主体　在甲流危机应急过程中,沟通主体主要包括:中央和地方政府、卫生部(厅、局)及疾病预防控制中心系统、医学专家和医护人员、公共意见领袖等。

2. 对象　患者及其家属、媒体记者和社会公众是甲流危机应急沟通的外部目标对象,政府官员、医护工作人员等则是内部沟通对象。

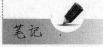

3. 渠道 在甲流危机应急沟通过程中,政府等整合采用了各种媒体和其他渠道进行传播和沟通:电视、广播、报纸等传统媒体,网络媒体,社区宣传栏和海报等。

4. 信息 通过对甲流各方发布的内容进行分析,可以归纳出11类信息,如表4-1所示。

表4-1 甲型流感应急沟通信息分析

信息层面	信息类别	信息内容
事实层面	疾病知识	发病病理、主要症状、易感人群、传播途径、感染率与病死率、药物研发、公众日常的预防措施等
	疫情态势	全球各地甲流的感染人数、死亡人数、感染趋势、流行地区以及病毒未来变异演变等
	政府防治	防治政策、领导重视、病例搜寻隔离、患者救治、出入境检疫、学校管理、疫苗接种等
	患者介绍	针对患者、疑似病例以及特定群体的个案介绍,如身份介绍、病情如何、救治情况、患者故事等
	主题宣导	围绕甲流防治开展的宣传活动以及相关公众人物的报道,如研讨会、记者会、社区健康教育、媒体节目、健康讲座、代言人活动等
	经济影响	甲流对社会造成的经济方面的影响,如经济投入、股市波动、药物价格、旅游影响、企业发展等
价值层面	对患者态度	政府、公众、医护人员或亲友等对甲流患者的态度等
	公众心理	公众对甲流的社会心理应对,包括对甲流的轻视、关注、恐慌等情绪,也包括政府对公众的危机警示、心理抚慰等
	防控评价	涉及此次政府防控效果的评价,来自学者、媒体以及公众等各方对政府的态度
	健康教育	健康观念的推广,对健康的重视、公民健康素养的培养等
	社会文化	由甲流涉及的社会问题、政治问题、法律权益问题等,以及背后涉及的权力竞夺、中西文化差异等

5. 效果 整体而言,公众对政府防控工作具有较高满意度:中国青年报社会调查中心获得的数据显示,85.2%的公众表示满意,其中24.3%的公众"非常满意";中国人民大学公共传播研究所从"及时性、公开性、生动性、可理解性、核心信息的明确性和信息的有用性"六个方面对公众进行了调查和访谈,结果显示,公众对政府的信息发布和防控政策比较满意。

总之,在卫生应急沟通过程中,获得良好的效果是应急管理的终极目标。

(二)情景要素

除了沟通主体的可信度、讯息的有效性、渠道的合适性和沟通对象的针对性会影响卫生应急沟通效果外,情景,即应急沟通的具体环境也是重要的影响因素。

1. 宏观语境 社会整体信任状况、政府监管部门的形象和医疗卫生系统的专业权威性等构成了宏观社会语境。

2. 微观语境　微观语境主要是指危机情景,又可细分为危机客观情景和主观情景,前者是危机发生的诱因、客观上产生的影响和造成的损失等;后者则是利益相关者对危机的主观看法和感受,包括危机归因、责任归属判断等。

这些因素相互交织,构成了卫生应急沟通的情景,影响和制约着沟通效果。这在甲流疫苗接种过程中体现得尤为明显。从宏观语境看,公众背负着"非典"、"毒奶粉"等集体记忆,社会心理敏感而脆弱,这些都令公众对甲流疫苗产生不信任感;从微观语境看,甲流疫苗客观上可能是安全的,但部分公众可能在主观上对甲流疫苗仍持怀疑态度,在心理上拒绝接种,这是过于强调客观情景而对主观情景重视不足导致的沟通后果。

第二节　卫生应急沟通经典理论

传播学理论众多,而且以"效果研究"为主要导向。本章主要选取运用广泛、解释力和预测力强、与卫生应急沟通密切相关的理论:说服(persuasion)研究相关理论,议程设置(agenda setting)理论,两级传播(two-step flow of communication)理论。

一、说服研究相关理论

传播的说服效果主要体现在认知、态度和行为的单一变化或综合改变上,可以概括为"知信行"。卡尔·霍夫兰(Carl Hovland)引领的耶鲁说服研究以行为主义心理学为基础,以心理实验为方法,对态度和说服进行了集中研究,包括传播者、传播内容和受众三个部分。本章根据与卫生应急沟通的相关性、可借鉴性等进行选择性介绍。

(一)耶鲁说服研究精要

本章主要从传播者特性和传播内容两个方面对耶鲁说服研究的相关结论进行介绍,主要解决两个问题:谁是最合适的传播者? 内容如何组织和表达更有效?

1. 传播者的可信度　研究证明,传播者的可信度越高,其说服效果越大;可信度越低,说服效果越小。在构成可信度的众多因素中,权威的专业知识、诚实的人格魅力和不谋私利的超然态度是三个突出因素。

近年来有关传播信源的研究又发现了一些影响说服效果的新因素,包括性别、传播者和目标对象的相似性和表达方式等。结论显示:在其他条件相同的情况下,异性间的传播效果更好;如果受众觉得传播者与自己的相似性(身份、背景、阶层和地位等)越大,说服效果会越好;此外,如果传播者的表达不够熟练、结巴、生硬等,说服效果会降低,反之效果会较好。

2. 内容组织和表达　关于说服性传播的内容效果研究分为两部分:激发性诉求(motivating appeal)、信息的组织。前者主要研究了恐惧诉求(fear appeals),后者分析了信息的组织结构。

研究者以高中学生为研究对象,以口腔卫生问题与解决办法为主题,以忽视口腔健康产生的不同程度的后果为信息诉求,开展了恐惧诉求的效果实验研究。结果发现,成功的恐惧诉求能够先引发人们紧张的情绪,然后通过提出防治办法,消除受众的恐惧情绪,进而实现有效说服。其中,轻度的恐惧诉求最有效,中度和重度恐惧诉求确实能够引发对象的兴趣和紧张感,但也会因为过于焦虑而产生干扰,降低了恐惧诉求的效果。目前,恐惧诉求作为说服传播技巧,在健康传播(如禁烟、艾滋病防治等)、环境保护、公共传播等领域运用广泛,产生了积极作用。

关于信息的组织和表达主要研究了如下三个问题:正反两方面的信息是否都提示给对象,是否应该明示结论,两面提示先提示哪一面。

对于正反两方面信息搭配的问题,研究发现:对于起初持反对意见的受众,正反两面提示的效果较好;对于起初持赞成意见的受众,单一正面信息提示效果更佳。后续研究还显示,接受正反两面提示的群体在接受反面意见的宣传后,原有看法不太容易改变;只接受单一正面提示的群体在接受反面意见的宣传时,容易产生动摇。研究者将正反两面提示不容易受反面意见影响的现象称为免疫效果(inoculation effect)。关于先后顺序则没有统一而明确的结论。

关于是否明示结论的研究表明,当传播者明示结论时,产生了更多的意见改变;对智商较高的受众而言,将结论寓于材料中更有效。

(二)说服研究在卫生应急沟通中的应用

从上面介绍的耶鲁研究内容来看,这些结论对于卫生应急沟通既有观念启迪作用,又有实践操作功效。

1. 提升卫生应急沟通主体的可信度,这可以从改善自身传播特质和借助第三方两个方面实现 改变自身传播特质可以从提高专业权威性、增加与沟通目标对象的相似性、塑造诚实形象、改进表达方式方面着手,借助第三方则主要是依赖于没有直接利益关系而产生的客观中立性。根据中国人民大学公共传播研究所关于甲流沟通的研究结果,在涉及防治政策时,公众更相信政府;在涉及具体的医疗卫生防治信息时,公众更相信医生。前者是对政府权威性的信任,后者是对医生专业性的认可。

另外,该研究还发现:在新的媒介环境下,在公共卫生危机情景中,信任成为至关重要的因素;公众首先要信任传播者,才有可能接受信息、倾听意见,进而调整行为。如果信任缺席,再精致的信息传播效果也会大打折扣。

2. 变"正面报道"为"正面效果" 根据耶鲁研究结论,单一的正面报道和利好信息并不一定产生正面效果。总体而言,正反两面提示说服效果更佳,而且可以对反面信息形成免疫。因此,卫生应急沟通主体需摒弃传统的"正面报道"思维,以追求"正面效果"为导向。纵观"非典"应急沟通过程,不难发现,政府主管部门经历了从"家丑不可外扬"到一面提示的"正面报道",再到正反两面提示的"正面效果"的转变。

3. 仔细研究目标对象 从耶鲁说服研究不难看出,受众的智力水平、参与程度以及其所在的群体归属等都会对说服效果产生影响。因此,卫生应急沟通主体需准确锁定目标对象并对其特点进行分析,提高沟通的针对性。

笔记

二、议程设置理论

李普曼在《舆论学》中提出,媒体决定了公众对复杂现实世界的认知地图,公众舆论的反应并不是针对客观环境,而是针对媒体营造的"拟态环境"(pseudo-environment)。"议程设置"是揭示媒体如何营造"拟态环境"并影响公众舆论和行为的,可以概括为媒体不仅影响"公众想什么",而且影响"公众怎么想"。

> **知识链接**
>
> 沃尔特·李普曼(Walter Lippmann):美国著名政论家、专栏作家、总统顾问,传播研究的重要奠基人之一;他讨论的很多话题成为今天传播研究的重要领域,在宣传分析和舆论研究方面享有很高声誉。他一生著述颇丰,传播方面的主要有《新闻与自由》《舆论学》《幻影公众》等。1922年出版的《舆论学》历久弥新、经久不衰,被公认为传播领域的奠基之作。

(一)议程设置理论精要

"影响公众想什么"是指媒体可以告诉公众哪些客体(信息、话题、对象等)是重要的,"影响公众怎么想"是指媒体可以教会公众如何认识客体特征和属性,并将此固化为一种认知框架。二者共同影响人们对客体的意见、态度和行为。

比如,"甲流"就是一个客体,它有很多方面的属性与特征。媒体在众多客体中选择甲流作为报道对象,再选择若干角度描绘甲流属性与特征,可以从病理学关注病原体,可以报道扩散途径和临床症状,还可以超越医学专业主义揭示其社会影响。最终,媒体描绘甲流的图画会转移到公众头脑中,即媒体议程设置了公众议程。

既然媒体议程可以设置公众议程,那么又是谁设置了媒体议程呢?研究发现,信息来源、影响力大的媒体和新闻规范综合作用,最终塑造了媒体议程。政府机构和官员、经济组织和企业家、公关机构及其从业人员是三类主要信息源;影响力大的权威媒体经常可以影响其他媒体议程,比如新华社、中央电视台和人民日报等重要媒体在重大事件的报道中会影响其他媒体议程;新闻采编流程、原则与规范也会对媒体议程产生影响,比如新闻价值决定了记者和编辑对多元客体进行筛选,截稿时间会影响最终的媒体报道等。

(二)议程设置在卫生应急沟通中的应用

根据上述关于议程设置理论要点的介绍,该理论的内在逻辑可以概括为:信息来源—媒体议程—公众议程。消息来源能够影响、干预媒体报道议程,媒体通过对客体和属性的选择报道可以塑造客体形象、影响公众舆论和行为,消息来源借助媒体桥梁实现了对公众议程的设置。

借助议程设置机制,卫生应急组织可以打造第一权威信息来源,主动设置媒体议程,进而净化公众舆论、树立良好形象。

譬如,中国人民大学公共传播研究所对甲流应急沟通进行了内容分析和问卷调查,对政府议程、媒体议程和公众议程进行了分析,结果如表4-2所示。

笔记

表4-2 甲流应急沟通议题分析

议题排序	政府议程	媒体议程	公众议程
1	政府防控	政府防控	预防措施
2	疫情态势	疫情态势	疫情态势
3	预防措施	预防措施	传播途径

政府输出的议题前三位是政府防控、疫情态势和预防措施；媒体报道的议题结构也集中在政府防控、疫情态势和预防措施上。公众关注的议题则主要有预防措施、疫情态势和传播途径，对政府防控关注相对较少。

总体而言，政府成功设置了媒体议程；在疫情态势和预防措施议题上，媒体对公众议程有一定设置效果，在政府防控议题上则不太成功。这一方面与议题类型和性质有关，更与公众的主动性、参与性和积极自我解码过程相关。

三、两级传播理论

保罗·拉扎斯菲尔德（Paul Lazarsfeld）等人把人际网络中积极地向他人传递信息和产生影响的人称为意见领袖（opinion leader），把这种由大众媒体经意见领袖过滤再到个体的信息流动过程称为两级传播。

（一）人际影响和意见领袖

两级传播理论虽然存在诸多缺陷（比如很多媒体信息会直接流向受众而不会经过意见领袖），但却成为传播研究的经典，因为它提出了意见领袖的概念，发现了人际传播（interpersonal communication）的影响力，逐渐发展为多级传播模式（multistep flow model）。

多级传播常常被用于扩散研究（diffusion research），即对社会进程中创新（新产品、新观念、新事物等）成果是怎样为人知晓并在社会系统中得到推广和运用的研究，比如由拉扎斯菲尔德引领的芝加哥社会应用研究局就曾经对四环素药品在美国的扩散进行过研究。

所有这些研究都肯定了人际影响和意见领袖的作用。最关键的是意见领袖的寻找和确认。总体而言，意见领袖具有如下特征：

1. 意见领袖与其追随者（followers）基本属于同一阶层。正因为这种相似性和接近性，意见领袖的信息和建议才更有参考价值和影响力。

2. 一般而言，意见领袖只在某些特定领域上具有权威性。在现代社会，意见领袖一般只在一个或几个领域能够为他人提供有效信息和建议，而且这种权威性是相对的。此外，研究还发现，人们常常互为意见领袖。

3. 多数情况下，意见领袖是连接其所在群体与外界环境的桥梁。意见领袖通过媒体、人际交往和所处特殊地位获得独家信息，然后再通过人际网络向本群体内的追随者传播。

4. 意见领袖容易接近。除了权威性外，意见领袖主观上愿意与人交往，积极地向他人提供信息和建议。

笔记

5. 一般情况下,意见领袖的影响要大于大众传播(mass communication)的影响。这是因为人际关系不仅仅是人际传播和交流的网络,它还是社会压力的源泉,促使人们遵循群体规范;也是社会支持的源泉,促使个人保持群体价值观。比如,关于新药品在医生中扩散过程的研究发现,医生团体的社会支持给了医生采用新药的信心,在创新采用的说服阶段,人际传播的作用远远大于大众传播。

(二)意见领袖在卫生应急沟通中的应用

新媒体进一步拓展了人际关系网络,催生了诸多草根意见领袖。卫生应急沟通主体需要在卫生应急沟通中重视人际网络的影响,与各类意见领袖缔结同盟。

通常而言,在卫生应急沟通领域存在三类意见领袖:

1. 医护人员 在卫生应急领域,医护人员是典型的意见领袖,包括医学专家和一线救护人员,钟南山院士便是这类意见领袖的代表。

2. 公共知识分子 在甲流危机中,一些公共知识分子更加关注公众心理、社会秩序和公共精神,进而对社会公众产生影响,比如于建嵘等。

3. 网络意见领袖 甲流期间,有少数患病网友撰写"隔离日记",用文字、图片和视频等方式记录自己被隔离期间的经历和心情,得到了网友的广泛关注。这些撰写日记的网友发挥了网络意见领袖的作用。

鉴于医护人员、公共知识分子和网络意见领袖在卫生应急沟通过程中对舆论的引导力和影响力,政府及卫生专业系统需加强与这些意见领袖的合作,与之建立多元互动、协同倡导的关系,以获得政治、经济和文化的整体性眼光,提升卫生应急沟通层次与效果。

第三节 卫生应急沟通原则与形式

就本质而言,卫生应急沟通管理是基于信念、信任和信心的利益协商和应急行动。缺少共持信念的对话和行动,是不可能持久、稳固和深入的。唯有秉持基本观念,统摄人类恒常价值,坚守关键原则,卫生应急部门才能从根本上掌握沟通管理的要领,进而选择适宜的形式和渠道、提升应急沟通效果。

一、卫生应急沟通原则

卫生应急沟通主体需树立两种观念:常态沟通与非常态下的应急沟通并重,"软应急"和"硬应急"统一。

(一)卫生应急沟通两种观念

1. 常态沟通可以塑造卫生系统的良好形象、促进危机化解。在常态下,卫生管理部门和医疗卫生机构可以从容、淡定地传播正面信息,进行健康教育,优化利益相关者关系。这样有助于塑造正面形象,提高公众自我应急能力。这些都会转化成无形资本,为卫生系统树立了一道危机防火墙,提高卫生应急沟通管理的能力和效率。

2. 在应急管理中,技术救援、设施抢修、生产秩序恢复等属于"硬应急"范畴,心理抚慰、尊严维护、道德救赎和社会价值体系革新等属于"软应急"范畴。卫

笔记

生应急沟通"人本性"特点要求在"硬应急"的基础上重视"软应急"沟通,比如对受灾群众、参与救助的医疗人员等的心理干预等。

(二)卫生应急沟通五大原则

在上述两大观念的指引下,卫生应急沟通主体还需坚守五大原则:

1. 透明沟通 在全媒体环境下,每个组织的言行举止都处于公众的围观和凝视中、都生活在"透明玻璃屋"内。在此背景下,封杀媒体、封锁信息都是徒劳。因此,卫生应急沟通主体需坚守公开透明原则,与媒体和公众进行透明沟通。

2. 真诚沟通 应急沟通的核心目标是消除分歧、达成共识、弥补裂痕、重建信任。因此,组织在卫生应急沟通过程中需真实诚恳地与利益相关者沟通,不要对媒体和公众撒谎。一旦被发现撒谎,卫生应急管理机构将陷入负面舆论旋涡,危机将由事实层面升级到价值信任层面。

3. 及时沟通 由于媒体日益发达,危机扩散速度越来越快。卫生系统在应急沟通管理中需要变"被动灭火"为"主动沟通":在第一时间主动联系媒体,发布信息,这样才有可能在应急沟通中占据主动。反之则会导致小道消息滋生、卫生系统公信力丧失和危机进一步恶化。

4. 互动沟通 互动沟通不仅表现在形式上,而且体现在理念中:组织将公众视为对等的沟通主体,结合公众立场和利益诉求,与公众进行互动沟通与协商,求同存异,达成有限共识。在一些公共卫生危机中,卫生管理部门单方面站在自身立场的政策解读往往被公众视为自我辩护和推卸责任;医疗卫生专业机构从卫生专业主义视角的解释与说明往往收效甚微,这是因为他们未能将专业术语转化为公众可以理解的通俗话语。这些都是忽略公众立场和感受,未能与其进行互动沟通的结果。新媒体进一步唤醒了公众的表达、参与和对话的需求,在危机状态下,这种需求更加强烈。这就要求卫生系统在应急沟通过程中强化互动观念,把握公众情绪和感受,选择互动性更强的新媒体,与公众开展平等的互动沟通和双向对话,比如在微博上开展"微访谈"、打造"微话题"等。这样有助于提高卫生应急沟通效果,成功化解危机。

5. 人本沟通 卫生应急沟通具有"人本性"特征,卫生系统在应急沟通中需坚持"以人为本"原则,关注卷入危机中的民众和医护人员的身心健康,维护他们的尊严,尊重他们的情感,以同情心和同理心进行富有人情味儿的沟通。

二、卫生应急沟通形式

卫生应急沟通包括内部沟通和外部沟通两种形式,前者主要是针对卫生系统内部,主要形式有:电视电话会议、群发电子邮件、手机短信通报、内部网站刊载、印发文件等;后者主要是针对媒体和公众,主要形式有:公告或声明、媒体采访和新闻发布会,在社区内张贴海报、散发传单或手册、登门面对面沟通等。

(一)内部沟通

内部沟通可以消除疑虑、误解和恐慌,能够凝聚共识、科学决策、统一口径、协调联动、形成合力共同抵御危机。

一般而言,内部沟通的主要内容有:基本事实、目前状况、组织态度、未来部

笔记

署、内部纪律、联络方式。具体如下：

1. **基本事实** 危机发生的时间、地点，人员伤亡或其他损失情况，哪些利益相关者卷入危机等。

2. **目前状况** 当下危机发展形势以及采取的措施等。

3. **组织态度** 高层决策、内部动员、对外口径等。

4. **未来部署** 部门协作、应急措施等。

5. **内部纪律** 权责配置、行动要求、信息管理规则等。

6. **联络方式** 各部门主要负责人姓名、办公电话、手机、住宅电话、电子邮件、微博等各种通信方式。

这些内容具体的沟通渠道和形式多种多样，主要有三种类别：平面印刷品、电子媒体和人与人直接沟通（或现场沟通），比如电子邮箱、闭路电视、视频会议、内部微博或微信以及员工会议等。

无论是哪种渠道和形式，关键在于速度。这就要求卫生系统整合各种内部沟通渠道和形式，打造全方位、立体化、信息化的沟通平台，而且要特别开通绿色通道（比如手机短信预警平台等），保证应急信息在第一时间抵达内部公众。

（二）外部沟通

关于卫生应急外部沟通形式，本章主要介绍媒体声明、接受采访和新闻发布会（press conference）三种常用形式。

1. **媒体声明** 媒体声明与对内通报一样需要迅速而准确，是卫生应急沟通中确保快速反应的较为保险和通用的做法。声明多为针对危机的表态和客观陈述，篇幅短小、意义明确，往往会被媒体全文刊发，不会出现断章取义的情况。

媒体声明的内容通常包括表态、事实和措施。

（1）表态：在应急信息不明朗的情况下，表态本身就是一种信息，比如对事件表示关注、对波及的公众表示关切、承诺向媒体不断更新信息等。

（2）事实：事件性质、时间和地点、人员伤亡情况和其他损失等。

（3）措施：已经实施或准备启动的应急措施等。

这些内容无论是以书面还是口头形式，都应该按照如下顺序加以组织：人员、环境、财产和金钱，这既体现了应急沟通"以人为本"原则，也符合大多媒体进行新闻报道的内在逻辑。

2. **接受采访** 危机通常具有新闻价值，会受媒体关注。很多记者往往会在第一时间打电话质询或采访，或者直赴组织所在地或危机现场突击采访。当然，组织也会根据危机发展形势主动联系媒体、接受采访。这就要求卫生系统在平时加强媒体素养培训，在危机中统一口径，这样可以确保在突击采访情况下、在指定的新闻发言人缺席或者记者采访其他员工的情况下，传递一致的信息。

无论是哪种采访形式，无论是哪些人接受采访，卫生应急沟通主体都需要明确媒体记者可能提问的问题和范围。通常而言，危机状态下，媒体记者都会关注以下十大议题：①究竟发生了什么事情；②事情是如何发生的；③到目前为止，事情的最新进展情况；④组织何时、何地获知危机讯息；⑤组织在第一时间的反应和指示；⑥事情发生的原因；⑦以前是否发生过类似事件；⑧组织采取了哪些措施；⑨危机造成的损失；⑩危机责任探寻和追究。

尽管不同类型的媒体、不同领域的记者关注的侧重点不同，但是上述十条仍然是危机状态下各类媒体记者关注的主要议题。卫生系统在平时应该对此有所了解，在危机中正式接受采访前最好有所准备，灵活应答。

另外，卫生应急沟通管理者在接受媒体采访过程中要牢记接受采访的目的：第一时间设置媒体议程，引导公众舆论。当记者提问尖锐问题、甚至是故意激怒你时，要保持清醒和冷静；同时要言简意赅，这样既可以集中媒体报道点和公众关注度，而且能够减少犯错误的概率，言多必失；不要对记者撒谎，真实是基本底线和原则。

3. 新闻发布会　新闻发布会是卫生应急沟通中最常用的一种形式，不仅可以回应媒体和公众关切的问题，而且能够主动引导媒体报道，传递自己的声音，设置公众议程。筹备新闻发布会的步骤、流程与环节如下：

（1）确认举办新闻发布会的必要性：是否真的有新闻可以提供，能否以其他样式发布。

（2）确定新闻发布会主题：主题要简洁、明确、生动，立体，成为统摄整个新闻发布会的灵魂。

（3）选择发布时机：谨慎选择新闻发布会日期，确保不要和当天的其他新闻事件撞车；选择新闻发布会的时间，要结合所邀请媒体的新闻最佳截稿时间来确定。

（4）启用新闻发言人（spokesperson）：新闻发言人的选择需要考虑以下几个条件：①熟悉发布主题相关的背景知识；②了解组织的整体战略和目标；③能够站在记者和公众的角度表达；④个人风度和气质能够体现组织文化和精神。

（5）邀请参会人员：根据发布会主题，邀请合适的媒体记者和嘉宾。比如发布环保方面的信息，邀请环境报道方面的记者、环保部的官员和民间环保人士等参加。组织必须提前邀请，并在发布会召开之前一到两天，再次打电话，提醒并确认参与者。

（6）设计问题及答案：根据发布主题和邀请媒体记者名单确定记者最可能提问的问题、组织最不愿意回答的问题，然后设计相应的答案。但这不是照本宣科，记者提问不受约束，发言人需灵活应对。

（7）选择发布会地点：组织在选择新闻发布会地点的时候，首先要保证这个地方容易被人找到，能够满足不同媒体在技术上的需求，同时在视觉上有吸引力，与发布主题契合。

（8）布置发布会现场：现场布置要与主题相适应，同时要满足每个具体流程的需要。从签到席、提问席到发言席，从新闻稿装帧、礼品包装到背景板设计，从鲜花摆放、设备存储到多媒体布线，在前期筹备中要一应俱全，在执行中要切实到位。

（9）准备新闻材料：新闻资料袋、新闻通稿、背景材料、图片资料等都应提前备好。

（10）模拟演练：在新闻发布会举办前一天进行实地的模拟演练，熟悉环境、发现问题、及时修正。

（11）媒体"落地"：新闻发布会召开后，组织尚有如下几项工作需要认成完成：一是对与会记者表示感谢，同时督促发稿，以确保预期的发稿"落地率"；二是对报道出来的稿件和节目进行搜集和整理，制作平面报道"剪报"或节目报道"合辑"；

笔记

三是对媒体报道情况和公众反馈效果进行评估,以总结新闻发布会的得失成败。

危机状态下的新闻发布会与日常情况下的新闻发布会程序和流程是一致的,只是充满不确定性、时间紧迫。卫生系统需要在常态新闻发布过程中积累经验、未雨绸缪;在危机来临时临危不乱,在有限时间内充分准备、主动发布,在速度和稳妥之间取得平衡。一些组织由于缺乏日常的积累和演练,在危机来临时仓促召开新闻发布会,结果往往事与愿违:现场布置出现纰漏和失误,答非所问,被记者围堵,与记者发生语言和肢体冲突。这样的新闻发布会未能实现引导舆论的目的,反而恶化了危机。

案例4-2

"问题疫苗"发布会

2010年3月22日,X省相关政府部门就"问题疫苗"召开了新闻发布会。念完新闻通稿后,开始记者提问环节。《中国青年报》等媒体记者连续发问,导致现场官员有些慌乱、语言混乱和答非所问。有位官员喝住了记者的发言,在还未回答完记者问题的情况下,宣布新闻发布会结束,结果遭遇记者抗议和围堵。有媒体记者事后质问,这是"发布会"还是"发'不'会"?

——综合权威媒体报道整理

除了时间紧迫和不确定性外,对意见气候和公众情绪的感知与把握也是影响危机中新闻发布会效果的重要因素。前者是指整体的舆论氛围和意见倾向,后者则是公众对危机的情感认知和主观感受。因此,发言人在新闻发布过程中应使用人性化的语言、进行充满人情味儿的沟通,以体现人文关怀、抚慰公众情绪。措施和财产损失都应该放在对生命的尊重、对人的关怀之后,否则容易引起公众反感。

知识拓展

新闻发言人注意事项:

1. **坦诚关爱** 坦率诚实,真实地展现自己,表达事实;具备同理心,对危机中受损的利益相关者给予同情、理解和慰藉。这种坦诚和同理心关爱可以通过新闻发言人的目光、眼神、语气、语速、语调、表情和肢体语言等表现出来。

2. **有效回应** 克服"沟通恐惧"和"沟通无畏"两种不当症状,有理、有力、有节、有效的表达信息;平静而理性地面对记者的尖锐提问和采访"陷阱";为不同利益相关者提供针对性信息;不要攻击竞争对手或第三方以及整个行业;使用比喻、类比和讲故事等方式生动表达;多用主动句式、陈述句和短句。

3. **不要说"无可奉告"** "无可奉告"意味着默认组织有错却故意隐瞒,不利于危机化解,可以采取其他替代性表达方式进行回应。

4. **避免专业术语** 明确自己发言的对象不仅是记者,还有媒体背后的公众,他们往往对特定的专业术语缺乏了解,如果新闻发言人大量运用专业术语,将导致"沟"而不"通"的结果。

笔记

第四节 卫生应急沟通渠道

无论内部沟通还是外部沟通,都需要一定的沟通渠道(communication channels),有面对面的人际传播渠道,也有以媒体为中介的大众传播渠道,当然二者并非泾渭分明。卫生应急沟通主体需要根据危机形势,整合一切渠道,将信息及时、准确地传递给公众。

一、卫生应急沟通媒体环境

伴随着传播科技和通讯技术的迅猛发展,"全媒体、大传播"格局初具雏形,多元舆论场相互交织,二者共同构成了全新的媒体环境。

(一)"全媒体、大传播"格局

以互联网为平台先后诞生了系列媒介应用形态:传统网站、论坛、社交网络、博客、微博和微信等。这些新媒介不仅改变了报纸、杂志、广播和电视主导的传统媒体格局,而且深刻影响着信息传播方式,形成了"全媒体、大传播"格局。

1. 从传播主体看,"全媒体、大传播"格局下,人人皆媒体,每个人都是一个积极的用户和主动传播者,都有自己的麦克风和个人门户。第31次《中国互联网络发展状况统计报告》显示,截至2012年12月底,中国网民规模已达5.64亿人,互联网普及率为42.1%。这意味着,在中国不到三个人便有一个在使用互联网。

2. 从传播客体看,"全媒体、大传播"格局下,组织可以实现传播对象的全覆盖,将信息传递到"地球村"里的每一个公民,这在以往是很难做到的。

3. 从传播渠道看,除了传统的报纸、杂志、广播和电视外,基于互联网平台诞生的新兴媒介应用形态不断涌现,博客、微博、轻博客便是典型例子。组织的传播渠道更加丰富、多元、立体,互动性得到增强。

4. 从传播内容(包括表现形式)看,报纸以文字为主,广播立足于声音,电视则依赖图像。"全媒体、大传播"格局下,文字、图片、声音和图像等各种符号系统得到有效集成,内容呈现更加直观、形象、生动和立体。

5. 从传播形态看,传统媒体基本以大众传播为主导形态。"全媒体、大传播"格局下,人际传播、群体传播和大众传播等传播形态开始融合,人际传播的可信性与大众传播的广泛告知特点得到统一。

6. 从传播时间看,传统媒体信息传播都有自己的周期(日报、周刊等),在时间上是不连续的,而且传播速度慢。"全媒体、大传播"格局下,信息传播以秒计,一天24小时,一小时60分钟,一分钟60秒,从不间断,而且可以瞬间到达,实现了时间上的"全天候"即时传播。

7. 从传播空间看,"全媒体、大传播"格局下,信息能够克服地理障碍和空间阻隔,跨越万水千山瞬间抵达每个"地球村"公民面前。全球范围内没有缝隙、没有遗漏,"无缝传播"名副其实。

总之,全主体、全对象、全渠道、全符号、全形态、全天候和全球空间这"七全"共同构成了"全媒体、大传播"格局,成为卫生应急沟通媒体环境的重要组成部分。卫生应急沟通主体需要准确把握这一格局,有效选择媒体,开展有效传播。

笔记

比如,2013年"3·15晚会"被曝光的企业均在第一时间选择微博做出回应,就是因为微博传播速度快、传播范围广、互动性强。

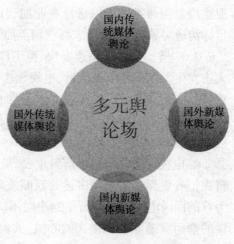

(二)多元舆论场

"全媒体、大传播"格局实现了所有人对所有人的随时随地传播,打破了报纸、杂志、广播和电视四大传统媒体主导的相对单一的舆论场,形成了多元舆论场:国内传统媒体舆论,国内新媒体舆论;国外传统媒体舆论,国外新媒体舆论。这些舆论场彼此交织,相互渗透,共同构成了"多种声音"彼此竞争的舆论生态,如图4-2、彩图4-2所示。

图4-2 多元舆论生态图

传统媒体舆论正式、严肃、较为理性,新媒体舆论活泼、灵动、多元,往往夹杂着谣言等各种噪声和非理性的情绪;在"地球村"里,国内舆论和国外舆论的边界被打破,"你中有我,我中有你"。从舆论引导看,只有四个舆论场的交集越大、共识越多,沟通效果越好。比如,关于中国食品安全危机的舆论,国内传统媒体往往强调主流是好的、九成以上是安全的;国内新媒体则更关注那一成不安全的领域;国外媒体则翻出中国以往的食品安全事故,质疑监管部门的能力和作为,分析对国际食品安全领域的影响。四者相互渗透,彼此交织,共同竞争着公众的理解和认同。

总之,"全媒体、大传播"格局和多元舆论生态共同构成了卫生应急沟通的全新媒体环境。在新的环境下,卫生应急沟通主体需要树立"全球传播"和"互动沟通"观念,从战略高度重视新媒体,尤其是微博和微信等。

二、卫生应急沟通的渠道

在新的媒体环境下,卫生应急沟通主体需要熟悉常见媒体的特点、准确把握传播对象的媒体接触和使用习惯。这样方能有针对性的整合各种沟通渠道(包括传统媒体和新兴媒体),实现全方位、立体化的互动沟通,提升舆论引导能力和应急沟通效果。

(一)常见媒体的特点

每种类型的媒体都有其自身特点和传播特质,这里简要介绍报纸、杂志、广播、电视和网络媒体。

1. 报纸 报纸最突出的特点是可以提供深入报道,读者面广,包括高端精英人士。报纸一般都有不同的版面,了解每个版面的主编是谁,由哪个专业口记者来跑,有何要求和出版时间是进行危机传播的先决条件。

2. 杂志 杂志周期比较长,危机传播管理又是与时间赛跑的艺术,在危机刚刚暴发时,杂志并不是最合适的信息发布渠道。不过,当危机基本得到遏制之后,卫生应急沟通主体可以选择专业期刊进行危机信息发布和报道；杂志受众应与目标沟通对象有交集，杂志喜欢精美照片。

3. 广播　广播传播速度快、范围广，非常适合突发事件的应急传播。比如，大连发生大面积停电事故后，电视无法使用，广播在应急沟通过程中起到了非常重要的作用。卫生应急沟通主体需要了解电台的节目播出流程、节目类型，以确定在最合适的时段和节目形态里传播信息。作为声音媒体，简短的句子最容易被人记住。

4. 电视　电视仍是目前最重要、最具影响力的媒体。作为视觉媒体，电视编辑和记者更喜欢用画面讲述的新闻故事。"汶川大地震"发生后，以中央电视台为首的国内电视媒体进行了24小时不间断地全方位持续性报道。灾区一幅幅悲惨的画面震撼着每一个人的心灵，大家纷纷伸出援手，众志成城，这就是电视的力量！

5. 网络媒体　除了传统四大媒体外，网络新兴媒体成为卫生应急沟通的"第一战场"和"前沿阵地"。网络新兴媒体具备即时传播、移动传播、海量传播和互动传播的特点，既是各种公共卫生突发事件的发源地和中转站，也是各类记者寻找新闻线索和事实论据的地方。

总之，报纸和杂志以文字和图片为主要符号，可以进行详尽的深度报道，但时效性差些、发行范围受到限制；广播以声音为核心元素呈现信息，时效性强、覆盖范围广；电视将声音和图像有机结合、形象直观、冲击力强；互联网则整合了文字、图片、声音、图像等多种符号元素，可以随时随地、超越时空，进行"多媒体信息"的互动传播。卫生应急沟通主体应根据媒体特点，结合危机发展阶段和形势变化，选择合适的渠道进行沟通。

案例4-3

纽约西尼罗病毒暴发

1999年8月，纽约皇后区出现病毒性脑炎病例，9月初病毒身份初步确定为圣路易斯病毒（后来确定是西尼罗病毒），主要通过蚊子传播。纽约市卫生局决定通过喷洒杀虫药剂消灭蚊子。市卫生健康部门将该病毒相关信息以及喷洒药剂的计划印制成8种语言的传单和手册，挨家挨户发放；同时设立服务热线随时就相关信息接受市民咨询。

随着疫情的蔓延，喷洒行动由皇后区拓展为整个市区，仅仅依靠发放传单和小册子已经不够了。卫生部门开始求助媒体：纽约市所有报纸、电台、电视台和网站都发布了每日喷洒地图、计划和相关信息。高峰时期，一个小时就接收到500个市民咨询电话，卫生局又增加了电话热线和接线员。市民恐慌情绪加剧，环保主义者也抗议喷洒药剂行为。市政府、卫生部门等同时通过新闻发布会、采访等各种形式进行沟通。

——根据孙玉红，王永，周卫民.直面危机：世界经典案例剖析.
北京：中信出版社，2004：71-117整理

（二）用户媒体使用习惯

不同传播对象的媒体接触和使用习惯不同；新的媒体环境下，用户有限的时间和注意力资源逐渐从传统媒体转向新兴媒体。

艾瑞咨询调查显示，北京电视开机率已经从2009年的70%降至2012年的30%，中国人观看电视的时间越来越少，年轻人正在成为"不看电视族"；电视观看人群的年龄结构也开始"老龄化"，40岁以上的消费者成为收看电视的主流人群。第31次《中国互联网络发展状况统计报告》显示，截至2012年12月底，中国网民人均每周上网时长为20.5个小时，这意味着每周有近一天时间花费在网络媒体上，花费在传统媒体的时间必然受到压缩；微博用户达到3.09亿户，其中65.6%的用户使用手机终端访问微博，微博用户持续增长，用户逐渐移动化；传统的电子邮件、论坛/BBS应用逐年走低，详情见表4-3。

表4-3　2011—2012年网民网络应用情况

应用	用户规模（万户）	网民使用率（%）	年增长率（%）
即时通信	46775	82.9	12.7
搜索引擎	45110	80.0	10.7
网络视频	37183	65.9	14.3
微博	30861	54.7	23.5
社交网站	27505	48.8	12.6
电子邮件	25080	44.5	2.0
论坛/BBS	14925	26.5	3.2

无论是传统媒体与新兴媒体之间，还是不同新网络媒介应用形态之间，用户的接触和使用习惯都发生了巨大变化，即从传统媒体转向新兴媒体，从传统的网络应用转向新兴的应用形态，比如微博和微信等。卫生应急沟通主体应准确掌握传播对象的媒体接触和使用习惯，进而选择有针对性的媒体渠道，提升沟通效率（表4-4）。

案例4-4

SARS沟通渠道

表4-4　SARS不同人群排名前五位的沟通渠道

排序	城市人口	农村人口	流动人口
1	电视（79.8%）	电视（91.1%）	电视（79.3%）
2	报纸（59.3%）	人际交流（52.5%）	报纸（57.0%）
3	人际交流（56.2%）	广播（42.9%）	人际交流（53.1%）
4	广播（36.9%）	报纸（38.7%）	道听途说（25.9%）
5	会议传达（21.8%）	会议传达（25.6%）	广播（34.8%）

（根据吴群红.郝艳华.赵忠厚.与危机共舞——突发公共卫生事件管理方略.北京：科学出版社，2010：115整理）

笔记

第五节 卫生应急沟通策略

哲学家休谟最早提出事实与价值二分法,它既是人类认识危机的基本前提,也是人们进行危机传播管理实践的方法论:于事实层面促进真相查证和利益互惠,于价值层面实现信任重建和意义分享。任何有效的沟通策略都是事实与价值的统合,譬如,甲流疫苗是否安全属于事实问题,公众认为应不应当接种疫苗则是价值问题,前者是"是"的问题,后者是"应当"的问题。在应急沟通过程中,沟通主体如果在事实层面强调甲流疫苗的安全性,而不去从价值层面把握公众情绪和心理,那么就难以取得理想的沟通效果。

根据事实与价值二分法,危机传播管理的方法论和实践路径存在两个基本导向:事实导向与价值导向,于事实层面促进真相查证和利益互惠,于价值层面实现信任重建和意义分享,这构成了危机传播管理的"事实-价值"模型,如图4-3、彩图4-3所示。

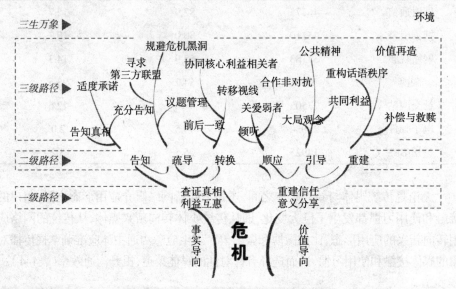

图4-3 危机传播管理"事实-价值"模型

根据该模型,结合具体的危机情景,卫生应急沟通主体可以制定和选择有效的沟通策略。

一、影响应急沟通策略的因素

危机情景是制定和选择沟通策略的重要依据和影响因素,包括危机分类、危机发展阶段和危机中的利益相关者类型等。

(一)危机的四种基本类型

明确诱因和类型,卫生系统方能正确认识危机,进而选择和制定适宜的沟通策略。根据"人为—非人为"和"内部—外部"两个诱因维度,危机可以分为四个基本类型,如表4-5所示。

表4-5　危机的四种基本类型

危机类型	说　　明	举　　例
外部非人为危机	由组织外部非人为因素引发的危机	非典、禽流感、地震等自然灾害
内部非人为危机	由组织内部非人为因素引发的危机	医院内部供电系统瘫痪
内部人为危机	由组织内部人为因素引发的危机	卫生官员贪腐，手术事故
外部人为危机	由外部人为因素引发的危机	媒体曝光"问题疫苗"，患者攻击医生

当然，"人为—非人为"和"内部—外部"是相对的分类标准，具有动态性和开放性。很多危机可能是上述四类基本危机类型随机组合而成的复合型危机，或者在不同的发展阶段表现出不同的类型。比如，"非典"最初是外部非人为危机，但是由于前期信息不透明而使疫情恶化则又表现为内部人为危机。

这种开放式的危机分类模型可以很好地囊括卫生领域的应急类型，有助于卫生系统从诱因等根本属性上认识、诊断危机，进而为制定有针对性的应急沟通策略提供参考和决策依据。

（二）危机发展的三个阶段

危机发展阶段不同，利益相关者的信息需求也不同，应急沟通管理的重心亦随之变化，这都会影响卫生应急沟通策略的制定和选择。

1. 事前建立"危机防火墙"　事前沟通的重点是加强舆情监测和分析，完善内部沟通渠道和机制，拓展和优化与政府、媒体和公众等利益相关者的关系，积累应对危机的资本：既包括人财物在内的有形资本，也包括形象、声誉和关系等无形资本。这些资本不仅起到了危机防火墙的作用，而且能够在危机来临时转化为抵御危机的资源和力量。总之，事前沟通的核心是关注"内化性信息"（internalizing），告知公众组织在危机中的位置，传播正面信息，获取公众支持。

2. 事中"第一时间"占领舆论制高点　事中沟通的重点是"第一时间占领舆论制高点"。若想实现第一时间占领舆论制高点，卫生系统需要做到三个"第一时间"：第一时间出现在危机现场，让媒体记者可以找到你，让公众可以看到你；第一时间联系媒体，表态并发布信息，成为权威信源，设置媒体议程；第一时间讲述危机标准故事，即给事件定性、定调。譬如，汶川地震发生后，温总理第一时间赶赴现场，中央电视台第一时间全球播报。这种做法不仅获得了国内公众的认同，而且赢得了国际媒体的赞誉。总之，事中沟通的核心是输出"指导性信息"（instructing），向公众传递如何应对危机的信息。

在公共卫生危机中，如果卫生系统在第一时间缺席，将会造成"信息真空"，各种小道消息、谣言将在第一时间填补真空，这些噪声会干扰公众关注、理解卫生系统后来发布的信息。

笔记

知识拓展

危机中的谣言传播

谣言本质上是一种未经证实而流传的信息，因而权威、明确信息源的确立，第一时间占领舆论制高点是谣言管理的基础。谣言主要是通过人际传播和群体传播渠道、尤其是新媒体进行扩散，因而大众媒体应成为公开真相、遏制谣言的主渠道，SARS谣言早期的蔓延即与大众媒体的集体失语有关。

3. 事后"修复形象" 事后沟通的重点是修复形象、重返公共空间。组织在内部宣布危机的平息，总结、评估、分享和学习危机经验与教训，着手进行恢复沟通管理，以早日回归常态；在外部，主动向媒体投放一些有关危机后续的新闻稿，以引导舆论由高度紧张向趋于平缓转化；通过媒体策划实行议题转换，即借助举办活动或重大事件向外界发布组织的最新信息，以转移公众对危机的注意力，使组织重返公共空间。总之，事后沟通的核心是发布"调整性信息"（adjusting），实现从危机到常态的转换。

（三）危机中的核心利益相关者

不同类型的利益相关者卷入危机的程度不同，与组织的利害关系不同，对危机的干预和影响力不同。所以，组织必须在充满着混乱和不确定性的危机形势下，甄别出核心利益相关者，将有限的沟通资源用在刀刃上，提高沟通效率。同时，在新媒体环境下，危机涉及的利益相关者越来越多元化，随着危机的发展而动态变化。这就要求组织在与核心利益相关者沟通的同时，还要关照其他利益相关者，实现协同沟通、有效沟通。

通常而言，员工、政府、媒体和公众是危机中四类重要的利益相关者，而且往往是相互作用，以合力形式给危机事发组织带来巨大压力或成为其同盟。员工既是应急沟通的主体，又是应急沟通的客体，如果内部员工沟通不到位，便可能给外部沟通带来不利影响，进而影响危机走势；卷入危机中的公众及其家属是最直接的利益相关者，需要重点沟通和抚慰，比如各种重大传染病中的患者及其家属。由于公共卫生危机与每个人都休戚相关，所以其他公众也是需要着重沟通的对象；无论危机类型和等级如何，政府都是危机中最为重要的利益相关者之一，在公共卫生危机中更是举足轻重。在应急沟通过程中，事发组织往往需要与各个层级的政府实行纵向的垂直沟通和横向的水平沟通，以实现应急管理的协调联动。

无论是与哪一类利益相关者沟通，媒体都是最重要的桥梁和渠道（包括传统媒体和新媒体），不可或缺。与媒体沟通是卫生应急沟通最核心的环节，贯穿着应急沟通管理的全过程。所以，卫生系统在与媒体沟通时需坚持"合作非对抗"原则，尽可能为媒体提供周到、妥帖的服务。这既是配合记者采访工作的过程，也是重构当事主体与媒体情感关系的过程，良好的情感关系有利于进一步沟通。当你为记者创造了必要的工作条件，哪怕是克服了流程环节、技术细节上的一个

笔记

小障碍,他都会对你抱以感激之心,并可能因此改变看问题的视角、态度,甚至报道立场。

二、卫生应急沟通策略的方法谱系

结合危机类型、发展阶段与核心利益相关者,根据危机传播管理"事实–价值"模型,卫生应急沟通主体可以发展出丰富的沟通策略谱系,从事实导向和价值导向的一级路径到告知与重建等二级路径,再到议题管理和引领公共精神等三级路径等。

(一)事实导向策略

事实导向策略重在促进真相查证和利益互惠,又细分为告知、疏导和转换三个二级路径。

1. 告知策略　告知是指应急主体面向利益相关者发布危机信息的行为,是主体的"单方"话语在公共语境中进行传播并接受选择的过程。这一路径又分为告知真相、充分告知和适度承诺。真实是应急沟通的底线和生命,也是首选策略;在"全部告知"与"消极沉默"的两极中,选择大家最为关切的共同议题进行充分的告知;承诺作为一种话语、姿态和行动而存在,对受害者而言,承诺意味着走出困境、获得补偿,意味着安全和护佑的希望。过度承诺可能会获得暂时的支持与喝彩,但却因为无法兑现而丧失公信力、恶化危机。比如,1997年香港禽流感危机中,香港卫生署为了尽快安抚市民,承诺在24小时内杀掉全市上百万只鸡,这在操作上几乎是不可能的。"杀鸡运动"极其混乱,而且不受市民欢迎。

2. 疏导策略　如果说"告知"是应急主体主动、快速、充分地发布危机信息,解决信息覆盖面的问题,那么"疏导"则指向针对关键议题的多方对话:甄别核心利益相关者,抓住主要矛盾,引导核心议题。

疏导策略包括议题管理、寻求第三方联盟和规避危机黑洞三个三级路径。

复杂、多变的公众舆论总是由若干特定的议题引发、影响和支配,议题管理成为引导、控制舆论的基本路径,包括议题的选择、议题意义的沟通共享和议题所涉价值的劝说,这是一个完整的"交流、沟通、劝说"过程。

"第三方"主要包括两类社会角色:一是危机涉及领域的权威人士,如专家学者、政府官员和行业协会负责人等,即"公共意见领袖";二是危机公众中的意见领袖,即分散在不同的利益相关人群中、对群体其他成员的认知、态度和行为有重要影响的少数权威者。这些"第三方"因为没有利益关联的客观中立态度而备受信赖,有利于应急沟通效果的提升。

在应急沟通过程中,应急主体稍有不慎便可能落入"危机黑洞"——将时间、精力和资源投入到错误的人、话语和环节中去。比如某公司在"双氧水风波"中将所有精力投入到与媒体的抗争上,偏离了消费者这一决定企业生死存亡的利益相关者,最终导致其走向消亡。这需要组织在平时遵循传播规律、引入专业人才、开展有效的应急沟通培训和模拟演练,这样才有可能避免应急沟通中的黑洞。

3. 转换策略 转换策略又可细分为三个路径: 前后一致,转移视线,协同利益相关者。

"前后一致"本质上是一种信息转换,将负面信息转换为正面信息。组织认真回溯、深刻检讨危机发生之前的主张和承诺,并在应急沟通过程中予以重申和维护,实现沟通的正向效果。

"转移视线"本质上是一种议题转换,把公众关注的焦点转移到那些可以摆脱组织责任或者于组织有利的议题上去。班尼特认为,转移视线通常有两种做法:一是把组织描绘成不公正环境的牺牲品,以引起人们对替罪羊、真正责任者和其他问题根源的追问; 二是"制造"新闻事件以引起公众对新问题的关注,从而转移他们对危机的注意力,放弃对事件无休止的纠缠。比如,某快餐企业在"炸薯条含有致癌物"风波中,通过举办"厨房开放日"活动吸引了媒体和公众的关注,转移了对危机的注意力。

"协同利益相关者"本质上是一种关系转换,将利益相关者从"旁观者"转化为"参与者",从"对抗者"转换为"合作者",使其与组织合力渡过危机。比如,在1999年纽约暴发的西尼罗病毒危机中,政府部门就号召很多公众共同参与灭蚊行动并挨家挨户发送传单和手册。

(二)价值导向策略

价值导向策略旨在重建信任,包括顺应、引导和重建三个二级路径。

1. 顺应策略 顺应策略可细分为倾听、合作非对抗和关爱弱者三个三级路径。

(1)倾听: 是人类沟通中最基本的策略,更是应急沟通的首选策略之一。它不仅仅是于对话中了解事实、获取信息,而且营造了一个平等、尊重、互信的沟通环境,为理性对话、达成共识奠定了基础。

(2)合作非对抗: 是应急沟通管理的基本精神,这源于一种常识: 危机始于对抗,止于合作; 通常而言,合作成本低于对抗的代价。

(3)关爱弱者: 在应急沟通中,人是最重要的价值标尺。当事主体要通过充分对话,鼓励各种积极的力量,化解人们在物质、道德和精神上的焦虑,分享安宁、重树信心。比如,在"9·11"事件中,纽约市长朱利安尼通过向公众讲述"灾难中的婚礼"的故事为市民打气,消除恐慌,重树信心。

2. 引导策略 引导策略包括三个具体路径: 树立大局观念、关注共同利益和引领公共精神。

(1)树立大局观念: 旨在通过内部沟通,把内部利益相关者凝聚到大局和整体利益上来,这是对外沟通的基础。比如,在三聚氰胺奶粉事件发生后,各个乳品企业着眼于行业大局而非局限于彼此间的竞争。

(2)关注共同利益: 是应急沟通的前提之一。发掘组织与利益相关者的共同价值和利益,实现协同应对危机,实现由"自救"走向"互救",从"避害"和"散场"走向"趋利"与"重聚"。比如,2001年,美国邮政系统遭遇炭疽病危机,共同利益促使邮政系统员工和工会、美国国会和相关政府机构、商业信函用户和美国普通公众与当事主体美国邮政服务局(USPS)站在一起,共同抵御危机。

笔记

（3）引领公共精神：要求应急主体着眼公众利益，在应急沟通中将媒体引导到公共精神上，比如切实关注医生的实际境遇、倡导医德建设、重构和谐医患关系等。这些不仅可以使组织化解危机，而且有助于从危机转向常态，重返公共空间。

3. 重建策略　重建是指在危机事件平息后修复形象、重建信任，包括三个三级路径：补偿与救赎、重构话语秩序和价值再造。

（1）有形补偿：是指对利益相关者的生命、健康和财产损害进行物质和资金方面的赔偿，无形救赎是指对利益相关者进行精神抚慰。譬如地震中的幸存者、参与救援的解放军战士和医护人员，他们都需要进行恢复型沟通。

（2）重构话语秩序：旨在恢复沟通秩序和环境，使组织回归常态、重返公共空间；可以通过媒体策划、事件公关、领导人形象塑造和社会责任履行等实现。比如，某乳品企业在乳业危机后，通过更换新领导人、推出"点滴幸福"广告活动，以重构话语秩序。

（3）价值再造：危机在给组织带来损害的同时，也"教化"组织于生死两重天的境遇中，重新思考"我是谁"、"我为何存在"，即"再造"自身价值观。寻找于危机之下生发、闪现出来的"新价值"，并将其结晶于组织的价值体系，丰富组织文化和财富。比如，强生公司在1982年遭遇"泰诺胶囊投毒"危机，依靠"强生信条"的指导成功化解危机。在此基础上，强生公司进一步修改和完善了"强生信条"，使其更加适应新的形势和管理需要。1986年，"泰诺胶囊投毒"事件再度重演，"强生信条"又发挥了重要作用：强生公司宣布退出所有非处方胶囊药类产品市场，因为它从某种程度上已经无法按照对消费者的承诺来确保药物的安全。泰诺退出胶囊市场的新闻成为美国所有媒体的头版头条：为强生喝彩，公共安全第一，有良知的公司。无论如何修改，但强生信条的第一条始终是"我们首先要对医务人员、病人、母亲和其他所有使用我们产品和服务的用户负责"。

本 章 小 结

本章重点介绍了卫生应急沟通的要素、理论，以及应急沟通的常见形式、渠道与策略。

1. 应急沟通要素　主体、信息、对象、渠道和效果。

2. 说服相关理论　介绍了影响说服效果的主要因素，包括传播者可信度与信息内容的组织。

3. 议程设置理论　媒体不仅"影响公众想什么"，而且"影响公众怎么想"。政府和企业等信息来源又影响媒体议程。"信息来源—媒体议程—公众议程"构成了议程设置的内在逻辑。

4. 两级传播理论　提出了"意见领袖"的概念，发现了人际传播的影响力。一般情况下，意见领袖的影响要大于大众传播的影响。

笔记

5. 卫生应急沟通形式　在"硬应急"与"软应急"相结合的观念指引下，介绍了卫生应急内部沟通和外部沟通的常见形式。

6. 卫生应急沟通的渠道　在新的媒体环境下，卫生应急沟通主体需根据常见媒体的特点，结合用户媒体使用习惯来选择媒体，整合渠道，开展有效沟通。

7. 卫生应急沟通的事实–价值模型　以"事实–价值"模型为基准，重点介绍了告知、疏导和转换（事实导向策略），顺应、引导和重建（价值导向策略）六种二级路径，以及适度承诺、价值再造等十八个三级路径策略。

关键术语

传播/沟通　communication

危机传播管理　crisis communication management

利益相关者　stakeholder

说服　persuasion

恐惧诉求　fear appeals

免疫效果　inoculation effect

议程设置　agenda setting

拟态环境　pseudo-environment

两级传播　two-step flow of communication

意见领袖　opinion leader

大众传播　mass communication

人际传播　interpersonal communication

新闻发布会　press conference

沟通渠道　communication channels

内化性信息　internalizing

指导性信息　instructing

调整性信息　adjusting

讨论题

1. 从"非典"到H7N9禽流感，卫生应急沟通观念与实践发生了哪些变化？

2. 在卫生应急沟通过程中，如何充分发挥微博等新媒体的正向作用与功能？

3. 谣言一定是虚假信息吗，卫生应急沟通过程中如何杜绝谣言？

4. 新媒体环境下，传统的新闻发布会如何改进？

笔记

思考题

(一)填空题

1.卫生应急沟通五个基本要素分别是_____。

2._____是构成信源可信度的三个突出要素。

3.议程设置理论可以概括为,媒体不仅影响_____,而且影响_____。

4.两级传播理论成为经典,是因为它提出了_____概念,发现_____的影响力。

5.卫生应急外部沟通有_____三种常见形式。

6._____和_____构成了卫生应急沟通的全新媒体环境。

7.网络新兴媒体具备_____四大特点。

8.影响卫生应急沟通策略制定和选择的因素主要有_____。

9.通常而言,危机中四类重要的利益相关者包括_____。

10._____和_____构成了危机传播管理实践的一级路径。

(二)简答题

1.卫生应急沟通中如何运用意见领袖的力量?

2.危机中的新闻发言人常见的错误有哪些?

3.简要概括报纸、电视和网络新兴媒体的特点。

(胡百精 冯春海 中国人民大学新闻学院)

笔记

第五章

卫生应急中相关的社会心理、行为理论与方法

学习目标

通过本章的学习,你应该能够:

掌握 突发公共卫生事件中公众危机心理、行为现象与问题。

熟悉 突发公共卫生事件的集体行为和群体性恐慌相关理论。

了解 突发公共卫生事件心理危机预防、干预和控制措施。

章前案例

2013年4月4日,上海市卫生和计生委和浙江省卫生厅均通报各发现1例H7N9禽流感新患者,其中上海的患者因抢救无效死亡,截至发稿,全国共发现H7N9禽流感确诊患者14例,其中5人死亡,分别是上海6例(4人死亡)、安徽1例、江苏4例、浙江3例(1人死亡)。

新型禽流感的来袭一时间让全国人民草木皆兵,人们似乎再次感受到十年前SARS的紧张气氛,而这种紧张气氛也第一时间反映在了老百姓的生活中:全国许多城市多家药店的板蓝根冲剂又被抢购一空。

4月4日上午,记者分别走访了位于越秀区北京路附近及天河区岗顶附近的多家药店,在向药店店员提出购买板蓝根冲剂时,均被告知两个字:没货! 位于北京路的某连锁药房的销售员刘小姐称,早在4月1日,板蓝根冲剂的销售量突然暴增,一个星期的存货在一天之内就被抢购一空。"3月底上海爆出禽流感,我们就预见到4月初板蓝根的销售量会增加,但真的没想到会这么火爆!"附近的多家药店也是同样的情况。店员表示冲剂在前一天就已经售完,目前店中只有中药饮片,想购买冲剂要等到两天之后补货。就在这时,旁边的一位顾客对记者说:"整条街的药店都没有板蓝根,你买不到的,昨天我就走遍了!"在同一条街的另一家药房的药师王女士也证实了这一说法,在接受采访时她表示药店里没有板蓝根冲剂。她说,两天前突然购买板蓝根的客户多了起来,而且都是大量购买,不少顾客甚至一次性买走了一个货架上的十几大包板蓝根冲剂。"最近天气不好,总是下雨,但很多顾客都是打着伞来买板蓝根的,这种感觉就像十年前SARS的时候!"自2003年SARS大范围流行至今已经过了十年,十年前,板蓝根遭抢购脱销的一幕至今仍然印在不少人的记忆中。白云山制药厂和香雪制药厂等几家生产板蓝根冲剂的药厂,在SARS流行时都是24小时不间断生产,但仍无法满足需求。白云山制药厂的板蓝根销量当时占全国

笔记

的60%,而在非典肆虐的2003年3月,曾创下一天销售各类板蓝根药物600余万元的最高日销售纪录。

本案例说明,每当突发公共卫生事件出现时,人们还是不断地出现各种群体性的恐慌心理和异常的行为。

（本案例据网络http://zl.39.net/a/130404/4151500.html消息改编）

2001年,美国发生"9·11"恐怖袭击事件以后,如何防范包括生物、化学乃至核袭击在内的恐怖事件,已成为全球瞩目的焦点问题。2003年初,突如其来的传染性非典型肺炎疫情肆虐全球32个国家和地区,它给世人敲响了传染病威胁的警钟。伴随着各类突发公共卫生事件日趋频发、多发的态势,以及各种异常心理、行为现象在各种连锁危机形成、演变和放大过程中所起的作用,各国政府和学者越来越认识到,对突发公共卫生事件各种异常心理、行为现象进行研究和干预的重要性。卫生应急中出现的相关社会心理及社会行为是一个复杂的过程,需要运用多学科视角和方法来研究。本章从突发公共卫生事件中公众心理危机、群体性恐慌、集体行为等方面阐述卫生应急相关的社会心理,旨在更好地对突发公共卫生事件中出现的相关社会心理、行为进行有效的干预。

第一节　公众危机心理与心理危机

一、危机心理及其相关概念

日常生活中,每个人都在不断保持自身与环境的平衡和协调,呈现出一种稳定和谐的心理和生理状态。当重大问题或者变化出现,比如,突发的重大事件发生时,往往会使个体甚至群体感到难以适应,进而引发一部分个体出现一系列心理应激反应。

心理应激反应(psychological stress reaction)是人的身体对各种紧张刺激产生的适应性反应。心理应激是一种正常的生活经历,并非疾病或病理过程。适度的应激有利于提高机体应对机制,更好地适应环境。但过度或长时间的应激会使人陷入较持久的心身紧张状态,导致个体产生无法抵御、失去控制的感觉,开始表现出恐慌、愤怒、敏感、敌对、麻痹等异常心理,且在行为上也逐渐有所体现并进入一种失衡状态,即危机心理。

危机心理(crisis psychology)指人群在危机中会表现出不同的心理和生理状态,个体在这种情境中可能表现为不知所措、无所适从、失控、失能。

由于突发事件具有发生突然、难以预料、危害大且影响广泛等特点,往往会使人群在遭遇刺激后出现不同程度的心理和行为异常,轻者会有压力、焦虑、压抑以及其他的情绪和认知问题,这些情感异常与人群的受教育程度、心理气质等社会因素有关,往往在短期内可以消失。重者会表现出过度的应激反应,甚至引发生心理异常。危机引发的各种躯体和心理问题时有发生,如睡眠障碍、头痛、胃肠疾病,以及急性应激障碍、创伤后应激障碍、抑郁与焦虑障碍、自杀等。一旦引发行为异常则会持续相当长的时期。

知识拓展

公众心理(public psychology),是指在公共关系情境中公众受组织行为和大众方式的作用所形成的心理现象和心理变化规律。公众心理具有心理需求的广泛性,利益追求的共同性,信息暗示的易受性,行为模仿的普遍性,情绪感染的强烈性等特点。

二、危机心理分期与表现

(一)危机心理分期

危机事件给人们带来的社会心理反应,一般要经过威胁期、预警期、冲击期、消减期和终止期等阶段,每个阶段的心理反应特点均不相同,各有重点。

1. 威胁期与预警期 某些危机事件发生前有先兆,在相关部门认识和发出预警信息后,人群中的表现多是为惊异和焦虑,表现为两极分化,对于即将发生的危机事件的危害程度不在意和估计过重。

2. 冲击期 多数危机事件都是突然发生的,很少有先兆。人们对于突然发生的危机事件在心理和生活等方面缺乏应对知识和物质准备,在心理和行为上会表现出来不同的后果。在这种情况下,多数人表现出以逃避、避开打击等反应为主,只有少数人会保持镇静,行为正确。在群体上,最常见的反应是公众的过度恐慌,在行为上失去理智,不能自控,易受流言、传闻的影响,情绪十分不稳定。公众的恐慌和异常行为可能会导致公众的集体性恐慌行为。例如,在多次的突发公共卫生事件中公众的抢购行为。

3. 消减期 绝大多数人在此期逐渐恢复理智,但情绪仍然不稳定,表现出焦虑、偏执等情绪,在想法上过于关心危机事件给他们造成的实际伤害。

4. 终止期 当危机过后,人群开始认识到自己的过错,表现出自责、后悔等心理。也有人群在反思、担忧将来的危机会再度来临。

(二)危机心理表现

危机心理可以在生理、情绪、认知和行为方面表现异常,其主要的情绪异常包括:

1. 恐惧 恐惧是对特定刺激事件采取逃避或自御的心理反应,恐惧是一种基本的情绪状态,通常是指由某种危险引起个体认为无法克服这种危险而试图回避所产生的消极情绪。恐惧寓于个体,却可能弥漫于人群或社区,特别是在突发事件出现时,极具心理感染性,易形成"恐惧气氛"。

在突发事件中,恐惧心理通常的表现为过度关注与事件相关的信息,轻信甚至传播流言。是否有效抑制恐慌心理,决定着能在多大程度上减少突发事件可能带来的损害。如居民面对日本核辐射事件时的"抢盐"风波,适度的对突发事件的高度关注对人的心理健康是有益的,它是人们面对危机的一种

笔记

心理调节,它能够提高人的警惕性,启动必要的防御机制,动员躯体的必要资源进行自我保护。但是过度恐慌心理和回避行为是一种心理障碍和精神病理现象。

2. 焦虑　又称焦虑性神经症。是以广泛性焦虑症(慢性焦虑症)和发作性惊恐状态(急性焦虑症)为主要临床表现,常伴有头晕、胸闷、心悸、呼吸困难、口干、尿频、尿急、出汗、震颤和运动性不安等症状。其焦虑并非由实际威胁所引起,其紧张惊恐程度与现实情况很不相称。焦虑症多数在中、青年期起病,女性比男性高一倍。焦虑症分为病理性焦虑情绪、躯体不适症状和精神运动性不安三种类型。

(1)病理性焦虑情绪:持续性或发作性出现莫名其妙的恐惧、害怕、紧张和不安。有一种期待性的危险感,感到某种灾难降临,甚至有死亡的感受("濒死感")。患者担心自己会失去控制,可能突然昏倒或"发疯"。70%的患者同时伴有抑郁症状,对目前、未来生活缺乏信心和乐趣。有时情绪激动、失去平衡,经常无故地发怒,与家人争吵,对什么事情都看不惯、不满意。焦虑症有认识方面的障碍,对周围环境不能清晰地感知和认识,思维变得简单和模糊,整天专注于自己的健康状态,担心疾病再度发作。

(2)躯体不适症状:常为早期症状。在疾病进展期通常伴有多种躯体症状:心悸、心慌、胸闷、气短、心前区不适或疼痛,心跳和呼吸次数加快,全身疲乏感,生活和工作能力下降,简单的日常家务工作变得困难不堪、无法胜任,如此症状反过来又加重患者的担忧和焦虑。另外还有失眠、早醒、梦魇等睡眠障碍,而且颇为严重和顽固。此外,还可有消化功能紊乱症状等。绝大多数焦虑症病人还有手抖、手指震颤或麻木感、阵发性潮红或冷感、月经不调、停经、性欲减退、尿意频急、头昏、眩晕、恐惧、晕厥发作等症状。

(3)精神运动性不安(简称精神性不安):坐立不安、心神不定、搓手顿足、踱来走去、小动作增多、注意力无法集中、自己也不知道为什么如此惶恐不安。

在突发事件中,公众的焦虑情绪主要表现为情绪变化。突如其来的灾难,让公众一时觉得难以接受,情绪低落、压抑、苦闷、意志消沉。焦虑表现多种多样,如肌肉紧张、出汗、搓手顿足、紧握拳头、面色苍白、脉搏加快、血压上升等症状,在这种情境中的患者往往对突发事件所造成的困难估计过高,过分关注躯体不适,对环境刺激过于敏感,情绪起伏特别强烈。高度的焦虑不仅增加生理和心理上的痛苦,而且会对治疗过程产生不利的影响。

3. 压力　个体任何的生活变动或习惯改变皆可成为压力。压力是心理压力源和心理压力反应共同构成的一种认知和行为体验过程。压力是随时变动的,每个人都需要适当的压力水平来激发表现,过高或过低的压力都会降低表现。对同一件事,每个人感受的压力程度不会完全相同,具有相当的主观性,会受到年龄、性别、文化、个人经验与性格的影响。

面对突发事件,适当的压力可以激发个人应对突发状况的潜能,但压力若控制不当则会适得其反。压力超过了个人适应能力就会产生消极影响,导致诸多的心理疾病。2003年SARS期间,众多医务工作者由于职业责任感而感到莫大的压力。

4. 挫折感 挫折是个体在有目的的活动过程中遇到障碍或干扰,致使个人行为动机不能实现,个人需要不能满足时的情绪体验。包括三方面的含义:其一,挫折情境,即提出需要不能获得满足的内外障碍或干扰等情境因素。其二,挫折反应,即对自己的需要不能满足时产生的情绪和行为的反应。常见的有焦虑、紧张、愤怒、攻击或躲避等。其三,挫折认知,即对挫折情境的知觉、认识和评价。当挫折情境、挫折认知和挫折反应三者同时存在时,便构成典型的心理挫折。三方面含义中挫折认识是最重要的。对于同样的挫折情境,不同的认识会产生不同的反应、体验。即便是没有挫折情境或事件发生,而仅仅由于挫折认知的作用,也可能产生挫折反应。

挫折感是个人在经受挫折后的感觉,是每个人面对困难时会经常出现的情绪变化,若不积极调节情绪,则会深陷个人的主观情绪中,不利于突发事件的应急处理。通常忧郁的情绪也会伴随挫败感而发生。因突发事件的发生影响了个人的工作能力,影响其与家人联系,以及自身可能存在的生命危险,人群情绪往往变得异常悲观,通常表现为言寡行独、不愿交流、抑郁苦闷,常被失望、孤立无援及凄凉的感情所包围,对生活失去信心,甚至希望逃脱治疗环境,个别人可能企图以自杀摆脱身体上、精神上的痛苦。

5. 负罪感 因为生理、安全、爱、尊重、价值等个人需求遭受剥夺或得不到满足,以及由于侵犯别人合理需求造成的内疚感、羞愧感等心理过程。

由于突发事件来势凶猛,一时很难控制局面,所以有少数特定人群面对这种无法适应的局面容易产生对自己能力的极度怀疑,从而产生负罪感。例如在SARS事件中,由于病毒的传染性极强,疫情一时难以控制,SARS危机中的许多感染者都有强烈的负罪感。作为病毒携带者,因为自己传染给了亲人、朋友及周围的人,有可能会认为自己犯了不可饶恕的过错,即使一些没有传染给其他人的患者,也会因亲人、邻里、同事被隔离而感到极大的内疚。

6. 过度防范 指由于恐惧和缺乏安全感而导致的一系列心理学和行为学过程。从心理学角度来说,群众的过度防范意识来源于对突发事件的过分恐惧,而过分恐惧又是因为公众缺乏安全感所致。例如面对"毒奶粉"事件时,群众表现出的对所有奶粉不分好坏,一律过度防范、一律排斥的态度。

三、心理危机概念及其分类

(一)心理危机概念

危机心理严重时会出现异常的失控、失能等心理行为和生理行为,可称心理危机。心理危机(psychological crisis)是个体、群体遭遇重大生活挫折或突发事件时,当其原有的问题处理方式和支持系统难以应对而又无法回避时,所导致的个体心理失衡或社会性的心理恐慌现象,是危机事件超过人们自身的应付能力、心理平衡机制遭到破坏时而产生的心理现象和问题。这种由于突发事件而导致的心理失衡、失控等反应也可称作负面心理反应。控制公众在突发事件中的负面心理反应,不仅应该关注在突发事件中人们的负面心理反应本身,而且更应关

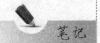
笔记

注这些心理现象背后的诸多社会问题,引起或加重人们在突发事件中的心理危机的社会原因,突发事件中人与人、人与政府、人与社会的关系问题等等。如果不认真解析这些问题或者不能有效地处理这些问题,即使可以借助心理治疗的手段在短期内解决某些个体的心理问题,但从整体与长远的角度来说,也有可能极大地影响社会有机体的稳定与健康发展。

(二)心理危机分类

根据心理危机的不同程度和持续时间,可以将心理危机分为以下四种类型:

1. 急性应激障碍　是指个体遭受剧烈、严重的精神刺激后立即表现的强烈的精神运动兴奋或精神运动抑制。

2. 创伤后应激障碍　是指个体经受异乎寻常的威胁和灾难心理创伤,导致延迟出现或持续出现的精神障碍。如持续反复的创伤体验、噩梦惊醒、选择性遗忘等。

3. 持久性心因性反应　是指应激源长期存在或长期处于适应不良环境中而诱发的精神障碍。

4. 适应性障碍　是指个体的焦虑或抑郁等情感障碍表现为躯体不适、行为退缩等适应不良行为。

四、突发公共卫生事件心理危机形成机制

(一)心理危机产生机制

突发事件特别是重大灾难事件发生之后,部分人员都会出现不同程度的应急障碍心理危机。导致心理危机的因素是多种多样的,目前未有一个统一的标准。有学者从人的生理和心理的角度解释了心理危机产生的根源,认为个体的心理就如同躯体一样也是有结构的,当灾难事件发生时,它会突破心理防线,侵入个体的心理结构,并迅速或逐渐将其瓦解。但无论从哪个角度分析,心理危机的形成及其发展都要受以下因素的影响:

1. 外部事件即心理危机应急源的物理强度　常见的外部事件包括:严重的自然灾害、重要考试失败、突然失去亲人等。

2. 社会支持系统的强弱程度　政府、社会组织、民间力量乃至国际社会外部支持力量对突发事件的态度、反应速度、救援以及援救效果等与当事人的应激反应强度成反比例关系。

3. 当事人的内在因素　影响当事人应激水平的内在因素具体包括两个方面,一是当事人当前无法改变的客观因素;二是个体应对灾难的经历、心理复原力以及个体所具有的世界观、价值观、生活态度、认知方式等。

(二)心理危机的形成过程

心理学研究发现,当事人从对危机事件的感知到心理危机的产生,需要经历不同的发展阶段,在每个阶段当事人在心理上对危机事件都有不同的感知,并在情绪和行为上表现出不同的特征。一般来说,心理危机的形成和发展大致经历以下四个阶段:

1. 危机本身感受阶段　个体能明显感受到自己的生活突然发生变化,感觉

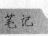
笔记

到危机事件本身对自己的冲击,引发一定的紧张感。这一阶段个体经历的心理危机表象特征极不明显,也不易察觉。

2. 危机体验持续升级阶段 受危机干扰的个体会发现个人无法对危机心理进行有效的缓解,宣告个人凭借以往经验进行的努力失败。

3. 危机个体出现强迫性神经质症状阶段 当个体无法凭借个人能力解决自身的危机心理,也得不到外界足够有效的帮助时,危机个体就极易表现出强迫性神经质的症状。

4. 心理危机完成阶段 主要表现症状是身心俱疲。个体无法缓解心理压力,在长时间的恐惧、无助等内心消极体验下,身心机能受到极大影响,极易出现深度失眠、胸闷、心率加速、血压升高等症状,甚至产生自杀倾向。

以上四个阶段的心理危机并没有一个固定不变的模式,也没有一个较为清晰的分界线,心理危机的自然发展过程会使危机心理的程度不断加重、不断明显。因此,准确把握好心理危机发生发展不同阶段的特点和表现,对于及时准确干预心理危机至关重要。

第二节 群体性恐慌与集体行为

在医学上恐慌(panic)亦称为急性焦虑发作。患者突然发生强烈不适,有胸闷、气透不过来的感觉、心悸、出汗、胃不适、颤抖、手足发麻、濒死感、要发疯感或失去控制感,每次发作约15分钟。发作可无明显原因或无特殊情境。在卫生应急中,恐慌是指因突发公共卫生事件引发的人体的恐惧、焦虑、负罪感和过度防范等一系列心理过程与现象,当人群中大量出现恐慌现象时称为群体性恐慌(group panic),是导致集体行为(collective action)和群体性事件(group disturbance)的主要心理原因。

一、群体性恐慌

1. 表现形式 近年来,全球各类重大突发公共卫生事件所引起的群体性恐慌事件屡屡发生,对人类生命安全和社会经济发展构成了极大威胁,成为全世界关注的焦点。其主要表现为以下三种形式:

(1)回避:面对来势凶猛的突发公共卫生事件,因惧怕其危害到自己的生命健康,公众大都采取回避的方式,主动规避去危险的地方。如在2003年非典期间,大多数居民都不敢外出去公共餐饮场合就餐,因其害怕感染病毒。

(2)短期行为:突发公共卫生事件中,人们在大众传播、流言、群体压力等因素作用下表现出来的一种临时性的非理性行为。危机情景下,人的本能战胜社会性,情感战胜理性,因此极易有可能因谣言情绪而有各种短期行为,例如去商店抢购必需品,加以囤积。

(3)模仿心理行为:模仿是一种具有内在规律性的社会心理现象,是人们在特定的社会情境中参照他人行为的表现。通常分成两种类型,即有意识地模仿和无意识地模仿。有意识地模仿是在基于一定动机或目的的自觉效仿。无意识

笔记

地模仿是个人在不自觉状态下对他人行为的反射性效仿。模仿者并没有意识到自己接受被模仿对象发出的暗示,这是作为社会心理现象的模仿类型。在突发公共卫生事件中,人群中模仿从众心理往往会在自身利益无伤害的前提下导致集体性行为。

2. 影响因素　恐慌心理可认为是人类自我保护的本能反应。但是过度的恐慌反应,往往将导致比事件本身更为严重的负面影响。认清群体性恐慌的成因,将有助于公众在危机情景下保持冷静与理智,维持正常社会秩序,保证社会和谐。

（1）危机事件的性质:危机事件本身,尤其是突发公共卫生事件对人们的生命财产安全构成威胁。只要有危害公众的危机事件发生,就会引起群体性事件从而产生群体性恐慌心理,并且极易形成"恐慌氛围"。危机事件是导致恐慌心理产生的元凶,加上在信息社会中,人们交流信息方式的多样性和便捷性,极易将恐慌心理传染给他人。

（2）信息传播不当:大众传播是一个互动的过程,信息在传播者与其受众之间双向流动。传播的目的就是为了满足大众的需求,使大众获取重要的信息。在众多的信息中,大众对危害自己及国家安全的信息"嗅觉"尤为敏感,一旦大众传播渠道不畅或者功能弱化,公众将无法通过正规、权威的渠道获得确实可靠的信息,控制感的丧失引发恐慌心理,从而导致群体性恐慌。

（3）知识与能力:公众的科学素养与公众对于传言是非的判定能力是一个重要的影响因素。公民科学素养的缺乏会造成民众在谣言前缺乏理性科学的思考,容易盲目的相信谣言。例如在"抢盐"风波事件,稍有科学素养的人都知道食用碘盐是无法预防放射性辐射的,这一事件无疑折射出公民知识水平与恐慌心理的密切关系。

（4）文化与宗教:不同的文化与宗教环境中,人们面对突发事件的态度和接受程度也是不同的。在突发公共卫生事件中,应该正确的发挥宗教文化的作用,避免被他人利用蛊惑,发挥其特定的功能,给受灾难的人以心灵慰藉。

> **知识链接**
>
> 谣言是一群人议论过程中产生的即兴新闻,谣言是一种集体行动。
>
> ——美国社会学家希布塔尼
>
> 谣言具有操纵性功能,表现在它可以被社会各阶层所利用。不仅统治阶级常常拿谣言愚弄群众,下层社会的民众同样会利用谣言来达到他们的目的。
>
> ——苏萍《谣言与近代教案》

二、集体行为

集体行为(collective action)又称为集群行为。美国社会学家帕克认为:集体行为是一种共同的、集体冲动影响下的个人行为。社会学领域经常将集体行为理解为一种短暂的、有一定规模的、无组织的行为。例如美国社会学家戴维·波普诺的界定是:"集体行为是指那些相对自发的、无组织的和不稳定的情况下,因某种普遍的影响和鼓舞而发生的行为。"卫生应急中集体行为是指在突发公共卫生事件中,人们自发产生的群体性社会行动,它缺乏明确的行动计划,当对其引导和处理不当时,有时候会对社会稳定造成破坏。

1. 表现形式与特征　集体性行为的表现形式多种多样,多以恐慌,谣言,骚乱、抢购、就医等形态出现。这些现象都具有以下的特征:

（1）自发性: 集体行为都是群众自发组织形成的,带有一定的目的性,而并非是由某一组织提前准备好,预先设计好的活动。这种自发的行为更是难以控制,其规模、发生时间等因素都难以确定。

（2）偶然性: 集体性行为无法准确预计到集体行为究竟何时何地发生,带有很大的偶然性,因为是自发性的,所以大多是出人意料的。比如地震后,人们避难的集体行为是无法准确预料的。

（3）短暂性: 最短暂的集体行为可能只有几分钟,最长的一般也不会超过几天。这种短暂性也可以用暴发性来解释。集体行为的暴发性决定它不可能持久,但可能有三种结果: ①宣泄感情,减轻了内心的紧张,即告结束。②找到了新的行为规范并被社会接纳使之制度化,集体行为也告结束。③集体行为被人利用,转化为有组织、有领导的社会运动。

（4）敏感性: 在集体行为中,人们的互动频率很快,而且越来越快。比如球迷闹事事件,球迷之间的激动情绪极易传播,所以极易导致事态扩大化。

（5）匿名性: 集体行为的行为方式具有匿名性质。在集体行为中,个人基本处于"匿名状态",责任分散而模糊,任何一个或几个成员都无需为集体行为承担责任。

（6）非结构性: 集体行为的个人之间没有固定联系,主要依靠情绪或对共同关心的事物态度相互连接,缺乏长久的联系纽带。也就是说,一旦突发事件的事态发展被控制住了,有关部门较好的采取了应急措施,那么这种群体性的行为就会有所缓解。

由以上特征可以看出,集体行为呈现一定程度的随机性和盲动性,当集体行为引发的情绪宣泄和冲动行为不能得到有效控制时,容易导致一部分人情绪失控,进而造成社会危害。

知识拓展

"模仿定律"与集体行为

理论的创始人塔尔德在1890年出版的《模仿定律》一书中这样描述"模仿"的"社会起源于模仿,而模仿则遵循以下定律: ①在无其他力量的阻碍时,模仿是按几何级数进行的,一传二、二传四犹如向水池中投下一块石头,波纹随即按同心圆轨迹扩散等,在无阻力的地方扩展更远。②模仿一经传递则必然发生改变,不会与原形绝对相同,无论是个人的模仿还是社会的模仿都是如此。"

笔记

110

2. 集体行为的形成机制　集体行为的发生具有一定的偶然性,但它的发生并不完全由偶然因素导致,它通过特定的传播机制在人群中广泛传播。

(1)群体联系与感染:在集体行为中,群众有共同的情绪,并且极易感染给身边的人。某种观念、情绪或行为在暗示机制的作用下以异常的速度在人群中蔓延,从而引发整个人群的激烈行动。例如球场上发生的裁判失当,少数球迷的不满情绪会在这种兴奋情绪的催化下感染给他人,从而酿成了球迷闹事等有害社会秩序的集体行为。

(2)信息流:在集体行为中,非常态的信息流动主要是指流言。美国心理学家G·W·奥尔波特曾提出有关流言的基本公式:$R = I \times A$。其中R指流言(rumor),I指流言的重要性(important),A指流言的不确定性(ambiguous)。他认为流言流通量的大小取决于问题的重要性以及证据的不确定性两个方面。

3. 经典理论　集体行为的经典理论产生于信息社会之前的工业化社会。斯梅尔(N.J.Smelser)的价值累加理论无疑是典型代表。此外,还有很多社会学家也利用模仿理论、感染理论、紧急规范理论、匿名理论等来解释集体行为。价值累加理论认为,集体行动、社会运动和革命的产生都是由六个因素决定的:社会结构促成(structural conduciveness);由社会结构衍生出来的怨恨、剥夺感或压迫感(structural strain);一般化信念(generalization for action)的产生;触发社会运动的因素或事件(precipitation factors);有效的行动动员(mobilization for action);社会控制能力(operation of social control)的下降。这六个因素都是集体行动发生的必要条件,是有利于社会运动产生的结构性诱因。上述因素自上而下形成,发生集体行动的可能性也在逐渐增加。一旦具备了六个因素,集体行动就必然地发生,图5-1描述了集体行为理论成因。

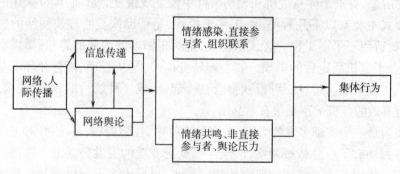

图5-1　集体行为理论成因

在集体行为中,社会各组织都很可能因此而受到影响。因此,必须重视对集体行为的管理。而对集体行为干预方式不能一概而论,应根据不同组织在集体行为中扮演的不同角色而定。通常对媒体机构的干预主要是劝说其对政府部门发布的新闻消息进行客观报道,防止个人主观情绪的渲染;对于公众的干预主要是做好相关心理安抚工作,消除事故后的不良心理应激反应如恐惧、焦虑等情绪,适当的情况下可以进行群体分享与减压,并且对重点人群进行长期的心理随访跟踪;对于政府部门,合理的心理干预应当包括稳定心态,不夸大事实,不隐瞒真相,协助事件的调查过程,维持正常的生产生活秩序,做好疏导工作。

第三节　心理危机应对与心理危机干预

一、基本概念

应对(coping)是个体对抗应激的一种手段,是个体对环境或内在需求及其冲击所做出的稳定的认知和行为的努力,主要通过预测、反馈及控制三种机制来实现。

预测是对威胁情境的正确理解与评价,反馈是校正应对的作用,反馈的精确程度能左右应对的成功程度。控制包括自我控制与对环境的控制能力,反映了承受应激和调整环境的水平和能力。应对具有问题指向性和情绪调节性两方面的功能。

干预又称为应激处理,是针对干预对象在接受应激源刺激后产生的各种症状与行为进行有计划有目的的矫正过程。

心理危机干预(psychological crisis intervention)是指针对个体或者人群的心理危机而采取的一系列明确有效的措施,包括心理辅导、教育、咨询、沟通、心理治疗和处置等活动,以帮助其恢复心理平衡和动力的过程。心理危机干预时间一般在危机发生后的数个小时、数天、或是数星期。心理危机干预的对象既有受害者、幸存者、目击者、死难者的家属、同事、朋友,也有救援人员、消防人员、警察、应急服务人员、志愿人员、易感人群、老人、儿童。心理危机干预的主要目标是降低急性、剧烈的心理危机和创伤的风险,稳定和减少危机或创伤情境的直接严重的后果,促进个体从危机和创伤事件中恢复或康复。目前,国外常用的危机干预模式主要有以下几种类型:①平衡模式,是帮助恢复心理或情绪的失衡状态,主要适用于早期干预。②认知模式,是纠正错误的歪曲的思想,增强自我控制,适合于危机稳定后的干预。③心理转变模式,是从心理、社会和环境范畴寻找危机干预策略。将这三种模式整合在一起,形成一种统一的、综合的模式,对于进行有效的危机干预是很有意义的。

我国是一个灾难多发的大国,在突发事件中,在物资、人员、医疗和卫生防灾防病方面均有了应急救援预案,但至今尚缺乏专业的突发公共卫生事件心理干预组织。我国在这一领域的研究才刚刚起步,目前大多干预措施及对策还处于研究和探讨阶段。

二、突发公共卫生事件心理危机的预防、干预与控制

结合我国目前的实际情况,应当主要利用以下几种方式进行心理危机的预防干预与控制。

1. 加强监测及信息管理　加强以人群为基础的监测,把对人群的心理卫生监测纳入监测系统。以人群为基础的监测系统,可以及时鉴别出突发事件中有应激障碍风险的人群,并评价、预测人群应激障碍的流行情况,从而能尽早采取

笔记

干预措施。监测系统还可以用来监控心理干预措施的实施及其效果,并直接指导卫生资源的有效分配。无论是在突发事件的防御阶段还是反应阶段,监测都能起到十分重要的作用。其次,利用监测系统收集的信息构建起一套完整有效的信息系统,特别是公共卫生信息系统。该系统必须自上而下统一管理,通畅无阻,而且要确保政府公布的信息完整、统一和权威。众所周知,在重大的突发性事件面前,公众大多数都缺少理性分辨、分析的能力,要消除恐慌和传言,最有效的方法就是信息公开。及时、可信、准确的信息发布系统有利于引导公众消除恐慌心理,冷静对待灾难/突发事件,真正发挥预警作用。

2. 建立健全社会心理预警系统　在加强人群监测以及信息管理的基础上,逐步构建起突发事件社会心理预警系统,使重大突发事件的社会心理预警研究不断深入,为领导决策和改善公众在灾难时期的应对能力,提高心理健康水平提供依据。美国、英国、新加坡等一些国家都组建了由政府统筹管理的重大灾难及危机的心理服务系统。目前我国尚未建立专门的系统,但有学者已经开展了突发公共卫生事件社会心理行为指标预警系统的研究,并已取得初步成效,为初步建立国家级灾难事件社会心理预警系统打下基础。

3. 加强公众的健康教育　美国反恐斗争和我国防治SARS的工作经验表明,突发事件发生时开展广泛深入的健康教育和健康促进活动,可以使公众正确了解有关知识,增强公众的心理承受能力和应变能力。一方面可以避免大范围的社会恐慌,维持正常的社会秩序;另一方面还可以动员全社会的力量,极大地促进突发公共卫生事件的防治工作。健康教育的方式可灵活多样,除传统的印发科普资料、报告、讲座、咨询等,利用电视、电台、报纸、网络等现代传媒手段能收到更好效果。

4. 心理咨询热线　心理咨询热线兼有专业性心理干预与健康教育的作用。心理咨询热线有着安全性、隐秘性、持续性、服务广泛性、方便性等特点,使得这种形式的心理服务成为危机时期的一个重要的支持力量,同时它也是收集公众心理信息的一个重要工具。2003年5月1日,中国科学院心理研究所面向全国开通了四条SARS心理咨询热线,有效地帮助求助者缓解了他们的心理压力,舒解负性情绪,采取更适应性的行为应对方式。心理咨询热线是突发事件期间,容易获得并被广泛接受的心理干预方式。

5. 专业性心理干预　心理干预工作者一般是经过专门训练的心理学家、社会工作者、精神科医生等专业人员。需要心理干预的人群范围很广,包括病人、幸存者、隔离人群、医护人员及救援人员、社会公众等。心理干预对象不同,其干预重点和内容也各有侧重。美国"国家灾难心理卫生服务体系"已日趋完善,有着较成熟和系统的干预标准和方案,值得借鉴。而我国对突发事件心理干预的研究尚处于起步阶段,相关研究尚不系统。SARS流行期间,中国疾病预防控制中心公布了心理干预方案,以及SARS患者相关精神障碍的预防与推荐治疗原则(草案),仍需进一步完善。国内对其他类型突发事件心理干预的研究更少,尚无成熟的干预方案和干预经验,相关研究亟待加强。

笔记

知识拓展

心理危机干预(psychological crisis intervention)指对处于一段极端痛苦时期的个体或团体的生活及精神上提供暂时的、积极的、支持性的帮助,通常也叫做"早期干预"。由于其省时省力且针对性强,危机干预已经成为当今世界上应用最为广泛的短期的治疗方式。需要注意的是心理危机干预并不是心理治疗,它是心理急救的一种形式。

知识链接

2007年底,在对多次实践操作总结的基础上,浙江省颁发了国内首个《突发事件心理危机干预行动方案》,这表明我国地方政府在灾后心理援助立法方面迈出了非常难得的一步。另外,心理援助已纳入了恢复与重建规划。确保灾难事件后长期持续进行心理援助的立法保障在2008年6月《汶川地震灾后恢复条例》颁布之前基本是空白。《汶川地震灾后恢复条例》分别在第十七条和第三十五条中把组织灾后心理援助的职责赋予了灾区各级政府及其民政部门。比如,地震灾区的各级人民政府,应当组织受灾群众和企业开展生产自救,积极恢复生产,并做好受灾群众的心理援助工作。民政部门具体组织实施受灾群众的临时基本生活保障、生活困难救助、农村毁损房屋恢复重建补助、社会福利设施恢复重建工作以及对孤儿、孤老、残疾人员的安置、补助、心理援助和伤残康复等工作。

案例5-1

2008年9月11晚原卫生部发布新闻:近期,甘肃、江苏等地报告多例婴幼儿泌尿系统结石病例,调查发现与患者食用三鹿牌婴幼儿配方奶粉有关,国务院有关部门立即成立专门小组对此次事件进行调查,并准确、及时对外公布事实真相。由于相关部门及时处理调查此次突发公共卫生事件,并且将事实真相通过媒体告知公众,信息的透明化及时地防止了婴幼儿家长们的过度恐慌。

三、应急救援人员相关应激心理及干预

1. **应急人员相关应激心理** 在面对突发公共卫生事件时,往往需要以卫生系统为主的社会各部门分工协调,完成应急工作。而在这一特殊时期,应急工作人员的心理往往承受着更多的压力,呈现出不同的心理特征。而他们的心理状态和行为直接影响到突发公共卫生事件的处置结果。例如在SARS期间,家在外地、处境特殊、身份特殊、个体的应对资源和心理储备不足的群体容易产生有破坏性或不愉快体验的应激。在高强度压力工作环境中,应急人员非常容易产生睡眠状况变差、身心疲惫、警觉性提高、个体无助感等现象,进而可以发展为情绪低落、精神紧张、悲观、效率下降等负面情绪。应急人员的心理受损还表现在灾

后数年存在的心理阴影。由于当时复杂紧急的急救情况,会给应急人员留下了深刻的心理印记。在灾难过去后的数年中,再出现类似事件时,尽管不是自己亲身经历,也会有不同程度的精神紧张。更严重者,会反复在头脑里出现灾难当时画面,甚至会严重影响到睡眠状况。

2. 应急救援人员的心理干预 正如上文所述,应急救援人员涉及医疗卫生、公安、武警、消防、军队新闻媒体、政府工作人员及志愿者等群体。应急救援人员的工作复杂性与挑战性并存。对应急救援人员的心理干预不仅可以有效防止救援人员产生"灾后综合征",更是救援工作顺利进行的有效保障。常见的对救援人员的心理干预内容主要有:合理分配相关救援人员的任务,避免因分工不均造成压力过大超出心理负荷能力的情况;在应急救援过程中,重视同伴支持的作用。救援人员之间相互鼓励与调节有助于宣泄负面情绪。在心理干预的过程中,也可以尝试注意力转移法、冥想法等心理学方法来缓解产生的各种心理应激反应。

本 章 小 结

1. 本章第一节介绍了突发事件的公众危机心理与心理危机的概念,重点介绍了危机心理的特点与表现,以及心理危机的产生机制。

2. 第二节介绍了群体性恐慌和集体行为,着重介绍了集体行为的表现形式与特征,集体行为的经典理论。

3. 第三节介绍了心理危机干预的概念,结合国内外心理危机干预的研究与实践进展,对心理危机干预的方式进行了介绍,并特别强调了应急救援人员心理干预的重要性。

关键术语

心理应激反应 psychological stress reaction

危机心理 crisis psychology

心理危机 psychological crisis

群体性恐慌 group panic

集体行为 collective action

心理危机干预 psychological crisis intervention

讨论题

如何从多学科的角度来理解危机应对行动理论?

思考题

简答题

1. 突发公共卫生事件中异常的公众心理危机表现形式有哪些?

2. 集体行为的典型表现有哪些?

(谭晓东 王 莹 武汉大学公共卫生学院)

第六章

卫生应急管理研究的常用方法

学习目标

通过本章的学习,你应该能够:

掌握 突发公共卫生事件风险评估方法、危机决策分析方法、突发公共卫生事件干预效果评价方法。

熟悉 卫生应急管理综合评价方法、突发公共卫生事件的预测分析方法、灾后居民心理状况与需求评估方法、利益相关者分析方法。

了解 常用的统计学、流行病、管理学和社会学研究方法。

章前案例

在全球一体化背景下,人们的社会和生存环境更为复杂,重大突发公共卫生事件发生的概率明显增大,其复杂程度及处理难度也进一步提高。重大突发公共卫生事件具有突发性、罕见性、破坏性和紧迫性等特点,政府只有建立完备的监测、预警及危机处理机制,才能有效预防及高效、快速地处理突发公共卫生事件。2003年,我国SARS暴发流行的初期,由于对疫情的监测与预警发布不及时、不准确,应对准备不足,致使疫情扩大,给生产、生活、经济发展和国际声誉等方面造成了重大损失。我国的突发公共卫生事件监测、预警在SARS流行之后得到了高度重视。2003年国务院颁布实施的《突发公共卫生事件应急条例》提出了"突发公共卫生事件监测与预警"的要求,2004年修订的《中华人民共和国传染病防治法》中提出了"国家建立传染病预警制度"。

突发公共卫生事件监测、预警是实现"预防为主"的有效手段。我国现有的监测、预警系统,如流感监测、突发公共卫生事件报告系统,使我国的突发公共卫生事件预警系统初具形态,然而还有很大的提升空间。例如,理想的突发公共卫生事件预警方法和技术应当是敏感而特异、科学而简便的,但在实际工作中,往往难以同时达到各方面的要求,需要在4个目标之间做出选择。在追求科学、严谨的同时,也应考虑到基层疾病预防与控制机构的实际情况,应用的参数、方法和设备不能过于复杂,否则基层单位将无法实施。同时,往往也需要在特异性和灵敏性之间进行权衡和取舍。由此可见,建立完备的突发公共卫生事件监测、预警系统不是一件容易的事情,需要运用科学理论和方法进行深入的专题研究。

笔记

突发公共卫生事件具有突发性、不确定性、群体性、处理的综合性和系统性等特征,因此应对和战胜突发公共卫生事件绝不是一个简单的过程,需要逐步加深对突发公共卫生事件的认识和研究,并以此为基础不断完善突发公共卫生事件的应急管理体系。目前,突发公共卫生事件研究主要集中在危机生命周期中的各个阶段,常用的方法主要包括系统分析法、突发公共卫生事件风险评估方法、预测分析方法、危机决策分析方法、综合评价方法、效果评价方法、灾后居民心理状况与需求评估方法,还包括常用的统计学、流行病学、管理学和社会学研究方法。

第一节　卫生应急管理研究概述

一、卫生应急管理研究

卫生应急管理研究,是指借助多种学科的理论、方法和工具,描述和分析卫生应急管理中的现象、问题、产生原因及作用机制,探索和总结卫生应急管理的规律,构建卫生应急管理的理论框架和模型等方面的研究活动。

二、卫生应急管理研究目的

作为一门新兴的边缘学科,卫生应急管理还不太成熟。从某种意义上说,卫生应急管理研究是不断丰富和发展卫生应急管理学科内涵和理论体系所必备的基础和条件。一方面,需要利用多学科的理论和方法研究卫生应急管理中的实际问题;另一方面,也需要探索与卫生应急管理密切相关的、专门的研究方法。此外,不断拓展的卫生应急管理实践活动、管理决策以及获得更多的群众支持,也迫切需要通过卫生应急管理研究来获得更多的实证证据支持。

对于各种特定的卫生应急管理问题进行研究时,其具体的研究目的可能是千差万别、各不相同的。但是,这些研究目的,可以归结为以下三类:探索、解释和描述。当研究目的不同时,整个研究就会在设计的要求、研究对象和研究方法的选择以及在具体操作程序上都有所不同。

1. 探索性研究(exploration research)　是一种对所研究的现象或问题进行初步了解,以获得初步的印象和感性认识,同时为今后更周密、更深入的研究提供基础和方向的研究类型。当研究者准备研究的卫生应急管理中的某种问题很少有人研究,或研究者本人对研究问题或现象不大熟悉时往往会开展探索性研究。探索性研究通常采用文献回顾、专家咨询和实地考察三种方式。

2. 描述性研究(descriptive research)　通常是要发现总体在某些特征上的分布状况,它所关注的焦点不在于为什么会存在这样的分布,而在于回答这种分布是怎样的。描述性研究的主要目的是收集资料,发现情况,提供信息,特别是从纷繁复杂的现象中描述出主要的规律和特征。比如,当需要了解受灾人数、死亡人数、伤病人数和基本特征等问题时,往往需要开展描述性研究。

3. 解释性研究(explanatory research)　指的是那种探寻现象背后的原因,揭示现象发生或变化的内在规律,回答各种"为什么"的社会研究类型。解释性研究的主要目的是回答"为什么",是解释原因,是说明关系,因而它的理论色彩往往更浓。它往往是从理论假设出发,经过深入实地收集资料,并通过对资料的分析来检验假设,最后达到对社会现象进行理论解释的目的。比如,当需要评估某种卫生应急干预措施的实施效果时,往往需要开展解释性研究。

三、卫生应急管理研究主要内容

目前,虽然对突发公共卫生事件的研究日益增多,但大多集中在对突发公共卫生事件生命周期中各个阶段的研究,主要包括卫生应急预防和准备、应急响应和处置、恢复和重建、应急评价等关键环节。其中,重点的研究内容包括:

1. 突发公共卫生事件的风险评估研究 风险评估是风险识别、分析和评价的过程,及早发现、识别和评估突发公共卫生事件风险,能为卫生应急管理和决策提供重要依据,对有效防范和应对突发公共卫生事件具有重要意义。

2. 突发公共卫生事件监测、预警研究 完善的突发公共卫生事件的监测和预警是发现、控制突发公共卫生事件的关键环节,只有尽可能早发现、报告突发公共卫生事件的情况,才能掌握主动权。突发公共卫生事件的监测和预警是在考虑到资料的不完全性、危害的不确定性之后仍要在有必要采取措施的地方进行预防和警示的一种机制,是卫生应急管理科学决策的重要手段。

3. 卫生应急管理决策机制研究 卫生应急管理决策作为一种非程序化的决策,日益受到各级地方政府的重视,而决策质量也直接关系着突发公共卫生事件管理的成败。在危机状态下,时间非常有限、信息不对称,资源储备无法应付突发状况以及事件发展的多变性,都会导致决策出现盲点。而正常状态下的理性决策模式无法在突发状态下得到充分运用。在这种情景下如何提高决策质量是卫生应急管理研究的一项重要任务。

4. 卫生应急能力评价研究 卫生应急能力评估是推动卫生应急常态管理工作的重要环节,卫生应急能力评估通过系统诊断、分析应急预防与准备过程中存在的问题与不足,敦促政府管理部门和专业机构常备不懈,不断提升应急能力,以有效保持应对突发事件的工作状态。

5. 突发公共卫生事件干预效果评价研究 突发公共卫生事件干预效果评估是卫生应急管理研究中的重要内容,其主要目的是完善应急管理制度,提高组织对危机的应急能力和恢复力,防止同类危机再次发生。

6. 突发公共卫生事件中的心理问题研究 突发公共卫生事件后,受灾居民(甚至救援人员)的心理反应可能会受到很大影响,需要对他们的心理状况进行调查研究,了解他们的情绪、身体反应,应对方式及心理救援的需求,并有针对性地制定心理、情绪方面的干预策略。

四、卫生应急管理研究主要方法

本章将围绕卫生应急管理各阶段的主要研究任务介绍常见方法,如突发公共卫生事件风险评估方法、预测分析方法、危机决策分析方法、综合评价方法、效

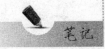
笔记

果评价方法等。由于卫生应急管理具有跨学科性、系统性和综合性等特点,需要从多个学科视角、多种研究方法来研究。因此,卫生应急管理的研究方法综合了多学科的研究方法。本章将简要介绍卫生应急管理研究常用的统计学、流行病学、管理学和社会学研究方法。尽管可用于卫生应急管理研究的方法是多种多样的,但主要的方法不外乎两大类:定性研究方法和定量研究方法。

(一)定性研究方法

定性研究是对事物性质方面的分析和研究,属于探索性研究的一种主要方法,也是发现问题的一个过程。定性研究主要是想通过解决所研究事物"是什么"以及"现象为什么会发生"等本质性的问题,继而对所研究的事物做出语言文字的描述,从而达到反映研究对象特征和本质目的的研究方法。卫生应急管理研究中的定性研究方法主要包括个人访谈法、头脑风暴法、德尔菲法、专家会商法、专题小组讨论法、情景分析法、利益相关者分析法等。

(二)定量研究方法

定量研究就是利用概率论和统计学原理对一些现象的数量特征、数量关系和事物发展观察中的数量变化等方面进行的研究。定量研究可以使人们对现象的认识趋于精确化,并从量上对各种现象进行分析,是进一步把握事物发展内在规律的必要途径。卫生应急管理研究中的定量研究方法主要包括时间序列预测分析法、因果关系预测分析法、综合评价分析方法、常用统计学和流行病学模型等。

(三)定性研究与定量研究的结合

定量研究方法和定性研究方法各有优势和不足。定性研究与定量研究不是对立的,它们各具特点,具有一定的互补性。按照系统论的观点,卫生系统属于开放的复杂巨系统。实践证明,定性、定量相结合的综合集成的方法是研究开放的复杂巨系统的有效方法。它不是将这种系统设法简化为简单系统,仅用成熟的定量方法处理,也不是仅做思辨性的空谈,只给予定性描述,而是充分重视系统具有变量众多、机制复杂、有层次结构的特点,将多学科知识、经验知识综合集中起来,进行定性定量有机结合的研究与处理,最终使多方面的定性认识上升到定量认识。

第二节 卫生应急管理研究基本方法

卫生应急管理研究的基本方法,即指卫生应急管理各阶段或环节常用的研究方法,主要包括系统分析法、突发公共卫生事件风险评估方法、预测分析方法、危机决策分析方法、综合评价方法、效果评价方法、灾后居民心理状况与需求评估方法等。

一、系统分析法

(一)系统与复杂巨系统

系统是具有特定功能的、相互间有机联系的许多要素构成的一个整体。按照系统的规模和复杂性进行分类,卫生系统属于典型的复杂巨系统。同其他复杂巨系统一样,卫生系统是由大量的个体组成。由于个体类型复杂、数量巨大,且各自有其内在目标和价值标准,个体之间又相互冲突和联系,关系错综复杂,行为难以预测,系统产出难于度量。由于其本质上的开放性,卫生系统受到来自于系统外部的自然系统、资源系统和社会系统的巨大影响,而在系统内部,个体之间的相互作用产生的微小变化有可能产生聚集、对冲等,其合力可以在系统内实现自组织,自加强,自协调,并随之扩大、发展,最终产生质变,这就是复杂巨系统中涌现(emergence)产生的机制。2003年SARS在我国的暴发流行可以认为是生物系统内的一次涌现,而从卫生系统的角度来看,也许是我国卫生服务工作管理上的某些深层次矛盾而非生物学因素最终决定了涌现的发生。

(二)系统分析方法

1. 系统理论 是人们在社会实践活动中对客观存在的系统及系统的本质形成的一种整体化的认识。系统理论不但要求对问题的研究要系统化,而且要求方法本身也要系统化,即形成方法系统。系统分析是以系统观点对所要研究的问题进行分析,探讨系统组成部分和要素之间的关系,并寻求研究问题满意的答案。任何卫生应急管理问题的方式总是一些主体在一定的环境下相互作用、相互制约发生,也就是说特定的对象和环境决定了卫生应急管理问题的性质、过程及趋势等。卫生应急管理中的主体和环境是复杂的、变动的,因此对卫生应急管理研究的问题进行分析时,可将系统分析作为最基本的思想。在卫生应急管理研究中引入系统分析法,就是按照系统理论和方法的基本原则和要求,分析研究问题所涉及的各种主体及其所在的环境背景,从而得到对研究问题及其根源的全面理解。

2. 系统分析的步骤 系统分析可分为以下4个步骤:

(1)明确卫生应急管理问题,确立目标:系统分析首先要明确所要解决的卫生应急管理问题,以及问题的性质、重点和关键所在,恰当地划分问题的范围和边界,了解该问题的历史、现状和发展趋势,在此基础上确定系统的目标。由于实现系统功能的目的是靠多方面因素来保证的,因此系统目标也是由若干个目标系统组成的。在众多目标情况下,要考虑各项目标的协调,防止发生抵触或顾此失彼,同时还要注意目标的整体性和可行性。

(2)收集资料,分析卫生应急管理问题:提出问题、明确目标之后,还必须广泛收集与问题有关的一切资料,包括历史资料和现实资料、文字资料和数据资料,尤其要重视各种要素相互联系和相互作用的资料。在分析和整理资料的基础上,尽量搞清楚要解决的问题所处于的系统是由哪些要素组成的,其中占主要地位的有哪些,各自有什么特点和规律,它们之间的联系是怎样的。对这些问题分析得越透彻,实现目标的把握就越大。

(3)建立模型:是对与系统目标相关因素之间关系进行描述,可根据不同表达方式、方法的需要选择不同的模型。通过模型的建立,可以确认影响系统功能目标的主要因素以及影响程度,确认这些因素的相关程度、总目标和分目标的达成途径及约束条件。

(4)系统优化:是通过计算工具找出系统中各要素的定量关系;同时,还要

笔记

靠分析人员的价值判断,运用经验的定性分析,从而借助这种互相结合的分析方法,才能从备选方案中寻求满意的答案。

3. 复杂巨系统的分析方法　从定性到定量的综合集成方法是解决复杂巨系统的有效方法。它主张在处理开放复杂巨系统时,把专家群体凭经验得到的定性认识以及各种信息与其他知识,通过计算机的软硬件及有关技术,进行综合,建立模型,反复修改,最终上升为定量的认识。从定性到定量的综合集成技术充分发挥与体现了人机结合的思想,在综合集成的过程中人始终起着主导的作用。专家在错综复杂的情况下作出的判断、提出的假设以及某些"点子"是专家经验积累而形成的知识,是人的"心智"的一种体现。综合集成是人用计算机的软、硬件来综合专家群体的定性认识,专家群体提供的结论、各种数据与信息,经过加工处理从而使之成为对总体的定量的认识。

二、突发公共卫生事件风险评估方法

近年来,公共卫生事件、自然灾害、事故灾难、社会安全事件等各类突发事件频发,对公共卫生安全构成严重威胁,卫生应急管理和决策的复杂性和难度日益增加。风险评估是卫生应急管理的重要环节。及早发现、识别和评估突发公共卫生事件风险,对有效防范和应对突发公共卫生事件具有重要意义。根据卫生应急管理工作的实际需要,风险评估可分为日常风险评估和专题风险评估两种形式。突发公共卫生事件风险评估通常采用定量分析、定性分析以及定量与定性相结合的分析方法。在突发公共卫生事件风险评估工作中,常用的分析方法有专家会商法、德尔菲法、风险矩阵法和决策流程图。其中,风险矩阵法和决策流程图的实施步骤和注意事项参见本书第三章。

(一)专家会商法

专家会商法是指通过专家集体讨论的形式进行评估。该评估方法依据风险评估的基本理论和常用步骤,主要由参与会商的专家根据所评估的内容及相关证据,结合自身的知识和经验进行充分讨论,提出风险评估的相关意见和建议。会商组织者根据专家意见归纳整理,形成风险评估报告。专家会商法是日常风险评估的常用形式,也经常应用于专题风险评估。当突发公共卫生事件风险评估内容还没有可依据的固定的评估工具或评估框架时,或受评估时间、评估证据等客观因素的限制,无法进行较为准确地定性、定量评价时,专家会商法往往是突发公共卫生事件风险评估的首选方法。

1. 具体实施步骤

(1)组成专家小组: 主要根据评估议题所涉及的领域及知识范围确定专家。根据评估内容,参与专家人数可在3～30人不等。

(2)风险评估内容及相关信息介绍: 由评估组织者或指定专家向参与评估专家介绍评估的议题、背景资料和主要目的。

(3)专家讨论: 主要由参与评估专家根据各自的专业或学术领域以及知识、经验,围绕评估目的,针对评估议题和相关信息资料,就评估对象的风险以及针对性的措施建议广泛发表意见,并就所涉及的相关问题进行充分的讨论,以达成一致性或倾向性的意见。

（4）根据会商结果撰写并提交会商纪要或评估报告：根据专家会商达成的一致性或倾向性意见作为评估的结论，但会商中出现的重要分歧意见也应根据需要在报告中加以说明，以供领导进行风险管理决策时参考。

2. 实施注意事项

（1）专家人数不宜过少，以免评估结果的偏性：对于日常风险评估，即使评估议题单一，内容简单，参与专家人数也不宜少于3人；对于专题风险评估，参与专家人数一般不应少于10人。

（2）参与专家要有代表性：对于日常风险评估，参与专家应能覆盖评估的主要内容或议题，并对相关评估内容、评估流程较为熟悉，人员应相对固定。对于专题风险评估，参与专家应能覆盖评估议题的主要专业领域，且每个专业或领域的专家数量应当相对平衡。

（3）会商组织者及其注意事项：为了保证讨论效果，会商组织者应注意以下几点：①根据评估目的，事先准备会商讨论要点提纲，会商过程中注意引导参与者围绕提纲进行讨论；②引导会商参与者在自由发言的基础上，就重点问题取得一致性或倾向性的意见和结论；③会商过程应指定人员详细记录，会商会结束前，会商组织者应就会商主要的意见和结论进行小结，并得到与会专家的认可。

（4）不断提高专家会商会的科学性：应借鉴各种定性、定量风险评估的方法，在评估会商中以规范化的内容逐步开发形成辅助评估流程、评估框架或评估工具，使评估会商工作的科学性和评估质量不断提高。

（二）德尔菲法

德尔菲法的实施步骤参见本书第三章。在实施德尔菲法时应注意：①避免专家们面对面的集体讨论，而是由专家单独提出意见。②对专家的挑选应基于其对风险因素的了解程度。专家可以是疾病预防控制机构的专业人员、卫生行政部门的管理人员或外请的相关专家。③保证所有专家能够从同一角度去理解风险分类和其他有关定义。④为专家提供充分的信息，使其有足够的根据做出判断。⑤所提问的问题应是专家能够回答的问题。⑥允许专家粗略的估计数字，不要求精确。但可以要求专家说明估计数字的准确程度。⑦尽可能将过程简化，不问与测量无关的问题。⑧向专家讲明测量对风险识别、分析和控制的意义，以争取他们对德尔菲法的支持。

三、突发公共卫生事件的预警、预测分析方法

突发公共卫生事件的预警，是由卫生行政主管部门根据监测网络提供的信息，及时向社会发出突发公共卫生事件可能发生的预警报告。可以利用现有的知识和技术，通过对观察事物的历史和现状进行调查分析，运用现代管理科学的预测方法和技术，进行科学的预测。利用科学的预测方法，不仅可以判断疫情发生的可能性，还可以在评估现有疫情的基础上对疫情发展的趋势进行推测和判断。然后，可以根据预测结果，通过新闻媒体向社会公众发出灾害预警报告，使社会公众的思想有所准备。

笔记

（一）定性预测方法

定性预测是指预测者通过调查研究,了解实际情况,凭借自己的实践经验和理论、业务水平,对事物发展前景的性质、方向和程度做出逻辑判断的预测方法。定性研究方法着重对事物发展的性质进行预测,主要凭借人的主观经验以及分析判断能力,它是一种十分实用的预测方法,特别是对预测对象所掌握的历史统计资料不多,或影响因素复杂而难以分清主次,或对主要因素难以定量分析等情况。定性预测着重于对事物发展的趋势、方向和重大转折点进行预测。

常用的定性预测方法有德尔菲法、调查预测法、主观概率法、相互影响分析法、情景预测法。

1. 德尔菲法　通常在缺乏历史资料或具有不可测量因素的情况下应用,适用于中、长期预测,此方法比较快捷、节省经费。

2. 调查预测法　通过调查获取必要的信息,再根据研究人员自己的经验和水平对未来做出预测,可以采用典型调查、抽样调查、全面调查、座谈会等形式。

3. 主观概率法　预测者对预测事件的发生概率做出主观估计,或者说对事件变化动态的一种心理评价,然后计算它的平均值,以此预测事件结论的一种定性预测方法。

4. 相互影响分析法　从分析各个事件之间由于相互影响而引起的变化,以及变化发生的概率,来研究突发公共卫生事件在未来发生的可能性的一种预测方法。

5. 情景预测法　它是假定某种现象或某种趋势将持续到未来的前提下,对预测对象可能出现的情况或引起的后果作出预测的方法。通常用来对预测对象的未来发展作出种种设想或预计,是一种直观的定性预测方法。它把研究对象分为主题和环境,通过对环境的研究,识别影响主题发展的外部因素,模拟外部因素可能发生的多种情景,以预测主题发展的各种可能前景。

定性预测法的优点在于注重事物发展在性质方面的预测,具有较强的灵活性,易于充分发挥人的主观能动性,且简单迅速,省时省费用。其缺点是易受主观因素的影响,比较注重于人的经验和主观判断能力,从而易受人的知识、经验和能力大小的束缚和限制,尤其是缺乏对事物发展做数量上的精确描述。

（二）定量预测方法

定量预测是指根据准确、及时、系统、全面的调查统计资料和信息,运用统计方法和数学模型,对事物未来发展的规模、水平、速度和比例关系进行预测。定量预测方法可分为时间序列预测方法和关系预测方法两种类型。

1. 时间序列预测方法　时间序列预测方法,是根据突发公共卫生事件过去的变化趋势预测未来发展趋势的一类方法。常用的时间序列预测方法包括:

（1）概估法:即预测值等于最近时期的实际值加减5%,这对某些短期预测来说既简便又比较实用。

（2）趋势外推法:根据时间序列曲线、指数曲线、S型曲线和其他类型曲线的曲线趋势进行外推,对于短期和中长期预测比较准确,但对于长期预测可能出现较大的偏差。

笔记

（3）平滑法：通过平滑、平均等手段使数据呈现线性或指数分布，来确定其预测值，这种方法通常用于短期预测，尤其当变量的历史观察值既存在某种基本模式又存在随机波动时特别适用。

（4）波滤法：其预测值表现为对过去实际值的最佳加权线性组合，它是在平滑基础上改进而来的，尤其适用于历史数据基本模式比较复杂的情况。

（5）自回归移动平均法：即预测值表现为过去实际值和误差的线性组合，这是目前比较有效而又经济的一种定量预测方法。

（6）分解法：即将时间序列分解为4种基本的潜在模式：长期趋势、循环变动、季节变动和随机波动。

2. 关系型预测方法　是根据影响突发公共卫生事件的主要因素来预测突发公共卫生事件变化趋势的一类方法。包括：

（1）线性回归：这种方法描述了自变量与因变量之间的线性关系，其理论基础是数理统计中的回归分析。

（2）非线性关系型方法：如非线性回归、神经网络等方法。虽然此类预测方法能较好地反映实际情况，但该方法较复杂，费用较高，需要数据较多。

定性和定量预测方法并不是相互排斥的，而是可以相互补充的，在实际预测过程中应把两者正确地结合起来使用。在占有比较完备的统计资料的前提下，可以先用一定的统计方法进行加工处理，找出有关变量之间的规律性联系，作为预测未来的一个重要依据。但在预测期内出现了新的重大影响因素时，对定量预测方法所得到的结果，根据新出现的因素加以修正。这就需要依靠熟悉情况和业务的人员和专家运用定性预测方法提出修正意见。而在使用定性预测方法的同时，也要尽可能采用数学方法，对事物发展变化的趋势、方向、程度和转折点出现的时间做出数量上的测算。

四、危机决策分析方法

危机决策的相关研究将为建立和完善全面地、稳定地处理突发公共卫生事件的预警系统提供参考。其次，通过对危机决策的研究，可以对大范围的民众开展日常的应对突发公共卫生事件的普及教育，使广大民众在面对有可能发生的各类突发公共卫生事件具备相应的预期心理适应和恰当的应对行为，对决策者的个人应对素质及整个事件的处理效果提高与完善有着积极的现实意义。

决策的实施是一个复杂的系统工程，需要科学方法的支持。然而，在危机状态下，时间非常有限、信息不对称，资源储备无法应付突发状况以及事件发展的多变性，这些都会导致决策出现盲点。而正常状态下的理性决策模式无法在突发状态下得到充分运用。在危机状态下，如何提高危机决策（crisis decision making）质量是卫生应急管理过程中的一项重要工作。目前，公认比较主流且在实践中证明有效的用来应对群体性突发事件的决策方法包括以下几种：

（一）快速、初步决策分析法

快速、初步决策分析法是指能够迅速运用、又在理论上可靠、以帮助决策者制定出好的政策的一系列政策分析方法，这个方法最先由卡尔·帕顿和大卫·沙

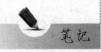
笔记

维奇提出。突发公共卫生事件的决策需要在特殊环境下解决特殊的决策问题,事件的突发性、破坏性和不确定性造成了高度的紧张和压力,为使组织在危机中得以生存,并将危机所造成的损失降到最低程度,决策者必须在有限的时间里迅速做出重大决策。此时,做出决定所需要的时间常常是以"秒"、"分"、"小时",而不是以星期、年、月来计算的,在这种情况下,快速、初步决策分析法就有了用武之地。

卡尔·帕顿和大卫·沙维奇把快速、初步决策分析法的过程分为六个步骤:第一,界定问题,即对问题给予认定及细化;第二,确定评估标准;第三,确认备选方案;第四,评估备选政策,即评估政策的预期影响和在何种程度上满足评估标准;第五,展示和比较备选方案;第六,监督和评估政策实施。卡尔·帕顿和大卫·沙维奇还配置了适用于整个分析过程的初步方法,这些方法不管是属于定性方法还是定量方法,都具有比较强的可操作性,而且大多简单易行,对于危机分析者与决策者都具有重要的参考价值(表6-1)。

表6-1 快速、初步决策分析过程中各步骤的初步方法

分析过程中的步骤	初 步 方 法
步骤1:认定及细化问题	简单快速的计算,快速决策分析,政治分析
步骤2:建立评估标准	技术可行性,经济和财政可行性,政治可行性,行政可操作性
步骤3:确认备选方案	研究型分析与实验,行为(维持现状)分析,快速调查法,文献述评法,实证经验比较法,被动搜集与分类法,类型学,类比法、隐喻法和群体生态法,头脑风暴法,立项方案对照法,可行性操作,现有解决方案的修正
步骤4:评估备选方案	推断技术,理论预测技术,直觉预测技术,折扣分析,敏感性分析,快速决策分析,政治可行性分析,实施分析、情景描述法
步骤5:展示、区分备选方案	一对一比较方法、满意方法、辞典排序方法、不被占有绝对优势选项方法、等价选项方法、标准备选方案法、矩阵(分数卡片)展示系统
步骤6:监督、评估干预实施	政策前后对比,有无政策对比,实际与规划比较,实验模型,准实验模型(非等价控制组设计、中断时间序列设计),成本评估方法

(二)专家紧急咨询法

紧急状态下,决策者并不具有相关决策状况的所有信息,比如突发事件的规模、形式、强度、发展趋向等,这种不确定性会使决策中枢系统的内在压力升高,以致出现"群体盲思",严重影响决策质量。为保证决策中枢系统对决策问题、备选方案的考察,对信息的搜集和处理以及对权变性计划的拟订,决策中枢系统必须充分利用各种类型的"外脑",充分发挥智囊机构的作用,实现跨学科、跨部门的学科互补和综合优势。智囊机构一般拥有一支专业化的政策分析队伍,具有一整套政策研究的科学方法,将政策研究引入专业化、规模化的轨道。对于一些技术复杂或者专业领域色彩很强的决策问题,智囊机构的作用就能体现的更明显。

笔记

在现代社会,信息技术和网络技术的快速发展,为紧急决策提供了诸多便利。专家紧急咨询法可以通过以下形式进行:专家紧急咨询会、电话、传真、手机、手机短信、基于互联网的即时通信软件(如MSN、QQ等)、电子邮件、电视电话会议等。

值得注意的是,决策中枢系统在利用决策智力支持系统的过程中,一方面,智囊机构要尽可能独立地进行工作,敢于同政府"唱对台戏";另一方面,政府决策者也不能放弃独立判断的职能和权力,不能让智囊机构代替决策,而是要加强对这些机构的利用和引导。

(三)情景演化法

这个方法是基于优先权演化技术和粗糙决策技术的一种改进方法,强调的是时间与事态的共同演化,争取在一定的时间内不断做出决策,在前一个决策的结果上作下一个决策,这个过程可以不断地进行调整,这种非程序化的决策方法可以被形象化地称为"摸着石头过河"。摸着石头过河并不是一个盲目而被动的决策方法,为了提高决策的有效性,在摸着石头过河的过程中,需要注意以下问题:

1. 要确立一个大致合理的目标与方向,根据此目标或方向制定规则和标准 在群体性突发事件中,这个目标就是如何能在尽量短的时间内以最小代价和最小副作用来平息事端、解决矛盾,而为此制定的规则和标准,就是以不同的事件背景为依据,具体情况具体分析而来。

2. 要留有余地 危机决策往往包含一些不确定或者可变的因素,对这些因素的事先假定往往是有偏差的。为了有效纠正这些因素引起的偏差,就必须留有余地。此外,决策中还存在一些"不可挽回"的情况,也要求决策者事先做好准备。留有余地的做法很多,常用的是保留一定的资源(人、财、物等)储备,或给予政策执行者一定的自主权等。

3. 善于总结经验、捕捉战机 由于决策者对于突发事件认知的局限性和突发事件的复杂性,决策中枢系统要习惯于采用各种试探性方法来使得认知过程简化,以提高认知的效率。摸着石头过河主要是通过一些经验性的总结和积累的规则来提高决策判断的速度和准确性。事实上,很多群体性突发事件都体现为一定的类型化,而很多所谓的"突发"事件也是常年问题矛盾积累暴发的结果,因此地方政府可以通过分析、研判大量既往的群体性突发事件的变化发展直至化解结束的过程,以利于今后类似事件的处理和应对。

(四)危机群体决策法

1. 危机群体决策法的概念 危机群体决策法是危机决策的一种有效方法。事实上,这类临时性的决策群体已经在大量突发公共卫生事件中被政府运用,例如为了应对事件而成立的"指挥部"、"应对领导小组"等部门,就是在事件发生之后,政府根据事态的种类和性质,立即从相关的政府职能部门和社会上的有关咨询机构中筛选调用有关专家,按照项目管理模式组成了危机决策群体。危机群体决策法,一方面可以集思广益,把群体的知识、经验融为一体,减少决策的盲目性;另一方面,也可以充分发扬民主,调动各个决策系统的积极性。

笔记

2. 危机群体决策法的步骤

（1）选择群体成员：在危机决策过程中，大多数的判断和决议是靠人来作出的，人是决策系统中最基本的要素，是决策的主体。因此，危机决策群体的成员构成如何，直接决定着决策的科学性和快速性。一个合理的危机决策群体的成员应具有合理的专业知识结构、能力结构、年龄结构，同时还要考虑危机决策群体成员的个性、气质、性格和价值观等方面的合理组合，以利于团结、取长补短、协调一致，从而提高决策的效率。反之，如果一个决策群体中内耗不断，互相拆台，必然会削弱危机决策群体的决策能力。

（2）构建决策群体：危机决策是政府的一类特殊行为，必须由政府部门来完成，任何非政府的单位、团体和个人都没有权力作出此类事件的危机决策。危机事件发生后，政府应根据危机的种类和性质，立即从相关的政府职能部门和社会上的科研咨询机构中筛选调用有关专家，按项目管理模式组成危机决策群体。采用项目结构形式，不仅能保证危机决策群体有综合性的知识、能力和丰富的经验，而且还有利于决策的落实与实施。因为危机决策一旦形成，就要付诸实施。在实施过程中，需要有关的职能部门通力合作，并根据危机决策的要求分别落实、执行。如果有关职能部门的人员直接参与了危机决策的制定，无疑能帮助本部门加速对决策的认识和理解，减少不必要的沟通和交流，使决策尽快取得成效；同时，也有利于对决策执行进行监控和对决策的及时修正。科研咨询机构的专家参与危机决策是非常必要的。一方面，他们可以弥补政府中专家力量的不足，提高危机决策群体的决策能力；另一方面，作为政府的"外脑"，他们可以不受各方面的限制、条条框框的约束，有可能突破传统的思维定式，从全新的角度认识问题，提出高度创新的决策方案。同时，他们与其他专家相比心理压力较小，更有利于发挥专家智囊团"思想库"的作用。

（3）群体决策：危机决策群体是实际存在的临时性群体，由于有若干成员参与，而且他们各自的资历、智慧和经验又各不相同，各人所获得的信息也不相同，因此，每位成员在选择危机决策方案时会产生不同的理解，表现出不同的偏好，作出不同的决定。为了取得群体的一致，必须要有一个相互作用影响的过程，通过大量的交互、协商，促进群体的一致。沟通是解决决策、判断分歧的有效方法，它是一个交换信息、增进理解、集思广益的过程。危机决策群体的领导必须谙熟这门领导艺术，绝对不能使成员屈从于某些微妙的限制或压力而形成虚假的一致，强行通过某种不合理的决策。

（4）群体解散：由于危机不是经常反复发生的事件，而且种类繁多，没有必要也不可能针对各种危机设立永久性的危机决策群体，所以，危机决策群体是临时性的，待问题彻底解决后，由政府宣布解散，其成员各归原位。但成员的有关资料（如姓名、单位、简历等）以及在决策过程中积累的经验和教训，应当储存在有关的数据库中，以便今后再有类似的事件发生时，可以迅速查找到有关的专家，快速组建应急决策群体，及时采取对策。

（五）危机管理决策的RPD-PP模型

为了解决危机决策中决策问题结构不良、决策时间压力大等问题，G.A.Klein

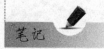
笔记

等人提出了决策的一种新模型——认知主导决策模型(recognition primed decision model,简称RPD模型)。预案(preparatory programs,简称PP)是应急计划的主要部分,是事先研究制定的针对某种危机情景的对策性措施。危机管理决策的成败在很大程度上与预案的质量有关。RPD模型着重决策人的现场应急反应,而PP法则强调事先的准备工作。基于此,王金桃等人提出了把危机现场的感知信息与事先的准备工作联系起来的RPD-PP模型。

危机管理决策的RPD-PP模型,是将决策人对危机情景下系统信息的感知和关键信息的把握,对系统面临问题及预期目标的认识,与事先制订的预案相结合的决策模型。卫生系统所面临的决策问题,在历史上或在其他场合下出现过相似的问题。因此,已积累了一些处理这类问题的知识或规律性的东西。这种问题的处理,是要运用相似的方法,把握好处理问题的度和数量的关系。这是需要应用预案的场合,也是运用RPD-PP模型的场合。可以说,RPD-PP模型是将危机情景下的问题模式识别与预案模式相匹配,形成决策的过程。这个模式的步骤是:①在危机环境中感知信息,找到关键信息;②决策人确定要达到的目标及其目标期望水平;③根据预案集找到相匹配的决策;④实施决策。

知识拓展

　　程序化决策是指曾经经历过并且做过的决策,有正确的客观答案,可以使用简单的规则、策略、数学计算来解决。

　　非程序化决策是指在新的、复杂的、没有确定结果的事件处理中,没有既定的程序可循的问题,各种可能的解决办法各有利弊,决策者必须灵活变通,结合实际做出合理决策。

(六)灾后公共卫生状况与需求快速评估方法

1. 灾后公共卫生状况和需求评估的定义　灾后公共卫生状况和需求评估是指在自然灾害发生、发展各个阶段,通过快速收集、分析相关信息,确定受影响人群面临的健康危害和潜在风险、评价已采取的公共卫生措施的效果,从而提出各阶段公共卫生服务需求、确定优先的干预措施并进行政策建议的过程。

2. 灾后公共卫生状况和需求评估的目的与意义　灾后迅速开展灾区公共卫生状况和需求评估,可以在很大程度上避免信息谬误,摸清灾害的大致影响,识别紧急的、重要的健康威胁,明确公共卫生工作重点和优先顺序,力争将有限的卫生资源投入到最急需的工作领域,在最大程度上避免反应过度或不足,在整个卫生应急决策过程中具有重要的意义。灾后快速公共卫生状况需求评估的目的主要是快速了解灾区的受灾信息、基本的公共卫生状况、灾区居民的健康需求,并识别出最主要的公共卫生威胁和隐患,使得采取的救援行动与受灾地区的真正需求尽量相一致。

3. 灾后公共卫生状况和需求评估的内容

(1)灾区公共卫生背景资料:①灾区基本情况:包括地理、气候、风俗、人口等;主要的交通状况及地形情况;灾前卫生设施的分布,可提供的医疗卫生服务;

食品、药品、器械等保障情况。②灾区疾病基本情况：常见传染病的种类、发病情况；受灾地区季节多发疾病历史流行情况；灾区既往有关卫生专项调查结果。

（2）受灾情况：包括受灾的地区和面积；受灾地区人口的数量及其分布；受灾人数、死亡人数、伤病人数和特征；灾区群众的基本特征和状况；受灾地区有毒有害化学品、辐射源等的受损、扩散情况；住房及其他建筑的损毁情况；交通、通信、电力、供水、能源等基础设施和公共服务设施的损毁情况。

（3）灾后公共卫生状况与需求：①医疗卫生机构受损情况；②医疗卫生机构现有服务能力状况；③医疗卫生机构现有资源状况与需求；④灾区疾病发生情况与医疗服务需求；⑤饮水、食品和环境卫生状况与需求；⑥安置点卫生状况与需求；⑦健康知识状况与需求；⑧心理卫生状况与需求。

（4）已采取的公共卫生措施的效果：①灾区公共卫生状况的改善情况；②灾区群众卫生服务需求的满足情况；③公共卫生措施的投入成本；④继续实施有效措施所需的资源状况。

4. 评估方法　灾后的公共卫生评估一般采取以下几种方法：①现有信息分析利用；②现场调查；③现场检测和监测等。在实际评估工作中，往往综合采用以上多种方法，相互补充、互为印证，以确保评估结果客观、准确。具体的方法必须根据现场实际情况进行选择或组合。

5. 灾后公共卫生状况和需求评估的实施

（1）制定评估计划：好的评估计划是评估顺利开展和取得预期成果的关键。评估计划一般需要考虑以下几个方面的内容：①评估什么？在实施评估前，首先要了解待评估的自然灾害的类型，发生的时间、地点、危害程度，当地人群特点、社会经济水平，确定评估内容。即：对谁进行评估？要评估什么（评估哪些健康影响和卫生服务需求？不同需求的重要性与迫切程度？现有需求的满足程度？影响卫生服务提供的因素有哪些？）？采取什么评估方法？在哪里进行评估？评估需要的人力和物资资源等等。在不掌握灾区情况时，评估者最好与当地人员共同确定评估内容，制定评估计划。②需要收集哪些信息？根据评估的目的和内容，需要收集不同类型的资料。资料收集要充分考虑资料的可获得性。有些资料现成可用，有些需要在评估时收集。需要收集的信息主要包括自然环境资料、人群特征资料、卫生知识与行为、卫生相关背景信息。评估信息前，需要明确哪些信息可以是定性的，哪些可以是定量的，哪些是两者结合的。③评估的对象是哪些人群？先确定需要评估的区域范围，然后再开始进行评估。评估会涉及不同组织和个人。开始调查前，可能需要告知相关部门所要开展的调查。应注意向政府机构领导、当地的负责人解释调查目的，也要向信息提供者解释评估目的。评估报告中一般不提及调查对象的名称等个人信息，如果需要则应获得知情同意。同时，要将评估结果尽快向当地机构或政府部门进行报告。④如何进行评估？根据评估目的、评估的时限要求（快速）、现场状况及评估队伍的力量确定评估方法和抽样方法，组建评估队伍并进行培训，实施评估，撰写评估报告。

（2）组建评估队伍：快速评估是团体性工作，需要工作组成员具有良好的团队精神，共同开展评估设计、实施现场评估工作，分析数据和撰写报告。队伍中应包括具有不同专业技能的人,充分发挥每个人的优势和长处。

（3）培训评估人员：组建评估队伍后,要对成员进行培训,使评估成员做好开展评估的准备,明确评估对象和内容,掌握实施评估、分析资料所需的知识和技巧。最好能在日常开展培训,使队员提前具备基本的评估能力。

（4）选择合适调查方法与工具：需要选择合适调查方法与工具：①调查方法：现场调查方法与工具的选择是灵活的,可以修改或调整以适应不同的调查目的与现场情况。而在实践使用过程中,还可查阅有关文献及在实践中探索。适宜的评估方法选择一般需要根据评估的需求和各方法的特点来决定。②评估工具：评估工具主要包括访谈提纲和调查表,调查内容主要针对不同区域（县域、乡镇、安置点）的特定的公共卫生问题（基本公共卫生状况和需求、医疗和公共卫生服务能力、食品卫生状况和需求、饮水和环境卫生状况和需求、媒介生物控制等）以及特定公共卫生服务对象（受灾群众）的公共卫生服务需求（健康与卫生服务需求、卫生防病知识需求、心理状况与需求等）等方面。

（5）选取合适的抽样方法：定性评估一般采用非随机抽样方法,主要包括偶遇抽样、立意抽样、配额抽样及滚雪球抽样等方法。定量评估一般选择随机抽样方法,主要包括多阶段整群抽样、简单随机抽样、系统抽样和分层抽样。

（6）拟定评估工作登记表格：对于以社区为基础的入户调查,除评估表之外,调查小组还应携带一份调查登记表,以登记每次入户调查的有关信息。登记表用来了解每次调查的完成情况,并计算评估应答率。

（7）准备现场使用的必要物资与安全保障措施：需要准备的必要物资和安全保障措施包括评估工具、办公用品与通信设备、必要的证书、证件、后勤保障、其他物品、安全保障。

知识拓展

1. 突发事件的性质 受灾地区,损害严重性,估计的死亡数,存在的危险,天气状况。

2. 受灾社区的大小 受灾人群的安置。

3. 受灾前的社区资源 社区资源和基础设施,公共运输情况,收音机/电视机等设备。

4. 对医疗保健的影响 损伤/患病的人数,医院设施,供应物资的受损情况及医务人员情况,EMS（中国邮政速递物流服务）的受破坏情况,药房受损情况,公共卫生设施受损情况。

5. 水 目前供应情况,目前水配送系统情况,可饮用水来源,水测试系统状况。

6. 食品 是否有充足的食品供应,易腐食品的存储情况,食品的种类,是否有潜在的营养不良危险。

7. 避难场所 居民住宅区的受损情况,临时避难所的需求程度,现存安全的建筑,良好的避难场所情况,未来7天的天气预报,是否有显著的电力短缺情况。

五、卫生应急管理综合评价方法

在卫生应急管理实际工作中,常常需要从不同侧面利用不同指标进行描述和评价,但不容易得到全面、综合的结论。因此,必须综合考察卫生应急管理中所表现的多个方面,并依据多个指标进行综合评价。综合评价是对一个包括多个指标维度的复杂系统进行全面、系统评估的方法,即依据多个指标评价对象。综合评价方法一般用于卫生应急能力评价或卫生应急干预效果评估领域。

(一)综合评价的一般步骤

综合评价一般包括以下五个步骤:①筛选评价指标;②估计评价指标的权重;③合理确定各个指标的评价等级及界限;④根据评价目的、数据特征,选择适当的综合评价方法,并根据自己掌握的历史资料建立综合评价模型;⑤确定综合评价模型的应用标准。

(二)常用的综合评价方法

1. 综合评分法(comprehensive scoring method) 是建立在专家评分法基础上的一种重要的综合评价方法。首先,根据评价目的及评价对象的特征选定必要的评价指标,逐个对指标制定出评价等级,每个等级的标准用分值表示。然后,以恰当的方式确定各评价指标的权重分配,并选定累计总分的方案以及综合评价等级的总分值范围,以此为准则对评价对象进行分析和评价,以决定优劣取舍。各评价指标等级分值的确定方法包括专家评分法、离差法、百分位数法、标准分法。综合评价总分计算方法包括累加法、连乘法、加乘法、加权法。

2. 综合指数法(comprehensive index method) 是指在确定一套合理的指标体系的基础上,对各项指标个体指数加权平均,计算出综合值,用以综合评价的一种方法。即将一组相同或不同指数值通过统计学处理,使不同计量单位、性质的指标值标准化,最后转化成一个综合指数,以准确地评价综合水平。

综合指数法的基本分析步骤:①选择适当的指标:在占有大量的可靠历史资料的基础上,选择恰当的评价指标来全面反映评价对象的某些现象或某结果的特征。②确定各指标的权重。③根据实测数据及其规定标准,综合考察各评价指标,探求综合指数的计算模式。④合理划分评价等级。⑤检验评价模式的可靠性:用已知评价结果的历史资料的有关指标值代入评价模型,计算综合指数,对比其符合程度,当符合程度较高时有推广价值。⑥综合评价模型的应用。

3. 层次分析法(analytic hierarchy process, AHP) 是由美国科学家T.L.Saaty于20世纪70年代提出的。它是用系统分析的方法,对评价对象依据评价目的所确定的总评价目标进行连续性分解,得到各级(各层)评价目标,并以最下层作为衡量目标达到程度的评价指标。然后依据这些指标计算出一个综合评分指数对评价对象的总评目标进行评价,依其大小来确定评价对象的优劣等级。

层次分析法的基本步骤如下:

(1)建立目标图:对总评价目标进行连续分解以得到不同层次的评价目标,将各层评价目标用目标树图有机地表示出来。

(2)计算权重系数:在同一层,依据各个评价目标对总评价目标作用价值的大小分别给各评价目标赋予一定的权数。计算权重系数的程序分为四步：①对目标树自上而下分层次——对比打分,建立成对比较判断优选矩阵；②计算初始权重系数；③计算归一化权重系数；④计算各个评价指标的组合权重系数。

（3）求出综合评价指数,对评价对象的总评价目标进行综合评估。

4. TOPSIS法　是系统工程中优先方案多目标决策分析的一种常用方法,可用于卫生应急评价领域。本法对样本资料无特殊要求,使用灵活简便,故应用日趋广泛。

（1）基本思想：基于归一化处理的原始数据矩阵,找出有限方案中的最优方案和最劣方案(分别用最优向量和最劣向量表示),然后分别计算诸评价对象与最优方案、最劣方案间的距离,获得各评价对象与最优方案的相对接近程度,以此作为评价优劣的依据。

（2）基本步骤：使指标同趋势化,并建立初始数据矩阵；对同趋势化后的原始数据矩阵进行归一化处理,并建立相应矩阵；根据矩阵得到最优值向量和最劣值向量,即有限方案中的最优方案和最劣方案；分别计算诸评价对象各指标值与最优方案及最劣方案的距离。计算诸评价对象与最优方案的接近程度C_i。按C_i大小将各评价对象排序,C_i越大则表示综合效益越好。

5. 秩和比法　我国统计学家田凤调教授于1988年提出了此法。秩和比(rank-sum ratio,简称RSR法)指行(或列)秩次的平均值,是一个非参数统计量,具有0-1连续变量的特征。在综合评价中,秩和比综合了多项评价指标的信息,表明多个评价指标的综合水平,RSR值越大越优。秩和比法指利用RSR进行统计分析的一组方法,其基本思想是：在N行M列矩阵中,通过秩转换,获得无量纲统计量RSR；在此基础上,运用参数统计分析的概念与方法,研究RSR的分布；以RSR值对评价对象的优劣直接排序或分档排序。本法对资料无特殊要求,使用灵活方便。

秩和比法的一般步骤：①计算RSR；②确定RSR的分布；③计算回归方程：必要时对RSR还可选用适当代换量,以达到偏态对称化的目的；④按合理分档和最佳分档原则进行分档。

6. 模糊综合评价法(fuzzy synthetic evaluation model)　是一种基于模糊数学的综合评标方法。该综合评价法根据模糊数学的隶属度理论把定性评价转化为定量评价,即用模糊数学对受到多种因素制约的事物或对象做出一个总体的评价。它具有结果清晰,系统性强的特点,能较好地解决模糊的、难以量化的问题,适合各种非确定性问题的解决。该法的基本步骤：①设定各级评价因素：根据需要可以设立多级评价要素；②确定评价细则：确定评价值与评价因素值之间的对应关系(函数关系)。③设定各级评价因素的权重分配。④按照事先确定的评价因素、评价细则及权重进行综合评议：首先对第一级评价因素所属最下一级评价因素进行评议,然后逐级计算上一级评价因素的评价值,直到计算至第一级评价因素。

7. 数据包络分析(data envelope analysis,DEA)　是近年发展起来的一种新的行之有效的综合评价方法,主要用于评价和比较机构的综合效率。自从1978

年由美国著名的运筹学家查恩斯提出以后发展迅速。Sherman是第一个将DEA方法应用于卫生领域,用来分析卫生机构的资源管理和服务产出的人。数据包络分析自20世纪80年代中期以来,越来越多应用于卫生机构评价领域,至今已发展的相当成熟,成为卫生机构效率评价的重要方法。数据包络分析方法的基础是决策单元的相对概念,数据包络分析借鉴了计量经济学的边际效益理论和高等数学中的线性规划模型,构造出生产可能集的前沿面,通过界定是否位于生产前沿面上来比较各决策单元之间的相对效率,规模效益,显示最优值(投影值),由于其基本思路是以各数据点的外包络面为基础的,因此这一方法被称为数据包络分析方法。作为一种成熟而先进的方法,DEA具有突出的优点:①所需指标少,具有较高的灵敏度和可靠性;②避免了人为权重因素的影响。不过,该方法也有不足之处,如分析技巧复杂晦涩,对数据缺失和误差非常敏感,评价的是相对效率而不是绝对效率。

DEA的分析步骤:①确定评价目标:评价目标通常有:评价决策单元生产活动的相对有效性;决策单元的生产效率;为非有效决策单元生产活动的改进提供决策依据;决策单元的规模效益状态;决策单元是否具有规模拥挤或弱拥挤迹象;倾向于减少收入或控制规模,还是增加收入或扩大规模。②指标选择:指标分为输入指标和输出指标两大类。由于指标过多可能会降低DEA的评价效率,故指标不宜过多。③样本选择:在样本量较大的情况下,可先对样本进行聚类分析,以减少决策单元数。④指标转换:必要时可对指标进行适当变换,比如对数变换、平方根变换。⑤模型选择:根据评价目的不同,需要选择不同的DEA模型。⑥得出评价结果:根据评价目标应用多种DEA模型求出其最优化值及对应的解向量,从中获取更多、更深刻的经济学信息,然后再综合这些信息对决策单元做出有关其相对有效性、规模效益状态及规模是否(弱)拥挤的评价。

各种综合评价方法的优缺点见表6-2。

表6-2　各种综合评价方法的优点与缺点

评价方法	优　点	缺　点
综合评分法	评价过程系统、全面,计算简单	评价指标因素及权值难以合理界定
综合指数法	1. 评价过程系统、全面,计算简单 2. 通过对综合指数和个体指数的分析,找出薄弱环节,为改进提供依据	1. 对比较标准依赖太强,同时标准的确定较为困难 2. 指标值无上下限,若存在极大值会影响评价结果的准确性
层次分析法	1. 分层确定权重,以组合权重计算综合指数,减少了传统主观定权存在的偏差 2. 把实际中不易测量的目标量化为易测量的指标,未削弱原始信息量 3. 可用于纵向、横向比较,便于找出薄弱环节,为评价对象的改进提供依据	1. 在一致性有效范围内构造不同的判断矩阵,可能会得出不同的评价结果 2. 运用九级分制对指标进行两两比较,容易做出矛盾和混乱的判断 3. 通过加权平均、分层综合后,指标值被弱化

笔记

续表

评价方法	优 点	缺 点
模糊综合评价法	可以将不完全信息、不确定信息转化为模糊概念,使定性问题定量化,提高评估的准确性、可信性	1. 只考虑了主要因素的作用,忽视了次要因素,评价结果不够全面 2. 指标数较多时,权向量W与模糊矩阵R不匹配,易造成评判失败 3. 评价的主观性明显
秩和比	1. 不引入主观变量,克服了主观定权的缺陷 2. 综合能力强,可作为一个专门的综合指标来进行统计分析 3. 可以进行分档排序,消除异常值的干扰,显示数据间的微小差异	1. 指标值进行秩代换的过程中有可能会损失一些信息,导致信息利用不完全 2. 对离群值不敏感
TOPSIS法	1. 对样本资料无特殊要求 2. 比较充分地利用了原有的数据信息,与实际情况较为吻合 3. 可对每个评价对象的优劣进行排序	1. 当两个评价对象的指标值关于最优方案和最劣方案的连线对称时,无法得出准确的结果 2. 只能对每个评价对象优劣进行排序,不能分档管理,灵敏度不高
数据包络分析	可以评价多投入、多产出的复杂系统,并可以找出单元的薄弱环节加以改进	1. 只表明单元的相对效率指标,无法表示实际效率水平 2. 对某些决策单元的输入和输出数据比较敏感

(三)常用综合评价方法的计算机实现

综合评价方法作为一种应用广泛的多指标综合评价技术,具有方法较为复杂和分析过程比较抽象的特点,一般通过专门的计算机程序来完成计算。目前,国外最权威的统计分析软件SAS并没有提供现成的常用综合评价方法的程序与过程,需要自己编程才能实现。SPSS仅支持多元统计等少数几种综合评价方法。中南大学的孙振球等人研制了适合不同人群需要的综合评价方法软件包CES1.0。CES1.0是基于Microsoft Excel 2002、Microsoft Visual Basic 6.0、Microsoft Visio2002和VBA(Visual Basic for Application)语言开发的。它支持层次分析法、TOPSIS法、密切值法、模糊综合评价法、秩和比法、灰色关联分析法等。

六、突发公共卫生事件干预效果评价方法

突发公共卫生事件干预效果评价的目的是判断突发公共卫生事件干预工作的质量和效率,并为今后的突发公共卫生事件干预工作提供比较的标准。在一次突发公共卫生事件干预工作结束时,通过对管理的质量和效率进行评价,发现突发公共卫生事件干预中存在的问题,寻找更有效的解决手段,为今后的突发公共卫生事件干预提供有效信息。通常情况下,突发公共卫生事件干预效果的评价多采用现场调查的方式。

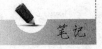
笔记

（一）调查范围及测量指标

调查范围主要根据突发公共卫生事件的起因和影响来确定，通过起因确定的调查范围主要包括危机源、管理漏洞。通过影响确定的调查范围主要包括利益相关者、信息传播者、公众。

1. 危机源　即突发公共卫生事件产生的直接原因或必要条件，包括当事人、起因事件和信息等，调查范围和善后处理结果是突发公共卫生事件干预效果评估的前提，也是为完善突发公共卫生事件管理制度的重要工作。

2. 管理漏洞　或称管理缺失，是突发公共卫生事件产生的间接原因或充分条件，管理漏洞通常是由于管理制度的不健全造成的，它为突发公共卫生事件创造了前提条件，是造成突发公共卫生事件的重要原因，也是完善突发公共卫生事件管理制度的关键。

3. 利益相关者　是受到突发公共卫生事件直接影响的群体，对他们的范围进行调查是决定突发公共卫生事件干预效果评估有效性和准确性的关键。在进行利益相关者统计时，需要获得危害类型、受到危害人数、危机影响地域、危害时间、财产损失数、利益相关者态度等数据。

4. 信息传播者　是突发公共卫生事件中传播对组织有害或有益信息的群体或组织。当其传播有害信息时所起的是催化剂的作用，即加速危机发展，扩大危机范围，加深危机影响；当信息传播者传播有益信息时所起的是稳定剂的作用，即减缓危机发展，减小危机范围，减轻危机影响。在进行信息传播者调查时，需要获得传播范围、传播者数量、传播者态度、传播时间等数据，包括报道危机事件的媒体总数、报道的版面和位置、负面及正面报道数量、追踪报道持续时间（包括负面及正面报道时长）。这些数据决定了利益相关者和公众的数量，还会影响到两者的态度，所以是突发公共卫生事件干预效果评估的关键数据。

5. 公众　这里的公众是指可能接触到突发公共卫生事件信息的人或组织，或者是所有关注突发公共卫生事件的人或组织（包括利益相关者和信息传播者）。他们决定了利益相关者的最大范围，这对突发公共卫生事件干预效果的评估影响也是巨大的。对公众进行的调查主要包括公众关注率和公众态度，前者决定了对事件关注的人口比例，后者反映了公众对发生突发公共卫生事件组织的看法和态度，是评估突发公共卫生事件干预效果的又一重要指标。

（二）效果评判标准

突发公共卫生事件干预效果评判标准是评价的基础，是对突发公共卫生事件干预后取得的数据与突发公共卫生事件发生前、危机中的数据进行比较做出管理效果判断所采用的标准。

1. 危机源　是否正确找到危机源是突发公共卫生事件干预效果评价的出发点，找到了危机源说明突发公共卫生事件干预是有的放矢、是可信的；找不到危机源或找到的危机源不正确，说明突发公共卫生事件干预是失败的，无法为以后的危机工作提供正确的反馈信息。

2. 管理漏洞　在突发公共卫生事件干预中是否能够找到管理中存在的漏洞，是评价突发公共卫生事件干预成效的要点。在一次突发公共卫生事件管理中存在的漏洞往往不止一个,有的漏洞处于不同的管理范围,有的漏洞复合存在。对管理漏洞进行的修正弥补是否正确是评价突发公共卫生事件干预成效的另一要点,由于管理漏洞主要由管理规章不健全和管理规章自相矛盾造成的,所以需要对管理盲点和冲突点进行修补。

3. 利益相关者 突发公共卫生事件干预过程中,给予利益相关者的赔偿、援助、安抚慰问取得的效果主要体现在利益相关者数量的变化和态度的变化上。如果利益相关者的数量增加了,或者利益相关者的态度恶化了,都表明突发公共卫生事件干预的效果不佳;如果利益相关者的数量减少了,或者利益相关者的态度好转了,都表明突发公共卫生事件干预是有效的,这些信息将影响以后的突发公共卫生事件干预内容,有效的突发公共卫生事件干预制度将被以后的突发公共卫生事件干预所采用。

4. 信息传播者 通过对信息传播者正面和负面报道的数量及持续时间的比较,可以判断突发公共卫生事件干预在传播上的效果。在突发公共卫生事件中信息传播者对利益相关者和公众的影响是巨大的,因此对信息传播者的控制能力,是突发公共卫生事件干预的重要评估项目。如果对信息传播者的控制做得好,可以减少负面影响和损失,甚至会将突发公共卫生事件转化为机遇;如果控制得不好可能会增加负面影响和损失,甚至使整个突发公共卫生事件失去控制,造成不可估量的损失。

5. 公众 关注突发公共卫生事件涉及的人口数量和他们的态度也直接影响管理效果。对突发公共卫生事件管理工作中公众关注率和公众态度变化进行比较,可以评价突发公共卫生事件干预效果。公众态度系数=公众关注率×公众态度。公众态度系数的变化即表现了突发公共卫生事件干预的公众表现效果,如果态度系数在突发公共卫生事件干预前后呈现上升趋势,特别是由负值变为正值,标志着突发公共卫生事件干预在公众表现上是有效的,如果呈现下降趋势,特别是由正值变为负值,则说明突发公共卫生事件干预在公众表现上是不力的。

知识拓展

各种政策干预效果评估是利用科学的方法和技术,依据一定的价值标准和事实标准,通过一定的程序和步骤,对政策干预实施中的价值因素和事实因素进行分析,目的在于利用这些政策相关信息,对政策的未来走向做出基本的判断,从而调整、修正政策和制定新的政策。

政策干预效果评估的常用方法有:①前后对比法。该方法根据设计不同,又可分为四种方法,分别是简单"前-后"对比分析、"投射-实施后"对比分析、"有-无政策"对比分析、"控制对象-实验对象"对比分析。②对象评定法。③专家判断法。

七、灾后居民心理状况与需求评估方法

在卫生应急管理过程中,居民的社会心理行为的监控、预测和应对也是一个

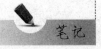

具有综合性、不可或缺的部分,这不仅可以预防因民众的行为不当带来混乱,还能通过科学的舆论引导或心理辅导帮助民众梳理各种复杂的信息,克服在危机事件中的恐慌,以便从容应对。一般情况下,居民心理状况与需求评估通常采用问卷调查的方式。为了解灾区群众心理状况与需求,中国CDC研制了"灾区居民心理状况与需求评估表",见附录。该评估表一共分为五部分: ①灾后居民的基本情况: 主要包括居住情况、性别、年龄、原居住地、文化程度、灾前婚姻状况、灾前家庭成员状况、灾害中自身受伤和亲人伤亡情况、家庭房屋倒塌情况、对现居住地基本生活条件的满意情况等。②灾后居民的心理状况: 由7个问题组成,主要了解灾害发生后居民是否出现过过激行为、愤怒行为、失望情绪、恐惧、焦虑或紧张、抑郁情绪、毒品或酒精自我麻痹行为、自杀念头。③灾后居民的情绪及身体反应: 由30个问题组成,主要了解灾害发生后居民的情绪和身体上出现过的反应。④灾后居民的心理应对方式: 由19个问题组成,主要了解居民用什么方法来缓解和调节自己的情绪及身体反应。⑤居民寻求心理帮助的需求: 由19个问题组成,主要了解居民需要外界给予的帮助。

除中国CDC的量表外,国际上常用的灾难后心理筛查量表主要包括汉密尔顿抑郁量表(HAMD)、汉密尔顿焦虑量表(HAMA)、抑郁自评量表(SDS)、焦虑自评量表(SAS)、匹兹堡睡眠量表(PSQI)和灾害应激心理救助筛查表(SRQ)等。

第三节　常用统计与流行病学研究方法

统计和流行病学的研究方法是卫生应急管理最常用的、最基础的研究方法。比如,对传染病、不明原因性疾病以及由各种中毒事件等引发的各类突发公共卫生事件的现况研究、病因研究,突发公共卫生事件的发生、发展以及传播过程的研究,离不开各类统计和流行病学的常用研究方法。由于《卫生统计学》、《流行病学》教材已重点介绍了这些方法,为了防止内容过多重复和交叉,本节仅作简要介绍。

一、描述性研究

描述性研究是流行病学调查研究中最常用的一种方法,常常是流行病学调查的第一步,也是分析流行病学研究的基础。描述性研究是对突发公共卫生事件进行分布特征和频率的描述,为形成分析突发公共卫生事件产生的原因提供线索。描述性研究常用的方法有个案调查、病例分析、现况调查和生态学研究。

二、分析性研究

分析性研究一般事先有周密的设计和比较严格的对照,能进行比较分析,可以探讨突发公共卫生事件产生的原因及影响因素。分析性研究可分为病例对照研究和队列研究。根据研究对象进入队列的时间及资料获取的方式不同,可以将队列研究分为前瞻性队列研究、历史性队列研究和双向队列研究。

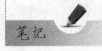

三、实验性研究

实验性研究也叫干预研究,是将研究对象分为实验和对照两组,研究者对实验组的研究对象进行干预,然后随访并比较两组研究对象的结局,以判断干预措施的效果。与观察性研究不同,实验性研究不仅要设立严格的对照,而且要施加干预因素。实验性研究包括临床实验和现场实验两类。

四、Cochrane系统评价

Cochrane系统评价是一种按照既定纳入标准广泛收集卫生应急管理中问题的相关研究,是严格评价其质量,并进行定量合并分析或定性分析,得出综合结论的研究方法。它可以为卫生决策者较为快速地提供最完整、最可靠和最权威的决策证据,而且还能够发现该研究问题上各原始研究存在的问题和不足,为以后相关研究的设计、立项和实施指明方向。Cochrane系统评价主要步骤包括提出研究问题、确定纳入排除标准、建立检索策略、筛选文献、文献质量评价、文献摘录、综合分析、得出结果和结论。

第四节　常用管理学与社会学方法

在卫生应急管理研究中,常用的管理学、社会学研究方法主要包括观察法、专家会议法、头脑风暴法、专题小组讨论法、选题小组讨论法、文献分析法、利益相关者分析法、SWOT分析法等。

一、观察法

观察法(observation method)是指研究者根据一定的研究目的、研究提纲或观察表,用自己的感官和科学观测仪器观察被研究的对象,从而获得资料的一种方法。在卫生应急管理研究中,观察法可以为研究者提供详细的第一手资料,可以对卫生应急管理领域的问题及现象有直接的感性认识。利用观察法还可以收集到其他方法很难获取的信息,特别是当研究者与被研究者无法进行语言交流或出于不同文化背景的情况下,常采用观察法。科学的观察必须符合下列要求:①有明确的研究目的或假设;②预先有一定理论准备和比较系统的观察计划。③由经过一定专业训练的观察者用自己的感官及辅助工具进行观察,有针对性地了解正在发生、发展和变化的现象。④有系统的观察记录;⑤观察者对所观察到的事实要有实质性、规律性的解释。根据观察者是否参与观察对象的活动,可将观察法分为参与观察和非参与观察。根据观察法的可控程度,可将观察法分为结构型观察和无结构型观察。

二、访谈法

访谈法(interview method),是通过询问的方式向访问对象了解情况,这是卫生应急管理研究中广泛应用的一种资料收集方法。根据访谈对象的构成,可以分为个体访谈和集体访谈两类。

(一)个体访谈

个体访谈(personal interview),是指由访谈员对受访者逐一进行的单独访问。该方法适宜于了解在公众场合不宜询问的问题,能选择受访者方便的时间和地点进行,容易取得受访者的配合,访问成功率高。个体访谈多用于一些小规模及一些敏感问题的调研,也常用于一些个案的研究。常见的个体访谈包括个人深度访谈、关键知情人访谈和重点访谈等。

(二)集体访谈

集体访谈(group interview),也称为调查会、座谈会。指由一名或数名访谈员邀请多人同时作为访谈对象,通过集体座谈的方式进行的访谈。其突出的特点是访谈员和受访者之间,受访者相互之间存在多层次的互动与交流,集思广益,常常能获取比个体访问更为全面、广泛而深入的信息。常见的集体访谈包括专家会议法、德尔菲法、头脑风暴法、专题小组讨论和选题小组讨论。

1. 专家会议法　是专家运用自己的知识和经验,直观地对过去和现在发生的事件过程进行分析和综合,从中找出规律并作出判断。然后对专家意见进行整理、归纳得出结论。专家会议同个人判断比较其优点在于:提供的信息量较大;考虑的因素较多;提供的方案更为具体。专家会议有助于交换意见,相互启发、集思广益,通过内外反馈把思想集中于研究目标。其缺点在于:专家会议代表的意见有时易受心理因素的影响,如屈服于权威和大多数人的意见,忽视少数人的正确意见以及不愿意公开修正自己已发表的意见等。

2. 头脑风暴法　又称智力激励法,是由美国创造学家A·F·奥斯本于1939年首次提出、1953年正式发表的一种激发性思维的方法。广泛应用于管理的决策和预测中。参加人数一般为5～10人,最好由不同专业或不同岗位者组成。会议时间控制在1小时左右。设主持人1名,主持人只主持会议,不作评论。设记录员1～2人。头脑风暴法的基本原则:禁止批评和评论;目标集中,追求设想数量,越多越好;与会人员一律平等,各种设想全部记录下来;主张独立思考,不允许私下交谈,以免干扰别人思维;提倡自由发言,畅所欲言,任意思考;不强调个人的成绩,应以小组的整体利益为重。

三、文献分析法

文献分析法是最基础和用途最广泛的资料收集方法,广泛应用于卫生应急管理研究中。文献分析法是通过查阅有关的文献资料或记录了解情况的一种方法,它可以在较短的时间内尽快了解研究相关的各种情况,是一种快速评审的常用技术;文献分析法受到可读文献及这些资料可靠性的严重制约,因此多用来粗略的了解项目有关的大体情况。文献分析法主要包括内容分析法、二次分析和权威统计资料分析法。

四、利益相关者分析

利益相关者分析(stakeholder analysis),有助于科学分析突发公共卫生事件中各种利益相关主体的利益及其之间的关系,对突发公共卫生事件的解决方案趋于理性深刻,从而进行有效的危机管理。

(一)突发公共卫生事件利益相关者的界定

突发公共卫生事件的利益相关者是指诱发突发公共卫生事件、对突发公共卫生事件做出反应以及受突发公共卫生事件影响(正面影响和负面影响)的组织或个人,包括突发公共卫生事件生命周期过程中突发公共卫生事件的诱发者、突发公共卫生事件的反应者、突发公共卫生事件的受害者以及突发公共卫生事件的旁观者。突发公共卫生事件的诱发者是指导致突发公共卫生事件发生的组织和个人;突发公共卫生事件的受害者是直接或间接地遭受突发公共卫生事件的影响者;突发公共卫生事件的旁观者则包括确实身处事发现场的旁观者和能看到事发情况的虚拟的旁观者;突发公共卫生事件的反应者是指从事与突发公共卫生事件有关联工作的人,既包括身处现场未受专业训练的旁观者和受害者,也包括专业的突发公共卫生事件处理者和志愿援助者。具体而言,突发公共卫生事件中的利益相关者主要包括突发公共卫生事件诱发者、突发公共卫生事件旁观者、主管政府部门、媒体、非政府组织、公共服务部门、受害的社会组织和受害的社会公众。

(二)突发公共卫生事件利益相关者的分类

借鉴米切尔评分法的思路,可以从突发公共卫生事件中利益相关者的相关度、利益相关者的影响力和利益相关者的紧急性三个维度上对利益相关者进行分类。第一,相关度。利益相关者与突发公共卫生事件的关系有近疏之分,有的是直接的、密切的、极为重要的,有的则是间接的、松散的、相对次要的。相关度是判断利益相关者的一个基础标准。第二,紧急性。突发公共卫生事件暴发后不同利益相关者的紧急性是存在差异的,有些利益相关者的利益受到直接的损害需要紧急补救,而另一些利益相关者则次之。第三,影响力。不同的利益相关者对突发公共卫生事件做出反应的能力是不同的,有些利益相关者对突发公共卫生事件有绝对的影响力,而另一些利益相关者则没有如此重要的影响力,而且这些影响都是双向的。

根据突发公共卫生事件中利益相关者对上述三个属性的隶属度,可把突发公共卫生事件中的利益相关者细分为三类,即核心的利益相关者、边缘的利益相关者和潜在的利益相关者。其中核心的利益相关者又分为强势的核心利益相关者和弱势的核心利益相关者。强势和弱势利益相关者主要是以影响力为判断依据。需要强调的是,突发公共卫生事件的利益相关者及其组成是动态变化的。

五、SWOT分析法

SWOT分析法又称为态势分析法,它是由旧金山大学的管理教授于20世纪80年代初提出的。该方法常常被用于制定卫生应急管理发展战略和未来工作计划的制定,在卫生应急战略分析中,它是常用的方法之一。SWOT分析法的主要步骤包括:①运用各种调查研究方法,如观察法、情报分析法等分析目前的环境因素,即外部环境因素和内部能力因素。②将调查所得出的各种因素根据轻重缓急或影响程度等排序方式,构造SWOT矩阵。在构造SWOT矩阵过程中,可以通过选题小组讨论或是专家访谈的方法,将那些对研究主体发展有直接的、重要的、长远的影响因素优先排列出来,而将那些次要的、可以暂缓的、短期的影响因素排列在后面。③在完成环境因素分析和SWOT矩阵的构造后,便可以制定出相应的行动计划。计划应注意优势因素、重点克服弱势因素,及时把握机会因素,善于化解威胁因素;考虑过去,立足当前,着眼未来。运用系统分析的综合分析方法,将排列与考虑的各种环境因素相互匹配起来加以组合,得出一系列卫生领域相关主体的未来发展的可选择对策。

本 章 小 结

1. 卫生应急管理研究主要围绕突发公共卫生事件生命周期中各阶段的核心内容展开,主要研究方法包括定性研究和定量研究两类。

2. 在突发公共卫生事件风险评估中,常用的分析方法包括专家会商法、德尔菲法、风险矩阵法和分析流程图法。常用的定性预测方法有德尔菲法、调查预测法、主观概率法、相互影响分析法,常用的定量预测方法可分为时间序列预测方法和关系预测方法两种类型。危机决策分析方法包括快速、初步决策分析法、专家紧急咨询法、情景演化法、危机群体决策法、危机管理决策的RPD-PP模型、灾后公共卫生状况与需求快速评估方法。

3. 常用的综合评价方法包括综合评分法、综合指数法、层次分析法、TOPSIS法、秩和比法、模糊综合评价法、数据包络分析。卫生应急干预效果评价的调查范围主要包括危机源、管理漏洞、利益相关者、信息传播者、公众。

4. 常用的统计学与流行学研究方法包括描述性研究、分析性研究、生态学研究和系统评价法。常用的管理学与社会学研究方法包括观察法、访谈法、文献法、利益相关者分析和SWOT分析。

关键术语

探索性研究　exploration research

描述性研究　descriptive research

解释性研究　explanatory research

风险矩阵法　risk matrix method

危机决策　crisis decision making

数据包络分析　data envelope analysis, DEA

观察法　observation method

访谈法　interview method

利益相关者分析　stakeholder analysis

笔记

讨论题

1.在危机状态下,时间非常有限、信息不对称程度较高,往往需要运用危机群体决策法进行决策,请问如何提高决策质量和效率?

2.某省发生了H7N9禽流感疫情,请利用利益相关者分析法主要的利益相关者。

3.某省发生传染病疫情后,各级政府采取了多项应对措施,需要你协助政府对各种干预措施的实施效果进行评估,请给出评估的基本思路和方法。

思考题

(一)填空题

1.常用的突发公共卫生事件风险评估方法包括_____、_____、_____和分析流程图法。

2.根据研究目的,可以把卫生应急管理研究分成_____、_____和解释性研究三种类型。

(二)简答题

1.常用的危机决策方法有哪些?

2.卫生应急管理效果的评价标准有哪些?

3.常用的综合评价方法有哪些?

(曹志辉　陈丽丽　河北联合大学管理学院)

卫生应急要素管理

通过本章的学习,你应该能够:

掌握 卫生应急要素的内涵和基本概念;卫生应急指挥机构的组建程序、组成和职责;卫生应急处理专业机构的类型和职责;卫生应急队伍的类型、人员组成和职责;卫生应急的物资类别;突发公共卫生事件相关信息的报告原则、组织体系、报告内容、方式、时限和程序。

熟悉 卫生应急专家咨询委员会的组成和职责;卫生应急物资储备中卫生行政部门、专业医疗卫生机构各自的职责。

了解 突发公共卫生事件信息的来源和分类;中毒相关信息的报告单位和报告要求;核事件和放射事件相关信息的报告主体和报告内容;卫生应急物资的耗损管理。

　　2008年5月12日14时28分4秒,四川汶川、北川,8级强震猝然袭来,大地颤抖,山河移位,满目疮痍。这是新中国成立以来破坏性最强、波及范围最大的一次地震。四川紧急调用全省医疗和防疫资源汇集灾区,中央政府也从各个省市抽调卫生人力和物资支援灾区,其规模在改革开放以来堪称之最。在全民众志成城、全力抗震救灾的过程中,部分灾区却在卫生应急工作的安排、人力的调度、物资的供应、信息的传报上出现了一些问题。某省医学救援队伍5月14日即到达成都,但直到5月19日才得到当地的运输工具支持赶到震区;政府下令震区药品免费供应,少部分医疗机构存有药品但出于经济因素考虑竟然对病人限供或干脆声称无药;震区伤员不断集聚需要救治,另一景象却是一批批赶到灾区的医学救援人员不知道哪里最需要他们;震区有部分群众眼部受伤,赶到灾区的医生队伍中却没有眼科医生;部分及时赶到灾区的医学救援队伍,却因为缺乏必要的手术设备和药品无法开展工作……

　　这些问题和矛盾,集中体现了机构、人力、物资和信息等卫生应急要素管理上的疏漏,也彰显出对卫生应急要素进行有效管理的重要性。

　　卫生应急要素是指支撑卫生应急工作的各项元素,包括机构、人力、物资、资金、技术和信息等。有效管理这些要素,是顺利开展卫生应急工作的基本前提。本章主要介绍与卫生应急工作直接关联的要素的管理,主要是指卫生应急机构

笔记

的设置和协同；各种卫生应急人员的职责；卫生应急所需的设备、药品、器械等各种物资的生产、储备、调度、转运和供应；卫生应急资金的筹集、分配调用；卫生应急技术的研究和储备；卫生应急信息平台建设和信息传报等。

第一节 卫生应急机构管理

各级各类卫生应急机构组成了一个庞大的应急组织体系，包括日常管理机构与应急指挥机构。

一、日常管理机构

（一）国家层面的日常管理机构及其职责

国务院卫生行政部门设立卫生应急办公室（突发公共卫生事件应急指挥中心），负责全国突发公共卫生事件应急处理的日常管理工作。卫生应急办公室下设综合协调处、监测预警处、应急指导处和应急处理处。

卫生应急办公室的主要职责是：负责指导协调全国卫生应急工作；拟订卫生应急和紧急医学救援规划、制度、预案和措施；指导突发公共卫生事件的预防准备、监测预警、处置救援、分析评估等卫生应急活动；指导地方对突发公共卫生事件和其他突发事件实施预防控制和紧急医学救援；建立与完善卫生应急信息和指挥系统；发布突发公共卫生事件应急处置信息；指导和组织开展卫生应急培训和演练；拟订国家卫生应急物资储备目录、计划，并对其调用提出建议；归口管理国家突发公共卫生事件应急专家咨询委员会、专家库和卫生应急队伍；指导并组织实施对突发急性传染病防控和应急措施；对重大自然灾害、恐怖、中毒事件及核和辐射事故等突发事件组织实施紧急医学救援；组织协调国家有关重大活动的卫生应急保障工作；组织开展卫生应急科学研究和健康教育；负责《国际卫生条例》国内实施的组织协调工作；负责协调卫生部门《生物武器公约》履约的相关工作；承担国家卫生计生委救灾防病领导小组办公室日常工作。

（二）地方层面的日常管理机构及其职责

各省、自治区、直辖市人民政府卫生行政部门及军队、武警系统参照国务院卫生行政部门突发公共卫生事件日常管理机构的设置及职责，结合各自实际情况，指定突发公共卫生事件的日常管理机构，负责本行政区域或本系统内突发公共卫生事件应急的协调、管理工作。

各市（地）级、县级卫生行政部门指定机构负责本行政区域内突发公共卫生事件应急的日常管理工作。

二、应急指挥机构

（一）我国各级卫生应急指挥机构的组建

应对突发公共卫生事件的应急处理工作，必须要有社会各个方面的积极参与和支持，这就要求各级政府的统一领导、指挥和协调。政府领导主要通过应急指挥部来实现。

在我国,卫生行政部门依照职责和《国家突发公共卫生事件应急预案》的规定,在国务院统一领导下,负责组织、协调全国突发公共卫生事件应急处理工作,并根据突发公共卫生事件应急处理工作的实际需要,提出成立全国突发公共卫生事件应急指挥部。

地方各级人民政府卫生行政部门依照职责和预案的规定,在本级人民政府统一领导下,负责组织、协调本行政区域内突发公共卫生事件的应急处理工作,并根据突发公共卫生事件应急处理工作的实际需要,向本级人民政府提出成立地方突发公共卫生事件应急指挥部的建议。

各级人民政府根据本级人民政府卫生行政部门的建议和实际工作需要,决定是否成立国家和地方应急指挥部。

地方各级人民政府及有关部门和单位按照属地管理的原则开展本行政区域内突发公共卫生事件应急处理工作。

(二)全国突发公共卫生事件应急指挥部及其职责

突发公共卫生事件应急指挥部(Emergency Headquarters of Public Health Emergencies)成员单位根据突发公共卫生事件的性质和应急处理的需要确定。特别重大突发公共卫生事件应急指挥部成员单位根据突发公共卫生事件的性质和应急处理的需要确定,主要有国家卫生计生委(全国爱卫会)、中宣部、新闻办、外交部、发展改革委、教育部、科技部、公安部、民政部、财政部、劳动保障部、信息产业部、农业部、商务部、质检总局、环保总局、民航总局、林业局、食品药品监管总局、旅游局、红十字会总会、全国总工会、总后卫生部、武警总部等。全国突发公共卫生事件应急指挥部负责对特别重大突发公共卫生事件的统一领导、统一指挥,作出处理突发公共卫生事件的重大决策。

(三)省级突发公共卫生事件应急指挥部及其职责

省级突发公共卫生事件应急指挥部由省级人民政府有关部门组成,实行属地管理的原则,负责对本行政区域内突发公共卫生事件应急处理的协调和指挥,作出处理本行政区域内突发公共卫生事件的决策,决定要采取的措施。

(四)县级突发公共卫生事件应急指挥部及其职责

县应急指挥部成员单位根据突发公共卫生事件的性质和应急处理的需要确定,主要有县卫生局、县财政局、县教育局、县公安局、县政府救灾办、县司法局、县交通局、县政府新闻办、县政府法制办、县红十字会、县武装部、县武警支队等。

县政府救灾办负责处理抗灾救灾事宜,指导全县抗灾救灾工作;协助卫生部门做好灾后医疗救治和卫生防疫工作。

县卫生局在县政府的统一领导下,负责组织、协调全县突发公共卫生事件应急处理工作并根据应急处理工作的实际需要向县政府提出成立县应急指挥部的建议。负责制订突发公共卫生事件防控技术方案;统一组织实施应急医疗救治工作和各项预防控制措施并进行检查、督导;根据预防控制工作需要,依法提出隔离、封锁有关地区;负责组织全社会开展爱国卫生运动。

三、专家咨询委员会

国务院卫生行政部门和省级卫生行政部门负责组建突发公共卫生事件专家咨询委员会。市(地)级和县级卫生行政部门可根据本行政区域内突发公共卫生事件应急工作的需要,组建突发公共卫生事件应急处理专家咨询委员会。

专家咨询委员会由临床医学、预防医学、卫生管理、卫生经济、城市灾害管理、社会学、法学、伦理学等相关领域的专家组成,其主要职能是:

1. 对突发公共卫生事件应急准备提出咨询建议。
2. 对突发公共卫生事件相应的级别以及采取的重要措施提出咨询建议。
3. 对突发公共卫生事件及其趋势进行评估和预测。
4. 对突发公共卫生事件应急反应的终止、后期评估提出咨询意见。
5. 参与制订、修订和评估突发公共卫生事件应急预案和技术方案。
6. 参与突发公共卫生事件应急处理专业技术人员的技术指导和培训。
7. 指导对社会公众开展突发公共卫生事件应急知识的教育和应急技能的培训。
8. 承担突发公共卫生事件应急指挥机构和日常管理机构交办的其他工作。

市(地)级和县级卫生行政部门可根据本行政区域内突发公共卫生事件应急工作的需要,组建突发公共卫生事件应急处理专家咨询委员会。

四、卫生应急专业技术机构

医疗机构、疾病预防控制机构、卫生监督机构是突发公共卫生事件应急处理的专业技术机构。应急处理专业技术机构要结合本单位职责开展专业技术人员处理突发公共卫生事件能力培训,提高快速应对能力和技术水平,在发生突发公共卫生事件时,要服从卫生行政部门的统一指挥和安排,开展应急处理工作。

(一)医疗机构及其职能

各级各类医疗卫生机构是突发公共卫生事件应急处理的专业技术机构,要结合本单位职责开展专业技术人员处理突发公共卫生事件(以下简称突发事件)能力培训,提高快速应对能力和技术水平。发生突发事件后,医疗卫生机构要服从卫生行政部门的统一指挥和安排,开展应急处理工作。

医疗救援机构主要负责病人的现场抢救、运送、诊断、治疗、医院内感染控制,检测样本采集,配合进行病人的流行病学调查。

1. 各级各类医疗机构

(1)承担责任范围内突发事件和传染病疫情监测报告任务:建立突发事件和传染病疫情监测报告制度,指定专门的部门和人员,负责报告信息的收发、核对和登记,加强对监测报告工作的监督和管理。执行首诊负责制,突发事件发生时,按照规定时限,以最快的通信方式向事件发生地疾病预防控制机构进行报告;铁路、交通、民航、厂(场)矿和军队所属的医疗卫生机构发现突发事件和传染病疫情,应按属地管理原则向所在地疾病预防控制机构报告;配备必要的设备,保证突发事件网络直接报告的需要。

(2)对因突发事件致病的人员提供医疗救护和现场救援:开展病人接诊、收

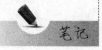

治和转运工作,实行重症和普通病人分别管理,对疑似病人及时排除或确诊。重大中毒事件,按照现场救援、病人转运、后续治疗相结合的原则进行。

（3）协助疾病预防控制机构人员开展标本的采集、流行病学调查工作。

（4）做好医院内现场控制、消毒隔离、个人防护、医疗垃圾和污水处理工作:消毒处理在传染病院内死亡的传染病人尸体,并负责立即送指定地点火化,防止院内交叉感染和污染。

（5）对群体性不明原因疾病和新发传染病做好病例分析与总结,积累诊断治疗的经验。

（6）开展科研与国际交流:开展与突发事件相关的诊断试剂、药品、防护用品等方面的研究;开展国际合作,加快病源查寻和病因诊断。

2. 医疗救援中心（Medical Rescue Center） 按照突发事件应急预案制订医疗救治方案;配备相应的医疗救治药物、技术、设备和人员,在突发事件发生后,服从统一指挥和调度,保证因突发事件致病、致伤人员的现场救治、及时转运和有效治疗。

3. 中毒医学救援中心（机构）

（1）在卫生行政部门的领导下,负责组织制定中毒预防、控制和救援预案,并制订相应的实施方案及有关工作计划。

（2）汇集整理毒物毒性资料、解毒药品备置信息以及临床资料,建立中毒事故卫生救护与中毒控制的信息交流网络,为突发事件处置提供信息支持。

（3）开展中毒事件的现场流行病学调查,组织鉴定毒物性质和危害程度,为救治和事故处理提供科学依据。

（4）负责中毒事件的现场医学救援,制定医学救援方案。

（5）组织专业人员培训和应急救援演练。

（6）开展预评价和中毒预防知识的宣传普及等活动,探索在工厂预防职业中毒、社区预防生活性中毒等干预模式,减少中毒事件的发生。

4. 核和放射事件医学救援中心（机构）

（1）负责组织制订核和放射事件医学应急救援方案;做好相应事件的医学应急救援准备和响应工作。

（2）负责有关信息的收集、整理、分析、储存和交流,建立相关数据库。

（3）指导和必要时参与核事故现场的放射性污染监测;参与放射事故受照人员的医学处理和长期医学观察。

（4）开展核事故应急卫生防护与医疗救援方法、技术的研究;指导抗放射性药物的贮存与使用。

（5）负责实施各级核和放射事件医学应急机构技术骨干培训和演习。

（6）参加制定核事故发生时保护公众的剂量干预水平和导出干预水平导则,协助核设施所在地卫生行政部门实施核事故卫生防护措施。

5. 其他医疗卫生机构 社区卫生服务中心、乡镇卫生院、私营医院、诊所等其他医疗卫生机构,在突发事件应急处置中,应当协助开展社区内受累人员的登记、个案调查、医学观察、访视和管理等工作。

（二）疾病预防控制机构及其职能

疾病预防控制机构是实施政府卫生防病职能的专业机构,是在政府卫生行政部门领导下,组织实施卫生防病工作的技术保障部门。在预防和处置突发事件中,依照法律法规的规定,主要负责突发事件报告、现场流行病学调查处理(包括对有关人员采取观察和隔离措施,采集病人和环境标本,环境和物品的卫生学处理等),开展病因现场快速检测和实验室检测,加强疾病和健康监测。履行公共卫生技术服务职责。

1. 突发事件信息报告　国家、省、市(地)、县级疾病预防控制机构做好突发事件的信息收集、报告与分析工作。按照属地化管理原则,地方疾病预防控制机构负责对行政辖区内的突发事件进行监测、信息报告与管理;设置专门的举报、咨询热线电话,接受突发事件的报告、咨询和监督;健全和完善应急报告网络和制度。

2. 现场流行病学调查　疾病预防控制机构负责突发事件的现场流行病学调查。专业人员到达现场后,须尽快制订流行病学调查计划和方案,对突发事件的发生原因、受累人群的发病情况、分布特点进行调查分析,提出并实施有针对性的现场预防控制措施。

3. 现场和实验室检测　开展病因现场快速检测和实验室检测。按有关技术规范采集适量的病人和环境标本,送实验室检测,查找致病原因。

4. 医学观察　各级疾病预防控制机构应当根据突发事件应急处理的需要,提出对重点受累人群采取医学观察等预防控制措施的意见或建议。

5. 公共卫生信息网建设与维护　按照突发事件监测和预警系统设置的要求,配置必需的设施和设备,建立和完善信息的报告、存储、分析、利用和反馈系统;确保日常监测和预警工作的正常运行。

6. 科研与国际交流　开展与突发事件相关的诊断试剂、疫苗、消毒方法、医疗卫生防护用品等方面的研究。开展国际合作,加快病源查寻和病因诊断。

7. 技术标准和规范制定　协助卫生行政部门制定新发现的突发传染病、不明原因的群体性疾病、重大中毒事件的技术标准和规范。

8. 参与起草制订重大传染病疫情、群体性不明原因疾病、重大食物和职业中毒以及其他严重影响公众健康的突发事件的应急预案。

9. 技术和业务培训　国家疾病预防控制机构具体负责全国省级疾病预防控制机构突发事件应急处理专业技术人员的应急培训;各省级疾病预防控制机构负责县级及以上疾病预防控制机构专业技术人员的培训工作,同时对辖区内医院和下级疾病预防控制机构疫情报告和信息网络管理工作进行技术指导。

10. 重点涉外机构或单位发生的疫情,由省级以上疾病预防控制机构进行报告管理和检查指导。

（三）卫生监督机构及其职责

卫生监督机构是卫生行政部门执行公共卫生法律法规的机构,在预防和处置突发事件中,依照法律法规的规定,协助地方卫生行政部门对事件发生地区的食品卫生、环境卫生以及医疗卫生机构的疫情报告、医疗救治、传染病防治等进

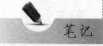

行卫生监督和执法稽查,履行公共卫生监督职责。

1. 依据《突发公共卫生事件应急条例》和有关法律法规,协助卫生行政部门调查处理突发事件应急工作中的违法行为。

2. 在卫生行政部门的领导下,开展对医疗机构、疾病预防控制机构突发事件应急处理各项措施落实情况的督导、检查。

3. 依照法律、行政法规的规定,做好公共卫生监督管理工作,防范突发事件的发生。

4. 建立完善的卫生监督统计报告及其管理系统,规范化地收集各级疾病预防控制机构、医疗机构和管理相对应的各类监督监测、卫生检测、疾病报告等原始资料,用现代化手段整理分析,形成反馈信息,为政府和卫生行政部门提供准确的信息。

5. 各级卫生监督机构应当结合辖区内的实际情况,制定相应的应急处理预案,并适时组织演练,不断补充完善;

6. 各级卫生监督机构根据所承担的任务,制订培训计划并组织实施,并大力推广有效控制危害的新方法和新技术。

7. 依据突发事件监测和预警系统设置的职责,配置和完善相应的设施、设备,确保日常监测和预警工作的正常运行。

第二节　卫生应急人员管理

卫生应急人员是执行卫生应急工作的主要力量之一,对及时、有效地开展突发事件救援工作起着举足轻重的作用,其数量、素质、知识结构,以及配备合理的程度决定了应急的能力。

一、卫生应急人员的分类

(一)卫生应急管理人员

卫生应急管理人员是指执行突发事件预防、处置、善后和改进等管理工作任务的人员。要运用科学的人力资源管理方法,对卫生应急管理部门和岗位进行系统的职位分类,明确其应急管理职责,为考核、培训、晋升、调配、奖惩和分类分级管理提供基础和依据。

(二)卫生应急专业队伍

卫生应急专业队伍是指从事突发公共卫生事件应急处置的专业化队伍,一般是各地区卫生行政部门根据当地卫生应急工作需要,结合本地区人才资源状况,按照重大灾害、传染病、中毒、核和辐射等不同类别医疗卫生救援分别组建。队伍成员为来自疾病预防控制机构、医疗机构、卫生监督机构、医学高等院校和军队等相关单位的年富力强、具有实践经验的应急管理、现场流行病学调查与处置、医疗救治、实验室检测、卫生监督及相关保障等专业人员。

在卫生应急专业队伍管理上,各级卫生行政部门平时要重视掌握当地各类专业数量、质量及分布,建立当地卫生应急队伍成员资料库,并实行信息化管理,

笔记

及时或定期更新信息资料,并根据应急处置情况,对队员进行及时调整。由于突发事件的复杂性,即使是处置突发公共卫生事件,大多数情况下除了卫生专业队伍外,还需要其他领域专业化队伍的协同与配合,包括公安、水上救援、危化品事故救援、地震救援、环境事故救援队伍等。

(三)卫生应急专家

卫生应急专家主要成员通常由在临床医学、公共卫生、灾害管理学、卫生法学等领域工作较长时间,具有一定专业学术地位和应对突发公共卫生事件处理经验的高级学者组成,他们在疾病控制、医疗救治、实验室检测、卫生监督、卫生管理、危机管理、心理学、社会学、经济学等专业领域有较深入的系统的知识和能力,主要承担为卫生应急管理活动提供建议和咨询。

我国目前实行以专家库为基础工具的国家、省、地三级分级管理,首先是由医疗机构、疾病预防控制机构、卫生监督机构、高等院校、科研机构以及其他相关单位(部门)中根据卫生应急专家入库条件和推荐原则推荐应急专家,卫生行政部门对推荐的专家进行审核、遴选,建立辖区内的卫生应急专家库。国务院卫生行政部门负责应急专家库网络平台的建立和维护,负责国家级卫生应急专家的审核、遴选、调用、考评、调整等管理工作及指导省级专家库系统管理。省级卫生行政主管部门负责本级的卫生应急专家库的建立使用、维护,按要求推荐国家级专家,负责本级专家库专家的管理及指导省级以下应急专家库管理。

(四)其他人员

紧急情况下的卫生应急还会使用到其他类型的人员,包括军队、武警、非政府应急组织、志愿者队伍等。军队和武警始终是突发事件中执行抢险、救援、维护社会安全的中坚力量,在重大灾害和重大突发事件的应急响应中具有不可替代的作用;非政府应急组织(如红十字会)在突发事件应急行动中可以有效弥补政府在组织人力和资源等方面的不足,从而发挥重要的协助作用;志愿者队伍数量庞大,反应灵活,自愿行动有利于调动公众参与意识。在重大事件应急响应中志愿者具有特殊的作用。

二、卫生应急专业队伍设置和职责

本节主要阐述国家卫生应急专业队伍的设置和职责。

国家卫生应急专业队伍,是指由国务院卫生行政部门依托其属(管)医疗卫生机构及省级卫生行政部门组建,参与特别重大及其他需要响应的突发事件现场卫生应急处置的专业医疗卫生救援队伍,主要分为紧急医学救援、突发急性传染病防控、突发中毒事件处置、核和辐射突发事件卫生应急等四类。国家卫生应急队伍成员来自医疗卫生等机构的工作人员,平时承担所在单位日常工作,应急时承担卫生应急处置任务。国家卫生应急队伍成员高级职称、中初级职称的比例为1:4,所有人员要求具备5年以上工作经验。根据每次事件的初步判断、事件规模以及复杂性,选定相应专业和数量的人员组建现场应急队伍。

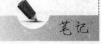

各类队伍人员组成如下:

(一)紧急医学救援队伍

紧急医学救援队伍(emergency medical rescue team)由内科、外科、急诊、重症监护、麻醉、流行病学、卫生应急管理等方面的医护技人员组成。

紧急医学救援队伍的职责是:①在接到救援指令后要及时赶赴现场,并根据现场情况全力开展医疗卫生救援工作,在实施医疗卫生救援的过程中,既要积极开展救治,又要注重自我防护,确保安全。有关卫生行政部门应在事发现场设置现场医疗卫生救援指挥部,主要或分管领导同志要亲临现场,减少中间环节,提高决策效率,加快抢救进程。②到达现场的医疗卫生救援应急队伍,要迅速将伤员转送出危险区,本着"先救命后治伤、先救重后救轻"的原则开展工作,按照国际统一的标准对伤病员进行检伤分类,分别用蓝、黄、红、黑四种颜色,对轻、重、危重伤病员和死亡人员作出标志(分类标志是塑料材料制成的腕带),扣系在伤病员或死亡人员的手腕或脚踝,以便后续救治辨认或采取相应的措施。③当现场环境处于危险或伤病员情况允许时,要尽快将伤病员转送并做好以下工作:a.对已经检伤分类待送的伤病员进行复检。对有活动性大出血或转运途中有生命危险的急危重症者,应就地先予抢救、治疗,做必要的处理后再进行监护下转运。b.认真填写转运卡提交接纳的医疗机构,并报现场医疗卫生救援指挥部汇总。c.在转运中,医护人员必须在医疗仓内密切观察伤病员病情变化,并确保治疗持续进行。d.在转运过程中要科学搬运,避免造成二次损伤。e.合理分流伤病员或按现场医疗卫生救援指挥部指定的地点转送,任何医疗机构不得以任何理由拒诊、拒收伤病员。

(二)突发急性传染病防控队伍

突发急性传染病防控队伍(prevention and control team for acute infectious disease)由传染病学、流行病学、病原微生物学、临床医学、卫生应急管理等专业人员组成。

突发急性传染病防控队伍的职责是:①按照国家卫生计生委调遣,参与特别重大及其他需要响应的突发急性传染病事件现场卫生应急处置。②在确保国家卫生应急行动需要的前提下,经省级卫生厅批准,可在所属行政区域内开展突发急性传染病应急处置工作。③向国家卫生计生委和自治区卫生厅提出有关卫生应急工作建议。④参与研究、制定卫生应急队伍的建设、发展计划和技术方案。⑤承担国家卫生计生委委托的其他工作。

(三)突发中毒事件应急处置队伍

突发中毒事件应急处置队伍(emergency response team for sudden poisoning emergencies)由食品卫生、职业卫生、环境卫生、学校卫生、临床医学、卫生应急管理等方面的专业人员组成。

突发中毒事件应急处置队伍的职责是:①在国家卫生计生委领导下,承担全国范围内突发中毒事件及其他重特大突发事件现场卫生应急处置工作。②在确保国家卫生应急行动需要的前提下,经省级卫生厅批准,可在所属行政区域内开展突发中毒事件处置工作。③向国家卫生计生委和自治区卫生厅提出有关卫生应急工作建议。④参与研究、制定卫生应急队伍的建设、发展计划和技术方案。

笔记

⑤承担国家卫生计生委委托的其他工作。

(四)核和辐射突发事件卫生应急队伍

核和辐射突发事件卫生应急队伍(emergency team for nuclear and radiation emergencies)由放射医学、辐射防护、辐射检测、临床医学、卫生应急管理等方面的专业人员组成。核与放射突发事件的一个突出特点是突发性和危害程度的不确定性,要求在较短的时间内组织一支有效的医学救援力量,在复杂的情况下完成医学应急救援活动,需要一支装备精良、行动迅速、训练有素的医学救援小分队(medical support team, MST)。

核和辐射突发事件卫生应急队伍的职责是:①迅速赶赴核事故、放射事故、核或放射恐怖袭击事件现场,实施并指导当地医学应急组织做好现场应急救援工作。②评估事件的医学后果。③对受害者(包括表现急性放射病症状和体征的人员、放射性核素体内或体表污染的人员、局部放射损伤人员和放射复合伤伤员)提供相应的医学建议或咨询。④现场急救。非放射损伤和放射损伤人员的初步分类诊断和分类处理,救治超剂量受照人员和受污染人员,初步去污处理和(或)促排,采集和处理生物样品等。⑤如果病人需要后续治疗,向应急管理部门提供转送到合适的放射损伤专科医疗中心的建议。⑥提供必要的去污染和防止人群受到进一步辐射照射的建议和推荐的行动。⑦提出公共卫生方面的建议。

第三节 卫生应急物资管理

每一项卫生应急工作,都需要大量的物资做保障。卫生应急物资管理的核心是实行科学化的应急物资储备机制,这涉及物资目录、储备和调用、耗损处理三方面的内容。

一、卫生应急物资类别

卫生应急物资主要包括四类物资:①现场流行病学调查必备物品、消毒剂、快速检测检验设备、器材和试剂;样品采集、保存、运输器材和物资;②用于现场水质、大气环境检验检测的监测车,有毒有害化学品/核辐射侦检车等;③对传染病病人隔离、个人卫生防护的用品和设施等;④医疗救护、现场处置所需的有关药品、疫苗、诊断试剂和器械。

卫生应急物资类别由同级政府确定。各级政府对于卫生应急物资的储备要求在种类和数量上有所不同。本节仅列出各类卫生应急物资在省一级层面的储备种类,分为个人防护、医用器材、医疗急救装备、后勤保障装备、现场采样设备、现场检测试剂和设备、消杀器械和药品、中毒救治药品、普通抢救药品、传染病救治药品、常备疫苗和血清等十一种类型,详见知识链接:卫生应急物资类别。

二、卫生应急物资储备管理

(一)卫生应急物资储备的形式

卫生应急物资储备形式包括:①实物储备:适合于市场供应量少,生产、研发成本高,生产储备不足或较为稀缺的或经常使用的,事件发生时需立即调用的卫生应急物资,如食物和职业中毒特效解毒药品、核和辐射损伤防治特效药品、个人防护用品、疾病特异性诊断试剂等。②计划储备:根据卫生应急工作需要,各级卫生行政部门,可采取与生产企业、经营单位签订储备合同的形式储备应急物资。③资金储备:各级卫生行政部门要预留一定金额的专项资金,用于突发公共卫生事件发生时采购所需应急物资。④信息储备:根据卫生应急工作实际需要,各级卫生行政应急部门组织动态收集所需各类应急物资储备信息,建立应急处置所需储备物资的生产企业、供应商的名录等信息库。

(二)卫生应急物资储备管理的内容

1. 根据突发公共卫生事件应急预案的要求、本地区突发公共卫生事件的特点和应急处置的实际需要,本着节约高效的原则,统一规划,分级储备,制订物资储备目录和标准,形成以省级储备为重点,国家储备作为补充和支持,地(市)、县级储备主要满足应对日常卫生应急工作需要的四级物资储备。

2. 根据当地应急物资的生产、市场供应、储备条件和应急需求实际决定实物、资金、计划和信息四种储备形式的比例,并根据应急处置工作需要调用储备物资,使用后要及时补充。

3. 建立分布合理的国家级和省级公共卫生应急物资储备库点。医疗卫生单位应本着"自用自储"的原则制定日常应急物资储备计划。

4. 卫生行政部门按相关预案的要求,结合突发公共卫生事件的级别制订应急物资的采购、验收、保管、领用、补充、更新、安全等管理制度,落实管理人员岗位责任制,加强应急物资的规范管理。

5. 按照国家有关规定,各级储备单位每年对储备仓库负责人、安全管理人员进行规范的安全知识培训,确保储备仓库和物资的安全。

(三)卫生应急物资储备管理制度

1. 卫生行政部门职责　各级卫生行政部门负责本级公共卫生应急物资储备的管理工作。具体职责是:①协调落实卫生应急物资储备所需资金,编制并组织实施应急物资储备计划。②负责卫生应急储备物资的调用、补充、调整和更新管理。③对卫生应急物资的储备情况实施监管。

各级卫生行政部门应根据国家、省、市关于突发公共卫生事件应急物资储备管理要求和公共卫生应急物资储备调用、耗损状况及疾病预防控制、医疗急救等实际工作需要,及时编制应急物资储备、调整、补充、更新及维护保养计划,并协调同级财政部门落实经费预算,保证应急物资足量储备、满足疫情应急处置工作需要。

2. 专业医疗卫生机构职责　卫生应急储备物资由疾病预防控制、卫生监督、急救、医疗等机构根据卫生行政部门要求储备。

负责储备卫生应急物资的医疗卫生机构要建立健全卫生应急物资采购、入库、储存、出库、回收、维护保养、定期检查、处置等方面的管理制度和台账记录,建立管理责任制,确定专人负责管理。

笔记

知识链接

卫生应急物资类别

我国东部某省卫生厅发布的省级卫生应急物资类别

1. 个人防护类 防护服（ABCD四级）、防护眼镜／眼罩、医用防护口罩、N95口罩或FFP3口罩、呼吸防护器(过滤式)、呼吸防护器(携气式)、滤罐或过滤盒、重装化学防护服、普通化学防护服、铅防护服、数字式个人剂量仪。

2. 医用器材类 口咽通气管、喉镜、气管导管、注射器、输液皮条、加压输液袋、担架、胸穿包、胸腔闭式引流瓶、导尿包、普通气管切开包、经皮气管切开包、深静脉穿刺包、清创缝合包、心包穿刺包、绷带、夹板(各种规格)、止血带、电动高压止血带、氧气瓶、氧气面罩、鼻导管、骨科器械包、胸科器械包、颅脑外科器械包、剖腹探查包。

3. 医疗急救装备 呼吸机、监护仪、除颤起搏器、心肺复苏器、输液泵、电动吸引器、B超、临时人工起搏器、心电图机、简易呼吸器、洗胃机、运血箱、血气分析仪、高频电刀、手术床、手术灯、轻便器械台、麻醉机、手术冲洗机、野外洗手装置、手术器材补给箱、医疗箱组、野外诊疗床。

4. 后勤保障装备 "动中通"微波数字多载波电视监控系统、消杀专用应急箱、采样专用应急箱、流调专用应急箱、笔记本电脑(无线上网)、数码照相机、对讲机、录音笔、手持扩音器、分区警示带、警示标识、身份识别牌、帐篷、防水电源接线板、发电机、车载逆变电源、照明设备、摄像机（DV）。

5. 现场采样设备 便携式生物样品运输箱、采样管(含采样液)、负压采血管(抗凝)、负压采血管(非抗凝)、现场水样采集及分析套装、水质细菌采样器。

6. 现场检测试剂和设备 核酸提取工作站试剂盒、核酸提取工作站耗材、DNA提取试剂盒、RNA提取试剂盒、一步法RT-PCR试剂盒、荧光定量(探针)一步法RT-PCR试剂盒、RNA提取试剂盒、呼吸道病原高通量检测鉴定试剂盒、病毒性脑炎病原高通量检测鉴定试剂盒、感染性腹泻病原高通量检测鉴定试剂盒、禽流感检测试剂盒、禽流感荧光定量PCR试剂盒、SARS荧光定量PCR试剂盒、SARSIgM试剂盒、SARSAnti-Ab试剂盒、SARSIgM试剂盒、SARSAnti-Ab试剂盒、呼吸道病原抗体检测试剂盒、DIESSE抗体检测试剂盒、金葡菌科玛嘉显色培养基、沙门菌科玛嘉显色培养基、VIDASSLM试剂条、VIDASLMO2试剂条、CCDA琼脂、CCDA琼脂添加剂、哥伦比亚琼脂、敌敌畏、速灭磷、久效磷、甲拌磷、巴胺磷、二嗪磷、乙嘧硫磷、甲基嘧啶磷、甲基对流磷、稻瘟净、水胺硫磷、氧化喹硫磷、稻丰散、甲喹硫磷、克线磷、乙硫磷、乐果、喹硫磷、对流磷、杀螟硫磷、马拉硫磷、甲胺磷、甲萘威、六六六、滴滴涕、甲氰菊酯、氯氰菊酯、溴氰菊酯、氰戊菊酯、亚硝酸盐、苯胺、硝基苯、氰化钠、组胺、甲醇、三氧化二砷、氯化钡、磷化锌、敌杀死、毒鼠强、氟乙酰胺、食品和水现场放射性检测仪、食品安全快速检测箱、水质理化快速检测

笔记

箱、水质细菌快速检测箱、便携式有毒挥发气体（TVOC）分析仪、便携式有毒有害挥发气体分析仪（检测器FID和PID结合）。

7. 消杀器械和药品　背负式喷雾器、电动/燃油喷雾器、烟雾发生器、洗消架（消毒消洗机）、超低容量喷雾器、悬浮剂、杀虫乳油、杀虫微乳剂、泡腾片、过氧乙酸、84消毒液。

8. 中毒救治药品　20%依地酸钙钠注射液、二巯丙磺钠注射液、亚甲蓝注射液、注射用硫代硫酸钠、氯解磷定注射液、药用炭（口服）、乙酰胺、3%亚硝酸钠、神经毒急救自动注射针、85号预防片、85号注射液、抗氰急救自动注射针、抗氰胶囊、10%4-DMAP注射液、二巯基丁二酸胶囊、7911复方注射液、解毕灵片、抗烟剂、西甲硅油乳剂、5%二巯丙醇软膏、3%二巯丙醇眼膏、胆碱酯酶测定盒、军用毒剂消毒手套、85型检水检毒盒、"523"片、"500"注射液、"408"片、碘化钾片、海藻多糖颗粒、普鲁士蓝胶囊、促排灵注射液。

9. 普通抢救药品　哌替啶、吗啡、纳洛酮、地西泮、盐酸肾上腺素、多巴胺、多巴酚丁胺、间羟胺、硝酸甘油、硝普钠、阿托品、毛花苷丙、利多卡因、呋塞米、20%甘露醇、地塞米松、异丙嗪、氨茶碱、甲泼尼龙、10%氯化钾注射液、50%葡萄糖注射液、10%葡萄糖酸钙、羟乙基淀粉、血安定、5%碳酸氢钠。

10. 传染病救治药品　奥司他韦（达菲）、氯喹、伯氨喹、双氢青蒿素、左旋环丙沙星。

11. 常备疫苗和血清　A+C流脑疫苗、白喉抗毒素、炭疽疫苗、流感疫苗。

　　负责储备卫生应急物资的医疗卫生机构应当设立应急物资专库，实行封闭式管理。存放应急物资的库房应符合物资储存的具体条件和要求，要避光、通风良好，有防火、防盗、防潮、防鼠、防污染等措施。对需低温保存的，应在符合温度控制要求的冷库、冷藏柜、冰柜中保存。

　　卫生应急物资必须做到"专物专用"，未经本级卫生行政部门批准，任何机构和个人不得擅自动用。卫生应急物资在调用时，应由使用机构向本级卫生行政部门提出申请，由本级卫生行政部门签发调拨通知单。在紧急情况下可先电话报批，后补办手续。

　　负责储备卫生应急物资的医疗卫生机构凭本级卫生行政部门的调拨通知单调拨应急物资。对调用出库的卫生应急物资，应填写出库管理相关记录，及时做好登记。

　　负责储备卫生应急物资的医疗卫生机构对卫生应急物资储存管理情况，包括采购、储存、维护保养、调用、回收、耗损、处置等，每年年末向本级卫生行政部门总结报告。

　　3. 卫生应急物资的耗损管理　调用出库的卫生应急物资使用后，对可重复使用的，由储备机构负责回收和维护保养；对已消耗或不可回收的，应填写耗损管理相关记录并说明情况,报本级卫生行政部门批准后做耗损处理。

对使用有效期较短、市场供应充分且在日常应急工作中经常使用的卫生储备物资,可以实行动态储备管理,各有关储备机构可按照"用旧补新、先进先出、等量更替"的原则调出使用,同时补充相同数量的新物资进行储备,避免浪费。

卫生应急储备物资储存年限到期、超过使用有效期、非人为因素造成严重损坏以及国家公布淘汰或禁用的,由储备机构提出申请,报本级卫生行政部门和财政部门批准后做资产处置。对已批准做资产处置的应急物资,储备机构要及时做好销账处理。

案例7-1

D医院作为距"5·12"汶川地震极重灾区绵竹和什邡两地最近的三甲医院,承担了震后一线医疗救援的重担,在短时间内收治了大量地震伤员。面对突发公共事件,如何及时发放、紧急采购和管理医疗耗材,成为能否持续性收治伤员,保障临床医疗救治顺利进行的关键之一。

地震发生后,医用耗材需求迅速上升,客观上需要增加耗材供应。以往的采购供应方法是,医用耗材需求信息主要由设备科采管组人员到临床科室收集需求量,再由采购员对耗材的需求量进行估计、整理,设备科科长汇总后交由院指挥中心上报卫生局、药监局,同时通知各商家送货上门。沿袭这种采购方式,一周后就出现了耗材供应量大于需求量的情况,耗材临时存放量增加,增加了管理难度。这说明应急状态下,耗材供需信息的反馈需要减少中间环节,同步发布,才能做到既保证供应又尽量避免浪费。

此外,从发布物资需求到物资转运到位之间需要一段时间。这就造成很多救灾物资到医院时,地震伤病员大多数已转出或出院,加之社会各界捐赠的医用耗材针对性不强,以致D医院接受的捐赠物资中注射器就有1400件(1800支/件),按常规要用3年;输液器、敷料等远大于实际需求而产生剩余医用耗材。这些到位的物资如果要再转运的话,需要转运成本;如果留在该医院,也需要一定的维护成本。要削减维护成本,忽视维护工作的话,耗材就可能大量失效,造成浪费。

第四节 卫生应急资金与技术管理

一、卫生应急资金的管理

(一)卫生应急资金的来源和管理主体

目前我国卫生应急资金主要来源于三个方面:①政府的财政投入:包括本级和上级政府的财政投入,这是应急资金来源的主要渠道;②社会捐赠资金:国家鼓励公民、法人和其他组织为人民政府应对突发事件工作提供物资、资金、技术支持和捐赠；③保险资金：在《突发事件应对法》第三十五条中规定，国家发展保险事业，建立国家财政支持的巨灾风险保险体系，并鼓励单位和公民参加保险。我国卫生应急资金的管理主要由政府承担，《突发事件应对法》中规定，国务院和县级以上地方各级人民政府应当采取财政措施，保障突发事件应对工作所需经费。

（二）政府对卫生应急资金的支持策略和方法

应急资金的管理是政府财政部门一项重要的工作任务，财政部门作为宏观调控的部门，承担着配置社会公共产品和公共服务的重要职能，应当而且必须从资金及政策上给予应急管理支持。一方面是优化和调整财政支出结构，增加应急管理的财政投入力度，保障应急管理部门的日常管理工作经费。突发事件发生以后，财政部门要及时拨付应急救援资金，保障救灾物资的及时到达，并安排专项资金支持受灾地区恢复与重建工作。另一方面要运用和调整税收政策，对受突发事件影响较大的行业、企业和个人，通过税收优惠政策增强他们应对突发事件的能力。

国家财政部的《突发事件财政应急保障预案》明确了应急资金资源管理的基本内容，主要包括：

1. 设立专门的处置突发事件预备基金　预备费是按照预算规模按比例提取的一部分资金，主要用于年初难以预料、年度预算执行中需要安排的支出事项。对于普通的、经常性的突发事件资金需求，一般通过应急管理预算予以解决。对于那些影响比较大、破坏力比较强的突发事件，由于资金需求量巨大，预算安排的资金远远不能满足需求。在这种情况下，需要通过财政预备费来解决。各级财政可考虑每年按一定比例设立专门基金作为处置突发事件基金储备。国家现行的预算法规定，各级政府预算应当按照本级政府预算支出额的1%～3%设置预备费，用于当年预算执行中的自然灾害开支与其他难以预见的开支。各级政府应对突发事件的总预备费应该在本级财政按法律规定足额提取预备费，将预备费作为解决支持重大突发事件的一个重要资金来源渠道，可以对预备费实行基金式管理，不断扩大预备费基金的来源。

2. 全面推行社会保险机制　政府应该建立起国家财政、保险公司、再保险公司和投保人共同参与和分担的灾害管理机制。政府可以采取多种形式向社会普及保险知识和防灾减损知识，培育风险意识、保险意识，提升社会风险防范能力。同时，积极推行医疗保险、公共灾害险、工程质量责任险、环境责任险、高危行业雇主责任险等，最大限度减少由于突发事件带来的损失。

3. 整合现有资金资源　我国传统的应急管理是分灾种、分部门进行的，其权力的运作相对分散。必须整合分散在各个部门的资金，改变过去资金分配散乱、无序、各自为政的局面。政府在应急管理中应该建立一个良好的资源整合机制，对分散的资源进行整合，规范预算资金的投入，避免经费的重复安排，统一协调、合理配置应急资金。

4. 规范政府责任　在公共财政的框架下，明确中央与地方政府在应对突发

笔记

事件中的财力保障责任,并将这种责任在相关的法律法规与预案中予以明确的体现。从中央到地方,各级财政要加大应对突发事件工作的资金投入力度,完善财政预备费的拨付制度,建立重大突发事件应急救援专项资金制度,以及中长期重大突发事件应急准备基金,强化重大突发事件政府投资主渠道的保障作用。在强调地方政府承担主要的应急财力保障职责的同时,中央政府还可以通过提供低息或无息贷款、信用担保及税收优惠等手段对受突发事件影响较大的行业、企事业单位和个人予以一定的补偿,同时积极吸收来自国内外企业、非政府组织、个人和国际组织的赞助和捐款,培育和发展社会共同参与的应急管理财力保障机制。

5. 强化对突发事件的监督与审计　从我国目前的突发事件管理实践看,存在着比较严重的"不计成本"倾向,表现为决策失误、反应过度或措施不力,从而导致各种资源浪费,由此也导致挪用、滥用乃至盗用和贪污各种资源的情况。解决这类问题首先是要加强内部控制,在突发事件管理实践中把相应的政府预算分配和划拨体系、人事管理、组织运行与设施维护计划、突发事件管理项目评估、成本与管理的审计、对各种物资供应商的支付、现金管理体制等制度性的安排整合起来,统一运行。在此基础上,强化科学评估、过程监督与事后审计。这种监督与审计结果还必须与事后责任追究相联系,建立第三方评估机制,避免和减少下级部门虚报、谎报突发事件或灾害而骗取救灾款的行为。突发事件管理还应得到公众和媒体的监督,体现突发事件管理的公共性。

二、卫生应急技术的管理

(一)卫生应急技术的分类

应急技术是提高应急管理科学化水平的重要基础性资源,卫生应急技术资源主要包括三类:一是科学研究资源,主要包括高等院校、科研院所和有关企事业单位;二是技术开发资源,主要包括应急管理预防、预警、现场处置、善后等领域的应急技术、应急系统、应急装备等研发资源;三是技术维护资源包括技术维护队伍及相应的维护技术和维护装备等。国家的《突发事件管理法》第三十六条规定,国家鼓励、扶持具备相应条件的教学科研机构培养应急管理专门人才,鼓励、扶持教学科研机构和有关企业研究开发用于突发事件预防、监测、预警、应急处置与救援的新技术、新设备和新工具。

(二)卫生应急技术管理的若干策略

1. 技术研发策略　国家有计划地开展应对突发公共卫生事件相关的防治科学研究,包括现场流行病学调查方法、实验室病因检测技术、药物治疗、疫苗和应急反应装备、中医药及中西医结合防治等,尤其是开展新发、罕见传染病快速诊断方法、诊断试剂以及相关的疫苗研究,做到技术上有所储备。同时,开展应对突发公共卫生事件应急处理技术的国际交流与合作,引进国外的先进技术、装备和方法,提高我国应对突发公共卫生事件的整体水平。

2. 技术支撑策略　针对卫生应急工作的特点,要发挥好技术资源对卫生应急工作的技术支撑作用,需要逐步建立完善的各类专业服务体系,将日常医疗卫

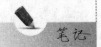

生服务与卫生应急需要有机结合起来。主要内容包括：①疾病预防控制体系：加快疾病预防控制机构和基层预防保健组织建设，强化医疗卫生机构疾病预防控制的责任。在加强突发公共卫生事件应急机制、疫情信息网络、疾病防制基础设施、实验室设备条件建设的同时，加强疾病控制专业队伍建设，提高流行病学调查、现场处置和实验室检测检验能力。②应急医疗救治体系：按照"中央指导、地方负责、统筹兼顾、平战结合、因地制宜、合理布局"的原则，逐步在全国范围内建成包括急救机构、传染病救治机构和化学中毒与核辐射救治基地在内的，符合国情、覆盖城乡、功能完善、反应灵敏、运转协调、持续发展的医疗救治体系。③卫生执法监督体系：建立统一的卫生执法监督体系。各级卫生行政部门要明确职能，落实责任，规范执法监督行为，加强卫生执法监督队伍建设。对卫生监督人员实行资格准入制度和在岗培训制度，全面提高卫生执法监督的能力和水平。④应急卫生救治队伍按照"平战结合、因地制宜，分类管理、分级负责，统一管理、协调运转"的原则建立突发公共卫生事件应急救治队伍，并加强管理和培训。

3. 依托专家策略　在应急技术资源的各种要素中，人是最为活跃的因素，科学研究资源、技术开发资源、技术维护资源的作用发挥，都有赖于科学研究者、技术研发者和相关专业人员。要充分调动各类专业人才服务于卫生应急管理工作的积极性、主动性和创造性，鼓励、支持专业技术人员开展突发公共卫生事件应急技术科学研究。建立完善专家使用机制，在卫生应急中发挥好专家的咨询作用。建立健全门类齐全的、不同部门的专家库，既要有技术专家，也要有管理专家。对各种不同的专家要定期进行联络，了解其思想、科研状况，引导他们对可能出现的突发事件的研究，经常听取他们对可能出现的突发事件的意见。突发事件发生时，一方面，相关领域的专家向公众解释事件的原因、发展趋势、可能结果，介绍防范措施等方面知识。可以通过广播、电视、报纸、网络等多种渠道和多种形式请专家对事件进行分析、传授必要的相关知识。另一方面，那些影响面广、破坏性大的突发事件非常容易造成社会心理恐慌以及精神健康问题，社会心理学家的参与有助于提高人们的心理防御能力，缓解心理压力，克服精神障碍，消除突发事件带来的精神后遗症。

第五节　卫生应急信息管理

从广义上来说，卫生应急信息是指与突发公共卫生事件直接或间接关联的信息，包括法律法规、政策文件、应急预案、工作指南、培训演练信息、预警预测信息、事件信息、应急处理信息等等。从狭义上来说，卫生应急信息是指突发公共卫生事件及其处置直接相关的信息。突发公共卫生事件包括重大传染病疫情、危害严重的中毒事件、影响公共安全的放射性物质泄漏事件、自然灾害引发的疫情和中毒事件、群体性不明原因疾病，以及其他严重影响公众健康的事件。对这些事件发生、发展及处置全过程信息收集、报告、分析和利用的信息管理，称之为卫生应急信息管理。本节主要从卫生应急信息的狭义定义角度介绍突发公共卫生事件信息传报体系和应急状态下的信息管理体系两部分内容。

一、突发公共卫生事件信息

(一)信息来源

目前,我国的突发公共卫生事件信息(information of public health emergencies)源,主要来自于医疗卫生机构内部和医疗卫生机构外部,由于其产生信息的来源不同,其对信息分析处理的方式也不同。

1. 内部信息来源于医疗卫生机构内部的突发公共卫生事件信息,分为以下两种:

(1)各类疾病与公共卫生监测信息系统:我国目前的监测系统主要分为两大类,一类是疾病监测;另一类是健康危害因素监测。疾病监测系统又分为"甲、乙类法定传染病报告监测系统"、"甲、乙、丙类传染病综合监测系统"和"各专病管理监测系统"。通过这些常规的监测活动,可以监测已知和未知的疾病(健康危害因素)在一定范围、一定时间、一定人群内发现异常情况或聚集性情况,并在其达到突发公共卫生事件预警标准时进行报告。该类报告信息是我国突发公共卫生事件报告信息的主体。

(2)行政部门领导指示与部门信息交流:该类报告信息的方式往往由发现突发公共卫生事件的地区,通过行政报告渠道,由基层直报到最高行政部门或其他部门,然后通过领导批示的方式逐级反馈到卫生部门。优点是报告信息快速,响应及时,缺点是突发公共卫生事件具体处理部门工作较为被动。

2. 外部信息来源于医疗卫生机构外部的突发公共卫生事件信息,分为以下三种:

(1)社会举报:通过卫生监测部门设立的报告专线或举报电话报告的突发公共卫生事件信息。该事件的初次报告信息大多局限于城区或县(区)范围,该类信息由于报告人主要来源于大众,因此需由专门突发公共卫生事件监测机构进行报告事件的识别,确认后方能正式进行报告。

(2)媒体检索:通过广播、电视、互联网络等新闻宣传媒体报道的突发公共卫生事件信息。该报告事件属于媒体对"社会举报"信息进行主动采访调查的结果报道。由于该类报告信息具有一定报告人非专业主观判断因素,因此也需由专门突发公共卫生事件监测机构对报告事件进一步识别、确认后,方能正式进行报告。

(3)国际通报:该类信息主要来源于国与国之间对旅游目的地疫情或突发公共卫生事件的公告或通报。该类信息主要通过外交渠道交流,也存在单方面对本国或他国进行疫情通报的情况。

(二)信息的分类

卫生应急信息可分为四类,即事态信息、环境信息、资源信息和应急知识。应急信息资源管理就是要逐步建设满足应急处置和管理要求的,可供各级政府应急平台和其他相关应急平台远程运用,具备实时更新能力的信息库和知识库,同时完善各地区和各有关部门应急平台间的信息共享机制。

1. 事态信息 包括事件预警、应急准备、危险源监测、应急响应、应急处置、事件损失、人员伤亡、事件发生原因及发展趋势等与突发事件和应急活动有关的信息。

其中,事态信息又可根据事件发生原因分为以下7类:

(1)传染病暴发流行:可分为原发性、输入性、继发性、医院感染、外环境污染等。

(2)食物中毒事件发生原因:可分为原料污染或变质、加热温度不够、生熟交叉污染、熟食储存(温度或时间)不当、误用有毒品种、加工人员污染、用具容器污染、投毒、不明原因及其他。

(3)环境卫生事件发生原因:可分为:①工业污染:如工业三废、设备故障、违章操作、其他等。②生物性污染:如污水排放、下水堵塞、无消毒措施、其他等。③公共场所污染:如室内装修、违章操作、设备故障、其他等。④室内污染:如煤气中毒、室内养殖、其他等。

(4)职业中毒事件发生原因:可分为无"三同时"("三同时"原则是指卫生工程防护措施应与建设项目主体工程同时设计、同时施工,同时投入使用)、无卫生防护设备或效果不好、设备跑冒滴漏、无个人卫生防护用品或使用不当、无或违反安全操作规程、违章指挥或违章操作、无职业卫生教育和危害告知、产品包装或作业岗位无警示标志、首次使用未报送毒性鉴定和其他等。

(5)学校卫生事件发生原因:可分为传染病、中毒、意外事故、自杀、他杀、不明原因、其他等。

(6)放射卫生事件发生原因:可分为放射性物质丢失、泄漏、被盗、流散、不明原因、其他等。

(7)免疫接种:可分为心因性反应、不良反应等。

2. 环境信息 包括社会公众动态、地理环境变动、外界异常动向等背景情况信息。采用国家有关部门发布的人口基础信息、社会经济信息、自然资源信息、基础空间地理信息等数据,同时还要掌握事发地的数字地图、遥感影像、主要路网管网、避难场所分布图的空间等信息数据。

3. 资源信息 包括人员保障信息、资金保障资源、物资保障资源、设施保障资源、技术保障资源等状态信息。动态掌握主要救援队伍、应急储备物资和救援装备、应急通信系统、医疗急救机构、医务人员及药品、交通运输工具、应急资金储备等信息,提供对应急资源的协调管理,保障应对过程中所需资源及时到位。

4. 应急知识 包括应急案例、应急措施、自救互救等知识。掌握应急知识是提高处置突发事件能力的基础性工作,广大公众是应对突发事件的行为主体。因此,应对突发事件必须充分发动公众、依靠公众。首先要做到的就是引导公众掌握应急知识,学会保障自身的生命和财产安全。同时还要提高公众的自救、互救能力和应急处置能力,最大限度地减少社会灾害损失。应急知识包括学习应急案例、掌握应急措施、开展自救互救等。

二、突发公共卫生事件相关信息报告

(一)报告的基本原则

突发公共卫生事件相关信息报告管理遵循依法报告、统一规范、属地管理、准确及时、分级分类的原则。

(二)组织机构及其职责

1. 各级卫生行政部门负责对突发公共卫生事件相关信息报告工作进行监督和管理,根据《国家突发公共卫生事件应急预案》要求,组织人员对本规范规定报告的突发公共卫生事件进行核实、确认和分级。具体分级标准详见《国家突发公共卫生事件应急预案》。

2. 各级卫生行政部门应指定专门机构负责突发公共卫生事件相关信息报告系统的技术管理,网络系统维护,网络人员的指导、培训。

3. 各级疾病预防控制机构、职业病预防控制机构、卫生监督机构或其他专业防治机构负责职责范围内的各类突发公共卫生事件相关信息的业务管理工作、网络直报和审核工作,定期汇总、分析辖区内相关领域内的突发公共卫生事件相关信息。

4. 各级各类医疗卫生机构负责报告发现的突发公共卫生事件相关信息。

5. 各级卫生行政部门、职业病预防控制机构、疾病预防控制机构、卫生监督机构或其他专业防治机构接受公众对突发公共卫生事件的举报、咨询和监督,负责收集、核实、分析辖区内来源于其他渠道的突发公共卫生事件相关信息。

(三)报告的内容

1. 事件信息　信息报告主要内容包括:事件名称、事件类别、发生时间、地点、涉及的地域范围、人数、主要症状与体征、可能的原因、已经采取的措施、事件的发展趋势、下步工作计划等。

2. 事件发生、发展、控制过程信息　分为初次报告、进程报告、结案报告。①初次报告:报告内容包括事件名称、初步判定的事件类别和性质、发生地点、发生时间、发病人数、死亡人数、主要的临床症状、可能原因、已采取的措施、报告单位、报告人员及通信方式等。②进程报告:报告事件的发展与变化、处置进程、事件的诊断和原因或可能因素,势态评估、控制措施等内容。同时,对初次报告的《突发公共卫生事件相关信息报告卡》进行补充和修正。重大及特别重大突发公共卫生事件至少按日进行进程报告。③结案报告:事件结束后,应进行结案信息报告。达到《国家突发公共卫生事件应急预案》分级标准的突发公共卫生事件结束后,由相应级别卫生行政部门组织评估,在确认事件终止后2周内,对事件的发生和处理情况进行总结,分析其原因和影响因素,并提出今后对类似事件的防范和处置建议。

(四)报告的方式、时限和程序

获得突发公共卫生事件相关信息的责任报告单位和责任报告人,应当在2小时内以电话或传真等方式向属地卫生行政部门指定的专业机构报告,具备网络直报条件的同时进行网络直报,直报的信息由指定的专业机构审核后进入国家

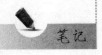

数据库。不具备网络直报条件的责任报告单位和责任报告人,应采用最快的通信方式将《突发公共卫生事件相关信息报告卡》报送属地卫生行政部门指定的专业机构,接到《突发公共卫生事件相关信息报告卡》的专业机构,应对信息进行审核,确定真实性,2小时内进行网络直报,同时以电话或传真等方式报告同级卫生行政部门。

接到突发公共卫生事件相关信息报告的卫生行政部门应当尽快组织有关专家进行现场调查,如确认为实际发生突发公共卫生事件,应根据不同的级别,及时组织采取相应的措施,并在2小时内向本级人民政府报告,同时向上一级人民政府卫生行政部门报告。如尚未达到突发公共卫生事件标准的,由专业防治机构密切跟踪事态发展,随时报告事态变化情况。

(五)信息监控、分析与反馈

各级卫生行政部门指定的专业机构,应根据卫生行政部门要求,建立突发公共卫生事件分析制度,每日对网络报告的突发公共卫生事件进行动态监控,定期进行分析、汇总,并根据需要随时做出专题分析报告。

各级卫生行政部门指定的专业机构对突发公共卫生事件分析结果要以定期简报或专题报告等形式向上级卫生行政部门指定的专业机构和同级卫生行政部门报告,并及时向下一级卫生行政部门和相同业务的专业机构反馈。

(六)技术保障

国家建立突发公共卫生事件相关信息报告管理系统,为全国提供统一的突发公共卫生事件相关信息报告网络平台,用于收集、处理、分析和传递突发公共卫生事件相关信息。信息系统覆盖中央、省、市(地)、县(市)、乡(镇、街道)。卫生行政部门指定的专业机构,负责辖区内网络密码的分配和管理。网络密码定期更换,不能泄露和转让。

(七)监督管理与考核指导

各级卫生行政部门对突发公共卫生事件相关信息报告工作进行监督管理,对辖区内各级各类医疗机构、疾病预防控制机构、卫生监督机构以及其他专业防治机构相关的突发公共卫生事件相关信息报告和管理情况进行经常性的监督,对违法行为依法进行调查处理。

各级卫生行政部门指定的专业机构定期对本区域内突发公共卫生事件相关信息报告工作按照《国家突发公共卫生事件相关信息报告管理工作规范》要求进行检查与考核。

下文给出四类突发公共卫生事件信息报告具体内容: 传染病疫情、中毒事件相关信息、核事件相关信息报告。

三、传染病疫情报告制度

(一)组织管理

1. 国家建立公共卫生信息监测体系,构建覆盖国家、省、市(地)、县(区)疾病预防控制机构、医疗卫生机构和卫生行政部门的信息网络系统,并向乡(镇)、村和城市社区延伸。

2. 国家建立公共卫生信息管理平台、基础卫生资源数据库和管理应用软件，适应突发公共卫生事件、法定传染病、公共卫生和专病监测的信息采集、汇总、分析、报告等工作的需要。

3. 各级疾病预防控制机构按照专业分工，承担责任范围内突发公共卫生事件和传染病疫情监测、信息报告与管理工作。具体职责为：

（1）按照属地化管理原则，当地疾病预防控制机构负责，对行政辖区内的突发公共卫生事件和传染病疫情进行监测、信息报告与管理；负责收集、核实辖区内突发公共卫生事件、疫情信息和其他信息资料；设置专门的举报、咨询热线电话，接受突发公共卫生事件和疫情的报告、咨询和监督；设置专门工作人员搜集各种来源的突发公共卫生事件和疫情信息。

（2）建立流行病学调查队伍和实验室，负责开展现场流行病学调查与处理，搜索密切接触者、追踪传染源，必要时进行隔离观察；进行疫点消毒及其技术指导；标本的实验室检测检验及报告。

（3）负责公共卫生信息网络维护和管理，疫情资料的报告、分析、利用与反馈；建立监测信息数据库，开展技术指导。

（4）对重点涉外机构或单位发生的疫情，由省级以上疾病预防控制机构进行报告管理和检查指导。

（5）负责人员培训与指导，对下级疾病预防控制机构工作人员进行业务培训；对辖区内医院和下级疾病预防控制机构疫情报告和信息网络管理工作进行技术指导。

4. 各级各类医疗机构承担责任范围内突发公共卫生事件和传染病疫情监测信息报告任务，具体职责为：①建立突发公共卫生事件和传染病疫情信息监测报告制度，包括报告卡和总登记簿、疫情收报、核对、自查、奖惩。②执行首诊负责制，严格门诊工作日志制度以及突发公共卫生事件和疫情报告制度，负责突发公共卫生事件和疫情监测信息报告工作。③建立或指定专门的部门和人员，配备必要的设备，保证突发公共卫生事件和疫情监测信息的网络直接报告。门诊部、诊所、卫生所（室）等应按照规定时限，以最快通信方式向发病地疾病预防控制机构进行报告，并同时报出传染病报告卡。报告卡片邮寄信封应当印有明显的"突发公共卫生事件或疫情"标志及写明××疾病预防控制机构收的字样。④对医生和实习生进行有关突发公共卫生事件和传染病疫情监测信息报告工作的培训。⑤配合疾病预防控制机构开展流行病学调查和标本采样。

（二）传染病疫情报告程序、时限和内容

1. 报告程序　防保科接到电话、传真或在《突发公共卫生事件报告管理信息系统》发现甲类及甲类管理的乙类传染病病人、病原携带者、疑似传染病病人、其他乙类及丙类传染病疫情暴发、流行时，及时对疫情报告进行核实、分析，同时填写《突发公共卫生事件电话记录表》后，报相关部门。

2. 报告内容　主要报告内容有疫情发生基本情况（发生地点、波及范围、波及人数、可能传播途径等），疫情发生简要经过，当地卫生机构对疫情处理措

笔记

施等。

3. 报告时限 从防保科接到疫情,报告到疾病预防控制中心,整个过程在1小时内完成。当辖区内发现甲类传染病病人、病原携带者、疑似传染病病人及重大突发公共卫生事件时,按照国家有关规定于2小时内向相关部门进行报告。

(1)对甲类传染病和按甲类管理的乙类传染病病人、疑似病人和病原携带者,国家卫生计生委规定按甲类传染病管理的其他乙类传染病如突发原因不明的传染病,以及国家卫生计生委规定的不明原因肺炎病人,应在2小时内完成网络直报。

(2)对其他乙类传染病病人、疑似病人,伤寒副伤寒、痢疾、梅毒、淋病、白喉、疟疾的病原携带者,国家卫生计生委列入乙类传染病管理的其他传染病病人、疑似病人,省级人民政府决定列入乙类传染病管理的其他地方性传染病病人、疑似病人,应在24小时内,通过网络进行信息的录入报告。

(3)对丙类传染病病人、疑似病人,应在24小时内,通过网络进行信息的录入报告。

四、中毒事件相关信息的报告

(一)食物中毒的法定报告单位

发生食物中毒的单位和接收治疗食物中毒患者的各级各类医疗卫生机构是法定食物中毒报告单位,应按照国家卫生计生委《卫生监督统计报告规定》、《食物中毒管理办法》等有关规定,及时进行食物中毒的报告。具体报告程序如下:

1. 发生食物中毒的食品生产经营单位,除立即停止一切食品生产经营活动,封存导致食物中毒或疑似导致食物中毒的食品,及时抢救中毒患者,保护好现场外,应立即向当地卫生行政部门报告,最迟不得超过12小时。

2. 接收食物中毒患者或可疑食物中毒患者进行治疗的各级各类医疗卫生机构,应立即向所在地卫生行政部门报告,最迟不得超过12小时。

(二)食物中毒报告要求

1. 紧急报告制度报告内容 最初接到食物中毒报告的县级以上地方人民政府卫生行政部门对发生在管辖范围内的下列食物中毒或者疑似食物中毒事故,实施紧急报告制度:

(1)中毒人数超过30人的,应当于6小时内报告同级人民政府和上级人民政府卫生行政部门。

(2)中毒人数超过100人或者死亡人数超过1人,应在6小时内上报国家卫生计生委,并同时报告同级人民政府和上级人民政府卫生行政部门。

(3)中毒事故发生在学校、地区性或者全国性重要活动期间的应当于6小时内上报国家卫生计生委,并同时报告同级人民政府和上级人民政府卫生行政部门。

(4)其他需要实施紧急报告制度的食物中毒事故。

紧急报告的内容包括食物中毒发生的时间、地点、单位、发病(中毒)人数和

笔记

死亡人数、中毒症状、发生的原因及采取的措施、需要解决的问题和要求等。

2. 专题报告的内容包括 食物中毒发生经过、临床和流行病学特点、治疗和患者预后情况、控制和预防措施的建议等。

3. 填报食物中毒调查报告表 卫生行政部门对每起食物中毒都应在接到食物中毒报告后1个月内填写《食物中毒调查报告表》，分别上报上级、省级卫生行政部门和中国疾病预防控制中心，一个月内未调查终结的还要进行补报。

五、核事件相关信息的报告

核与放射突发事件都是公共卫生事件之一。国家突发公共卫生事件相关信息报告管理工作规范中已经有叙述。但由于核与放射突发事故的报告有所不同，所以本节将其分开叙述。

（一）核事件的报告人

核电厂或核设施一旦进入核事故应急状态（含应急待命状态）后，该营运单位（或营运单位应急组织）应及时向省核应急主管部门和国家核事故应急办公室发出应急通告、报告，省核应急主管部门应及时向国家核应急办发出核应急通告、报告。省核应急主管部门还应根据核电厂核事故可能或实际影响的范围与程度，及时向邻近省、自治区、直辖市通报事故情况，必要时提出防护行动建议，并抄报国家核应急办。

（二）核事件的报告内容

1. 事故信息 核事故主要报告事故应急状态的级别，分应急待命、厂房应急、场区应急和场外应急等四级；其他核设施一般分为三级，即应急待命、厂房应急、场区应急。

报告内容包括：①事故情况；②已知或估计的事故原因；③事故可能的发展；④已采取或即将及可能采取的措施；⑤已造成或可能造成的危害；⑥需要或可能需要在处理事故方面的支援等。

2. 过程报告 核应急报告分为初始报告、后续报告、恢复期报告和总结报告四类。报告的具体要求是：

（1）初始报告和后续报告：①核电厂营运单位（或核电基地应急组织）应在宣布核电厂进入厂房应急或以上应急状态后45分钟内用传真发出初始报告；之后，每隔1小时用传真发一次后续报告。②省核应急主管部门应在接到核电厂营运单位（或核电基地应急组织）的核应急通告后45分钟内用传真发出初始报告；之后，每隔1小时用传真发一次后续报告。③应急状态升级时，核设施营运单位（或核电基地应急组织）和省核应急主管部门应立即用传真发出后续报告；之后，每隔1小时用传真发一次后续报告。④核事故得到控制后，核电厂营运单位（或核电基地应急组织）和省核应急主管部门可每隔4小时用传真发一次后续报告，直至应急状态终止。

（2）恢复期报告：核电厂应急状态终止并进入恢复期后，在最初数日，核电厂营运单位（或核电基地应急组织）和省核应急主管部门应每隔24小时用传真书面报告一次；以后根据恢复情况，可将报告的间隔时间陆续延长。

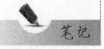

（3）总结报告：核电厂营运单位(或核电基地应急组织)和省核应急主管部门应在核电厂应急状态终止后1个月内以行文方式提交书面核应急总结报告。

3. 接报和回复　国家核应急办接到核应急通告、报告后,应及时通报国家核事故应急协调委员会成员单位和其他有关部门。

省各级卫生行政部门和各级应急组织每当接收到核应急通告、报告或通报后,应立即给以回复,确认已经收到通告、报告或通报。

本 章 小 结

1. 本章主要介绍了卫生应急机构、人员、物资和信息等四要素的管理。

2. 卫生应急机构管理主要介绍了应急指挥机构、应急日常管理机构的设置和职责、专家咨询委员会的构成和职责、各类应急处理专业机构在处置突发公共卫生事件时的职责。

3. 卫生应急人员管理主要介绍了紧急医学救援队伍、突发急性传染病防控队伍、突发中毒事件应急处置队伍、核和辐射突发事件卫生应急队伍、常态下卫生应急队伍的组成和职责,以及卫生应急人员培训体系和培训内容。

4. 卫生应急物资管理主要介绍了各类卫生应急物资、卫生应急物资储备制度,讲解了在物资储备中卫生行政部门和专业医疗卫生机构各自的职责,以及卫生应急物资的耗损管理。

5. 卫生应急信息管理介绍了突发公共卫生事件信息的来源和分类,突发公共卫生事件相关信息的报告原则、报告组织体系,以及报告内容、方式、时限和程序等。

关键术语

突发公共卫生事件应急指挥部　Emergency Headquarters of Public Health Emergencies

医疗救援中心　Medical Rescue Center

紧急医学救援队伍　emergency medical rescue team

突发急性传染病防控队伍　prevention and control team for acute infectious disease

突发中毒事件应急处置队伍　emergency response team for sudden poisoning emergencies

核和辐射突发事件卫生应急队伍　emergency team for nuclear and radiation emergencies

突发公共卫生事件信息　information of public health emergencies

笔记

讨论题

1. 发生突发公共卫生事件时,我国各组织机构如何协同进行应急?
2. 发生紧急中毒事件后,应怎样进行报告?
3. 在发生突发公共卫生事件时,紧急医学救援队伍是如何开展工作的?

思考题

简答题

1. 简述我国的卫生应急组织体系。
2. 简述应对突发公共卫生事件时各应急处理专业机构的职责。
3. 简述各类卫生应急队伍的设置和职责。
4. 简述卫生应急物资的类别。
5. 简述卫生应急物资储备过程中卫生行政部门和专业医疗卫生机构各自的职责。
6. 简述突发公共卫生事件信息的分类。
7. 简述突发公共卫生事件信息的报告机构、报告原则,以及报告内容、方式、时限和程序。

（罗 力 复旦大学卫生政策研究中心）

卫生应急体系的构建与管理

章前案例

2008年四川汶川大地震卫生应急体系发挥的作用

2008年5月12日14时28分,四川汶川发生特大地震,是新中国成立以来破坏性最强、波及范围最广、救灾难度最大的一次地震,震级达里氏8级,最大烈度达11度,余震3万多次,涉及四川、甘肃、陕西、重庆等10个省区市417个县(市、区)、4667个乡(镇)、48 810个村庄。灾区总面积约50万平方公里、受灾群众4625万多人,其中极重灾区、重灾区面积13万平方公里,造成69 227名同胞遇难、17 923名同胞失踪,需要紧急转移安置受灾群众1510万人,房屋大量倒塌损坏,直接经济损失8451亿多元。我国卫生应急体系在国务院抗震救灾总指挥部统一领导下,组织开展了我国历史上救援速度最快、动员范围最广、投入力量最大的卫生应急救援和灾后防病工作。

国务院抗震救灾总指挥部紧急成立了由原卫生部牵头的卫生防疫组,建立了会商、信息通报、措施联动等运行机制;落实中央和地方以及各部门的各项工作职责;充分发挥军地协同优势,统筹调配军队和地方队伍和应急物资。

卫生、军队、武警、公安、质检、安监等部门迅速调派了96 850名医疗卫生人员从四面八方奔赴灾区开展伤员医疗抢救工作。协调民航、铁路等有关部门,组织专列、包机分别向20个省(自治区、直辖市)58个城市375家医院紧急转送地震伤员10 015名。430多万名伤病员得到及时救治,累积住院伤员91 086人。

卫生防疫组紧急从全国调集军地卫生防疫专家和队员赶赴灾区开展卫生防疫工作,对地震灾区公共卫生与防疫需求进行快速评估,确定灾后卫生防病重点;对四川省6个重灾市(州)的446个乡镇4185个村以及灾民临时安置点实行了"省包县"和"1~3人包村"的卫生防疫责任制,实现了卫生防疫工作的全覆盖。开展症状监测,利用手机进行疫情直报工作;加

笔记

强食物饮水监管,防止病从口入;整治环境卫生;对灾区重点人群开展了甲肝、乙脑疫苗应急接种工作,在地震灾区6个市(州)21个县(区、市)接种甲肝疫苗399 075人,接种乙脑疫苗137 543人;组织开展了卫生防疫知识宣传和心理危机干预工作;加强对灾民集中安置点、厕所、禽畜圈等重点场所消杀,向国务院抗震救灾总指挥部建议不采用在地震灾区使用飞机喷洒消杀剂的做法。全国参加地震灾区紧急救援和灾后卫生防病的医疗防疫人员达10万多人次。

从地震灾后到2008年8月15日,中央财政拨付抗震救灾医疗救治和卫生防疫专项资金10.02亿元,紧急调集救护、防疫和监督车辆1648台,调拨血液244.57万毫升,代血浆3万袋(500毫升/袋),消杀药品2869吨,疫苗214.7万人份,食品和水质快速检测设备3.3万台(套)。切切实实做到了灾区人民有安全的食物、有干净水喝、有病能及时得到医治、有突发公共卫生事件能及时发现和处置。

应急管理体系是由一系列相互关联的要素、组织功能系统以及相应的制度、规则系统构成的、具有特定结构和功能的有机整体。它是由两大组成部分构成:第一部分主要是由制度、体制、机制、预案等内容组成的制度、规则系统。它主要关注和解决各子系统之间、组织机构之间的职能、隶属关系、责任和权限、制度、规则、运行程序、操作流程等方面的问题。第二部分是组织功能系统,是由多元主体、组织、机构、部门通过一定结构、功能相互关联而结成的,体现特定功能而又彼此有机互动的组织功能系统。它主要关注如何通过良好的结构与功能模块设计来保障卫生应急管理体系的目标的实现以及确保各子系统: 如卫生应急指挥系统、响应联动系统、资源保障系统相应系统功能的有效发挥。

受制于各国特定的历史、文化、制度、体制等因素的影响,其卫生应急管理体系的组织功能架构和相应的制度体制架构各有不同。

卫生应急管理体系目标和功能的实现与否在很大程度上取决于上述两大构成部分能否有机衔接。其中的组织规则系统主要是由卫生应急体制、应急机制与应急法制体系与应急预案等构成"一案三制"为基本制度框架,它从宏观、中观和微观层面构建起了保障卫生应急反应组织系统能够有效运作的制度和操作规范体系,并构成了我国应急反应体系的核心内容。它为突发公共卫生事件应对系统能够有效完成和实现其各种重要功能,如监测预警功能、指挥协调功能、联动处置功能、资源支持与技术保障功能、社会协同与公众动员等系统功能提供了重要的制度和规范保障。

卫生应急体系(public health emergency system)是由应对突发公共卫生事件所需的组织机构、人力资源、物资经费、信息情报等各种要素及其之间的相互作用关系组成。卫生应急各种要素之间相互关系,最重要的是应急管理运行的法制保障,管理体制和运行机制。

卫生应急工作需要应对所有类别的突发事件,包括种类繁多的突发公共卫生事件,如各种传染病暴发、中毒事件和群体不明原因疾病事件等,还要应对自然灾害、事故灾难和社会安全事件等另外3种突发事件的公共卫生安全保障和医疗救援问题。同时,突发事件的特点使得卫生应急工作需要涉及多个政府职能部门、多级行政区域之间密切合作,需要整合政府部门、事业单位、社会团体、企业和个人的多方力量共同应对。上述特点决定了卫生应急体系的基本架构要能灵活地应对所有突发事件的情形。

传染性非典型肺炎(SARS)疫情发生后,我国在推动应急预案体系建设为先导的基础上,推动了应急体制、机制和法制的建设。卫生应急体系的未来发展方向包括:应急队伍专业化;应急管理规范化;应急法律法规专门化;应急的准备与响应一体化;卫生应急国际合作化(即整合全球的公共卫生力量共同应对有国际影响的突发公共卫生事件)。

第一节 卫生应急体系的体系结构与功能及发展沿革

一、卫生应急体系基本架构及功能

我国的卫生应急体系是由应急指挥管理组织系统、疾病预防控制机构系统、卫生监督机构系统、卫生应急医学救援组织系统、非政府组织、社区组织等众多部门和组织机构参与而形成的多主体、多部门、多角色参与的复杂应对系统。不同的组织和机构在卫生应急的管理实践活动中拥有不同的角色、任务和职责。有效的突发公共卫生事件应对需要通过构建一系列制度、规则、规范系统来明确不同组织的责任和分工,并通过多种管理、机制、手段和管理策略的探索确保众多的参与者各司其职,有机合作、密切配合,以实现突发公共卫生事件的有效应对。

参与突发公共卫生事件响应和处置的众多组织系统,不是杂乱无章地堆砌在一起,而是需要通过特定的结构和功能设计,形成跨组织的,完成特定卫生应急功能目标的,能够相互联系并有机互动的组织功能系统。

为了适应所有类型的事件,卫生应急的基本组织架构包括:应急指挥部门、应急处理部门、形势分析部门、计划评估部门和后勤财务部门(图8-1)。

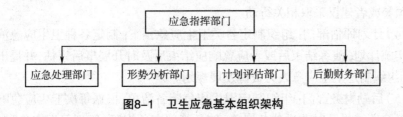

图8-1 卫生应急基本组织架构

应对复杂突发公共卫生事件时,卫生应急机构可以根据需要抽调事先准备的卫生应急专业队伍参与响应;卫生应急组织架构可以根据需要进行调整,增加一些部门或层级(图8-2)。需要注意的是,原则上卫生应急中每个领导机构的下

笔记

设部门不宜过于庞大,也不宜过少,通常下设部门以3~7个为宜(推荐5个);每个团队的人数配置原则上也是如此。

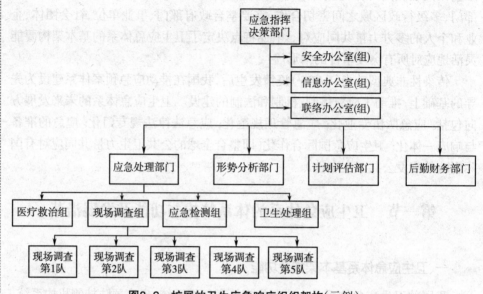

图8-2 扩展的卫生应急响应组织架构(示例)

1.日常应急准备中的部门职能 日常应急机构中需要设置的部门包括应急指挥部门、应急处理部门、形势分析部门、计划评估部门和后勤财务部门。

(1)应急指挥部门:负责本机构的全面工作,领导应急处理部门、形势分析部门、计划评估部门和后勤财务部门开展日常卫生应急准备工作。制定本级卫生应急策略并领导实施;批准应急物资采购、分配和财务报账;负责与上级部门和其他平级部门协调沟通,获取必要的应急准备资源或支持;决定或者建议上级主管部门是否启动卫生应急响应及响应级别;确保应急机构完成其所代表职能部门完成所有应急职责。

(2)应急处理部门:负责各类卫生应急队伍的组建;开展卫生应急队员的培训;开展各类主题事件的应急演练;收集和更新卫生应急队员健康状况信息;管理运行卫生应急指挥中心。

(3)形势分析部门:负责日常突发公共事件监测、风险评估;根据评估结果进行预警或者建议采取相关行动。

(4)计划评估部门:组织制定各类卫生应急预案;制定各种卫生应急演练的具体实施计划;演练结束后或者应急响应结束后及时开展事后评估,并提出改进建议;组织制定卫生应急人力资源发展规划。

(5)后勤财务部门:组织制定卫生应急装备清单,根据每次卫生应急响应结果或者演练结果及时改进装备清单;储备管理应急物资;管理卫生应急财务;分析卫生应急成本效益。

日常应急准备中,加强卫生应急科学研究,及时推广和应用有重要公共卫生意义的应急研究成果,是提升卫生应急能力的关键。重点开展的卫生应急科研领域包括: ①突发公共卫生事件监测技术的研究: 虽然自2004年起我国建立了覆盖全国的突发公共卫生事件监测系统, 但目前该系统的灵敏度还有待提高。例如2008年三聚氰胺奶粉导致婴幼儿肾结石事件就未在突发公共卫生事件监测系统发现。我国需要加强对突发公共卫生事件的监测技术和工具的研究与开发, 提高早期发现潜在突发公共卫生事件的能力。②突发公共卫生事件风险评估和预警能力的研究: 目前, 我国已经建立传染病的早期自动预警系统, 也开始对突发公共卫生事件进行风险评估, 但突发公共卫生事件预警和风险评估能力严重不足, 需要加大研究。③突发公共卫生事件应急处理能力的研究: 针对各类突发公共卫生事件应急处理的关键性技术开展研究。④突发公共卫生事件应急装备设备的研究: 包括快速检测设备、极端情况下的通信设备、现场的消毒清洗设备、个人携带装备、营地后勤支持装备; 物资储备的管理等, 都需要加大研究和开发力度。⑤突发公共卫生事件应急管理的研究: 研究适宜于我国当前国情下的卫生应急管理体制和机制, 总结既往应对中存在的管理问题并加以改进, 切实提高应急管理的能力。

2. 应急响应中的部门职能 启动应急响应后, 各个卫生应急部门迅速转换为相应的应急角色, 增设一些必要部门或扩展组织架构, 增加人财物资源配置。

(1)应急指挥部门: 负责指挥突发事件应对的全面工作, 承担突发事件应急处置的责任。应急指挥部门负责决定应急策略和资源分配; 批准当前和未来应急行动计划, 并领导实施; 为应急组织机构提供后勤保障; 考虑应急成本效益; 批准应急物资采购和财务报账; 批准与媒体及时沟通的信息内容; 保障应急队员人身安全; 负责与上级部门和其他平级部门协调沟通, 获取必要的资源或支持; 确保应急机构完成其所代表的职能部门应尽的所有应急职责。

(2)应急处理部门: 负责安全和完整地执行应急行动计划的各项任务; 为制定应急行动计划提供具体可操作性的建议; 提出具体执行应急行动计划任务所需要的人力、物资和装备需求; 执行任务中及时修订原定计划的不足之处, 并因地制宜地实施; 与应急指挥决策部门保持密切联系, 并与应急相关的各部门保持密切合作。

(3)形势分析部门: 负责监测与目标事件相关的应急信息, 开展风险评估; 提出特别需求信息的清单(如需要当地地理环境、气象信息等); 对有用的信息进行有机整合和可视化处理; 及时发现和通报应急事件的重大进展或者变化; 为应急指挥部门、计划评估部门、后勤财务部门提供当前事件形势分析报告, 以及其他特别需求的情报服务支持; 为应急指挥部门提供各类风险沟通所需材料。

(4)计划评估部门: 汇总与应急相关资源的所有信息, 包括应急队伍人员, 现有的物资装备清单等; 汇总各部门工作进展信息和下一步工作计划, 制订应急计划初稿; 确保应急计划与其他同时参与应急处置的组织机构协调一致; 召集各相关部门讨论应急计划; 开展行动后的即时评估, 总结应急经验和不足, 及时建议修订应急策略、更改各应急部门的人力资源或物资配置等; 制订应急

笔记

队员轮替计划；制订结束应急响应的计划；应急结束后及时开展事后评估，并制订改进计划。

应急行动计划主要内容包括：当前事件的形势，总体应急策略，本次行动计划实施时间时机，本次计划具体任务，现有应急组织结构和人员安排，之前应对措施实施情况；现有应对的人财物以及可能继续征用的资源等。

（5）后勤财务部门：为应急机构提供必备的场地、办公设施、交通、通信、食品（现场队员）、医疗服务（现场队员）及其他应急所需的物资；进行应急必需物资的采购；管理应急相关财务问题；解决应急队员劳务和津贴补助等相关问题；根据需要提供应急相关的成本效益分析报告；动态收集上级以及社会上对本次应急事件所提供资金项目的动态信息，及时提请应急指挥部门申请的额外应急经费；确保应急经费使用符合国家财务规定；为计划评估部门制订行动计划提供后勤和财务相关的素材。

（6）应急响应中通常还需要设置的辅助领导指挥决策的部门

1）安全办公室（组）：主要职责为协助应急指挥决策部门保障应急队员人身安全；确认应急过程中的威胁情形，并采取避险措施；确保应急动员中完整介绍安全注意事项；对灾害地区安全性采取快速评估；参与制定应急行动计划的会议。

2）信息办公室（组）：主要职责为根据应急指挥决策部门的指示，决定需要发布的应急相关信息；编撰准确、易懂和及时的、可供媒体发布的信息；定期开展风险沟通（包括内部和外部）；参与制定应急行动计划的会议。

3）联络办公室（组）：主要职责为协助应急指挥决策部门与其他相关部门的联络和协调；动态关注应急过程中可能涉及多个部门或者多个区域相关的事务；与各有关部门、地区保持密切联络；参与制定应急行动计划的会议。

3. 卫生应急机构人员的专业构成　卫生应急机构需要多学科专业人才配置。

（1）应急指挥决策的辅助办公室（组）：包括安全办公室（组）、信息办公室（组）和联络办公室（组），需要人员的专业背景包括有职业卫生/安全防范学、新闻学、公共关系学、法律学等。

（2）应急处理部门：常设机构需要人员的专业背景包括预防医学、临床医学、微生物或理化检验相关专业、卫生管理学等。实际响应中所需的特殊专业人员则从卫生应急队伍中选择。

（3）形势分析部门：常设机构需要设置人员的专业背景包括流行病学、临床医学、微生物或理化检验相关专业、统计学、地理信息系统、计算机学（信息与网络技术）、新闻传播等。开展风险评估所需专家从预定的专家咨询库中选择。

（4）计划评估部门：常设机构需要设置人员的专业背景包括流行病学、管理学、人力资源管理等。尤其考虑有过制定作战计划经验的退伍军人。

（5）后勤财务部门：常设机构需要设置人员的专业背景包括管理学、物流、财务会计学、卫生经济学等。尤其考虑有过后勤装备管理经验的退伍军人。

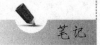
笔记

知识拓展

应急响应中部门设置和职位的标准化

在卫生应急实际应对工作中,统一部门设置和职位的标准化非常重要。例如,2008年四川汶川大地震救援中,全国各地救援队伍迅速云集灾区,不同系统间、或者同一系统内来自不同层级的队伍,使用不同的应急组织结构、不一样的领导名称,难以进行快速有效的资源整合、沟通交流。

《突发事件应对法》规定我国突发事件应急指挥是政府领导下的统一指挥机制,实行首长负责制。国务院是突发事件应急管理工作的最高领导机构,地方各级人民政府是本辖区突发事件应急管理工作的行政领导机构。在建立各级突发事件应对领导机构和应急指挥机构体制时,要合理划分政府各部门和不同层级政府之间的职权,避免管理职能缺位、职责不清、交叉重叠现象发生。

卫生应急组织机构设置组织机构和领导职务时,可以根据担任应急总指挥的最高职务为基准,参照《公务员职务与级别管理规定》的行政部门和职务等级设置。以国家级应急响应为例,应急指挥部的总指挥由国家级正职或副职担任,应急处理组的组长由部级正职或副职担任,现场调查小组的小组长由司级正职或副职担任等;省级、地市级或县区级的应急响应时各部门领导的职位设置,原则上也依此类推。

实际操作过程中,担任卫生应急响应组织机构的领导人,不一定是政府相关首长、卫生应急常设机构的领导,或者具备类似级别的公务员(有的人可能只是业务专家,没有任何行政职务)。只是在应急期间因工作需要担任相关领导职务,获得了法定职能部门的任命和授权。

二、我国卫生应急体系的发展沿革

(一)1949—2001年的卫生应急体系概况

中华人民共和国成立初期,中国政府就注重卫生体系的建设。中央政府设置了卫生部,各省、地(市)、县级政府都设置了卫生行政部门,设置有医政、药政、卫生防疫等部门,负责管理辖区内的卫生工作。

在成立卫生行政管理部门的同时,各省、市陆续开始建立防疫站。1953年1月中央人民政府政务院(即1954年以后的"国务院")第167次会议正式批准省、市、县各级建立卫生防疫站。卫生防疫站的任务是应用预防医学理论、技术,进行卫生防疫的监测、监督、科研和培训工作。

1949—2001年,各级卫生行政部门、卫生防疫技术机构和医疗机构都几乎没有设置专门的卫生应急部门或机构,也没有专职负责卫生应急管理的人员队伍和专家咨询委员会。

各级卫生行政机构的疾病预防控制、医政、卫生监督、药政处室(科、股)等部门都是卫生应急的相关责任部门,各级卫生防疫站的防疫科、消杀科、流病科、食

笔记

品卫生科、环境卫生科、放射防护科、计划免疫科等业务科室是卫生应急的责任部门。各类各级医疗机构的医务处(科)、急诊室等部门是医疗救援的责任部门。这些部门的人员平时都从事自己业务范围内的日常工作,没有专司应急之职的部门和岗位,没有独立完整的应急工作体系。一旦出现突发事件,根据初步情况,相关部门立即投入力量处置。卫生行政部门和业务技术机构的行政(业务)办公室是卫生应急工作的协调管理部门,在领导的指挥下,组织各有关部门应对突发事件。

"非典"前卫生应急案例

案例8-1:1960年2月2日,我国山西省平陆县公路建设工地出现了61个民工砒霜中毒事件。为了挽救病人的生命,必须在2月4日的黎明前注射特效药"二巯丙醇"。在党和国家领导人的直接关心下,原卫生部全力协调,多部门配合,解放军空军派出了军用飞机,及时从北京把1000支解毒药物二巯丙醇运送到远隔千里的平陆县,成功挽救了61位农民的生命。

案例8-2:1988年1~4月,上海市发生甲型病毒性肝炎大规模流行,共有31万余人发病,人群罹患率达到4082.6/10万,11%的家庭有2例及以上的病例。在当地政府的领导下,上海全市卫生和医疗工作者紧急动员起来,查明了流行原因,控制了疫情。文献总结分析当年疫情控制过程中暴露的问题:疫情报告信息滞后,医院的住院病例已经远远超过床位数了,防疫站还没有获得疫情信息;疫情发生后,群众和部分医务人员出现"恐肝病",社会上出现歧视患病家庭,争抢医疗床位、抢购丙种球蛋白等恐慌表现。

尽管2001年以前我国没有设置专门的卫生应急机构或部门,但是各级政府和卫生行政部门、医疗、卫生机构对传染病暴发、中毒、群体性健康事件及灾后防病高度重视,政府通过政治动员,广泛发动群众,开展爱国卫生运动,及时采取各项公共卫生措施,有效的处置了多个突发公共事件。

当然,由于历史条件限制,以及各种应急准备不够充分,应对措施也存在缺陷,因此留下不少遗憾和教训。例如视疫情信息为涉密信息,通常不对外发布。基层卫生机构和公众无法获得准确的疫情信息,不利于基层卫生机构和公众积极参与疫情的防控;应急处理时临时组建应急指挥小组和应急队伍,缺乏应对预案和制度性规划,事先准备资源不足,事后总结评估和改进缺乏连贯性和持续跟进,缺乏专门的法律法规。

(二)2001—2003年疾病预防控制机构改革

进入21世纪,我国经过50年、特别是改革开放后20多年的发展,公共卫生事业取得了令世人瞩目的成就,绝大部分传染病得到了很好的控制,人民健康水平有了显著提高。但是,随着全球化、工业化、城市化和人口老龄化进程加快,中国的公共卫生事业不仅面临着原有传染病的挑战,还有新发传染病、意外伤害、食品安全、环境污染等的多重挑战。

尤其美国"9·11"事件后,许多国家生物化学恐怖事件频发,多起事件已造

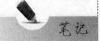

笔记

成对人类健康的直接危害,带来了人们对生物恐怖活动的极大恐慌,防范生物化学恐怖活动也迫在眉睫,应对突发公共卫生事件的工作任务更加艰巨。

2002年,原卫生部将原来的中国预防医学科学院、卫生部工业卫生实验所、中国健康教育研究所和中国农村改水技术中心这4个司局级单位整合,成立中国疾病预防控制中心。新成立的中国疾病预防控制中心设立了疾病控制与应急处理办公室,这标志着我国在疾病预防控制专业机构中首次成立国家级卫生应急的专业部门。该部门负责传染病监测控制与卫生应急技术准备与响应,同时承担相关业务工作的组织协调。在此前后,不少省市也在新成立的疾病预防控制中心设置卫生应急处置部门。

(三)SARS疫情以后我国卫生应急体系建设

1. SARS疫情中暴露的我国卫生应急体系的缺陷 SARS疫情暴露出我国公共卫生存在一些缺陷,在卫生应急方面表现也非常突出,结合卫生系统应对SARS的实际情况,以及外部研究机构的评估结果,基本上可以总结为以下几个方面:

(1)SARS前公共卫生体系有些萎缩,公共卫生能力严重不足:20世纪90年代,我国公共卫生体系被弱化。进入21世纪,尤其是美国炭疽事件后,我国政府已经开始意识并重视到公共卫生机构日趋弱化的问题了,启动了疾病预防控制机构改革,但是改革还没全面展开,就遭遇了来势汹汹的SARS疫情。

(2)缺乏突发公共卫生事件监测和预警制度:1950年,我国开始建立法定传染病疫情报告及反馈系统。医疗机构将诊断的传染病报告至县级卫生防疫机构,县级卫生防疫机构按月报给地市级卫生防疫机构,然后逐级上报至原卫生部。2004年以前,没有突发公共卫生事件的监测系统,法定传染病以外的病种或者公共卫生事件缺乏有效的监测和报告渠道。疫情层层上报的制度,及时性差,不利于重要疫情的早发现。另外,我国将疫情作为秘密管理,通常不对外发布,使得SARS疫情在早期报告不及时、不公开,导致公众产生恐慌。

(3)卫生应急相关的法制不健全:SARS发生时,没有相应可以适用的法律规范。各级医疗卫生机构、各相关部门职责不清,应对不及时、低效甚至混乱。

(4)应对重大突发公共卫生事件的专业队伍和应急物质储备不足。

(5)缺乏突发事件情况下的法律援助和心理救助制度,民众应对危急情况的心理承受能力和实际应对能力较差。

2. SARS疫情后我国卫生应急建设和发展 2003年4月13日,国务院在全国"SARS"防治工作会议上明确指出:"通过多年的努力,我们初步建立了一个全国性的疾病预防控制体系,在各种疾病特别是传染病的防治方面发挥了重要作用。但是从SARS型肺炎的防治情况看,这个体系还不能适应新的情况。应对突发性公共卫生事件,还缺乏应急反应的能力。这次疫情使我们更加深刻地认识到,要构筑防疫大堤,必须从根本上改善防止疫病发生的卫生环境。要以此为契机,加快推进卫生体制改革步伐,实行治疗与预防相结合,建立起疾病防治的快速反应机制。国务院已决定,建立国家应对突发公共卫生事件应急处理机制。要建设有权威的疾病预防控制中心,建立起全国性疫情特别是突发性疫情信息系统,加强防治机构和队伍建设。这方面政府要给予必要的财力投入。各地区也要抓紧

笔记

研究建立本地区公共卫生事件的应急处理机制。要做到一旦发生疫情,就能够及时掌握,并采取措施有效防治,快速遏制疾病的传播和蔓延。"

以防控SARS为契机,我国卫生应急体系得到了迅猛的发展,并在之后的各类突发事件应对实践中不断完善。经历重要的突发公共卫生事件如:2005年四川资阳人感染猪链球菌病疫情事件,中国内地首例人感染H5N1禽流感事件;2006年北京福寿螺导致广州管圆线虫病;2008年安徽阜阳手足口病疫情事件,奶粉含三聚氰胺导致婴幼儿肾结石事件;2009年甲型H1N1流感大流行应对;2011年新疆输入性脊髓灰质炎野病毒暴发疫情等。自然灾害事件如:2008年四川汶川大地震救灾防病。事故灾难如:2011年甬温线特别重大铁路交通事故;2012年广西龙江河镉污染事件等。这些事件的应对和经验总结、改进,都极大地促进了我国卫生应急体系的发展。

知识链接

我国已初步建立突发公共事件卫生应急体系

2012年11月28日,原卫生部副部长在首届中国卫生应急学术论坛开幕式上发言称,我国已初步建立突发公共事件卫生应急体系,卫生应急工作初步实现了五个转变:组织管理体系从无到有,管理职能从分散到集中,管理方式从经验管理到依法科学管理,工作重点从重处置到预防与处置相结合,应急机制从单一部门应对到跨部门协调联动。具体表现为:

1. 加快卫生应急指挥决策系统的建设步伐 自2005年以来,在中央财政支持下,先后启动了省市两级突发卫生公共事件应急指挥决策系统的建设,为实现统一、协调、高效运转提供了重要保障。

2. 加强突发卫生公共事件监测预警能力建设 2012年,全国县及县以上医疗机构传染病疫情和突发卫生公共事件的网络直报率达到98%,乡镇卫生院直报率达94%。疾病预防控制机构实现100%的网络直报,极大地提升了突发卫生公共事件的预警能力,为传染病等突发卫生公共事件的早期调查、科学评估和及时应对提供了良好的基础。

3. 强化卫生应急队伍建设 原卫生部先后成立了国家突发事件卫生应急专家咨询委员会和国家级突发卫生公共事件应急专家库,充分发挥专家的决策咨询和技术指导作用,组建了紧急医学救援、传染病防控、中毒事件控制、核辐射事件应急医学等四类27支国家卫生应急队伍,各省市县三级卫生部门也分别建立了紧急医学救援、突发卫生公共事件应急处置的卫生应急队伍,开展各种形式的培训与演练,不断提升队伍的实战能力。

4. 推动基层卫生应急能力建设 2011年,在全国启动了卫生应急综合示范县市区的创建工作,计划在3~5年的时间创建100个左右国家卫生应急示范县市区,通过以评促建、以点带面的方式提升基层卫生应急能力。

5. 加强卫生应急科研工作 推进突发卫生公共事件实验室网络建设,提高快速检测鉴定能力,组织开展卫生应急处置、关键技术和实践应用等研究。

(四)我国卫生应急体系现况

我国已经初步建立的卫生应急组织体系,即包括:建立了卫生应急指挥机构、日常管理机构、专业技术机构;建成"统一领导、综合协调、分类管理、分级负责、属地管理"为主的应急管理体制,建立了各种卫生应急管理机制和社会动员机制。从中央到地方的卫生应急组织体系及相互之间的关系详见图8-3。

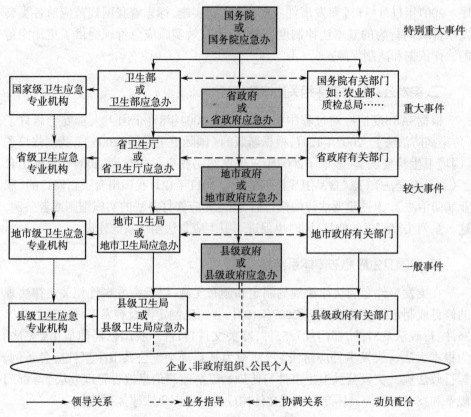

图8-3 我国卫生应急体系示意图(2012年)

第二节 卫生应急的法律体系

法律体系(legal system)是指具有相同或相近的传统、原则、制度和特征等要素的一类法律制度的总和。卫生应急的法律体系(health emergency legal system),是一切卫生应急活动的根本行为准则和保障;用以规范和协调卫生应急情况下国家行政部门之间的权力、国家权力与公民权利之间、公民与公民权利之间等各种社会关系,以有效控制和消除突发公共卫生事件可能导致的危机,恢复正常的社会秩序和法律秩序,维护和平衡社会公共利益与公民的合法权益。

一、突发公共卫生事件专门法律

2003年5月7日,国务院为了控制SARS的需要,紧急出台《突发公共卫生事件应急条例》。这是我国首次出台专门针对突发公共卫生事件的法规。以法规形式明确了我国应对突发公共卫生事件应当遵循的方针和原则,明确规定了各级政府、有关部门、医疗卫生机构、社会公众在应对突发公共卫生事件中的权力、责任和义务。

2007年8月,全国人大常委会通过了《突发事件应对法》,用于预防和减少突发事件的发生,控制、减轻和消除突发事件引起的严重社会危害,规范突发事件应对活动,保护人民生命财产安全,维护国家安全、公共安全、环境安全和社会秩序。2007年11月1日,《突发事件应对法》正式实施,标志着我国规范应对各类突发事件共同行为的基本法律制度已确立,为有效实施应急管理提供了更加完备的法律依据和法制保障。

二、突发公共卫生事件相关法律的修订

根据SARS疫情应对过程中出现的不足,2004年8月全国人大常委会修订了《传染病防治法》。2007年12月,根据新版的《国际卫生条例(2005)》,我国修订了《国境卫生检疫法》。吸取了2008年三聚氰胺奶粉事件的教训,2009年我国出台了《食品安全法》(原《食品卫生法》废止)。2011年12月我国出台了新修订的《职业病防治法》。上述重要法律的修订后,随之相应修订各法的实施细则或者条例,这一系列法律法规的修订,同时也促进了卫生应急法制体系的建设。

三、我国卫生应急法律体系结构

在突发事件专门法律法规的制定和颁布实施,以及突发事件相关法律法规的修订或制定的推动下,截至2007年10月,我国已制定涉及突发事件应对的法律35件、行政法规37件、部门规章55件,有关文件111件。我国已经建成由《宪法》为根本大法、《突发事件应对法》等法律为基石,《突发公共卫生事件应急条例》等行政法规、《突发公共卫生事件与传染病疫情监测信息报告管理办法》等部门规章和技术标准等具体专门法规文件构成的卫生应急法律体系(图8-4)。

四、国际卫生条例

《国际卫生条例》(*International Health Regulation*)是一个国际性公约,对世界卫生组织缔约的会员国都具有约束力。该条例旨在帮助国际社会预防和应对那些有可能跨国威胁世界范围人们的突发公共卫生事件。

在全球化的世界中,疾病可以通过国际旅行和贸易远距离和大范围传播。一个国家的突发公共卫生事件可以影响到世界上许多地方的生计和经济。这些事件可能是新发传染病造成的(比如2003年的SARS、2009年的甲型H1N1流感等),也可能是其他突发公共卫生事件,例如化学品泄漏或放射事故。《国际卫生条例》旨在尽可能降低突发公共卫生事件对国际交通和贸易带来干扰的同时,通过预防疾病的蔓延来保证公共健康。

《国际卫生条例(2005)》于2007年6月15日生效,要求各国报告可能造成国际关注的突发公共卫生事件,加强其现有的公共卫生监测和应对能力;还要求各国均需建立适当的法律体系来支持《国际卫生条例》的顺利实施。

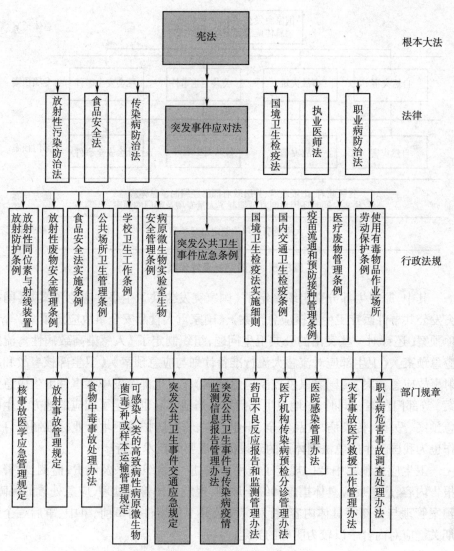

图8-4 我国卫生应急法律体系（2012年）

注：本图仅为示意图，没有完整纳入全部的卫生应急相关的地方性法规、卫生标准等

第三节 突发公共卫生事件应急预案体系

我国应急预案是在应急法律框架内为实施应急法律法规而制定的工作规范和方案。

2003年11月，国务院办公厅成立应急预案工作小组。2004年1月，国务院召开了国务院各部门、各单位制定和完善突发公共事件应急预案工作会议；2004年6~12月，国务院领导分别主持召开专项应急预案审核会，并审阅了105件专项预案和部门预案。2005年1月，国务院召开常务会议，审议并原则通过了《国家突发公共事件总体应急预案》，并于2005年4月印发；2005年5~6月，应对自然灾害、事故灾难、公共卫生事件和社会安全事件四大类25件专项应急预案、80件部门预案也陆续发布。截至2006年底，全国各地区、各部门、各基层单位，共制定各类应急预案135.6万件（图8-5）。

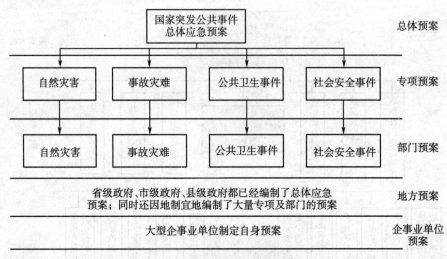

图8-5 我国突发事件预案体系

其中,原卫生部分别组织制定了《国家突发公共卫生事件应急预案》《国家突发公共事件医疗卫生救援应急预案》《国家重大食品安全事故应急预案》等专项预案;还针对一些突出的公共卫生问题,组织制定了《人感染高致病性禽流感应急预案》《卫生部应对流感大流行准备计划与应急预案》《卫生部核事故和放射事故应急预案》《国家鼠疫控制应急预案》《卫生部突发中毒事件卫生应急预案》等部门预案。同时,各地卫生部门结合当地实际也制定了相应的地方卫生应急预案。另外,传染病、食品安全、职业卫生、辐射防护等卫生行业标准制修订工作也为我国卫生应急法制体系的建设提供重要的技术支持。

卫生应急预案中专门规定了适用范围,应急组织体系及职责,监测、预警与报告内容,应急反应具体措施和终止原则,规定具体善后处理,应急处置的保障,预案管理与更新等具体内容,针对突发公共卫生事件的事前、事中、事后三个周期关键应对内容予以较为明确的界定。

第四节 卫生应急的管理体制

卫生应急管理体制(public health emergency management system)是指为了预防和减少突发公共卫生事件的发生,控制、减轻和消除突发公共卫生事件引起的严重社会危害,保护人民生命健康,维护国家安全,而建立起来的以政府为核心,社会组织、企事业单位、基层自治组织、公民个人甚至国际社会共同参与的有机体。总体而言,卫生应急管理体制是一个开放的体系,同时可针对不同类型和不同级别的突发公共卫生事件,快速灵活地构建相应恰当的管理体制,确定各自的职权关系,将卫生系统内部的纵向关系和卫生与其他部门的横向关系有机地联系起来,保证卫生应急体系有效运转。

2003年SARS疫情以后,依托于各级政府办公厅(室)的应急办公室、协调若干个议事协调机构和联席会议制度的综合协调型应急管理体制初步确立。2006年4月,国务院设置应急管理办公室(国务院总值班室),承担国务院应急管理的日常工作和国务院总值班工作,履行值守应急、信息汇总和综合协调职能,发挥运转枢纽作用。突发事件四大类相应的牵头部门:自然灾害主要由民政部、水利部、地震局等牵头管理;事故灾难由国家安全监管总局等牵头管理;突发公共卫生事件由原卫生部牵头管理;社会安全事件由公安部牵头负责。国务院办公厅负责总协调。

2006年6月15日,《国务院关于全面加强应急管理工作的意见》提出,要"健全分类管理、分级负责、条块结合、属地为主的应急管理体制,落实党委领导下的行政领导责任制,加强应急管理机构和应急救援队伍建设"。2007年11月1日,正式实施的《突发事件应对法》明确规定,国家建立统一领导、综合协调、分类管理、分级负责、属地管理为主的应急管理体制"。

一、卫生应急管理体制建设原则

(一)统一领导

在突发公共卫生事件应对处置的各项工作中,必须坚持由各级人民政府统一领导,成立应急指挥机构,对工作实行统一指挥。各有关部门都要在应急指挥机构的统一领导下,依照法律法规和规范性文件的规定,开展各项应对处置工作。突发公共卫生事件应急管理体制,从纵向看包括中央、省(自治区、直辖市)以及市、县政府的应急管理体制,下级服从上级的关系;从横向看包括突发公共卫生事件发生地的政府及各有关部门,形成相互配合,共同服务于指挥中枢的关系。

(二)综合协调

在突发公共卫生事件应对过程中,参与主体是多样的,既有政府及其部门,也有社会组织、企事业单位、基层自治组织、公民个人甚至还有国际援助力量。要实现"反应灵敏、协调有序、运转高效"的应急机制,必须加强统一领导下的综合协调能力建设。首先要明确政府和卫生行政部门的职责。其次要协调人力、物力、技术、信息等保障力量,形成统一的突发公共卫生事件信息系统、应急指挥系统、救援队伍系统、后勤支持系统等。最后要协调各类突发公共卫生事件应对力量,形成"各部门协同配合、社会参与"的联动工作局面。

(三)分级负责

各类突发公共卫生事件的性质、涉及的范围、造成的危害程度各不相同,首先应当由当地政府负责管理,实行分级负责。各级政府及其相关部门都有责任和义务做好突发公共卫生事件监测和预警工作。地方政府平时应当做好信息的收集、分析工作,定期向上级机关报告相关信息,对可能出现的突发公共卫生事件作出风险评估及预警。分级负责明确了各级政府在应对突发公共卫生事件中的责任,在突发公共卫生事件处置中发生了责任事故,造成严重损失的,必须追究政府有关部门主要领导和当事人的责任。对于在突发公共卫生事件应对中不履行职责,行政不作为,或者不按法定程序和规定采取措施应对、处置突发公共卫生事件的,要对其进行批评教育,直至对其必要的行政或法律责任追究。

(四)属地管理

突发公共卫生事件发生地政府的迅速反应和正确的有效应对,是有效遏制突发公共卫生事件发生、发展的关键。因此必须明确地方政府是发现突发公共卫生事件苗头、预防发生、首先应对、防止扩散的第一责任主体,赋予其统一实施处置的权力。属地管理为主不排除上级政府及其有关部门对其工作的指导,也不能免除事发地政府及相关部门第一责任主体的责任。

突发公共卫生事件涉及两个以上行政区域的,由有关行政区域共同的上一级人民政府负责,或者由各有关行政区域的上一级人民政府共同负责。突发事件发生后,发生地县级人民政府应当立即采取措施控制事态发展,组织开展应急救援和处置工作,并立即向上一级人民政府报告,必要时可以同时越级上报。突发事件发生地县级人民政府不能消除或者不能有效控制突发事件引起的严重社会危害的,应当及时向上级人民政府报告。上级人民政府应当及时采取措施,统一领导应急处置工作。法律、行政法规规定由国务院有关部门对突发事件的应对工作负责的,应遵从上述法律法规的规定;地方人民政府应当积极配合并提供必要的支持。

(五)机构常设

我国幅员辽阔,人口众多,地理气候复杂,正处在社会经济高速发展和变革时期,突发公共卫生事件频发。《突发事件应对法》规定,"突发事件应对工作实行预防为主、预防与应急相结合的原则"。预防为主、预防与应急相结合的原则要求做好基础性的准备工作,包括应对突发公共卫生事件的监测、风险评估、组织准备、预案准备、机制准备、物资准备和能力准备,加强培训演练。因此各级卫生部门和专业机构设置应急管理常设机构是必要的。强调应急管理机构常设,并不排除特殊情况下,面对难以预料的重大突发事件时成立应急管理临时机构。

二、卫生应急管理组织体系

(一)政府及卫生应急相关机构

1. 卫生应急指挥机构　国务院在总理领导下研究、决定和部署特别重大突发公共卫生事件的应对工作;根据实际需要,设立国家突发公共卫生事件应急指挥机构,负责突发公共卫生事件应对工作;必要时,国务院可以派出工作组指导有关工作。

县级以上地方各级人民政府设立由本级人民政府主要负责人、相关部门负责人、驻当地中国人民解放军和中国人民武装警察部队有关负责人组成的突发公共卫生事件应急指挥机构,统一领导、协调本级人民政府各有关部门和下级人民政府开展突发公共卫生事件应对工作;根据实际需要,设立相关类别突发公共卫生事件应急指挥机构,组织、协调、指挥突发公共卫生事件应对工作。上级人民政府主管部门应当在各自职责范围内,指导、协助下级人民政府及其相应部门做好有关突发公共卫生事件的应对工作。

2. 卫生应急日常管理机构　2004年3月,原卫生部正式设立了卫生应急办公室;全国各个省、自治区、直辖市的卫生厅局也陆续都建立了卫生应急办公室;绝大多数的地市卫生局建立了应急办公室;多数县区卫生局也设置应急办公室,或者有兼职部门。我国已经初步建立了国家、省、地市三级卫生应急日常管理机构组织体系,负责辖区范围内的突发公共卫生事件应急处理的日常管理工作。

3. 卫生应急专业技术机构　疾病预防控制机构、医疗机构、卫生监督机构、出入境检验检疫机构是突发公共卫生事件应急处理的专业技术机构。应急处理专业技术机构在发生突发公共卫生事件时,要服从卫生行政部门的统一指挥和安排,开展应急处理工作。

(1)疾病预防控制体系设置卫生应急专业机构:国家及各省、市、县区疾病预防控制机构也都设置有专门的或者兼职的卫生应急专业部门。

(2)卫生应急医疗救援机构和队伍:直辖市、省会城市根据服务人口和医疗救治的需求,建立相应规模的医疗急救中心(站)和急救网络;市(地)、县(市)可依托综合力量较强的医疗机构建立急救机构。按照"平战结合"的原则,依托专业防治机构或综合医院建立传染病、化学中毒和核辐射应急医疗救治专业机构或部门。各级卫生行政部门组建综合性医疗卫生救援应急队伍,并根据需要建立特殊专业医疗卫生救援应急队伍。

(3)卫生监督机构:在卫生行政部门的领导下,开展对医疗机构、疾病预防控制机构突发公共卫生事件应急处理各项措施落实情况的督导、检查。围绕突发公共卫生事件应急处理工作,开展食品卫生、环境卫生、职业卫生等的卫生监督和执法稽查。协助卫生行政部门依据有关法律法规,调查处理突发公共卫生事件应急工作中的违法行为。

(4)出入境检验检疫机构:突发公共卫生事件发生时,调动出入境检验检疫机构技术力量,配合当地卫生行政部门做好口岸的应急处理工作。及时上报口岸突发公共卫生事件信息和情况变化。

4. 卫生应急专家咨询委员会　卫生应急专家咨询委员会可以为突发公共卫生事件的决策、咨询、参谋发挥重要的作用。2011年,原卫生部专门出台了《卫生部突发事件卫生应急专家咨询委员会管理办法》,以加强和规范专家咨询委员会工作。目前国家卫生计生委突发事件卫生应急专家咨询委员会下设应急管理组、突发急性传染病组、鼠疫防治组、中毒处置组、核和辐射事件处置组、紧急医学救援组、应急保障组、心理救援组等8个专业组。

各省级卫生行政部门根据规定负责组建突发公共卫生事件专家咨询委员会。市(地)级和县级卫生行政部门则根据本行政区域内突发公共卫生事件应急工作需要,组建突发公共卫生事件应急处理专家咨询委员会。

(二)企业

随着其经济规模不断扩充和发展,企业对社会影响也愈来愈深远。根据近年来的监测数据发现,很多突发公共卫生事件在企业发生。《突发事件应对法》规定,县级以上地方各级人民政府应当根据本地区的实际情况,与有关企业签订协议,保障应急救援物资、生活必需品和应急处置装备的生产、供给。

实际在应对重大、特大突发公共卫生事件中,在必要的时候,企业经常通过各种方式积极提供各种资金、物资、技术设备、人员等方面的帮助。例如,2009年应对甲型H1N1流感中,10家疫苗公司主动从WHO获取甲型H1N1流感毒株研发疫苗并积极投产。疫苗企业的积极参与,也为"2009年9月7日中国成为世界上第一个可以应用甲型H1N1流感疫苗的国家"作出重要的贡献。

（三）非政府组织

优秀的非政府组织能与政府良好的互动,并协助政府共同应对突发公共卫生事件。非政府组织在应急管理中,对调动社会资源方面具有独特优势,可以弥补政府在组织、人员和资源等方面的许多不足之处。

2003年SARS事件发生后,中华慈善总会、中国青少年发展基金会、中国扶贫基金会、中国医学基金会、中国国际民间组织合作促进会等10多家非政府组织联合向全国的非政府组织发出倡议,号召各种非营利组织积极行动起来,协助各级政府开展防治SARS的宣传,动员社会各界捐款捐物,关心和帮助因SARS而造成的需要救助的弱势群体,广泛寻求国际社会支持,并实施非营利组织抗击SARS疫情联合行动,在主动配合政府应对SARS这场人民战争中发挥了巨大作用。SARS期间,全国接收社会捐赠款物约39.4亿元,非政府组织在其中发挥了重要作用。

（四）公民个体

公民个体是被突发公共卫生事件威胁的主要对象,既是受保护的对象,也是应急管理活动的积极参与者。突发公共卫生事件的有效应对,很大程度取决于公民的参与程度。例如按照推荐接种疫苗,有病及时就诊,勤洗手,不喝生水,戴口罩,咳嗽打喷嚏时注意礼节等突发公共卫生事件干预措施的落实,依赖于公民大众的配合。

卫生行政部门、专业机构作为卫生应急管理的行为主体,动员和组织公众积极参与卫生应急管理,可以大大提高现实卫生应急响应的效率;这取决于卫生行政部门和专业机构自身在社会中的公信力,也取决于公民自身的健康素养。因此,树立卫生行政部门和卫生应急专业机构的公信力,提升公民的健康素养,对于提高社会公众参与突发公共卫生事件的应对而言非常重要。

（五）国际社会

随着全球经济一体化和国际交往不断深入,突发公共卫生事件的发生往往会引起全球的关注。2003年SARS和2009年的甲型H1N1流感的应对经验表明,国际合作对于突发公共卫生事件防控于各国而言都是双赢的,有利于整合全球的资源控制事件。

第五节　卫生应急管理的运行机制

机制是指有机体的构造、功能和相互关系,泛指一个工作系统的组织或部分之间相互作用的过程和方式。卫生应急管理的运行机制(public health emergency operation mechanism)是确保对卫生应急组织系统运行过程中的各个环节进行有效协调,对各种要素进行有机组合和配置。它关注具体运行流程中的关键环节,通过结构、流程设计、角色功能设置、资源要素配置、规划管理等多种手段的综合运用,解决卫生应急运行过程中的关键节点问题,并确保灵活性与机动性。

一、建立应急机制的原则

2006年《国务院关于全面加强应急管理工作的意见》要求构建"统一指挥,

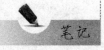

反应灵敏,协调有序,运转高效"的应急机制。为达到上述目标,卫生应急管理的运行机制的建设需要参照下列原则。

（一）依法原则

法律是政府和社会各种行为的准绳。各类卫生应急机制的建立,只有依法才能保障机制顺畅,行之有效;也只有依法,才可能按照应急管理的需求建立各种期望的机制。

（二）科学原则

卫生应急各要素及其运行程序都要符合科学规律要求。特别是预防与应急准备、监测预警、应急响应和指挥决策等机制,必须汇聚最新科技成果,用科学的方法进行设置。

（三）规范统一原则

卫生应急管理运行机制,要与其他类突发事件的运行机制遵守类似的规范,各级卫生行政部门和专业机构设立的卫生应急机制也要参照相似的规则。只有如此,才有利于确保应急体系的横向和纵向联系顺畅,确保整合社会的有限应急资源有效应对所有类型的突发事件。

（四）有力有序原则

卫生应急响应需要迅速征集充足的资源进行强有力的应对。在这样快速强大的运行过程当中,还要保证有序不乱,避免过度干扰社会正常秩序,尽量保证社会经济发展的稳定。

（五）动态原则

突发公共卫生事件具有很大的不确定性。因此很有必要对卫生应急系统的各要素实行动态管理,根据事件的不同阶段采取不同策略,不断更新各要素的制度设计,改进资源配置。如根据应急预案开展演练,锻炼应急队伍,并根据演练发现的问题及时更新和修订预案中规定的各种机制;2009年甲型H1N1流感疫情应对过程中,随着对疫情不同流行阶段,地方卫生部门与检验检疫部门之间的合作机制也随之相应调整。

（六）系统原则

卫生应急运行机制要考虑各个运行机制相互协调,确保建立的所有运行机制能够恰当成为一个运行良好的系统,而不同机制之间不能存在冲突而导致系统出现内耗的问题。

二、卫生应急运行机制

我国卫生应急管理运行机制正在建设和不断完善中,根据突发公共卫生事件准备和响应的过程,卫生应急机制主要包括:预防与应急准备机制、监测预警机制、信息发布与通报机制、应急响应机制、指挥决策机制、组织协调机制、社会动员机制、国际和地区间的交流和合作机制、责任追究与奖惩机制、事后评估与改进机制。

（一）风险排查机制

卫生应急管理部门和专业机构通过总结突发公共卫生事件发生的高危因

笔记

素、高危场所,定期对其风险评估和排查,采取相应的预防控制措施,降低事件发生的可能性。例如卫生应急管理部门和专业部门与学校、厂矿工地等集体单位,建立合作机制,对其容易发生突发公共卫生事件危险因素进行指导或排查,以减少或消除突发公共卫生事件的隐患。

(二)监测与预警机制

1. 监测报告机制　县级以上人民政府及其有关部门、专业机构应当建立多种途径收集报告突发公共卫生事件信息的机制。县级以上各级人民政府卫生行政部门指定的突发公共卫生事件监测机构、各级各类医疗卫生机构、卫生行政部门、县级以上地方人民政府和检验检疫机构、食品药品监督管理机构、环境保护监测机构、教育机构等有关单位为突发公共卫生事件监测报告的责任单位。执行职务的各级各类医疗卫生机构的医疗卫生人员、个体开业医生为突发公共卫生事件的责任报告人。获悉突发公共卫生事件信息的公民、法人或者其他组织,应当立即向所在地人民政府、有关主管部门或者指定的专业机构报告。

地方各级人民政府应当按照国家有关规定向上级人民政府报送突发公共卫生事件信息。县级以上人民政府有关主管部门应当向本级人民政府相关部门通报突发公共卫生事件信息。专业机构、监测网点和信息报告员应当及时向所在地人民政府及其有关主管部门报告突发公共卫生事件信息。

有关单位和人员报送、报告突发公共卫生事件信息,应当做到及时、客观、真实,不得迟报、谎报、瞒报、漏报。

2. 风险评估机制　县级以上地方各级人民政府及有关部门应当建立突发公共卫生事件风险评估机制,定期、及时地对发生突发公共卫生事件的可能性及其可能造成的影响进行评估;认为可能发生重大或者特别重大突发事件的,应当立即向上级人民政府报告,并向上级人民政府有关部门、当地驻军和可能受到危害的毗邻或者相关地区的人民政府通报。

3. 预警与发布机制　可以预警的突发公共卫生事件的预警级别,按照突发事件发生的紧急程度、发展势态和可能造成的危害程度分为一级、二级、三级和四级,分别用红色、橙色、黄色和蓝色标示,一级为最高级别。

县级以上卫生行政部门,应当建立突发公共卫生事件预警机制,及时发布预警信息。可以预警的突发公共卫生事件即将发生或者发生的可能性增大时,县级以上地方各级人民政府应当根据有关法律、行政法规和国务院规定的权限和程序,发布相应级别的警报,决定并宣布有关地区进入预警期,同时向上一级人民政府报告,必要时可以越级上报,并向当地驻军和可能受到危害的毗邻或者相关地区的人民政府通报。以便提早采取防范措施。

发布突发公共卫生事件警报的人民政府应当根据事态的发展,按照有关规定适时调整预警级别并重新发布。有事实证明不可能发生突发公共卫生事件或者危险已经解除的,发布警报的人民政府应当立即宣布解除警报,终止预警期,并解除已经采取的有关措施。

(三)应急响应机制

突发公共卫生事件发生时,事发地的县级、市(地)级、省级人民政府及其有

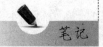

关部门按照分级响应的原则,作出相应级别应急反应。同时,要遵循突发公共卫生事件发生发展的客观规律,结合实际情况和预防控制工作的需要,及时调整预警和反应级别,以有效控制事件,减少危害和影响。要根据不同类别突发公共卫生事件的性质和特点,注重分析事件的发展趋势,对事态和影响不断扩大的事件,应及时升级预警和反应级别;对范围局限、不会进一步扩散的事件,应相应降低反应级别,及时撤销预警。

国务院有关部门和地方各级人民政府及有关部门对在学校、区域性或全国性重要活动期间等发生的突发公共卫生事件,要高度重视,可相应提高报告和反应级别,确保迅速、有效控制突发公共卫生事件,维护社会稳定。

(四)指挥决策机制

在国务院统一领导下,卫生行政部门负责组织、协调全国突发公共卫生事件应急处理工作,并根据突发公共卫生事件应急处理工作的实际需要,提出成立全国突发公共卫生事件应急指挥部。

地方各级人民政府卫生行政部门依照职责和相关预案的规定,在本级人民政府统一领导下,负责组织、协调本行政区域内突发公共卫生事件应急处理工作,并根据突发公共卫生事件应急处理工作的实际需要,向本级人民政府提出成立地方突发公共卫生事件应急指挥部的建议。

各级人民政府根据本级人民政府卫生行政部门的建议和实际工作需要,决定是否成立国家和地方应急指挥部。

地方各级人民政府及有关部门和单位要按照属地管理的原则,组织实施本行政区域内突发公共卫生事件应急处理工作。

要设立专家咨询等科学决策机制,确保重大决策正确,处置得当。

(五)组织协调机制

突发公共卫生事件的处置,往往需要卫生部门牵头多个相关政府部门间共同参与,及时高效解决跨部门的重大问题。卫生部门与其他政府部门间的协调机制、区域之间联防联控机制在突发公共卫生事件应对中发挥重要的作用。

例如:原卫生部与农业部建立了防控人感染高致病性禽流感、人感染猪链球菌病等人兽共患疾病联防联控协调工作机制;与质检总局建立口岸突发公共卫生事件联防联控协调机制;与铁道部、交通部、质检总局和民航总局联合下发通知,预防控制传染病境外传入和通过交通工具传播;与教育部联合发文,在学校建立专职或兼职教师责任报告制度,及时发现、报告学校传染病等突发公共卫生事件。与解放军总参谋部作战部、总后勤部、原卫生部正式建立军队与国家卫生部卫生应急协调机制,涵盖了应急力量协调、行动支援、技术准备、信息通报、研判会商、演训交流等卫生应急工作的关键环节,明确了军队参与卫生应急工作的流程。针对鼠疫防控特点,建立了北方七省(自治区、直辖市)鼠疫联防机制;处置人感染H7N9禽流感期间,建立了东三省联防联控机制。

地方各级卫生行政部门也参照原卫生部的做法,与当地其他政府部门或军队建立了卫生应急协调机制,以及时高效解决卫生应急过程中跨部门的重大问题。

（六）社会动员机制

要建立卫生应急的社会动员机制，在重大突发公共卫生事件发生时，启动紧急社会动员机制，发挥各类群众团体等民间组织、基层组织在预防疾病、紧急救援、救灾捐赠、恢复重建、灾后心理支持等方面的作用，动员民众积极参与突发公共卫生事件预防控制行动。

（七）国际和地区间的交流和合作机制

在《国际卫生条例》的框架下，原卫生部与WHO签署了合作备忘录，在完善突发公共卫生事件应急处理机制等方面加强合作。我国还与联合国儿童基金会、国际红十字会、世界银行等国际组织，以及美国、加拿大、欧盟、东盟等国家、地区在卫生应急管理领域建立交流、沟通与合作的机制。

原卫生部还与我国香港、澳门和台湾建立了以传染病防控为主的突发公共卫生事件应急合作机制，定期交流传染病相关信息、重大事件及时通报，跨地区问题相互协助处置。

（八）责任追究与奖惩机制

县级以上人民政府人事部门和卫生行政部门对参加突发公共卫生事件应急处理作出贡献的先进集体和个人进行联合表彰；民政部门对在突发公共卫生事件应急处理工作中英勇献身的人员，按有关规定追认为烈士。

对因参与应急处理工作致病、致残、死亡的人员，按照国家有关规定，给予相应的补助和抚恤；对参加应急处理一线工作的专业技术人员应根据工作需要制订合理的补助标准，给予补助。

突发公共卫生事件应急工作结束后，地方各级人民政府应组织有关部门对应急处理期间紧急调集、征用有关单位、企业、个人的物资和劳务进行合理评估，给予补偿。

对在突发公共卫生事件的预防、报告、调查、控制和处理过程中，对有关部门、有关单位、企业和公民违反《突发事件应对法》及有关法律法规条款规定者，应按照相关法律法规处罚规定追究当事人的法律责任。

（九）事后评估与改进机制

突发公共卫生事件结束后，各级卫生行政部门应在本级人民政府的领导下，组织有关人员对突发公共卫生事件的处理情况进行评估。评估内容主要包括事件概况、现场调查处理概况、病人救治情况、所采取措施的效果评价、应急处理过程中存在的问题和取得的经验及改进建议。评估报告上报本级人民政府和上一级人民政府卫生行政部门，并在规定的时间内整改存在的需要改进的地方。

第六节　卫生应急体系运作实例：2009年甲型H1N1流感防控

2009年3～4月墨西哥暴发甲型H1N1流感，之后造成全球大流行，最终于2010年8月10日，世界卫生组织总干事在日内瓦宣布全球进入"甲型H1N1流感大

笔记

流行后期"。自2009年5月11日我国报告首例输入性病例,截至2010年8月10日24时,我国内地累计报告甲流感确诊病例128 033例,死亡病例805人。

应对甲型H1N1流感过程中,党中央、国务院领导高度重视,从保护人民群众健康和生命安全、保证国民经济正常运行和维护社会稳定的大局出发,多次作出重要指示,并召开了一系列会议,立足于我国人口多、密度大、流动性强以及医疗卫生资源相对有限的特点,确定了"高度重视、积极应对、联防联控、依法科学处置"的原则,迅速成立了多部门参与的应对甲型H1N1流感联防联控工作机制,统一部署,依法、科学、规范、有序地开展一系列防控措施。各地区、各部门认真贯彻落实党中央、国务院的部署,社会公众积极参与,各条战线广大专业人员忘我奋战,结合我国疾病防控的特点,制定了一系列科学、切实可行的防控方案,收到了很好的防控效果。

北京市公共卫生热线的调查显示,85%的公众满意中国防控甲型H1N1流感疫情举措,这是2009年度卫生领域群众满意度最高的一项工作。世界卫生组织总干事表示,在甲型H1N1流感应对中,中国政府发挥了强有力的领导作用,防控措施积极有力,并赞赏中国国家领导人为控制疫情所作出的努力。

一、预防与应急准备

经过SARS的洗礼以后,我国的公共卫生体系取得突飞猛进的发展,公共卫生体系的人才队伍、设备、应急预案体系、卫生应急法律体制保障等均较为完备,为应对甲型H1N1流感提供坚实的基础。

二、监测与预警

SARS后我国建立起覆盖全国的传染病和突发公共卫生事件监测系统。除了这两大法定的疾病和事件监测系统以外,参考WHO对互联网"谣言"监测发现我国SARS疫情的经验,中国疾病预防控制中心在2008年起开展基于互联网信息的突发公共卫生事件相关信息监测;2008年底,原卫生部推行的疾病预防控制机构绩效考核也要求省、市、县区各级疾病预防控制开展媒体监测。

2009年4月23日(北京时间),中国疾病预防控制中心疾病控制与应急处理办公室通过互联网媒体监测日报机制,发现了美国通过《发病死亡周报(MMWR)》发布的"2009年3～4月加利福尼亚州南部发现2名儿童感染猪流感A(H1N1)"[*Swine Influenza A(H1N1)Infection in Two Children — Southern California, March-April 2009*]的报告,并持续跟踪,进而撰写专题报告汇报给卫生部,提请予以关注。卫生应急专业部门获取甲型H1N1流感的预警信息比起WHO正式通报(2009年4月25日)更早。

三、信息发布与通报机制

2009年4月25日,中国疾病预防控制中心将美国MMWR发布的关于猪流感疫情的信息翻译成中文《2009年4月加州和德州发现感染A(H1N1)型猪流感病例》,以及《猪感染猪流感病毒》、《猪流感小资料》等资料在中国疾病预防控制中心的网站上公布,向大众做宣传。

2009年4月26日,原卫生部新闻办公室也专门就《关于防控人感染猪流感病毒疫情的答问》在原卫生部官方网站上进行宣传;之后随着疫情进展,原卫生部加强风险沟通,通过新闻发布会、原卫生部网站等及时发布疫情信息和防控工作进展,通过12320咨询电话全天候接听防控咨询,为公众解疑释惑。

四、应急响应

(一)及时成立了应对甲型H1N1流感联防联控工作机制

中国政府在WHO通报疫情后,迅速成立了由原卫生部牵头、33个国家部委参与的应对甲型H1N1流感联防联控工作机制。在甲型H1N1流感防控工作中,中国政府始终坚持科学防控,每一项重要的防控策略和措施都是基于对疫情和防控形势的动态分析,基于专家们的广泛、深入论证,并由联防联控工作机制决策,重大事项上报国务院决策。

(二)采取严格的口岸出入境检验检疫措施

由于此次甲型H1N1流感疫情始发于国外,因此中国政府在疫情发生初期采取了极为严格的口岸出入境检验检疫措施,采取登机检疫、体温检测、健康申报等工作,并对密切接触者实行严格的隔离医学观察。随着疫情的不断变化,不再实行登机检疫,其他相关的措施也做了相应的调整。

(三)加强对密切接触者的管理措施

为有效防止疫情传播和蔓延,卫生部门在对病例实行定点医疗机构隔离治疗的同时,对密切接触者进行医学观察。截至2009年8月10日,追踪9938名密切接触者,在家或在指定宾馆内隔离观察。其中,551(5.5%)人确诊感染甲型H1N1流感病毒。

(四)加强报告和监测能力

2009年4月30日,我国及时将甲型H1N1流感(原称人感染猪流感)纳入《传染病防治法》规定的乙类传染病,并采取甲类传染病的预防、控制措施;将甲型H1N1流感(原称人感染猪流感)纳入《国境卫生检疫法》规定的检疫传染病管理。中国内地在原有基础上进一步扩大完善流感监测网络,提高监测水平,动态监测全国流感流行病学和病原学特征变化,并加强流感样病例监测。将原先197家流感哨点监测医院扩大到556家,原来84家流感监测网络实验室扩展到411家,覆盖我国所有地市。

(五)不断调整和完善防控策略

随着对疾病认识的不断深入,病例诊断和治疗相应的措施也在不断地调整和完善,已从原来所有确诊病例在定点医疗机构隔离治疗改为重症病例及高危人群集中收治,轻症病例可采取居家隔离治疗,确保合理利用现有的医疗资源,提高治愈率,降低病死率。在治疗方面,中国还积极发挥中医药的作用,根据不同患病个体的反应状态进行辨证论治。根据对疾病的认识,及时将甲型H1N1流感取消按"甲类传染病的预防、控制措施",而参照的乙类传染病同样的预防控制措施。制定社区、学校、乡镇等重点场所防控工作方案和各种技术指南,规范和

笔记

指导各项防控工作。

（六）加快疫苗研发

中国紧急启动10家季节性流感疫苗生产企业开展甲型H1N1流感疫苗的研发工作；国家药监局对疫苗实施快速审批程序；有关部门组织制定了临床试验方案。中国内地具备了一定生产能力，2009年底，企业产量可以满足中国5%人口需求。

（七）抗病毒药品方面启动了应急储备程序

根据流感大流行预案，原卫生部事前负责拟定药物储备的品种和数量，药物储备和调用按照国家发改委《国家医药储备应急预案》规定执行。甲型H1N1流感期间，我国一方面根据事先药物储备应急预案做好抗病毒药物的调用，同时做好国内企业抗病毒药物生产指导和支持工作。

五、社会动员

各级卫生行政部门在人民政府领导下的联防联控工作机制中，建立城市社区、学校、企业和农村责任制和群防群控机制，加强健康促进，对医院、社区、学校等开展流感工作。通过防治知识讲座等宣传活动，编发传播材料、播出公益广告和电视讲座、登载流感防治专栏、发送流感知识手机短信等途径提高公众对甲型H1N1流感的认识，增强自我防护意识和能力。

甲型H1N1流感疫苗正式上市后，为了加强人群疫苗接种，在中宣部的统筹安排下，卫生部门组织召开了新闻通气会，由有关专家向媒体介绍甲型H1N1流感疫苗接种知识，并解答媒体关心的主要问题；还通过《焦点访谈》节目和公益广告，介绍甲型H1N1流感疫苗接种策略和知识；对社会上某些关于甲型H1N1流感疫苗接种的不实传言和谣言，原卫生部及时予以了澄清。2009年9月21日，北京市率先开展了国庆庆典保障人员疫苗接种工作。2009年9月22日，山东省也开始对参加第十一届全运会的相关工作人员进行了疫苗接种。随后，上海、甘肃、广西等省份也相继启动了重点人群的疫苗接种工作。截至2009年10月21日，全国甲型H1N1流感疫苗接种人数为221 622人。

六、国际和地区间的交流和合作

2009年5月，原卫生部积极开展与WHO关于甲型H1N1流感的合作，邀请WHO专家参加流感防控工作专家委员会的工作；WHO协助我国尽快获得甲型H1N1活毒株，加快我国相关疫苗和药品的研发。原卫生部还与文莱、柬埔寨、印尼、老挝、马来西亚、缅甸、菲律宾、新加坡、泰国、越南、日本和韩国等国的卫生部部长和高级官员在泰国首都曼谷举行会晤，研讨防控甲型H1N1流感在亚洲流行的有效措施。

2009年8月，在北京举行的甲型H1N1流感应对与准备国际科学研讨会，邀请墨西哥、南非、韩国、老挝、柬埔寨、缅甸、尼日利亚、塔吉克斯坦、美国、加拿大以及中国香港等国家（地区）卫生部长（局长）、代表团长和世界卫生组织代表等代表参加，交流甲型H1N1流感防控经验。

笔记

七、事后评估和改进

甲型H1N1流感防控结束后,卫生部门积极会同有关部门修订完善《国家流感大流行防控应急预案》。

本 章 小 结

1. 本章介绍了卫生应急体系的构建与管理,重点介绍卫生应急体系基本架构及功能,包括日常应急准备和应急响应中的部门职能。

2. 介绍我国卫生应急体系的发展沿革和现况、卫生应急的法律体系、管理体制和运行机制。

3. 用2009年全国甲型H1N1流感防控全面展示卫生应急体系运作实例。

关键术语

卫生应急体系　public health emergency system

卫生应急的法律体系　public health emergency legal system

卫生应急管理体制　public health emergency management system

卫生应急管理的运行机制　public health emergency operation mechanism

讨论题

2013年3月31日,我国首次公布3例人感染H7N9禽流感病例。截至2013年5月10日,我国共报告了131例病例(含台湾1例),死亡33人。该H7N9禽流感病毒是一种全新的基因重组病毒,对禽类(如鸡、鸭、鸽子等)呈现低致病性,禽类感染可无临床症状。人类主要通过与禽类或其分泌物接触后感染,目前的证据表明该病毒不会在人间持续传播。绝大部分病例出现肺炎,约25%的病例死亡(截至2013年5月10日还有部分重症病例正在住院中,可能病死率还会上升)。发生人感染H7N9禽流感疫情的某省启动重大突发公共卫生事件响应。

1. 在省级政府层面应该如何设置卫生应急管理组织架构?

2. 人感染H7N9禽流感防控需要多部门参与,如:卫生部门、农业部门和林业部门,也可能涉及区域间协作问题,如禽类溯源调查等。如何建立多部门和区域间的应急响应机制?

3. 疫情应对初期,科学家们认为H7N9禽流感病毒的变异速度和方向不明确。为了应对未来或许可能出现大流行,应该设计怎样的流感大流行预案体系架构?

思考题

(一)多选题

卫生应急的法律在卫生应急活动过程中的作用有

笔记

A.规范和协调卫生应急情况下国家行政部门之间的权力

B.规范和协调卫生应急情况下国家权力与公民权利之间的关系

C.规范和协调卫生应急情况下公民与公民权利之间的关系

D.维护和平衡社会公共利益与公民的合法权益

(二)填空题

卫生应急的基本组织架构包括：应急指挥部门、_____、_____、_____和_____。

(三)简答题

1.卫生应急体系包括哪些基本内容？

2.卫生应急的基本组织架构在日常应急准备和应急响应中各有什么职能？

（涂文校　杨维中　中国疾病预防控制中心）

笔记

第九章

卫生应急预防与准备管理

学习目标

通过本章的学习,你应该能够:

掌握 卫生应急预防与准备管理的概念、要素,应急管理组织结构,应急规划管理的制订原则,监测与预警的概念,应急预案管理的程序、内容,应急培训的原则、内容,应急演练的目的、原则,应急资源保障管理的要求。

熟悉 应急管理组织运行机制,应急规划管理的内容,应急预警管理的功能,应急预警体系的建立,应急预案的功能,卫生应急队伍的能力要求、培养原则及培养方法,应急培训的基本步骤,应急演练的方式,演练的实施,各类应急资源的管理要点。

了解 应急管理组织拓展,应急规划管理的制订步骤,应急预警管理的流程、信息来源,应急预案管理的努力方向,应急培训的对象,应急保障资源的调用。

章前案例

准备面对流感大流行——WHO的行动策略

　　流感大流行是最引人关注的突发公共卫生事件之一。为了降低流感大流行风险,采取关键性预防行动十分重要。在采取的许多第一线行动中,世界卫生组织(WHO)已追踪并核实了数十起关于人间病例的传言,已向许多国家发放实地调查工具包,并且强化了实地调查和反应培训。全球疫情警报和反应网络(GOARN)机制被启用以支持世卫组织派遣到10个发生了人和/或禽类H5N1感染的国家的应对小组;同时,该组织派出了30多个评估小组调查其他国家H5N1的潜在感染情况。

　　为了达到推动全球准备的目的,世卫组织制定了一项针对流感大流行的战略性行动计划,确定了五个关键性行动领域:

　　(1)减少人类暴露于H5N1病毒;

　　(2)加强早期预警系统;

　　(3)强化快速遏制疫情行动;

　　(4)应对大流行的能力建设;

　　(5)协调全球的科学研究和开发工作。

　　WHO应对流感大流行的行动策略,涵盖了现场调查、信息管理、早期预警、组织应对、能力建设、国际合作等一系列关键性的预防环节。

笔记

196

现代危机管理的各种理论几乎都将危机预防与准备纳入其中,体现了"凡事预则立,不预则废"的思想。应急预防(emergency prevention)是为了有效地避免突发公共卫生事件的发生,而在思想、行为等方面采取的各种防范管理措施。应急准备(emergency preparation)则是在管理机制、物资、信息、人力、财力等方面进行的准备与贮存行为,以便在突发公共卫生事件发生时能有效从容应对,最大限度地减少事件造成的影响与损失。按照"三级预防"的观点,应急预防更重视第一级预防,即采取各种有效措施以消除危险因素、消除诱因,提高突发公共卫生事件应对能力;而应急准备的诸多措施更偏重于第二级预防,通过完善监测预警机制,做好应对事件的人力、物力、技术准备,以便在事件发生时能够做到早发现、早处理,以最大限度地降低事件造成的损失。

卫生应急预防是一项系统工程,涉及方方面面的工作,在目标针对性、主动性、持续性、预见性等方面都有较高的要求。图9-1展示了卫生应急预防与准备工作的各要素,这些要素均是卫生应急预防与准备管理中的核心内容。

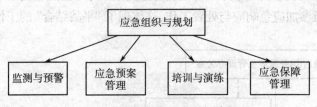

图9-1　应急预防与准备的要素框架

本章内容主要围绕应急预防与准备的要素框架,详细介绍应急组织与规划管理、突发公共卫生事件预警监测管理、应急预案管理、培训与演练管理,以及应急保障管理各个管理要素的基本概念、原则要求、基本内容及管理实施要点。

第一节　卫生应急组织与规划管理

在卫生应急预防管理的诸要素中,组织构建与规划制订是首要的工作任务,因为这不仅是基础性和前提性工作,而且还是具有统领性的工作。建立结构合理、运作有效的应急组织体系,是实现应急管理目标的前提条件。制订科学的、切合实际的应急管理规划,确定未来一段时间内应急管理的工作目标,统筹安排应急资源、工作内容和工作策略,对于保障应急管理工作的科学、有序及有效地开展具有重要指导意义。

一、卫生应急组织管理

应急组织体系的实体化表现是卫生应急管理机构,在我国国家、省、市(县)三级卫生部门的卫生应急办公室分别负责全国和地方的突发公共卫生事件应急管理工作。应急管理机构具体的体系构成和职责在第七章已经作了详细介绍,本章仅仅从功能结构和运作方式两方面来分析有效应急组织的特点。

(一)应急管理的组织结构

在构建应急管理的组织体系时,需要遵循的一个基本原则是要考虑本国的管理制度和社会经济实情。应急管理是国家中央和地方政府的重要职能,其管理组织形式高度依赖于国家的管理体制,不同国家的应急管理机构设置差异很大,虽然可以相互借鉴学习,但如果直接套用不仅达不到预期的管理效果,甚至可能对社会管理造成负面影响。

根据我国现行管理制度和社会经济现状,目前建立的覆盖全国的应急管理组织体系如图9-2所示。从卫生应急管理的视角分析,国家应急管理组织具有如下特点:①横向来看,应急组织体系管理的事件范围包括《突发事件应对法》中规定的所有突发事件,而卫生应急管理体系只是总体系中的一个子系统,负责突发公共卫生事件的应急管理,体现了"分类管理"的管理原则。②纵向来看,组织体系简化为中央-省-市(县)三级结构,不同级别的组织机构除了在管理地域上的区别外,在工作职能上也不相同,体现了"分级负责、属地管理"的管理体制。③从时期阶段来看,卫生应急管理办公室在无突发事件时负责卫生应急管理工作的日常事务运作,在发生突发事件时职责转换为处理突发事件的应急指挥机构;医疗、卫生等业务单位在无突发事件时从事日常医疗卫生服务工作,在发生突发事件时将作为应急技术队伍参加应急响应与处置工作,这体现了"平战结合"的工作方针。

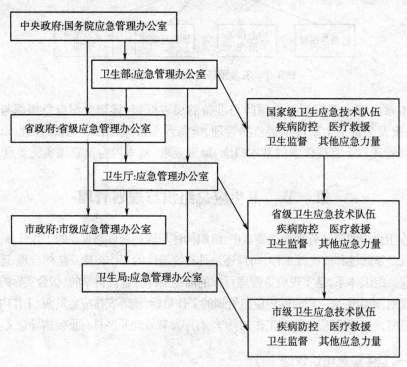

图9-2 我国的卫生应急组织体系

（二）应急组织的运行机制

按照"预防为主、平战结合"的应急管理方针,卫生应急组织的管理任务可以分为两类,即无突发事件时的日常管理和突发事件发生时的应急管理,虽然两类任务的具体管理目标、内容和工作方式不相同,但两者间有密切的关系。为了较好地适应这样的管理任务,在我国构建的应急管理组织体系中,卫生应急管理组织的核心

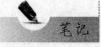

是各级卫生行政部门常设的应急管理办公室,它们执行应急指挥和应急日常管理双重任务,实现了突发公共卫生事件的预防准备、响应处置、恢复重建一体化管理,从而保持应急管理工作的延续性,有利于探索和总结经验教训,提高管理效果。

实现"平战结合"应急管理组织运行的要点是遵循"简约而不简单"的思想,即常设的卫生应急管理组织机构在平时尽可能保持最小规模,主要执行计划、咨询、培训、演练组织、应急队伍建设等日常管理工作。当突发公共卫生事件发生时,组织机构立即行使应急指挥的职能,迅速启动组织体系的应急功能,构建紧急状态下的组织结构。紧急状态应急组织的功能模块结构可以借鉴事件指挥系统(ICS)的模式,根据突发事件的性质、规模和严重程度来选择组织模块。

知识拓展

事件指挥系统

事件指挥系统(incident command system, ICS)是一种广泛应用、备受推崇的危机管理指挥中心组织模式,ICS结构在管理危机的总指挥领导下,设置4个基本职能部门:操作、计划与情报、后勤、财务与行政部门,履行各自功能,协同管理危机。必要时每个部门可以划分为更细的分支。结构简单灵活、富有弹性,能适应各种可能出现的危机事件要求、能够根据危机事件规模大小进行调整,是注重效率、效益和效能的"简约而不简单"的现场危机管理组织模式。

(三)应急组织的拓展

在严重的地震、洪水、海啸、核威胁等重大突发事件情况下,仅仅依靠现有的应急管理组织体系难以有效应对,这时对各种参与力量进行识别、评价、整合、应用就显得尤其重要。Dynes提出的灾难响应组织分类法对于识别、评价和使用各类应急力量具有较好的借鉴意义,这一分类建立在两个维度上:①框架职责:一个机构参与到危机或灾难处理中的行动是否是该机构核心职责的一部分;②组织框架:该机构的响应行动是在其既有的框架下进行,还是需要视情调整其结构与规模。根据这两个维度构成了四个类型,如表9-1所示。

表9-1　灾难响应过程中的四种组织及其特点

职责框架	组织框架	
	常规	非常规
既有的	**现有型组织** 如公安、消防、救护 特点: ● 处在应急响应最前沿 ● 组织危机响应速度、范围和效率直接决定应急行动的成败 ● 公众关注度高 ● 将自己摆在危机管理的核心地位 ● 大量资源用于危机规划、准备和培训	**延伸型组织** 如住房、家庭、社会服务 特点: ● 在危机次级响应中具有关键作用 ● 在危机规划中的参与度有限 ● 公众心目中可能属于官僚组织 ● 应急时需要改变工作方式,从照章办事转换到快速并行处理大量非常规事务

续表

职责 框架	组织框架	
	常规	非常规
新的	**扩展型组织** 如红十字会 特点： ● 危机管理是其重要职责，但非核心职责 ● 组织多数成员常忙于其他日常任务 ● 以志愿者为主，承担为现有型组织提供支持的角色 ● 应急表现取决于投入力量的数量与质量	**衍生型组织** 如灾难受害者组织 特点： ● 产生于危机和灾难处理过程中 ● 是回应应急规划外需求、现有应急能力缺失需求的重要力量 ● 授权模糊，权力结构不明确，运作程序无章可循

灾难响应组织分类法对应急响应管理的积极意义在于：在构建应急管理组织体系时仅仅对"部门协调、社会力量参与"持积极态度是不够的，应该充分了解每种类型组织的优势和劣势，对可能的组织类型加以识别、评价，且尽可能让此过程规范化。任何社会的灾害准备和应对能力不能只局限于现有型组织的结构与执行力，在评估与改进公共危机应急响应能力的过程中，仅仅重视常设机构（现有型组织）是很狭隘的。

二、卫生应急规划管理

规划是为了实现发展总目标而制订的行动计划，它是在确定未来一段时期内要达到的具体发展目标，以及对实现目标可能产生影响的未来事态分析预测基础上，提出的用于指导实现预期目标的行动策略与线路。在突发事件应急管理中，规划可以只涉及应急工作的具体环节，比如监测、培训、应急网络发展等，但是针对整个应急体系发展建设制订的总体规划则应具有全局指导意义。2006年国务院发布了我国第一个应急领域的专项规划《"十一五"期间国家应对突发公共事件应急体系建设规划》，这是国家国民经济和社会发展规划在应急管理领域的延伸和细化。在国家和地方层面上，制订卫生应急体系建设规划的通行做法是将其作为整体应急体系建设中的一部分。

（一）规划管理的内容

应急规划管理是从规划的制订和规划的实施两个方面进行的，具体可以将其分为三个核心领域，即规划分析、规划制订、规划实施。

1. 规划分析　首先要确定本地区应急管理体系在未来一段时期内（3年或5年）要实现的目标，目标的确立应该是慎重而务实的，需要建立在环境分析和资源分析的基础上。环境分析关注当前和未来3~5年应急工作所面临的外部环境，重点分析可能引发各类突发事件的社会、经济、自然、生物等风险因素；资源分析的重点放在对与应急管理密切相关的6种资源要素的分析，包括人力资源、资金资源、物资资源、装备资源、技术资源和信息资源。因此要明确环境、资源与要实现的应急管理目标之间的关系。

2. 规划制订　在明确了发展目标、环境形势及资源约束条件后，需要设计出实现目标的行动方案,通常的情况下要同时设计几套备选方案供选择。为了保障规划的科学性和可行性,要对各种备选方案的优点和缺点进行认真比对,将备选方案提供给应急体系涉及的重要部门讨论,在广泛征求意见的基础上选择一种方案,并对其进行补充、修改、完善,形成最终的行动计划。

3. 规划实施 制订出来的规划,只有付诸实施,才具有意义。应急管理规划的实施涉及不同部门、组织和个人,涉及资源和利益的分配和平衡,要保证规划的顺利贯彻,领导要高度重视,做好动员布置,采取切实的措施,制定一系列规章制度,为规划的顺利推行提供可靠的保证,同时还要建立一个有效的信息反馈系统。通过此系统,可以及时了解规划执行的情况以及规划在具体实施中所遇到的问题,以便于进一步完善,使规划的各个部分更加协调。

(二)应急规划的制订原则

目前国家及地方制订的应急规划是针对整体突发事件应急体系建设而言的,是属于综合性的应急专项规划。制订的规划要充分考虑目标性、科学性、实用性和可行性,具体制订过程中要遵循应急响应针对性、规划求实性和建设系统性三条主要原则。

1. 应急响应针对性 规划内容要紧紧围绕应急响应的重要环节,在编制地方应急体系建设规划过程中,需要认真调研,摸清应急资源保有和配置状况,找准制约应急响应能力的突出问题和薄弱环节,有针对性地提出建设任务和项目,以确保第一时间的应急响应时效性。

2. 规划求实性 各地方应急体系建设规划要密切结合实际,体现实事求是的规划原则,切忌千篇一律。要根据本地区自然灾害、事故灾难、公共卫生事件和社会安全事件的类型特点,以及重点事件类型在时间、空间上演变的不同特征,有针对性地提出应急响应能力的建设任务。要量力而行,区别轻重缓急。要统筹现实和发展需要,把有限的资金投入到最急需、最薄弱的方面。对于应急救援队伍、物资保障系统、指挥信息平台等功能复杂并投入较大的项目,可以实行总体一次性设计,分步建设。要坚持节约和精干原则,处理好充分利用现有资源与新建项目的关系,防止重复建设、浪费资源。

3. 建设系统性 应急响应管理工作是一项系统工程,应急响应体系建设需要体现系统结构与系统功能的特点,只有系统的各个组成部分都处于良好状态,最终才能实现应急响应时间最短化、响应效率最佳化的系统输出。应急响应体系建设要以系统建设目标为核心,仔细分析评估本地区的应急组织、机制、队伍、资源等各要素的现状及建设需求,系统规划、平衡建设,以保障所建立的体系结构与其功能更加优化和科学合理。

(三)应急规划的制订步骤

应急体系的建设规划是在调查研究的基础上,确定体系的建设目标,然后进行规划分析,在此基础上形成行动方案。规划的制订步骤大体上按以下5个步骤进行。值得注意的是,不同层级、不同情况下的具体制订方式会有差异,而且制订的过程并非一次完成的,完善的规划可能需要经过数次反复。

1. 形势分析与评估 通过调查研究,全面分析当前卫生应急工作的现有工作基础和薄弱环节,特别是对突发事件风险、应对资源、应急管理所面临的形势进行全面细致的调查、分析与评估,这是制订规划必需的基础工作,只有在此基础上,才能制订出切合实际需要、可行性强的规划。

2. 确立规划目标　确立规划的目标,是规划设计的灵魂。因为在任何情况下,只有方向明确,行动路线才会清楚,制订的规划才具有指导价值。目标通常包括总体目标和分解目标,总体目标通常表述为应急体系建设最终要实现的状态,分解目标则是具体的、明确的和量化的考评指标。

3. 明确建设内容　围绕规划目标,提出需要建设的内容,包括监测预警系统建设、信息与指挥系统建设、应急队伍建设、物资保障能力建设、科技支撑体系建设等方面。规划中要体现各项内容的优先顺序,突出重点。

4. 制订实施计划　描述对各项建设内容需要通过落实哪些具体的措施来实现。规划中要明确具体的实施方法与行动,可能的情况下对行动实施顺序和时间要求进行规定,对实施过程中可能出现问题的应对方法也应加以考虑。

5. 可行性论证　在制订规划时,应该根据实现目标的需要,结合应急管理体系的特点、功能、资源结构等因素,选择重点和突破口。经过以上的努力,还必须邀请有关专家对制订规划的科学性、合理性、经济性以及可行性进行全面的分析论证,才能形成最终的规划。

第二节　卫生应急监测、预警管理

在突发卫生事件应急响预防工作中,监测(surveillance)与预警(early warning)占有特殊地位,对于及时规避、转移风险,迅速采取措施,使突发卫生事件发生风险及造成的危害降到最低具有重要意义。建立突发事件的监测预警管理机制,目的是使监测预警成为一项经常性、制度性、规范性的工作,成为突发卫生事件应急管理工作中的一项重要职能,在突发事件发生前或发生的早期能够对事件的性质、规模及发展趋势有充分估计,及时做好应急准备,选择优化应对方案,最大限度地减少事件造成的损失。

一、监测与预警概念

监测是指连续地、系统地收集、分析、解读事件发生及相关影响因素的资料,并将其发现用于指导应对行动的过程。监测是当前公共卫生领域发展最为迅速的领域之一,在疾病流行水平与特征描述,疾病流行趋势预测,公共卫生突发事件预警,新疾病的发现等方面应用日益广泛,监测信息可直接用于指导公共卫生计划的制订、实施和评估,帮助管理者合理规划公共卫生资源,还应用于大众健康教育等领域。

预警是指对即将发生或正在发生的事件进行紧急警示的行为,它是在灾害或突发事件发生之前及发生的早期,通过综合分析评估监测资料及其他相关信息,对事件风险、发展趋势、可能危及的范围及程度作出判断,并及时向相关部门发布,以避免因不知情或准备不足而造成的应对不当。在卫生应急管理中,传染病暴发预警、食品安全事故预警、抗生素耐药监测预警等,都是预警技术具体应用的例证。

在突发卫生事件应急管理方面,监测处于基础性地位,为突发事件的预测和预警提供信息基础。突发事件监测要用到一系列预测技术,对目标事件发生的可能性及其危害程度做出估计。这种估计是通过对危机先兆和起因的系统而严密的观察,并对所获信息进行处理、评价而取得的。因此,监测机制是预警机制建设的基础,也是应急预警管理机制中的重要组成部分。突发事件的预警机制一般由突发事件监测、突发事件评估识别和突发事件预报3个子系统组成。

二、卫生应急预警管理的功能

突发公共卫生事件预警机制的实现至少由三个环节构成:①以监测为基本手段的信息收集,尽可能及时、全面掌握突发事件相关信息;②对监测信息进行科学分析和评价,根据设立的事件判断标准和确认程序,对事件发生的可能性做出预测和判断;③一旦判断出突发事件发生风险很大,或者对某个正在发生事件的性质和危害程度做出了预测,则要及时向有关部门、群体和个人发布警示信息,以促进响应行动的及时采取。

据此分析不难看出,针对突发公共卫生事件建立的卫生应急预警体系至少要具备五项基本功能,即信息收集、预测预报、资讯沟通、预警处置和事件监控。

(一)信息收集

及时、准确、全面掌握突发事件风险信息和征兆信息,是做好卫生应急预警管理的基础。预警管理的首要任务,是建立多元化、全方位的信息收集系统,将各种与事件有关的信息,及时、真实、全面地收集汇总起来,通过分类、整理、分析、评估的方法对所收集的信息进行科学加工处理,形成对事件发生风险、事态现状、发展趋势的判断信息,再通过有效的信息传送方式,将事件判断信息实时传送给有关部门、群体和个人,为事件应对处理提供信息保障。信息收集要遵循两个原则:一是信息的全面性,尽管在现实中全面收集事件相关信息比较困难,但应尽可能全面、完整地收集与突发事件有关的信息;二是信息的准确性,信息准确性和质量对预测判断有直接影响,不准确的信息会误导响应行动,由此可能造成严重损失。采取有效措施消除信息收集、传送过程中的人为和非人为干扰因素,确保信息准确可靠尤为重要。

(二)预测预报

在全面、准确收集突发事件相关信息的基础上,对获得的信息进行分类、整理、鉴别和分析,捕捉事件征兆,挖掘事件线索,对事件风险及可能发生的事件类型、事件形式、影响范围、危害程度等做出评估,当事件发生的风险很大、可能造成的危害严重,达到或超过突发事件报告预设标准时,及时向卫生应急管理机构及决策者发出警报信息。预警信息的传送重在及时,唯有如此才能保障更多的响应时间,因信息发布不及时贻误战机从而造成严重损失的事例比比皆是。

(三)咨询沟通

突发卫生事件发生时,要向应急管理参与者和事件潜在受害人群及时发出

笔记

准确、清晰的预警警报,使他们能及时做好应对准备。在预警资讯沟通中,重点应注意三个方面:一是慎重把握警报发送的目标受众范围,既要避免警报范围过大产生不必要恐慌,又要避免范围过小造成工作上的失误;二是慎重把握警报发送的内容与方式,要充分考虑目标受众的文化水平、心理特点,避免出现目标受众误读、误判和不理解的现象;三是注意选择警报发送的渠道,要选择覆盖广、效率高、成本低、传递过程失真小的发送渠道,确保目标受众能及时、准确接收警报。

(四)预警处置

在警报发出后,根据不同类型的突发卫生事件类型和应急管理的要求,积极准备启动相关应急预案,完成应急救援队伍组织和救援设备与物资准备等准备行动。(详细内容参见第十章"卫生应急响应与处置"。)

(五)事件监控

在突发事件发生初期,事件表现出来的特征、性质、危害等信息都是很有限的,对事件发展趋势难以准确把握与预测。在确认突发事件发生的情况下,有必要对引发和影响事件的各种因素、事件发展状况、事件发生环境等进行严密的实时监控,特别是要在第一时间准确掌握表示事件性质、严重程度、进展状态的特征信息,第一时间对事件发展方向和变化趋势做出分析判断,第一时间对事件可能造成的损失进行预先评估,使应急管理者能够及时掌握事件动向,调整对策,使应急处置决策更加符合应急管理的需要。

三、卫生应急预警管理流程

卫生应急的预警管理是围绕突发卫生事件风险展开的,关注事件发生、发展及影响的风险分析与评估,管理流程必须遵循风险管理的原则与要求。按照风险管理的相关理论,预警管理流程可以从风险识别、风险分析、风险评估、风险处理、风险监控和风险沟通六个风险管理环节发挥作用。

(风险管理6个环节在第三章"卫生应急中的风险管理理论与方法"中已经作了详细介绍,具体内容请参见此章的相关内容。)

四、监测预警管理信息类型与收集途径

信息是预警和监测的核心要素,其在卫生应急管理中的重要作用不言而喻。要有效实现对突发事件的预防,最重要的是对与各种风险相关的信息进行系统审视,并收集其中的危机信息,分析它们对突发事件防范的潜在影响,进而对可能引发突发事件的因素加以处理,争取将突发事件消灭在萌芽状态。

(一)信息的类型

最重要的突发公共卫生事件管理信息是专业监测信息,例如国家传染病报告、突发公共卫生事件报告等监测系统产生的信息,专业监测信息在突发公共卫生事件的预警中具有不可替代的作用。突发公共卫生事件管理的另一类信息是非专业监测信息,比如公众出版物、媒体或技术报告等。而问题管理信息和风险评估信息是非专业监测信息的两种重要类型,它们作为专业监测信息的重要补充,有助于应急预警管理者全面掌握和系统评价突发公共卫生事件的风险,见表9-2。

笔记

表9-2 突发公共卫生事件的非专业监测信息

类型	信息示例
问题类	传统信息：媒体，贸易期刊，医疗和科学期刊，公众调查，新闻信件，公共管理出版物
	在线信息：新闻网络，在线报纸、杂志，专业协会、特殊利益团体网页，新闻组，公共管理机构代理机构评估网页
风险评估类	总体性质量管理，自然灾害风险，环保风险，公共卫生风险，工人赔偿风险，安全/事故记录

（二）信息收集途径

突发公共卫生事件预警相关的信息主要通过以下几个途径来收集：

1. 疾病与相关因素的监测信息 我国疾病监测系统始建于20世纪50年代，最初仅针对传染病，以传染病报告卡和传染病疫情报表为载体，用人工上报或电话上报的方式逐级上报。经过几十年的发展，监测系统监测的内容不断扩展，报告范围从传染病扩展到慢性病，再扩展到健康危害因素。对重要传染病如艾滋病、结核病、流感等还建立专门的监测系统。从2004年开始，疾病监测系统已经实现了网络直报，形成了以互联网为基础，具有实时收集、分析、传递、报告疾病发生信息的综合监测系统。表9-3为目前国家疾病预防控制中心运行的疾病与相关因素监测系统。

表9-3 中国主要的疾病与相关因素监测系统

序号	系统名称	序号	系统名称
1	疾病监测信息报告管理系统	10	中国流感监测信息系统
2	突发公共卫生事件报告管理信息系统	11	中国甲型H1N1流感监测信息系统
3	传染病自动预警信息系统	12	健康危害监测信息系统
4	乙脑监测信息报告管理系统	13	救灾防病信息报告系统
5	流脑监测信息报告管理系统	14	出生登记信息系统
6	霍乱监测信息报告管理系统	15	死因登记报告信息系统
7	麻疹监测信息报告管理系统	16	症状监测直报系统
8	鼠疫防治管理信息系统	17	高温中暑病例报告信息系统
9	艾滋病综合防治信息系统	18	疾病预防控制基本信息系统

这些监测系统为突发公共卫生事件的预警提供了海量信息源，它们不仅提供了疾病的发病信息，同时提供了出生信息、死亡信息，还提供了疾病与健康相关因素信息，由于这些监测信息收集均具有规范性的操作程序，监测数据质量明显优于其他来源的信息，对预警管理具有极其重要的价值。特别值得注意的是，突发公共卫生事件报告管理信息系统和传染病自动预警信息系统本身就是专门的预警信息管理系统。症状监测直报系统通过收集病例的临床诊断前症状信息（如发热、咳嗽、腹泻、出血等），以及相关的医疗、健康信息（如药物使用量、学校因

病缺勤)，为早期发现疾病、中毒等公共卫生事件提供了重要信息资料。

2. 大众传媒信息　大众传媒由于能够触及最广大的公众，已成为现代社会中最具影响力的信息传递与沟通渠道。大众传媒的发展已经从传统的报纸、广播迅速向互联网平台发展，其传播更加迅速、内容更加丰富、影响更加强大。以互联网为基础的大众传媒迅速发展成为人们获取新闻、文献、知识、情报的主要信息来源，极大地改变了人们的学习、生产与生活方式。从大众传媒中获取的各种灾难事故和公共卫生事件的报道、评论等，对发现和监控突发公共卫生事件，并实施相应预警管理具有较大的参考价值。

以大众传媒信息为基础进行预警管理的典型例证是ProMED-mail，这是建立在互联网环境上的一个用于突发公共卫生事件预警的信息平台。ProMED-mail是全球范围内最大的、面向公众免费开放的传染病及急性中毒事件报告系统之一，其信息来源包括媒体报道、官方公报以及来自现场的各类疫情信息，报告内容为传染病、中毒、与人类健康相关的动物疫情及重要的经济作物疫情事件，重点关注新发传染病、不明原因事件以及在既往未曾有类似疫情报告的地区和人群中发生的事件。

3. 其他信息　在完成对突发事件的应急处置后，通常需要形成一个或繁或简的事件处置报告，以便分析原因和总结经验。对于影响重大的突发事件的处置，要求其处置报告更加深入、完整，内容有对事件发生原因、发展条件的分析，有对今后类似事件发生的条件和可能性的评价，并提出相应的解决办法和补救措施。事件处置报告有较好的针对性，在突发事件预警管理中具有一定的参考价值。

预警管理还需要从专题调查资料中获取信息，这些专题调查是针对某些特定风险而组织的一些座谈会、交流会或现场实际调查等，内容包括各类人物(普通公众、专家、管理者、利益相关者)对所调查风险的看法和意见，专题调查资料通常以调查报告、会议交流资料、论文等方式发布，在某些情况下也具有较好参考价值。

五、卫生应急预警体系的建立

对突发公共卫生事件的有效预警需要建立在完善的应急预警体系基础之上，这一体系主要由监测体系、咨询体系、组织体系和制度体系构成，实现对可能发生的突发事件的预警和监控，如图9-3所示。

(一)预警监测体系

以监测为基础的预警工作由三个步骤构成：第一步是收集信息、整理信息和分析信息，并将结果转化为可量化的相关指标；第二步是将转化的指标与设定的预警界值进行比较，做出事件是否将要发生的预测和判断，还尽可能对事件发生时间、规模、方式及发展趋势做出预测；第三步是根据预测结果做出是否发出警报，以及警报发送的方式。

预警监测系统逻辑上由4个子系统构成，即信息收集、信息加工、预警决策和警报发布，这些子系统依次排列，反映了预警监测工作的逻辑流程。

笔记

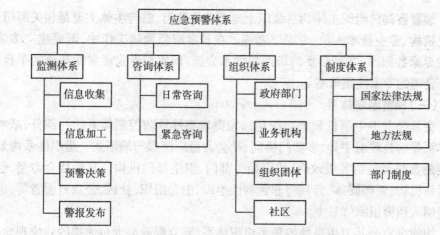

图9-3 突发公共卫生事件应急预警体系构架

1. **信息收集子系统** 主要任务是对突发事件的发生风险相关信息进行系统收集,重点是三个方面:一是预警对象的选择,即在全面收集信息的基础上,进一步明确重点,确定信息收集的重点区域、对象、类型、时间、内容;二是预警目标的选择,初步分析和判断可能导致突发事件的风险类型;三是预警重点选择,对可能引发事件的主要风险进行分析评价,形成重要性排序,重点注意那些可能产生严重影响的事件。

2. **信息加工子系统** 主要任务是对收集到的信息进行识别、归类、分析、转化。子系统需要对信息进行筛选、评判和清理,得到质量稳定的有效信息,然后采用科学分析流程、预警算法等规范化方法对有效信息进行分析计算,转化为可预测性、警示性信息。目前发展迅速的数学模型、数据挖掘、人工智能等技术为信息加工提供了更强有力的工具。

3. **预警决策子系统** 主要任务是根据信息加工子系统输出预测性、警示性信息,决定是否发布警报及警报的级别,是否向警报发送子系统发出指令。国家针对突发公共卫生事件管理的一系列法规、技术文件,如《突发公共卫生事件应急条例》《卫生部法定传染病疫情和突发公共卫生事件信息发布方案》,在预警决策中需要特别加以注意和遵循。

4. **警报发布子系统** 主要任务是当预警决策子系统做出发送警报决策后,快速、及时地向有关单位、机构、及公众发布有关紧急情况的信息。警报内容包括事件类别、级别、起始时间、影响或可能影响的范围、警示事项、应采取的措施和发布机构等。

(二)预警咨询体系

主要承担日常工作情况下的预警咨询与突发事件发生应急情况下的预警咨询任务。日常预警咨询是在突发事件的日常监测中,对监测对象的社会环境、自然环境,以及监测对象的过去、现在的状况及变化趋势进行综合分析,对突发事件发生的可能性和可能造成的影响进行评估,决定是否发出预警报告。应急情况下的紧急咨询则是当宣布进入预警期后,随时对突发事件信息进行分析评估,预判突发事件的影响范围、强度及事件的预警级别。

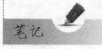

预警咨询的组织主体为县级以上地方各级政府,参与主体主要是相关部门、专业机构、专业技术人员、专家学者等。在日常应急预防工作中,需要建立多学科的专家数据库,举行必要的培训与学术交流,构成与专家经常性交流的平台,制订合理的专家使用策略等。

(三)预警组织体系

突发公共卫生事件预警组织是国家突发事件预防控制体系的一部分,基本的体系架构是政府主导、多部门协调、社会力量广泛参与的形式。组织体系内最重要的参与者包括各级政府、政府相关部门、卫生部门机构。其他社会力量,包括科研机构、新闻媒体、营利与非营利性组织、中介组织、社区、公众自愿者等,也应当纳入预警组织体系中。

构建突发公共卫生事件的预警组织体系,要克服政府大包大揽的传统观念,纠正"突发公共卫生事件就是卫生部门的事"的错误认识,在发挥政府主导作用的基础上,按照"责任明确、分工协作"的原则,做好政府各部门的协调工作。高度重视社会力量的参与,加强对社会力量的引导和协调,强化各种社会力量组织间的合作、协同与联动,使其在预警中发挥更大的作用。

(四)预警制度体系

我国政府高度重视突发事件管理的法制建设工作,已经制定颁布实施了《防洪法》《防震减灾法》《传染病防治法》和《突发事件应对法》等相关法律。此外,各地方和部门也制定了相应的法规与政策,以预防和减少突发事件的发生,控制、减轻和消除突发事件引起的严重社会危害,规范突发事件应对活动。

对突发事件的应急预警体系来说,加强具体的、有针对性的预警制度建设十分必要,目的是确保针对突发事件的预警管理工作"有法可依"、"有规可循",从而确保有效预警和避免突发事件的发生。

第三节 卫生应急预案管理

应急预案(emergency plan)管理是突发公共卫生事件管理中的重要内容,它是对预案进行编制、执行、评估、修订和完善的过程,是整体应急管理工作的基础和保障。随着形势和应急处置任务的深刻变化,应急管理也必将对应急预案的指导性和可操作性提出更高的要求。

应急预案是针对可能发生的突发事件,在风险分析与评估的基础上,预先制定的应急计划与应急行动方案。制订应急预案的目的是为了在发生突发公共卫生事件时迅速、有序、有效地开展应急行动、降低损失。

一、卫生应急预案的意义

编制应急预案的目的在于未雨绸缪、防患于未然,并对可能发生的突发公共卫生事件做到提前思考、提前谋划、提前化解,促进应急管理工作的制度化和常规化,最大限度地减少事件给社会、经济、健康所造成影响。具体而言,制订应急预案的意义主要包括:

笔记

（一）减少决策的时间压力

突发公共卫生事件发生时往往表现出紧迫性、信息不充分性和资源有限性的特点，要求突发事件管理者在有限时间、有限信息和有限资源的约束条件下决策，时间压力是显而易见的。如果制订了有效的应急预案，事件发生时管理者更容易把握事件的实质与主要矛盾，从而迅速、科学地做出决策，减少了突发事件中的决策时间，减轻了决策压力。

（二）减轻人们的心理紧张感

突发公共卫生事件发生时的心理紧张源于事件的突然性，以及人们对事件的性质、严重程度、发展趋势缺乏了解。在有突发事件预案的情况下，突发事件管理人员对突发事件本身和突发事件中可能出现的情境都有充分考虑，对突发事件中的各种情况也考虑过相应的应对措施，一旦突发事件发生并遇到应急预案中出现的各种情况或类似情况，管理者心中有数，对如何处置事件有充分信心，这有利于采取及时有效应对措施。

（三）有利于合理配置应对资源

对任何突发事件的应对处理都是需要资源的，充分的资源保障是影响应对行动的重要决定因素。应急预案通过对各类突发事件所需的应对资源进行事件估算和合理配置，减少了事件发生时因资源存放不合理、管理人员不到位、资源调配通道不畅通等原因导致的应对资源短缺的困境，对增加事件应对过程中资源保障充分性和及时性具有积极的作用。

（四）增加应对行动的科学性

在有突发事件应急预案的情况下，管理者可以充分考虑突发事件发生时的各种情况，分清突发事件情况中的主要问题和次要问题。预案中规定了突发事件中各相关管理人员、组织部门之间的分工，一旦有突发事件发生，每个部门和每个人明确自己的位置，并能够依据预案标准迅速履行自己的职责。预案指出了突发事件所需资源的最佳配置，突发事件反应和恢复所需资源最优化获得的方式。应急预案规定了有效的沟通方式、媒体管理方案、行动方案，使管理者在应对突发事件时从容有序，应对行动更容易做得科学合理。

二、卫生应急预案管理程序

应急预案管理属于危机管理的有机组成部分，其管理的程序与内容遵从危机管理的生命周期的原则。一般而言，应急预案管理程序包括6个方面的内容：

（一）预案编制

完整的卫生应急预案编制分为5个步骤：①组建编制队伍：成员来自医疗、公共卫生领域的管理和业务工作岗位，要求工作经验丰富，熟悉应急医疗、卫生应急管理的相关知识，具有良好的写作能力。②风险与应急能力分析：风险分析主要是对当前及未来一段时期内各类可能出现的突发公共卫生事件及其影响因素进行全面分析评价，依据当地历史监测资料、与各类公共卫生事件密切相关的社会、经济、环境、人为因素的变化特点，对各类突发事件的发生和风险做出综合判断。在此基础上，对当地的应急管理状况、应急物资和设施、应急队伍与技术等进行评价。③预案写作：按照预案格式的写作要求，逐项完成写作，形成应急预案草案（预案应包括的内容及格式参见后面介绍的"应急预案的内容"部分）。④专家评审：组织专家对草案进行评审，最终形成预案正稿。评审专家组的构成尽可能多元化，特别需要纳入应急响应中可能涉及的各部门、各组织和机构的专家。⑤发布实施：根据需要择机发布预案，进入预案实施阶段。

（二）预案培训

预案培训的主要人群为突发事件应对处置相关的各类人员，重点是各级管理部门、机构和组织人员、专业应急救援人员，对社会公众的培训通常也是必要的。培训目的是让培训对象正确理解预案的内容，以及各类人员在突发事件应对中的责任。培训以预案的各部分内容为基础，根据不同的培训对象对培训内容进行组织和裁剪。

（三）预案演练

演练是模拟突发公共卫生事件发生时，按照预案要求采取各种应对行动的操作与练习。判断应急预案是否实用需要经过实践的检验，而预案实践的方案除了事件发生时的实际应用，另一个重要方法就是演练。预案演练是检验评价、修订完善应急预案的重要手段，通过预案演练可以帮助我们在事故发生前发现预案的缺陷，发现资源布局存在的不足，检验各级预案之间的协调性，这对于提高整体应急能力是十分必要的。

（四）预案评估

预案评估是一种保证预案持续改进、不断完善的反馈机制。通常包括应用前评估和应用后评估，目的均是为了分析、总结预案的针对性、合理性及适用性。应用前评估是在应急预案制订后并未投入实际使用时，根据预案的制订情况，从预案编制原则、构成要素、内容和操作性等方面对预案进行分析评价。应用后评估则是在预案投入使用后，包括应急事件中的实际应用和平时的预案演练，对预案实施使用中暴露出来的种种缺陷和问题进行分析评价，并据此提出改进方法。

（五）预案修订

没有哪一项预案是完美无缺的，也不是一劳永逸的。任何预案都需要不断的修订完善，定期维护。预案修订的基础是预案评估，需要在实践中检验，并根据实际情况的变化做出及时的修订与完善。

（六）预案宣传

预案宣传的主要目的是提高社会公众的危机意识，让公众充分知晓预案内容，以及在突发事件发生时的行为要求。突发公共卫生事件应急预案并不仅仅是为卫生应急部门制订和使用的，应急预案能否成功运行，实现其最大限度减少事件对公众生命与健康的影响这一目标，还需要社会公众的充分认识、积极参与和配合。

三、卫生应急预案的内容

从突发事件应急管理角度来看，预案的构建应该是成体系的，而不是孤立或散在的。所谓成体系，即是指预案体系由一系列分级的、针对不同应急对象的、

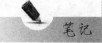

针对不同应急目标的、相互关联的预案组成。应急预案分级一般分为国家级、省级、市级、组织（机构）级，层级高的预案注重宏观管理和政策规定，层级越低的预案越偏重于针对性和操作性。

2005年国家制订的《国家突发公共事件总体应急预案》是国家层级的总体预案，在这一预案的统领下，构建了针对不同应急对象的专项预案，包括4类突发事件：①自然灾害：包括水旱灾害，气象灾害，地震灾害，地质灾害，海洋灾害，生物灾害和森林草原火灾等；②事故灾难：包括工矿商贸等企业的各类安全事故，交通运输事故，公共设施和设备事故，环境污染和生态破坏事件等；③公共卫生事件：包括传染病疫情，群体性不明原因疾病，食品安全和职业危害，动物疫情，以及其他严重影响公众健康和生命安全的事件；④社会安全事件：包括恐怖袭击事件，经济安全事件和涉外突发事件等。

突发公共卫生事件应急预案属于国家突发事件预案体系中的一类，属于专项预案。在国家级层面上，《国家突发公共卫生事件应急预案》已于2006年发布，各省、市也制订有本地区的公共卫生事件应急预案，这些预案的内容与格式大致相似。《国家突发公共卫生事件应急预案》包括总则、应急组织体系及职责、突发公共卫生事件的监测预警与报告、突发公共卫生事件的应急反应和终止、善后处理、突发公共卫生事件应急处置的保障、预案管理与更新、附则8个部分。

（一）总则

对预案的编制目的、编制依据、突发公共卫生事件的分级、适用范围、工作原则等要素进行说明和规定。比如预案根据突发公共卫生事件性质、危害程度、涉及范围，将突发公共卫生事件划分为特别重大、重大、较大和一般四级。

（二）应急组织体系及职责

这一部分详细描述了应急指挥机构、全国突发公共卫生事件应急指挥部的组成和职责、省级突发公共卫生事件应急指挥部的组成和职责、日常管理机构、专家咨询委员会、应急处理专业技术机构的组成，各机构、部门在应急管理及应对行动中的职责。

（三）突发公共卫生事件的监测、预警与报告

这一部分明确了国家建立统一的突发公共卫生事件监测、预警与报告网络体系，明确了突发公共卫生事件的日常监测工作的责任单位，规定各级人民政府卫生行政部门根据监测信息，按照公共卫生事件的发生、发展的规律和特点，及时分析事件的危害程度与可能趋势，及时做出预警，并明确了突发公共卫生事件的责任报告单位。

（四）突发公共卫生事件的应急反应和终止

这一部分涉及突发事件基本的响应程序，内容包括应急反应原则，应急反应措施，各级政府部门、组织和机构的应急反应措施，针对不同等级突发公共卫生事件的反应行动等。明确了突发公共卫生事件应急反应的终止条件为：突发公共卫生事件隐患或相关危险因素消除，或末例传染病病例发生后经过最长潜伏期无新的病例出现。

笔记

（五）善后处理

这一部分是对应急结束后的相关工作安排,包括对突发事件发生、发展情况、病人救治情况、所采取措施的效果评价、应急处理过程中存在的问题和取得的经验等进行后期评估。内容还涉及人员奖励、责任追究,伤亡者的抚恤和补助,劳务的补偿等。

（六）突发公共卫生事件应急处置的保障

这部分是对实施应急管理所需资源的说明。包括技术保障、信息系统、疾病预防控制体系、应急医疗救治体系、卫生执法监督体系、应急卫生救治队伍、演练、科研和国际交流、物资、经费保障、通信与交通保障、法律保障、社会公众的宣传教育等内容。

（七）预案管理与更新

这一部分对预案管理的方式进行了说明,明确县级政府需根据国家总体预案制订本地区应急预案,已经制订实施了的预案需要根据突发公共卫生事件的形势变化和实施中发现的问题进行更新、修订和补充。

（八）附则

对预案中的名词术语进行解释,明确预案实施时间。

第四节 卫生应急培训与演练管理

卫生应急管理具有显著的系统性、协同性、技术性等特征,应急管理能否成功和有效地开展,除了需要有健全的法律法规体系,良好的组织机构制度以外,还需要有一支能力过硬的应急专业队伍。一般来说,应急队伍能力越强,政府应对突发事件的能力就越强。因此,突发公共卫生事件应急管理中,应急队伍建设是不可忽视的重要工作任务。

一、卫生应急队伍能力培训

卫生应急队伍通常由应急管理人员、专业技术人员、非专业救援人员三种类型人员组成,其中专业技术人员构成卫生应急队伍的主体部分。按照国家卫生计生委"统一组织、因地制宜、分类管理、分组负责、协调运转"的原则,各地区卫生行政部门应根据本地区卫生应急工作的需要,按照重大灾害、传染病、中毒、核和辐射等不同类别医疗卫生救援分别组建应急队伍,以有效应对当地发生的突发公共卫生事件。

（一）卫生应急队伍的能力要求

卫生应急队伍的主要任务是突发事件发生时的卫生应急处理,工作内容包括事件核实确认、现场流行病学调查、现场监测与样品采集、人群健康评价、控制措施制订、医疗救援、监督执法等。由此看出,卫生应急队伍的能力要求应该包括:

1. 多学科专业能力 应急队伍人员构成需要体现多学科结构,特别需要有公共卫生、临床医学、实验医学、灾害管理学等学科领域的专业人员,这是由卫生应急类型的多样性和任务的多学科性所决定的。

笔记

2. 需要熟悉应急管理要求　有重大事件发生时的应急状态工作方式与日常状态下的工作方式有相当大的区别,要圆满地完成应急工作任务,需要熟悉应急状态下的管理要求,特别要针对不同类型事件的应急预案,以保证专业应对工作与应急管理总体目标之间的一致性。

3. 现场处置能力　重大事件发生时现场的紧急控制措施是关键应对行动之一,比如灾难发生时现场医疗救治、严重传染病暴发时疫区处理等,现场环境错综复杂、事件形势不断变化,要善于根据具体现场环境拟定符合现实的控制方案,还需要有良好的现场处置能力做支撑。

4. 协调配合能力　重大事件的应急工作涉及多部门和多种社会力量,卫生防护与医疗救治工作仅仅是其中的一部分,卫生应急专业人员需要按照应急管理的要求,与其他各类应急人员协调配合,才能有效地完成应急任务。

(二)卫生应急队伍的培训原则

应急队伍建设的目标是培养一支能有效应对各类突发公共卫生事件的高素质、专业化应急队伍,以满足卫生应急工作的现实需要。队伍建设要坚持"平战结合、立足于战"的要求,应急队伍的培训涵盖预案建设、危机处理、过程监督、事后恢复的应急管理全过程,以提高卫生应急队伍的实战能力。应急队伍能力培训应遵循以下四个原则:

1. 立足实际　理论联系实际是应急队伍教育培训的重要原则,以实际需要的知识和技能为导向来设计培训内容与培训方案。培训内容中应体现理论讲授适度,实践训练为主,将应急管理理论讲解、预案解读同实际应对紧密结合起来,有针对性地进行培训。

2. 学用一致　应急队伍教育培训必须坚持学用一致原则,坚持培训与应用相结合,将理论培训与实践案例分析联系起来,加强对突发事件应对处置知识的积累,提高实际处置能力,更好地满足应急管理工作的需要。

3. 按需施教　卫生应急工作过程中,不同的事件类型、不同的任务要求,决定了应急队伍中不同类型成员发挥的作用不同。在教育培训中,除了按照整合知识构架培训应急基础知识外,还应该按需施教,对应急专业人员进行分类培训,做到有的放矢。应急人员承担任务类型的不同,需要的知识技能也就不同,设计培训内容时要考虑这些差异,要有针对性地设计相应的培训方案。

4. 讲求实效　设计培训方案时要根据实际需要,精心组织教学内容。要重视建立专兼职结合,结构合理的高水平师资队伍。采取科学有效、灵活多样的培训方式,鼓励采用案例教学、面向问题教学等现代培训方法,提高培训实效。

(三)卫生应急队伍的培训方法

卫生应急队伍的专业人员主要由在职工作的卫生专业技术人员组成,高校(或职业学校)医疗卫生类的高年级学生或应届毕业生是卫生应急队伍的重要补充来源,因此卫生应急队伍的培训对象既包括在校学生,也包括在职专业人员。卫生应急队伍培养主要采用培训和演练两类基本方法。

培训法的对象是针对卫生应急队伍中的专业人员,重点在于应急管理基本知识框架的建立和卫生应急技术的掌握,培训内容包括理论知识和实践技术两方面,是一种理论与实践相结合的培养方法。应急理论基础知识的培训可以根据需要结合采用不同的教学方式,如课堂讲授、案例分析、模拟教学、电化教学等。实践技能培训则主要采取训练的方法,可以是针对单项技能,也可以针对多项技术开展训练,内容根据训练目标来确定,包括基础训练、专业训练、战术训练和自选科目训练等。

演练法是将整个应急队伍作为对象进行的实战性演练,重点在检验和磨合应急预案、响应流程、协同配合、资源调配等应急管理中的关键环节。应急演练是在模拟突发事件状况下实施的,以更加贴近突发事件应对真实情况而开展的训练,并以此检验训练的效果。演练目的是使参训人员能进入"实战"状态,熟悉各类应急操作和整个应急行动的程序,明确自身的职责等,提高专业应急队伍间的协同水平和实战能力,检验应急综合能力和运作情况,以便发现问题,及时改正,提高专业应急人员应对突发事件的实战水平。

二、卫生应急培训管理

《突发事件应对法》中规定,县级以上人民政府应当建立健全突发事件应急管理培训制度,对人民政府及其有关部门负有处置突发事件职责的工作人员定期进行培训。

(一)培训对象

卫生应急培训的对象主要包括以下几类人员:卫生行政部门分管领导、医疗卫生机构分管应急工作的负责人、卫生应急管理工作人员、疾病预防控制人员、卫生监督人员、医疗救治机构专业人员。此外,在医疗卫生领域从事教学和科研工作的专家、学者,卫生应急相关的其他部门管理者和工作人员,以及可能参与卫生应急救援的志愿者也可以纳入培训的范围。

(二)培训内容

培训内容主要包括应急管理基础知识,应急管理相关法律法规,应急预警与工作制度,各类突发公共卫生事件相关的专业知识,现场调查、取证、医疗救援、现场处置等知识与技能。按照按需施教的原则,根据对各类、各级别任务类型的不同要求,以工作实际需要来选择和组织培训内容,有区别、有针对性地授予培训对象应急工作所需的知识和技能。表9-4为国家卫生计生委《全国卫生部门卫生应急管理工作规范(试行)》中建议的培训内容。

表9-4　针对不同培训对象的培训内容

对象	培训内容
卫生应急管理干部	重点是增强应急管理意识和公共安全意识,掌握相关法律、法规、预案和工作制度,提高卫生应急常态管理水平、组织协调和指挥处置突发公共卫生事件能力
卫生应急专业队伍	重点是掌握卫生应急预案、技术规范和标准,精通卫生应急专业知识和技能,提高现场调查、分析和处置能力。以重点急性传染病、新发传染病、不明原因疾病、中毒、核和辐射损伤、各类重大突发事故和自然灾害等突发公共事件的卫生应急工作的专业知识、理论、技能和应急处理程序、安全防护为主要内容

笔记

续表

对象	培 训 内 容
疾病预防控制人员	重点掌握各类应急预案,重点急性传染病、新发传染病、不明原因疾病、中毒、核和辐射损伤、各类突发事故和自然灾害等突发公共事件的卫生应急工作的基本知识和基本理论,现场流行病学调查处理方法和安全防护技能,熟悉突发公共卫生事件报告标准、监测、预警和处置程序,以及标本采集、实验室检测、实验室生物安全和现场快速检测技术
医疗救治人员	重点掌握应急预案和重点急性传染病、新发传染病、不明原因疾病、中毒、核和辐射损伤等诊断治疗技术和安全防护技能,熟练掌握各类突发公共事件中伤病员的急救处理技术,提高应对各类突发公共事件发现报告、现场处置、医疗救援和与疾控机构协同处置的能力
执法监督人员	重点是应急相关法律、法规和预案,熟悉突发公共卫生事件报告标准、响应和处理程序,掌握突发公共卫生事件应对违法案例调查、取证、处理的方法与技能
卫生应急师资队伍	重点是卫生应急专业知识、专业理论、专业技能和培训技巧,系统掌握卫生应急法律法规和预案,熟悉卫生应急领域的最新进展
相关部门卫生应急管理干部	重点是国家卫生应急相关法律、法规和预案以及《国际卫生条例》等,熟悉突发公共卫生事件本部门职责,了解突发公共卫生事件的报告标准和程序、应急措施、事后恢复重建以及绩效评估等
卫生应急救援志愿者	重点是掌握卫生应急救援及自救、互救、个人防护的技能以及协助专业救援队伍参与卫生应急处置的能力

(三)培训实施

卫生应急培训包含四个依次进行的基本步骤,即制订培训计划、确定培训方式、组织实施培训、对培训效果进行评估。

1. 制订培训计划　根据不同培训对象和专业特点及卫生应急工作需要制订培训计划。

2. 培训形式　根据实际需要,充分利用广播电视、远程教育等先进手段,辅以情景模拟、预案演练、案例分析等方法,采取多种形式的培训和交流形式。

3. 组织实施　依据分级管理、逐级培训的原则,国家卫生计生委组织对省级、地方各级卫生行政部门组织本级和下一级师资、技术骨干的培训。

4. 培训评估　对培训前后相关知识的知晓情况、培训满意度(包括培训知识的需求、教学方式的可接受性,还需要改进和提高等)等进行测评,了解培训效果,并进行绩效评估。

> **知识链接**
>
> #### 美国应急管理培训的特点
>
> 1. 注重应急管理培训的体系建设　在多年的探索中,美国把建立应急管理培训体系作为提升国家整体应急管理能力的重要内容,对应急管理培训有长远的规划和设计,有明确的发展定位和目标,有规范的流程要求和操作程序,有统一的术语和实施标准,有全面的质量评估和有力的支持保障。

笔记

2. 注重专业性分类培训与广覆盖全员培训相结合 建立了分类别、多层级、全方位、广覆盖的全员应急培训体系。培训对象分为政府公务员、专业应急人员、社区居民、志愿者队伍等类型,根据岗位特点及工作要求开展相应的有针对性的培训。

3. 注重培训内容的针对性 近年来,美国应急管理呈现出由单项应急向综合应急管理转变;由单纯应急向危机全过程管理转变;由应急处置向加强预防转变的特点。应急管理培训内容据此做出相应改变,课程设置体现出综合性、跨学科性、边缘性特征,课程内容更加突出问题意识和问题导向。

4. 注重培训效果的实效性 培训非常注重在实战性培训和仿真模拟演练中提高应急管理、应急救援和应急协调能力。把应急演练明确划分为7种类型:研习班、专题研讨会、技术演练、竞技性演习、桌面演习、职能演练和综合演习,并统一规范了应急演练的类型、流程和评估指标。

三、卫生应急演练管理

应急演练(emergency exercise)是培养应急队伍能力的最高级形式,它是在教育培训和应急训练之后开展的,在尽可能逼真的模拟环境下实行的一种突发事件应急培训。《突发公共卫生事件应急条例》中也明确规定,县级以上地方人民政府卫生行政主管部门,应当定期组织医疗卫生机构进行突发事件应急演练,推广最新知识和先进技术。应急演练目的主要包括5个方面:检验预案、锻炼队伍、磨合机制、宣传教育和完善准备。

(一)演练的原则

卫生应急演练主要由卫生行政负责管理实施,各级卫生行政部门应按照"统一规划、分类实施、分级负责、突出重点、适应需求"的原则,组织实施卫生应急演练。

(二)演练的方式

按功能覆盖范围来分类,应急演练可以分为全面演练(overall exercise)、组合演练(combined exercise)和单项演练(monomial exercise)三种类型。单项演练是为了熟练掌握某项专业应急操作或完成某种特定任务所需技能而开展的演练,这种演练针对性强,组织实施相对容易;组合演练是为了检验突发事件应急处置队伍间协调性、整体性而进行的演练,这种演练将增强参与应急行动的有关组织机构、人员之间的沟通和协调配合。在卫生应急演练中,组合演练也可用于检验在同时应对多种类型突发事件时,不同单项应急预案和应急行动之间的统一性与协调性。全面演练则是针对总体应急预案所规定的所有责任单位或其中绝大多数责任单位参加的,为全面检验执行预案可能性而进行的演练,目的在于检验预案的有效性,检验参与单位、队伍和人员间的协调性,检验应急资源的合理性和有效性等。卫生应急演练通常作为全面演练的一个组成部分。

按组织规模来分类,应急演练分为桌面演练(tabletop exercise)、功能演练(functional exercise)和综合演练(comprehensive exercise)三种类型。桌面演练是

笔记

针对事件发生情景,利用图纸、沙盘、流程图、计算机、视频等辅助手段,依据应急预案而进行交互式讨论或模拟应急状态下应急行动的演练活动。桌面演练一般仅限于有限的应急响应和内部协调活动,为功能演练和综合演练做准备。功能演练是针对某项应急响应功能或行动举行的演练活动,主要目的是针对应急响应功能,检验应急人员以及应急体系的策划和响应能力。功能演练比桌面演练规模大,需要动员更多的应急人员和机构,组织难度较大。综合演练是针对应急预警中全部或大部分应急响应功能,检验、评价应急组织运行能力的演练活动。综合演练持续时间长,调用更多的应急人员和资源,组织难度大于前两种。但综合演练更全面检验应急体系的整体运行状况,更容易发现体系缺陷,因而具有更大的价值。

在卫生应急演练组织过程中,各卫生行政部门要根据实际情况和卫生应急工作需要,结合突发公共卫生事件应急预案,单独或联合采取桌面和实战演练、功能和全面演练等形式。

(三)演练的实施

选择不同演练的规模和演练方式,实施的步骤不完全一致。以最完整的演练而言,组织实施需要包括以下步骤: ①制订演练计划,以明确演练目的、类型(形式)、时间、地点、演练主要内容、参加单位和经费预算等。②成立演练组织机构,以保障演练的顺利进行,包括领导小组、策划组、执行组、保障组、评估组等。根据演练规模大小,组织机构可相应调整。③编制演练文件,包括演练工作方案、演练脚本、演练评估方案等。④正式实施应急演练,应急演练总指挥下达演练开始指令后,参演单位和人员按照设定的事故情景,实施相应的应急响应行动,直至完成全部演练工作。⑤演练的评估,评估报告主要包括: 演练项目概况,演练项目内容、时间、参加人员及投入等; 演练的效果; 演练存在的问题及改进措施的建议等。

第五节　卫生应急资源保障管理

应急资源(emergency resource)保障是应急管理体系运转的物资和技术支撑,其基本要求是在紧急情况下保证资源到位,使各项应急管理工作得以有效开展,同时对应急资源进行科学管理,与国家的社会与经济水平相适应,防止因资源过度配置造成资源浪费。合理有效地配置卫生应急资源,实现资源的最优化配置与管理,是保证应急管理体系可持续运转的重要条件,是卫生应急管理预防工作的重要内容。

一、卫生应急资源保障管理的要求

卫生应急资源是保证卫生应急管理体系有效运行所需要的人力、物力、财力、设施、信息、技术等资源的总和。应急资源保障是政府及相关职能部门的一项重要管理职业,《突发事件应对法》在第三十二条中规定,国家建立健全应急物资储备保障制度,完善重要应急物资的监管、生产、储备、调拨和紧急配送体系。《国家突发公共卫生事件应急预案》要求各级人民政府要建立处理突发公共卫生事件的物资和生产能力储备。发生突发公共卫生事件时,应根据应急处理工作需要调用储备物资,卫生应急储备物资使用后要及时补充。

卫生应急资源以政府拥有和控制为主,但同时还包括社会组织、企事业单位、个人拥有和外来援助的相关资源,种类繁多、涉及面广、变化性强,在管理上要实现卫生应急资源科学管理和有效管理具有较高难度。一般来说,卫生应急资源管理应当符合以下要求:

(一)时效性要求

在应急管理实践中,应急保障资源的价值是由其一般使用价值和应急价值组成的,前者指在非应急状态下的使用,后者指在应急状态下的使用。在突发事件发生后或即将发生时,保障资源如能按照指挥调令在规定的时间内到位,其应急价值就能在其使用价值实现时得到充分体现,如不能及时到位将部分甚至完全失去价值。由于突发事件在时空上的不确定性,应急保障物资从资源储备地到事发地,要求在时间、空间和保障物资的数量、质量上都要做到准确无误,使有限的人力、物力、财力发挥最大的保障效能。

(二)多样性要求

保障资源多样性要求是由突发事件发生的多样性特征决定的。突发事件往往是由多个矛盾引发的,有复杂的内部原因和外部环境。突发事件大小规模不一,种类各异,潜在的危害、衍生的结局变化很大,加之地理、地域及周边环境的复杂性,应急保障资源必然要求是多种多样的。卫生应急保障资源的配置既要考虑到不同性质突发事件的应急需要,如自然灾害、事故灾难、突发公共卫生事件等,同时也要考虑不同级别突发事件的应急需要。

(三)共享性要求

应急保障资源的共享性,是指应急保障资源可以由应急管理体系内的成员根据需要共同使用,换句话说,应急保障资源的使用权并不专属于特定的成员或特定的机构。突发事件发生后,应急组织体系内部成员在规定的范围和程序下可以使用应急保障资源,以实现保障资源的充分有效利用,避免重复配置,减少浪费。资源保障必须具有较强的协同性,要求指挥统一,运转协调,责任明确,程序简化。

(四)布局合理性要求

不同的地理位置、不同的自然环境、不同的经济区域、不同的城市类型、不同类型的突发事件高发区,保障资源应有不同的分布。应急保障资源的合理分布不仅可以降低成本,而且还可以保证应急救援的时效性,从而最大限度地减少人员伤亡和财产损失。保障资源的布局合理原则应该是"兼顾全面,保障重点",即在兼顾全面的基础上,保证突发事件应对处置的重点部门、重点任务及关键环节的资源需要,特别是稀有资源的最佳利用。

二、各类卫生应急资源的管理要点

卫生应急保障资源主要包括以下6种类别:①人力资源:包括专职应急管理人员、相关应急专家、专职应急队伍和辅助应急人员、社会应急组织、企事业单

218

位、志愿者队伍、社区、国际组织，以及军队与武警等。②资金资源：包括政府专项应急资金、捐献资金和商业保险。③物资资源：其涉及的方面最为广泛，按用途可分为防护救助、交通运输、食品供应、生活用品、医疗卫生、动力照明、通信广播、工具设备，以及工程材料等。④装备资源：包括隔离场所、交通设施、医疗设施、专用工程机械等，还有卫生应急专用装备，如防护装备，标本采集保存运送类装备，现场快速鉴定、诊断、检测装备，现场调查和处置类装备，药品器材等。⑤技术资源：包括应急管理专项研究、技术开发、应用建设、技术维护以及专家队伍。⑥信息资源：包括事态信息、环境信息、资源信息和应急管理知识等。

（以上6类应急资源管理的详细内容，参见第七章。）

三、卫生应急保障资源的调用

卫生应急物资的调度和使用，应该遵照"合理调用，及时添平补齐，保证储备物资的动态平衡"的原则。卫生行政部门应根据预案规定和应急处理工作需要，与有关部门协商建立调用储备物资制度，逐步完善国家和省级应急物资储备调用（运）机制，建立公共卫生应急物资储备系统及综合管理平台，实现应急物资生产、储备、调拨、配送、动态调整和监督的信息化管理。

应急保障资源调用分非紧急调用和紧急调用。非紧急调用是指与突发事件响应无直接关系的应急保障资源调用，属于正常应急保障资源的维持、更新、补充，其调用方式与一般资源调用类似。紧急调用是指与突发事件响应直接相关的应急保障资源调用，具有时间紧迫性、动态调整性等特点，要求应急保障资源及时、足额、安全到达指定地点，保证应急处置工作的有序进行。

应急保障资源调用有定时调用、定量调用、定时定量调用、及时调用、超前调用和综合调用6种方式。依据应急保障资源的特点，采用不同的调用方式，可以提高应急保障资源的调用效率，减少调用环节造成的资源消耗，节省应急活动的费用。要做到对应急保障资源及时、准确、安全、高效地调用，就必须选择合理的调用方式，充分利用各种新技术、新思路、新流程、新算法，改进传统的调用方式，满足应急活动的需要。

（一）定时调用

定时调用指按照一定的时间间隔对同类应急保障资源进行的调用。这种调用一是时间比较固定，便于应急指挥机构安排工作；二是大部分为应急消耗品，如防护救助类、食宿消毒类和动力照明类资源等。

（二）定量调用

定量调用指每次都按照固定的数量、对同类应急保障资源进行的调用。这种调用多用于不易消耗的工程建材、工程设备、运载工具和防护用品等的调用。此种调用方式可集中调往不同地方的应急保障资源，实行统一调用，提高调用效率。

（三）定时定量调用

定时定量调用指按照一定的时间间隔，按照固定的数量对同类应急保障资源进行的调用。此种调用方式计划性极强，需精心组织，合理筹划，多用于日常易耗品的调用，如食品、药品、油料等。

笔记

（四）及时调用

及时调用是应急保障资源最重要、最常见的调用方式，这种调用是根据突发事件的发展和变化以及应急响应工作的需要实时安排的，它的操作难度较大，需要各部门密切配合，共同协作来完成。采用及时调用方式必须做到心中有数，时间和数量要把握准确，过早或过晚、或多或少都不利于应急活动的开展。及时调用的应急保障资源多为紧急类资源，如疫苗、药品、专用物资、急需设备和器材等。

（五）超前调用

超前调用或称事先调用，是指在运用现代化科学技术手段对极有可能引发突发事件的潜在危险进行监测的基础上，为做好处置工作而进行的事前、带有准备性的应急保障资源调用。这种调用带有事前控制的性质，是一种高级的调用形式，可大大增强对突发事件的处置能力。超前调用的应急保障资源多为抗灾减灾物资，如工程设备、工程材料、救援工具、防护品等。

（六）综合调用

综合调用是指根据实际情况，运用以上几种方式相结合的形式对应急保障资源实施调用，这是在应对重大突发事件中常用的调用方式。

本 章 小 结

1. 卫生应急预防与准备管理通过事前在思想、制度、资源等采取一系列准备行动，来实现对突发事件的积极预防和从容应对，其内容涉及应急组织与规划管理、预警监测管理、应急预案管理、培训与演练管理，以及应急保障管理。

2. 我国卫生应急预防管理组织采取中央-省-市（县）三级结构，体现"分级负责、属地管理"的管理体制，运行机制遵循"预防为主、平战结合"的方针。制订的卫生应急规划要充分考虑目标性、科学性、实用性和可行性，并遵循应急响应针对性、规划求实性和建设系统性三条主要原则。

3. 完善的应急预警体系由监测体系、咨询体系、组织体系和制度体系构成，实现对可能发生的突发事件的预警和监控。信息是预警和监测的核心要素，卫生应急监测预警体系是围绕信息的收集、处理和应用来运行的。

4. 制订应急预案的目的是为了在发生突发公共卫生事件时迅速、有序、有效地开展应急行动、降低损失。应急预案管理的主要内容包括预案编制、执行、评估、修订和完善的过程，是整体应急管理工作的基础和保障。

5. 培训和演练是提高应急能力水平的两个基本手段。卫生应急培训应该坚持立足实际、学用一致、按需施教、讲求实效的原则。卫生应急演练则应按照"统一规划、分类实施、分级负责、突出重点、适应需求"的原则来组织实施。

6. 卫生应急资源是保证卫生应急管理体系有效运行所需要的人力、物力、财力、设施、信息、技术等资源的总和，卫生应急资源管理要注意时效性、多样性、共享性和布局合理性的要求，以保障应急资源的合理配置和最佳利用。

笔记

关键术语

应急预防　emergency prevention

应急准备　preparation

监测　surveillance

预警　early warning

应急预案　emergency plan

应急演练　emergency exercise

全面演练　overall exercise

组合演练　combined exercise

单项演练　monomial exercise

桌面演练　tabletop exercise

功能演练　functional exercise

综合演练　comprehensive exercise

应急资源　emergency resource

讨论题

1.根据灾难响应组织分类法的原理,讨论在地震灾害引发的卫生应急响应中的各类应急组织。

2.讨论现代科学技术在卫生应急监测、预警管理中的应用。

3.讨论国家现有教育资源在应急队伍建设中可能发挥的作用。

思考题

(一)简答题

1.简述应急预防与准备管理的要素。

2.简述应急规划制订的原则。

3.简述卫生应急培训的基本步骤。

(二)问答题

1.从卫生应急管理的视角分析,国家应急管理组织具有哪些特点?

2.以"平战结合"的思想建设应急管理组织有什么意义?

3.应急预案管理的意义是什么?

4.今后我国应急预案改进完善的方向有哪些?

5.卫生应急队伍的培养原则是什么?

(三)填空题

1.按照灾难响应组织分类法,应急管理组织体系可以分为_____、_____、_____、_____四种类型。

2.规划管理的核心内容包括三个方面:_____、_____和_____。

3.卫生应急保障资源主要包括以下6种:①人力资源;②资金资源;③_____;④_____;⑤_____;⑥_____。

笔记

221

(四)选择题

1.连续地、系统地收集、分析、解读事件发生及相关影响因素的资料,并将其发现用于指导应对行动。这一过程被称为

    A.监测   B.预警   C.预测   D.预报

2.按照风险管理的理论,以下哪一项不属于应急预警管理的流程

    A.风险识别   B.风险分析   C.风险评估   D.风险预防

3.预案宣传的主要目的是

    A.提高公众危机意识,让公众充分知晓预案内容及在事件发生时的行为要求

    B.根据实际情况的变化做出及时的修订与完善预案

    C.在事件前发现预案的缺陷,发现资源布局的不足,检验预案之间的协调性

    D.分析、总结预案的针对性、合理性及可用性

(兰亚佳   四川大学华西公共卫生学院)

笔记

第十章

卫生应急响应与处置

学习目标

通过本章的学习,你应该能够:

掌握 突发公共卫生事件应急响应、现场调查和处置工作内容,应急医疗救援体系及分级救治方式,掌握现场指挥、抢救、早期治疗、伤员转运的主要工作;掌握危机干预的工作程序和技术要点。

熟悉 突发公共卫生事件应急响应概念和程序,突发事件医疗救援力量的筹措使用方法;应急心理救援队的任务和原则。

了解 突发公共卫生事件应急管理的基本原则,突发事件人员伤害特点和应急医学救援原则;灾区环境卫生、饮水卫生、食品卫生的管理方法。

章前案例

　　1987年12月30日,上海市部分医院肠道门诊中腹泻病人突然剧增,主要症状为低热、恶心、呕吐、腹痛和腹泻,经大便和肛拭细菌学检测,诊断为福氏志贺菌引起的细菌性痢疾。据不完全统计,1987年12月30日至1988年1月4日,全市各区、县共报告腹泻病例10 245例。上海市卫生防疫站随即选择了200例腹泻病例进行发病因素调查,发现164人(82%)诉说在发病前3天内曾使用过毛蚶。根据上海市卫生防疫站的建议,1月4日上海市人民政府制定了禁止销售和运输毛蚶的紧急措施。此后10天内,全市腹泻病例逐渐减少、消失。然而,一场更大的突发公共卫生事件暴发了。

　　1988年1月19日,上海市卫生防疫站疫情监测资料显示,全市病毒性肝炎报告例数由1月18日的73例陡然上升至134例,与去年同期相比增长173.5%。1月20日上午上海市卫生防疫站立即组织流行病学调查人员前往两个区的10个街道医院进行调查,发现不仅近期收治的病毒性肝炎患者急剧增多,而且临床表现均以黄疸型为主,提示病毒性肝炎暴发流行可能。下午防疫站向卫生局报告。同日上海市卫生局和上海市卫生防疫站分别向卫生部和中国预防医学科学院通报情况。1988年1月21日上海市卫生防疫站启动病毒性肝炎日报制度,报告的病毒性肝炎病例数以每日200～300例的速度递增,日报告例数由200～300例降至100例以下,全市甲型肝炎发病水平恢复正常。

　　1月25日至2月15日达到高峰,日均报告病例数超过1万例,2月中旬后发病例数开始下降,至3月18日,上海市共报告甲型肝炎病例292 301例,雁

笔记

患率达4082.6/10万。综合患者的流行病学史、临床表现和实验室检测结果，确定诊断为甲型病毒性肝炎（简称"甲肝"）暴发。

　　经过采取一系列积极有效的预防和控制措施，1988年3月初以后甲肝流行基本得到控制，甲肝疫情暴发后，在上海市政府统一领导下，建立防治网络，各部门合作协同控制疫情。医疗机构全力以赴收治病人，确保重症患者和重点病人的治疗。防疫部门加强疫情监测，及时改旬报为日报，严格做好消毒隔离工作，对儿童、青少年等重点人群采取被动预防等预防措施。卫生监督机构加强执法检查，广泛开展卫生宣教，鼓励广大市民积极参与，甲肝暴发的应对处置各项工作进展顺利。

　　《中华人民共和国突发事件应对法》明确了突发事件是指突然发生，造成或可能造成严重社会危害，需要采取应急处置措施予以应对的自然灾害、事故灾难、公共卫生事件和社会安全事件。事件类别不同，卫生应急管理的地位作用和职责任务也不一样。对于突发公共卫生事件，卫生部门必须全程应对和管理，主导应急管理过程，是应急处置的核心力量；而对于其他三类事件，当在短时间发生或可能造成大量伤亡时，卫生部门主要承担现场医学救援和心理救援的应急响应的工作。必须强调的是，这种区分是从卫生部门在突发事件应急中发挥的作用和承担的任务出发的，只是相对的。事实上，突发公共卫生事件现场应急处置涉及医疗救治，而自然灾害医学救援行动也会遇到饮用水污染、食品卫生等公共卫生问题。

　　本章首先按照应急管理的基本流程，全面论述突发公共卫生应急响应和处置的过程，明确各个环节的特点要求、基本内容及实施要点；然后有选择地介绍其他突发事件医学救援应急响应和处置的若干要点，最后介绍突发事件的心理救援等其他工作。

第一节　突发公共卫生事件应急响应与处置

一、突发公共卫生事件应急响应的概念和程序

（一）卫生应急响应概念

　　应急响应（emergency response）是指在突发事件发生发展过程中所进行的挽救生命、保护财产和环境、满足人的基本需要的各种紧急处置和救援工作，是应急管理的重要环节。突发公共卫生事件应急响应（emergency response for public health event）是卫生部门及机构获知发生或可能发生传染病疫情、群体性不明原因疾病、食品安全和职业危害、动物疫情等严重影响公共健康和生命安全事件后所采取的紧急筹划和应对行动。主要工作包括：成立相应应急组织，组织专家分析判断，综合评估；启动应急预案；紧急筹划，部署下达任务；做好响应准备，尽快核查排险；适时组织开展现场调查等。

笔记

突发公共卫生事件按其性质,可以分为自然灾害、传染病疫情、中毒事件、恐怖事件、核放射性辐射事故、其他涉及生命健康安全的群体性事件。根据突发公共卫生事件性质、危害程度、波及范围,我国突发公共卫生事件反应区分为特别重大(Ⅰ级)、重大(Ⅱ级)、较大(Ⅲ级)和一般(Ⅳ级)四级(图10-1)。我国《国家突发公共事件总体应急预案》和《国家突发公共事件医疗卫生救援应急预案》具体明确了四级应急响应策略。

发生突发公共卫生事件时,事发地的县级、市(地)级、省级人民政府及有关部门按照上述分级响应的原则,做出应急响应,开展医疗救治、进行公共卫生调查与监测、组织专家核实分类及评估事件。响应级别一般由低(Ⅳ级)向高(Ⅰ级)递进,出现紧急情况和严重态势也可直接跃进。要根据不同类别突发公共卫生事件的性质和特点,分析事件的发展趋势,对事态和影响不断扩大的事件,应及时升级响应级别;对范围局限、不会进一步扩散的事件,应降低响应级别。

(二)卫生应急响应程序

1. 卫生机关(应急办公室的)应急响应

(1)受领任务,启动预案:卫生行政部门领导参加同级政府或突发事件应急处置领导小组会议,或者直接接到相关指令后,建立应急组织,召集应急办公室和专家组成员,召开紧急会议,传达上级指示,启动本级突发公共卫生事件应急预案,随时掌握卫生应急动态。

(2)分析形势,明确任务:及时收集和研判有关信息,派出专业人员核实现场情况,听取专家组关于突发公共卫生事件造成的人员健康危害、伤亡评估及发展趋势的意见和建议,确定卫生应急处置任务和目标,修订卫生应急处置预案,并将有关情况向同级政府及有关部门报告和通报。

卫生行政部门必须通过现场调查等手段,了解事件信息、环境信息和相关部门信息,评估突发事件对公共卫生和医疗基础设施的影响,做出有效和充分的应急响应,即快速需求评估(rapid needs assessment,RAN)。快速需求评估是应急响应和处置的关键一步,其作用是获取救援需求和救援环境的准确数据,有助于确定最适当的反应以及需要的额外帮助。详见本书第六章第二节。

(3)筹措力量,协调支援:根据应急救援方案,筹措一定数量的各种应急力量,迅速下达任务指示,明确救援时限。紧急筹措、调配药品器材和物资,协调解决应急机构的生活保障、通信联络、运输工具等物资。派专家组或观察员,在现场指导、参与工作。

(4)上情下达,及时报告:分析事件发展趋势,提出应急处置建议,并将有关情况向同级政府或应急救援指挥组、上级卫生行政部门及相关部门报告。必要时主要或分管领导要亲临现场,靠前指挥,减少中间环节,及时发现和解决实际中出现的问题。

2. 疾病预防控制机构的应急响应

(1)分析判断,报告情况:疾病预防控制机构在公共卫生事件监测与发现可疑迹象等信息的基础上,组织专家进行初步分析判断,存在传染病流行、不明原因疾病流行、群体食物中毒、职业中毒、生物突发事件、突发核辐射和化学事故等的可能时,

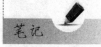笔记

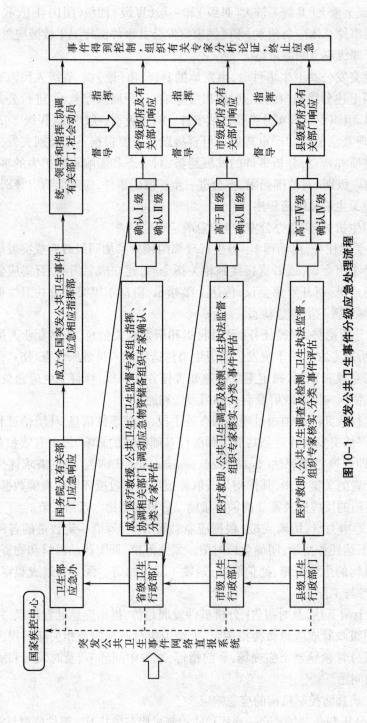

图10-1 突发公共卫生事件分级应急处理流程

立即报告上级卫生行政部门,并要求有关单位采取必要的现场保护、人员保护措施。

（2）紧急机动,现场核查:成立紧急核查小组,配备必要的检测试剂、药品器材、防护装备,迅速前往事件现场,开展流行病学调查、移动实验室检验和临床检查,尽快核实情况,针对已发生的现场和伤病员情况,提出应急处置意见。必要时,采集样品送回中心实验室检验,或请上级疾病预防控制中心支援。

（3）综合判断,提出预警:根据现场流行病学调查、实验室检验和临床检查结果,与流行病学调查人员、临床医生共同分析,综合判断事件性质、原因、发展趋势,评估先期处置,向上级卫生行政部门提交核查报告。确认在发生公共卫生事件、生物突发事件征兆或事件处于萌芽状态时,向上级卫生行政部门提出处置建议。

（4）全面部署,转入处置:卫生行政部门接到疾病预防控制机构的预警建议后,确认可能发生的突发公共卫生事件、核辐射或化学事故灾难,立即向同级政府和处置突发事件领导小组报告,提出预警依据和级别、范围及应急措施建议,由有关单位和部门发出预警通报,进行全面部署和应急处置。

二、突发公共卫生事件的现场调查和处置

（一）基本目的

通过对可能或已发生的突发公共卫生事件的现场调查与处置,确定事件性质与强度,查明病因和相关危险因素,从而提出有针对性预防控制措施,及时控制和消除事件的危害和影响,从而保障公众的身体健康与生命安全。

（二）主要工作

县级疾病预防控制机构接到事件相关信息后,应立即核实信息是否属实,经初步证实后,立即报告同级卫生行政部门,并迅速组织进行现场调查和实施控制措施。当事件规模达到突发公共卫生事件相应级别时,根据分级处置的原则,应建议卫生行政部门报请当地政府启动突发公共卫生事件应急预案,并按照图10-2所示流程开展工作。

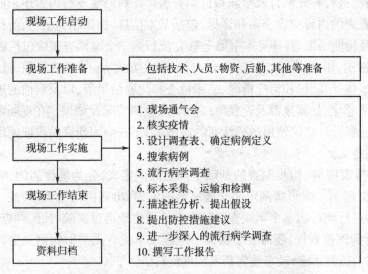

图10-2 突发公共卫生事件现场调查与处置流程

1. 现场处置准备 现场工作组在赶赴现场前,应了解事件的性质、发生的地点(单位)、时间、发病人数、死亡人数、受威胁人数;对已有的资料进行分析,形成初步假设,针对假设起草现场工作方案。并从技术、人员、物资和后勤保障等方面进行准备。

(1)技术准备:根据已经掌握的线索,开展文献检索或复习,向有关专家请教,以及与相关实验室联系现场采样和检测准备事宜。

(2)人员准备:根据事件性质,组织相关专业人员组成现场处置工作组。出发前明确职责和分工。

(3)物资准备:个人防护用品,样本和标本采集、运输的设备和工具,现场快速检测设备和试剂,预防药物或疫苗,消杀器械,调查取证器材(包括照相机、录音笔等),调查表、执法文书、参考资料(专业、法律等),宣传资料,通讯设备、电脑、现场联系资料(联系人及联系电话)等。

(4)后勤保障:车辆、交通、食宿等。

(5)其他事项:与事件发生地取得联系,约定预备会,交流情况、共同商讨现场工作方案和实施计划。

2. 现场工作实施 事件的调查与处置必须根据预案(或技术方案)的规定有序进行。可分为以下几个步骤:

(1)现场通气会:现场工作组一旦到达现场,应立即与当地有关部门一起召开有关会议,听取汇报,了解情况,交流意见,确定现场工作计划,商议初步的预防控制措施实施计划,安排布置有关工作。

(2)核实疫情:与参与诊治的临床医生进行访谈,查阅病历记录,核实化验结果,收集临床相关资料;访视部分病例,必要时亲自对现症病例进行体格检查和采样检测。根据病例的临床表现、实验室结果,结合流行病学资料进行综合分析,对疫情性质做出初步判断。

(3)设计调查表,确定病例定义:根据事件性质,采用现有调查表或根据现场具体情况进行补充修订或重新拟订调查表。在病原或流行因素还未明确的情况下,调查表的内容应该全面和详尽,包括基本信息、临床相关信息、流行病学信息、采样及检测结果等(详见本书第七章)。流行病学个案调查表应包括以下内容:①姓名、性别、年龄、职业、住址、工作单位、联系方式等;②发病日期、就诊日期、临床症状、体征、就诊和治疗情况、临床检查和化验结果等,以及病情的进展或转归;③患者感染、暴露来源及途径等;④采样、检测情况及结果。在现场调查早期或搜索病例阶段,建议使用敏感性高的病例定义;在病因研究阶段应使用特异性高的病例定义。

(4)搜索病例:初步调查的基础上确立病例定义,分为确诊病例、临床诊断病例、疑似病例。按照病例定义开展病例搜索,列出病例信息清单(或一览表),并对病例进行流行病学个案调查。除在事件发生地通过医院、社区调查、接触者追踪进行病例搜索外,还需要了解周边地区或单位有无类似病例发生。同时可建立临时的监测系统,动态收集新发病例资料。

(5)流行病学调查:对发现并核实后的每一个病例都应及时地进行详尽地

笔记

流行病学调查,完整地、逐项地填写个案调查表。在进行个案调查时应注意对调查表中虽然没有列入,但在调查中发现有流行病学意义的内容(线索)进行详细追问和描述,特别要注意收集指征病例和特殊病例的资料。在个案调查的基础上,根据需要,有针对性地开展某些专题调查。专题调查应有针对性,针对某一情况进行深入调查,调查前应设计专用调查表和调查提纲,在调查过程中要注意采集有价值的标本。

（6）标本采集、运输和检测: 根据调查情况,采集患者、宿主动物和传播媒介等标本,及时进行实验室血清学和病原学检测,明确病因或病因线索。按照及时、准确、代表性和安全的原则,分别采集足量、足够样品。所有样品都应按照不同的检测目的保存,以备检测。样品采集后要按样品运输管理规定尽快送往实验室,实验室在接到样品后要立即进行检测,综合患者的临床症状及流行病学调查结果,以最快的速度出具检测报告。能在现场完成检测的标本应进行现场快速检测。样本采集、检测过程中应当执行有关条例和规定,严格遵守有关技术操作规程,采取有效防护措施以防止交叉感染、环境污染等。对样本采集、检测过程中产生的废物应当按照有关规定进行处理。

（7）描述性分析,提出假设: 在全面调查的基础上,对调查资料进行整理归纳分析,选用恰当的统计图表,以形象、直观、明了的方式展示疾病三间分布状况。必要时,建立和提出病因假设。病因假设应具有合理性,可解释各种分布的特征; 可被调查中的事实所验证; 能够解释大多数的病例情况。

（8）提出防控措施建议: 事件发生初期,即使没有明确的与病因有关的流行病学证据,也要提出并采取特定的公共卫生措施。对事件的危险度进行初步评估,在此基础上以减少发病和死亡为目的,根据事件的起因、发生发展途径,以及事件的特征确定控制和预防措施。现场控制措施主要包括控制或消除传染源(危险源)、减少与暴露因素的接触、保护易感(高危)人群,开展卫生救援,控制事态的进一步发展。

（9）进一步深入的流行病学调查: 针对可能的危险因素、传播途径和暴露人群,应用病例对照研究、队列研究(大多为回顾性队列研究)等分析流行病学研究方法,对病因假设、传播规律等进行调查。

（10）撰写现场工作报告: 现场调查报告包括初次报告、进程报告、阶段报告、结案报告。在暴发疫情应急处理过程中要及时完成相应的现场报告。

发生(初次)报告是在事件发生后或到达现场对事件进行初步核实后,根据事件发生情况及初步调查结果所撰写的调查报告。报告内容包括事件名称、初步判定的事件类别和性质、发生地点、发生时间、发病人数、死亡人数、主要的临床症状、可能原因、已采取的措施、报告单位、报告人员及通信方式等。发生报告强调时效性,要求快速、内容简要。

进程报告主要用于动态反映某事件调查处理过程中的主要进展、预防控制效果及发展趋势,以及对前期工作的评价和对后期工作的安排或建议。包括事件的发展与变化、处置进程、事件的诊断和原因或可能因素,势态评估、控制措施等内容。同时,对初次报告的《突发公共卫生事件相关信息报告卡》进行补充和

笔记

修正。重大及特别重大突发公共卫生事件至少按日进行进程报告。进程报告强调持续性。

阶段报告是在事件调查处理持续较长时间时,每隔一段时间对调查事件所进行的阶段性总结报告,主要用以对前期调查研究工作进行全面总结回顾,对事件处理情况进行阶段性评价,并对事件发展趋势及后期工作进行展望。

结案报告是在事件调查处理结束后,对整个事件调查处理工作的全面回顾与总结,包括事件的发现、病人的救治、调查研究工作的开展及其结果、预防控制措施及其效果、事件发生及调查处理工作中暴露出的问题、值得总结的经验教训、做好类似工作或防止类似事件发生的建议等。达到《国家突发公共卫生事件应急预案》分级标准的突发公共卫生事件结束后,由相应级别卫生行政部门组织评估,在确认事件终止后2周内,对事件的发生和处理情况进行总结,分析其原因和影响因素,并提出今后对类似事件的防范和处置建议。

三、突发公共卫生事件应急反应措施

(一)应急指挥部及各级政府

应急响应启动后,突发公共卫生事件发生地的人民政府及有关部门,应当服从突发公共卫生事件应急指挥部的统一指挥,采取有关的控制措施。突发公共卫生事件应急指挥部根据需要,可以决定采取以下一项或几项适宜措施:①紧急调集本行政区域内的人员、物资、交通工具、相关设施、设备,以及征用场地;②对人员进行疏散或者隔离,依法对传染病疫区、中毒及核和辐射等危险区域实行封锁;③对食物、水源、交通和环境采取控制措施,包括封存相关材料、设备和工具等;④采取停工、停业、停课、停止集市、集会等限制人群聚集活动的措施;⑤采取应急接种、预防性服药、中医药防治、卫生防护等措施;⑥采取防止次生、衍生事件发生的措施;⑦妥善管理和处置突发公共卫生事件应急措施产生的医疗废物,防止疫情传播。

(二)卫生行政部门和各类卫生机构

突发公共卫生事件发生后,在当地人民政府统一领导下,负责应急处置的卫生行政部门应当针对其性质、特点和危害程度,立即组织专家进行综合评估,初步判断突发公共卫生事件的类型和危害程度,提出启动突发公共卫生事件应急响应的建议。

县级以上人民政府卫生行政部门或者其他有关部门指定的突发公共卫生事件应急处置专业技术机构,负责突发公共卫生事件的技术调查、确证、处置、控制和评价工作。根据突发公共卫生事件处置需要,相关技术人员有权进入现场进行调查、取证、采样、监测、检测和技术分析,对事件处置工作进行技术指导,有关单位和个人应当配合,不得以任何理由予以拒绝。

医疗卫生机构、监测机构和科学研究机构,应当服从突发公共卫生事件应急指挥部的统一指挥,相互配合、协作,集中力量开展技术处置和相关的科学研究工作。医疗卫生机构应当对因突发公共卫生事件致病、致伤的人员提供医疗救治和现场救援,并按要求书写病历记录及采取相关医学处理措施。对需要转送

的病人,应及时转送,并做好交接工作。医疗卫生机构应当采取必要的卫生防护措施,防止突发公共卫生事件影响范围扩大。

(三)社会公众和患者

突发公共卫生事件发生时,街道、乡镇以及居(村)民委员会应当组织力量,协助卫生行政部门和其他有关部门、医疗卫生机构做好事件信息的收集和报告、公共卫生措施的落实工作,向居民、村民宣传相关的防治知识和技能。

公民应当服从各级人民政府及居(村)民委员会或者所属单位的指挥和安排,配合采取应急处置措施,积极参加应急救援工作,协助维护社会秩序。

在突发公共卫生事件中需要接受隔离治疗、医学观察措施的病人、疑似病人和传染病病人密切接触者应当配合卫生行政部门或者有关机构采取医学措施;拒绝配合的,由公安机关依法协助强制执行。

(四)非事件发生地区的应急反应措施

未发生突发公共卫生事件的地区应根据发生事件的性质、特点、发生区域和发展趋势,分析本地区受波及的可能性和程度,重点做好以下工作:①密切保持与事发地的联系,及时获取有关信息;②组织好本地区应急处理所需人员与物资准备;③加强相关疾病与健康监测和报告工作,必要时建立专门报告制度;④开展重点人群、重点场所和重点环节的监测和预防控制工作;⑤开展防治知识宣传和健康教育,提高公众自我保护意识和能力;⑥根据上级人民政府及有关部门规定,开展交通卫生检疫。

四、应急反应的终止与善后处理

(一)应急反应的终止

突发公共卫生事件应急反应的终止需符合以下条件:突发公共卫生事件隐患或相关危险因素消除,或末例传染病病例发生后经过最长潜伏期无新的病例出现。

突发公共卫生事件处置工作结束后,由负责启动应急响应的各级人民政府卫生行政部门组织有关专家分析评估并提出终止应急响应的建议,报同一级人民政府或突发公共卫生事件应急指挥部批准后实施,并向上级人民政府卫生行政部门报告。

上级人民政府卫生行政部门根据下级人民政府卫生行政部门的请求,及时组织专家对突发公共卫生事件应急反应终止的分析论证提供技术指导和支持。

(二)善后处理

突发公共卫生事件结束后,履行统一领导职责的人民政府应组织有关人员及时对突发公共卫生事件处置行动进行评估,对突发公共卫生事件的处理情况进行评估,分析突发公共卫生事件的发生原因、处置过程,总结处置行动的成效、经验和教训,内容包括事件概况、调查处理概况、病人救治情况、所采取措施的效果评价、应急处理过程中存在的问题、取得的经验及改进建议。并将评估结果报上一级人民政府。

对在突发公共卫生事件应急管理过程中,有玩忽职守、失职、渎职等行为的人员,应当依据《突发公共卫生事件应急条例》及有关法律法规追究当事人的责任。

受突发公共卫生事件影响地区的人民政府应当根据本地区遭受损失的情况,按照国家有关规定制定救助、补偿、抚慰、抚恤、安置等善后工作计划并组织实施,妥善解决因突发公共卫生事件引发的矛盾和纠纷。

县级以上各级人民政府及其有关部门应当对参加突发公共卫生事件应急处置的工作人员,给予适当补助和高风险保健津贴;对在突发公共卫生事件应急处置工作中表现突出的集体和个人,按照国家有关规定给予表彰和奖励;对有特殊贡献的因公伤亡的人员应当依照国家规定予以记功或追认为烈士;对因参与突发公共卫生事件应急处置工作而致病、致残、死亡的工作人员,按照国家有关规定认定为工伤或因公死亡的,按照相关法律法规解决医疗救治费用、经济补偿费用并享受相应的抚恤补助。征用的单位和个人的财产,在使用完毕或处置、救援结束后,应当及时返还。财产被征用及征用后毁损、灭失的,由征用地人民政府给予补偿。

第二节 突发事件应急医疗救援

一、突发事件应急医疗救援概念和特点

(一)基本概念

突发事件应急医疗救援(emergency medical rescue for public event)是指各级医疗机构及其人员在发生大量伤亡时,运用临床医学技术方法,抢救伤病员生命、治疗伤病的紧急救援活动,是突发事件应急救援的重要组成部分。其基本任务是紧急赶赴事件现场,参与伤员搜救与营救,开展伤病员救治与转送,最大限度地降低伤病员死亡率和伤残率,提高治愈率,维护人员健康。

(二)突发事件人员伤害类型及特点

1. 基本类型 根据不同突发事件的种类和性质,对人员的伤害大致可以分为原生灾害、次生伤害、传染性伤害、心理伤害和环境性损害。

2. 伤情特点 突发事件伤病员发生与平时伤病发生有着明显不同的特征。一是短时间发生伤病情相似的伤病员,如地震灾害以机械性损伤为主,重大洪涝灾害,最常见的是淹溺;二是伤病多样,伤情较为复杂,救援任务各有侧重,由于性质、规模、持续时间、环境条件等因素影响,不同事件种类造成不同人员伤害;三是心理创伤成为共性伤害,灾民直接受到心理冲击,表现出极度的恐慌,遇到亲属朋友遇难,精神上极度悲哀,造成心理压力激增。

(三)医疗救援的特点和原则

1. 特点

(1)事件不同,伤害不一,条件不同,医疗救援的重点也不尽相同:如2008年"5·12"汶川地震,造成大量人员伤亡,伤病员医疗后送任务十分艰巨;而2008年初的大面积雨雪灾害袭击,伤亡人数很少,医疗后送任务相对较轻,卫生防疫、健康教育、卫生监督等任务相对突出。

232

（2）伤病员短时批量产生，救援时限要求高：地震等事件发生突然，瞬间可能产生大量伤员，拯救生命，必须分秒必争，实施快救、快送。

（3）突发事件现场医疗力量相对不足，救援机动性要求高：如特大地震等突发事件，伤病员产生数量巨大，当地医疗救援力量难以满足救治需求，需要大量医疗力量支援，要求医疗救援力量具备快速机动能力，克服气象、道路交通、食宿等方面的困难，在第一时间到达灾区。

（4）工作和生活条件有限，环境适应能力要求高：突发事件特别是重大自然灾难，灾区水电煤气等供应中断，生活和工作条件简陋，加上道路损毁严重，救援物资无法顺利抵达灾区，医疗救援工作往往利用民房、校舍、帐篷等展开，精良的医疗仪器设备无法应用，因此医疗救援队必须适应在恶劣条件下，利用简易设备开展救援的现实，同时还应具备一定的自我保障、自我生存的适应能力。

（5）伤情伤类复杂，救援技术要求高：如前所述，突发事件伤病多样，伤情复杂须进行有针对性的救治；而且危重伤员伤情危急，抢救稍有怠慢，就有生命危险。大量伤病员需要急救、复苏、紧急手术、转送等，按常规医疗办法无法完成任务。不仅要求医护人员训练有素，有精湛的医疗技术，懂得突发事件应急医学救援知识，必须对伤病员实施分类分级救治，实施快速医疗后送，紧急疏散现场的危重伤病员。

2. 原则

（1）分级救治：突发事件可能出现大批伤病员，要及时迅速地对大量伤病员进行妥善救治，必须合理开展分级救治。分级救治（medical treatment in echelon）是救援机构分阶段、分层次救治伤病员的组织形式和工作制度，救治上实行分级分工，前后继承，保持连续性，技术上由低级到高级，互相衔接逐步完善。突发事件医学救援通常按照三级救治组织实施（详见本节第二部分）。

（2）时效救治：时效救治（optimal medical treatment）是按照战（创）伤救治的时效规律，在最佳救治时机采取最适宜的救治措施，以达到最佳救治效果的工作方式。在突发事件医学救援中必须突出救援的时效性，例如地震伤病员抢救的最佳黄金时间是震后72小时，化学中毒伤病员救治的最佳时机是中毒后30分钟，氰化物和芥子气中毒伤病员的最佳救治时机是10分钟以内，一旦错过抢救最佳时机抢救成功率会大大降低。因此，医疗队不仅需要在第一时间迅速赶到现场，还必须明确各级救治技术和要求。

二、突发事件应急医疗救援体系

各级卫生行政部门在同级人民政府或突发事件应急指挥机构的统一领导下，与有关部门密切配合、协调一致，共同应对突发公共事件，做好应急医疗救援工作。

（一）基本框架

发生突发事件时，通常由军队卫生部门和地方卫生部门组成卫生保障组，作为应急指挥部下属的一个重要的专业指挥机构，负责组织实施医疗救援、卫生防疫、心理救援，并与其他专业指挥部门协调。具体的应急医疗救援组织机构包括：

医疗急救中心（站）、综合医院、专科医院、化学中毒和核辐射事故应急医疗救治专业机构、疾病预防控制机构和卫生监督机构、现场医疗救援指挥部等。

目前我国应急救援体系主要依靠各级急救中心（站）、医院（包括企业、军队医院）开展，形成了院前急救→医院急诊科→重症病房的基本救援模式和在城市应急联动中心（city emergency response center，CERC）平台下的统一接警、统一指挥、统一调度、统一救护、统一管理的"五统一"救护体系。以城市的某一行政区（如街道办事处），区划组织应急救援组织。一般为两级医疗救护体系：一级医疗应急救援组织以二级及二级以上医院为核心，负责事发地区伤病员的诊治及事后医疗机构的恢复重建；二级医疗应急救援组织由区划单元内的一级医院、社区卫生服务中心、急救站等组成，负责单元内现场急救和轻伤病员的现场救治、分类和转送。

（二）组织形式

前苏联野战外科学家皮罗果夫曾经指出：对大批伤病员的救治起主要作用的不是医疗，而是组织。突发事件应急医疗救援，同样要及时迅速地对大量伤病员进行妥善救治，必须合理开展分级救治。

知识链接

尼古拉·伊万诺维奇·皮罗戈夫（Nikolay Ivanovich Pirogov，1810—1881）是俄罗斯著名科学家、医生、教育家，俄国外科学的奠基人之一，野战外科学的创始人。1854年，他参加了历史上著名的克里米亚战争。在塞瓦斯托波尔港，他成为世界上第一个做出战地伤员分类的医生，即根据伤情性质，把战地伤员分为四类进行运送。目前有更多的证据将伤病员分类归功于法国拿破仑时代军医主管多米尼克·简·拉里，他建立了战伤分类原则，即根据伤员受伤的严重性和紧迫性接受救治，而不论其级别或国籍。拉里也是现代急救救护车和流动外科医院的开创者，为野战外科和军事医学作出了突出贡献。

突发事件应急医疗救援通常分为三级：

第一级，现场抢救。由军队或地方医疗队派出的医务人员与战士、预备役人员、消防官兵、担架员等共同组成抢救小组，在突发事件现场对伤病员实行急救措施，填写伤票（卡）或必要的医疗文书，然后将伤病员搬运出危险区，就近分点集中，后送到早期救治机构。

第二级，早期治疗。由当地原有的医疗机构或外援的军队或地方医疗队承担。负责对伤病员实施分类、纠正包扎、固定、卫生整顿、清创、抗休克及进行紧急手术等早期处理，然后迅速转送到附近或较远的指定医院。

第三级，专科治疗。由指定设置在安全地带的地方或军队医院进行专科治疗，直到治愈。

从伤病员总体救治过程来说分为三级，但每一个伤病员并不一定都要经过三级。如重伤员或需要专科处理的最终治疗机构是第三级，2~3周内能治愈的伤病员或濒死伤病员则为二级，轻伤病员则只经过现场处理后给予门诊或巡诊

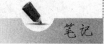

治疗,不需送到早期治疗机构。事件较局限,规模不大,伤病员数量不大,当地医疗机构未受损或损失不大,可根据实际情形简化救治组织形式。

三、突发事件医学救援的应急响应

(一)卫生机关(应急办公室)的应急响应

各级卫生行政部门是本级人民政府组织开展突发事件应急医疗救援的职能部门,也是应急管理工作机构之一。

1. 收集信息与现场调查　采取直接广泛收集、现场调查等手段,重点了解:

(1)事件信息:事件发生时间、地点、类型、人员伤亡数量、伤情严重程度、当前事态发展、波及范围和医学救援要求等。

(2)环境信息:事发地道路交通、水源、社情,当地季节、气象、水文,当地卫生流行病学、卫生资源及可利用程度。

(3)医学救援信息:可能涉及的医学专业领域、力量类型、需要采取的主要措施、现有力量和需要加强的力量等。

(4)事件相关部门信息:包括响应级别、参与处置的指挥机构及力量,如公安、消防、交通、安保和卫生救援等。

2. 分析判断情况　通过收集相关信息,分析判断时间性质、程度、原因和后果,分析判断医学救援的任务、范围和重点,以及影响医学救援的其他因素,如指挥、通信、运输、环境等,确保医学救援的顺利实施。

3. 果断指挥决策　按照分析问题、确定目标,区分力量,明确方式,优选方案的程序,预计医学救援力量的类型、数量和结构,制定救援措施,明确指挥关系和保障关系,部署救援机构的配置地域,区分各种力量的任务和使用,具体细化医疗后送、卫生防疫防护、药材保障的组织方式,提出需要上级解决和协调的如机动运输、生活物资等问题。

案例10-1

　　2008年汶川特大地震发生后7分钟,成都军区总医院收治了第一例地震伤员,当时院内有近1600名其他病员。医院在安全转移在院病员的同时,在门诊楼前开设分类场,收治地震伤员。至18时左右,地震伤员流量明显减少。院领导马上召集相关人员对情况进行分析,通过向上级请示,派人前往彭州、都江堰等地现场了解,向后送伤员的家属及司机询问以及因特网查询等各种方式,初步判断:一是地震震级高,范围广,伤员量极大;二是14时35分至18时伤员主要是成都郊区的;三是随着时间推移,都江堰、彭州、绵竹、什邡等地卫生机构不能正常工作,这些地区的大量伤员都将送来医院。因此医院做出如下安排:在确保在院病员正常医疗的同时,所有医疗资源向门急诊分类救治场集中,建立伤员缓冲区,开辟1000张床位野战病房,做好大批伤员救治准备。19时开始,正如情况研判,大量伤员如期而至。至13日上午6时,门急诊通过伤员近千人,完成急诊手术188台,整个救治过程井然有序。

笔记

4. 组织协调,检查督导 卫生机关(应急办公室)根据救援方案,迅速下达任务指示,组织协调医疗卫生救援应急队伍和人员到达现场,组织开展医疗救治,组织专家对伤病员及救治情况进行综合评估,分析事件发展趋势,并将有关情况向同级政府或应急救援指挥组、上级卫生行政部门及相关部门报告。必要时主要或分管领导要亲临现场,靠前指挥,减少中间环节,及时发现和解决实际中出现的问题。

(二)应急救援医疗队的应急响应

应急救援医疗队在接到救援指令后应做好应急响应行动准备。一是输送前准备: 包括明确输送方式、到达时限、输送路线,开展卫生宣传教育,做好物资准备,与卫生行政部门、交通部门等有关单位沟通协调;二是组织输送:按照输送的基本要求,建立组织,明确行进序列,了解路线和装卸点,做好途中的保障措施;三是现场展开: 选择具有一定展开面积、充足的水源、便利的交通等条件的场地,参照展开布局的基本要求,根据救援任务展开医疗工作。

(三)基地医疗机构的应急响应

基地医疗机构的主要任务是接受现场转运来的大批量伤病员。应急响应工作包括: 调整组织,调配人员,增设外科床位,调整补充外科医护人员,麻醉科、手术室、输血科等做好扩大工作量的准备;妥善处置现有伤病员,腾空床位,动员治愈或基本治愈的病员出院,必要时组织转院;请领分发药材物资,重点加强伤员前接组和检伤分类组工作;时间允许可以开展针对性应急训练。

知识拓展

In Hospital Checklist for the initial medical management of terror attack

以色列反恐医学救援专家提出院内应急响应清单: ①确认信息; ②收集数据: 事件的类型,地点,估计伤亡人数,受伤的严重程度,预计批量伤病员的到来时间; ③疏散急诊科; ④呼叫额外的医疗及辅助医疗人员; ⑤通知手术室,影像科,血库; ⑥停止择期手术; ⑦分配分类医生; ⑧决定是否需要洗消; ⑨决定是否设立额外的收容区; ⑩打开控制站; ⑪开放公共信息中心。

四、突发事件应急医学救援的组织指挥

(一)基本概念

突发事件医学救援应急指挥(health emergency command)是卫生行政部门领导及其指挥机关在突发事件中,组织运用卫生力量实施医学救援(保障)的组织领导活动,目的是为救援工作顺利开展提供条件,维护公共安全和生命健康。

(二)基本职能

各级卫生行政部门负责辖区突发事件卫生应急管理工作,内设的工作机构

笔记

（如应急办公室）承担突发事件医学救援应急指挥的日常管理和组织协调工作。一是根据突发事件性质、规模,明确医学救援任务,启动相关预案;二是贯彻落实同级人民政府、突发事件救援指挥部等上级的有关决定和指示;三是及时了解掌握突发事件进展,伤病发生及先期处置情况,分析判断,果断决策,制定救援方案;四是统一组织、协调、控制和实施医学救援行动,协调各种卫生资源,并进行指导监督和评估;五是担负应急值班和汇总报告工作,及时做好上情下达;六是根据任务需要建立专家组,并组织开展工作,提供专业咨询和辅助决策,必要时参加现场指导。

（三）基本原则

突发事件发生后,进展过程是千变万化的,卫生应急管理者既需要根据突发事件发展变化调整处置措施,发挥创造力和能动性,也要遵循一定的处置原则。

1. **以人为本**　绝大多数突发事件都有人员伤亡,医疗救援是应急救援工作中不可或缺而且是十分重要的部分。必须"以人为本",坚持"先救人,后救物"的原则,把挽救生命和保障人们的基本生存条件放在首要位置;同时必须高度关注救援人员的人身安全,有效保护救援人员,避免次生、衍生灾害的发生。

2. **统一指挥**　突发事件发生后,各级、各部门领导纷纷赶赴事发现场,靠前指挥,往往会导致现场秩序混乱、令出多门,令现场指挥人员无所适从,给应急处置带来诸多不便和麻烦。应急医学救援处置事关重大,涉及民众生命安全和健康维护,需要从全局高度统筹决策,统一指挥。围绕快速抢救生命、维护健康、稳定事态来筹划、组织和控制,在突发事件应急指挥部和现场指挥部的统一领导下实施。

3. **灵敏高效**　实施灵敏高效的医学救援应急指挥是由突发事件的急迫性和时效性所决定的。要快速准确分析判断情况,制定救援方案;快速启动应急机制和预案,快速抽组救援力量;快速投送救援力量,快速部署展开。实施灵敏高效指挥,基础在平时,关键在预防准备。《全国卫生部门卫生应急管理工作规范》明确要求加强应急指挥决策平台的建设与管理,为实施灵敏高效的卫生应急处置提供基础条件。省级、地(市)级卫生行政部门卫生应急平台要与电子政务系统相结合,在电子政务中心信息平台的支持下,建立监测、早期预警与高效处置一体化的卫生应急决策指挥平台,实现疾病预防控制、医疗救治、卫生监督信息系统的集成。各级卫生行政部门领导也要加强平时针对性训练,提高监测预警、预判能力,经常分析有关情况,不断提高应急决策水平。

4. **协调有序**　突发事件,特别是重大地震灾难发生时需要集中各方力量,组成高效率的临时机构,在最短的时间内展开工作。全国各地将派出各种类型救援队开赴灾区,救灾单位多。指挥与保障关系复杂,制约因素多,需要协调的单位和事项繁杂,而决策时限有限,因此卫生部门要努力主动作为,做好医疗与防疫,排险与消防,交通与通信、军队救援机构等部门的沟通,确保协调一致,形成有机整体。

玉树地震发生后,迅速建立了地方以原卫生部、青海省卫生厅和军队以总后勤部卫生部、兰州军区联勤部卫生部参加的"两级四方"联席会议制度,保证了军地有效协同。原卫生部、总后勤部卫生部和武警后勤部卫生部建立和完善军警地一体化工作机制,在灾区医疗救援、伤员转运、卫生防疫、高原病防治、鼠疫防控等方面发挥重要作用。

(四)应急医疗救援力量的调集与使用

1. 主要类型　各级卫生行政部门按照"统一组织、平急结合、因地制宜、分类管理、分级负责、协调运转"的原则组建卫生应急队伍,根据需要,可以按照重大灾害、传染病、中毒和核辐射等不同类别医疗卫生救援分别组建应急队伍,以有效应对辖区内的突发事件。一是国务院和中央军委制定的国家级医疗救援队,主要担负国际、国内重特大突发事件的应急医疗救援任务;二是由各省、直辖市、自治区政府与各军区(军兵种)、武警总队联合制定的省级专业救援队,主要担负省、直辖市、自治区范围内重特大突发事件的应急医疗救援任务;三是伴随国家、军队制定的,参加抗洪抢险、抗震救灾、海上应急搜救任务等专项行动的医疗保障分队,以及包括传染病、食物中毒、群体性不明原因疾病、核事故和突发放射事件、职业中毒和化学污染中毒应急卫生救治队伍。

突发事件应急医疗救援必须依靠发挥现有医疗机构在应急救援中的作用,同时也不能忽视志愿者应急救援力量。

2. 调集使用时机和方式　各级卫生行政部门根据突发事件现场医疗救治需求,按照预案的要求,制定医学救援方案,统一指挥调用医疗资源,迅速开展医学救援工作。应根据任务需求和条件灵活使用,既可以整建制使用,也可以模块化组合,随机编成使用,但一般情况下同一隶属单位的救援力量不宜拆散使用。在力量使用对象上,应就近使用、靠前使用、综合使用,同时明确具体任务、有关的协同事宜、指挥与保障关系等。

(五)突发事件医学救援现场指挥及流程

1. 现场指挥系统　发生突发公共事件时,依据事件的级别和工作实际需要,各级卫生行政部门建议成立同级人民政府突发事件应急指挥部,总指挥由政府主管领导担任(图10-3)。现场指挥部由应急处理指挥部有关人员组成,下设若干组,通常主要由三方组成:消防机构、公安机构、急救机构。消防人员负责现场安全、搜寻、将伤员脱离危险环境;公安机构负责现场警戒,保障现场安全及交通,严格限制人员进入现场,确保救援人员全力救助;急救机构负责初步的检伤分类与简单处置,并将伤员按照"就急、就近、就能力"的原则分流。

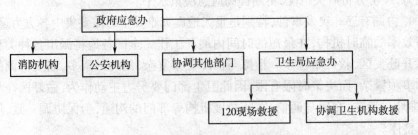

图10-3　救援现场指挥体系示意图

2. 现场应急医疗救援区域划分　在现场警戒区通常设立下列临时区域：

（1）检伤分类区：由首先到场的医疗人员为伤病员分类（分类方法见下文）；

（2）紧急处置区：对危急生命的伤情立即处理，稳定伤情；

（3）重伤病员接收区；

（4）轻伤病员接收区；

（5）伤病员转运区：由转运站主任安排搬运伤病员上救护车，后送至指定医院；

（6）救护车停泊区：安排救护车停泊。

3. 现场救援指挥流程　突发事件卫生应急救援现场指挥流程可简单概括为三报告、二指挥、一收集。接到出发指令后，立即机动，赶赴现场；到达现场佩戴指挥标识。现场医疗卫生救援指挥官要接受突发事件现场处置指挥机构的领导，加强与其他救援部门的沟通协调；到达现场后，立即了解现场情况，并向有关部门报告事件名称、类型、发生时间、地点、设计范围、规模，判断伤亡人数决定是否需要增援（一报告）；组织指挥现场急救人员对伤病员进行检伤分类和现场救治，指定一人做好登记。必要时与公安、消防、交通等相关部门协调（一指挥）；将检伤分类结果（重伤人数、中等伤人数、轻伤人数、死亡人数）、伤员救治情况上报指挥中心，同时请求120调度中心或卫生局应急办分流伤员的指示（二报告）；根据120调度中心指示，指挥救护车转运伤病员至指定目标医院（二指挥）；收集伤亡人数、伤病员基本信息、伤情及转送医院等信息，做好记录（一收集）；将现场处置结果及当前现场情况上报120指挥中心或现场指挥部，请求下一步指示（三报告）。

知识拓展

Scene Commander(First Paramedic or Emergency Medical Technician–EMT)

　　以色列反恐医学救援专家提出现场指挥官（第一医务人员或紧急医疗技术员）的任务：①发布命令；②评估危害；③报告：事件的性质，发生地点，估计人员伤亡，造成的危害；④对卫生救援需求进行评估和报告；⑤向警方指挥官报告，分配接近和疏散路线；⑥指派分类人员；⑦监督医学处置；⑧根据调度中心指导，监督伤员转运。

五、突发事件医疗救援的组织实施

（一）现场抢救的组织工作

现场抢救是在伤病员受害地点给予及时有效的救护，迅速脱离险境的活动。它是整个抢救工作的重要环节，也是人员脱险，伤病员获救的基本保证。

当医疗队到达现场后，立即将医务人员分为两个部分。一部分负责展开医疗站，展开各个组室，担任早期治疗工作；另一部分编成若干小组，每组2~3人，到现场在部队官兵或群众配合下实施现场抢救。

1. 统一组织,分片负责 现场抢救面广点多,时间紧迫;大量的救灾人员和医疗队来自四面八方,为保证现场抢救成功,必须要有统一的组织和指挥。首先,在应急指挥部领导下,由军队、地方卫生部门的领导组成现场抢救领导小组,部署现场抢救的实施。其次,根据救援范围大小,按行政区、工厂、学校、街道或自然村,分成若干片,分配抢救力量,分片包干。这样既可以防止一拥而上,又可防止遗漏,保证伤员及时得到抢救和处理。

2. 统筹安排,合理部署 突发事件现场伤员的伤情轻重、数量多少受多种因素影响而有所不同,各方抢救人力规模大小、技术强弱也应该有所区别。因此现场指挥应依据任务,统筹安排抢救力量,避免忙闲不均。一是突出重点。现场抢救的重点是重灾区,如位于居民聚集区的车站、车间、公共娱乐场所、学校和集体宿舍等。二是按照医疗技术力量分配任务。师旅团以下的医疗机构,或县、乡医疗队,组成抢救小组,参加现场急救;师以上医疗机构、地方医院编成医疗站(医院),实施早期治疗;但在初期也应派出抢救小组,支援第一线抢救。三是随时调整抢救力量。某些现场抢救任务完成后,要及时抽出抢救力量加强其他现场,或转到早期治疗、后送方面的工作,做到人尽其能,物尽其用,提高抢救效率。

3. 快抢快救,救送结合 第一,要迅速发现、寻找遇险人员。第二,找到遇险人员后,要迅速将其搬出,若人员被压埋时,要仔细判别头部的方向,利用锹、镐或徒手扒挖。第三,对抢出的人员按伤情救护。第四,就近选择合适地点,分点集中,安排后送次序及运输工具,迅速转送到上级医疗机构。

4. 突出重点,现场分类 由于突发事件大量伤员的健康需求与可利用的医疗资源之间存在着不平衡,因此对伤员进行分类是每个医护人员最重要的责任。现场分类由第一批到达事件现场的当地居民或当地急救人员根据伤员的伤势严重程度及所需的医疗护理不同,将伤员分为"急性"与"非急性"两类,如果条件许可,可用简单的颜色标记:急性=红色,非急性=绿色。

(二)早期治疗工作的组织

战伤早期治疗的原则、要求,基本适合于抗震救灾等突发事件大牌伤病员的救治。早期救治机构的组织形式主要是医疗站(医院)。

1. 医疗站(医院)的编组 医疗站(医院)是早期治疗机构。由地方和(或)军队医院、门诊部派来的医疗队以及原有(残存)的医疗专业机构组成,通常开设站(院)部、分类后送组、手术组、抗休克组、医疗组、医疗保障组、生活保障组等机构。一般展开在事件现场外围,尽量靠近现场边缘,伤病员较多地域。选择靠近水源,交通方便,能进出车辆,能容纳一定数量伤病员的地区,如学校、体育场、公园、广场等。可利用房舍或房舍、帐篷并作为工作组室。

2. 早期治疗工作的基本要求

(1)及时进行伤病员医疗分类,妥善安排救治工作:在医疗站(医院),由资深的医护人员将伤员按受伤程度进行分类,以确定需要救治优先等级。按照国际红十字会等机构制定的标准将伤员分成四类:①紧急处理(红色):有危及生命的损伤,不能耐受任何延迟,需立即进行复苏和手术,一般为重伤员。②优先

笔记

处理(黄色):伤员虽不立即危及生命,但延迟处理可发生严重的内脏并发症,需在6小时内给予手术和可能同时需要复苏,一般为中度伤员。③常规处理(绿色):伤情稳定,不需要复苏,延迟手术不会影响生命和转归。一般为轻伤员。④期待处理(黑色):伤员遭受致命性损伤,生命处于濒危状态,或者濒临死亡,继续抢救活存的机会仍非常小的伤员,一般为危重伤员。在同时有多名伤员需要紧急处置,医疗资源有限的情况下,为保证伤员整体救治时效,可作为期待处置。

(2)积极防治休克,尽力抢救危重伤员:休克、大出血、窒息、重要脏器损伤伤势严重,有生命危险,是伤员早期死亡的主要原因。医疗站(医院)要将其作为重点优先安排救治。

(3)及早进行初期外科处理:及早进行初期外科处理(清创术),是防治创伤感染,促进创伤愈合的最重要的治疗措施。早期应用抗生素可以使创伤感染的潜伏期有所延长,但任何抗生素都不能取代优良而彻底的清创术。清除伤口中的血块异物、失去活力的组织等,都是这类药物不能达到的。而只有彻底的清创手术,才能清除这些有利于细菌生长的失活组织和异物。

(4)重伤员观察和术后留治:对伤情危重,短时间内既不能接受手术,又不能耐受转送颠簸的伤员,应进行观察,待伤情好转后再作处理。医疗站(医院)可设病室,集中安置,指派专门人员护理,严密观察。术后伤员应留治一定时间。

(5)做好门诊、巡诊和隔离治疗工作:那些不需转送的有家可归的伤病员可回家,并定期门诊;无家可归的可设伤病员临时集中区,派出换药小组,进行诊治并作好登记,定期门诊复查和治疗。

(6)迅速组织伤病员转送:伤病员经过早期治疗后,除必须留治观察外,要及时组织转送。

(三)伤病员转送

1. 建立健全转送组织　伤病员转送,没有专人、专门组织,是难以完成任务的。医疗站(医院)必须加强转送工作的组织领导。编组分类转送组,由医师、护士、卫生员和担架员10～18人组成,专门负责伤病员的转送工作。成批转送伤病员,站(院)领导要亲临指挥,加强组织管理。医务助理员或转送组组长负责掌握伤病员周转情况,及时向灾区卫生保障组请示汇报,申请转送工具。转送组要派人分头深入各组室(区),了解伤病员转送数量、批次,合理安排工具,并依据灾区现场指挥部的布置和分工,按不同伤、病情安排伤病员的去向,认真做好转送前准备工作。

2. 掌握转送适应证　伤病员转送的目的,是使其尽快获得完善的治疗,因而要求迅速转送;但也不可因转送而造成伤病员的伤情恶化或死亡。在一般情况下,为保证转送安全,医疗站(医院)在转送前要仔细检查伤病员的全身和局部情况,确定伤病员转送适应证:①转送途中无生命危险者;②术后伤情已稳定者;③应实施的医疗处置已全部做完者;④体温在38.5℃以下者。当大批伤员集中到来,救治力量难以承受时,可以适当放宽转送适应证。

笔记

3. 做好转送前准备

（1）如换药，骨折的固定，抗生素的应用，管型石膏的松解等。可能发生呼吸道阻塞的伤员（颌面部伤、颅脑伤等），必要时可作预防性的气管切开。

（2）空运转送伤病员时，空中氧分压低，会使缺氧的伤病员，如肺功能不全者病情加重；当飞机上升或下降，机舱内气压有明显变化，会使开放性气胸伤员出现纵隔摆动，呼吸更加困难；腹部手术者会出现腹胀气，伤口有可能裂开；管型石膏固定肢体者肢体会胀痛等。因此，空运前要做好预防性工作。如对血气胸者采取闭式引流术；腹部伤员用腹带加压包扎；管型石膏松解；严格检伤，对乘机有危险的伤病员（心力衰竭、严重失血性贫血、精神分裂等）应从严掌握，改用其他工具转送为宜。

（3）成批伤病员转送，可事先将转出的伤病员编成班组，并提前通知伤病员本人；给伤病员定车号；给车辆定名额、编号标志；预先安排搬运人员，并按所编班组及伤病情况安排上车（船）、登机顺序。这样，便于指挥，防止混乱。

（4）凡转送的伤病员，要办好各种转送手续，填好医疗文书：医疗文书轻伤病员自己携带，重伤病员可装入左上衣口袋。

4. 选择合适工具、体位，安全迅速后送 批量伤病员后送工具有汽车、列车、飞机和船只，它们具有各自的性能和特点，应根据伤病员情况，尽量选择合适后送工具和后送体位，妥善迅速地组织伤病员上车（船）、登机，并做好途中观察、护理和防护，安全迅速转送伤病员。

（四）后续专科治疗

后续专科治疗是伤病员经过飞机、列车、轮船的远距离运输后，到达灾区以外的综合医院进行的专科治疗。这些医院中，有军队医院，也有地方医院。由于伤病员在短时间内大批量到达，医院一般要紧急扩大床位，严密组织，充分发挥现有医疗护理力量。

六、医学救援中需要关注的其他问题

（一）灾区饮水卫生污染及洁净

1. 灾区饮用水污染特点 灾区饮用水污染，是指地震、洪涝灾害以及事故性有毒、有害物质泄漏等引起水源水及供水设施污染。其特点是突发性、不可预见性和危险性。

2. 灾区饮用水污染的应急处置原则 由于自然灾害造成饮用水污染成因不同，灾区地质气象条件不一，为灾民提供的物质支持也不同，因此饮用水污染的应急处理应以改善水质卫生为主。城镇以居民小区、居委会、灾民临时安置场所为对象，农村以村、村民小组为对象，采取集中与分散相结合的原则，以水质净化和水质消毒为主要内容，做好灾区饮用水的卫生保障工作。

3. 建立饮用水管理组织 洪水或地震之后，灾民大多集中在临时避难所（如河堤、空旷地、大型室内公共场所等），人口密度大，环境卫生条件差。保障饮用水卫生安全，是防止灾后疫病流行的关键。必须有专人负责灾民的饮用水卫生，其任务是保护和改进现有水源，选择临时取水点，构筑储水设施，分发

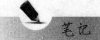

净水剂、消毒剂,建立定人、定时、定户的饮用水净化消毒制度,定期组织水质监测,检查灾区饮用水净化和消毒效果,清除临时取水点和储水设施周围的污染源。

4. 选择临时取水点   临时取水点应符合以下卫生要求:①地势相对较高(至少高于居民地1.5m以上)以保证输水水管有一定的自然压力,便于取水;②在15m半径之内,无厕所、垃圾堆、临时浴室、排水沟等污染源;③地面较平整,沙质土壤,便于排水;④交通方便,利于车辆停靠。

当人们直接从水源取水时,要加强水源保护和控制,把不同用途按时段和地段分开,以降低对饮用水造成污染的风险。不准牲畜在饮用水源附近踩踏和排便,牲畜用水要用管道输送到距离水源一定距离的水槽中。设立栏杆来界定饮用水和动物用水区。

5. 水质净化与消毒   作为饮用水的水源水,无论是地下水还是地面水,都含有各种各样的杂质,均需充分净化和严格消毒,才能达到生活饮用水的卫生要求。

灾区的水质净化可采用简易的常规净化法,即明矾混凝沉淀法。净化后的水仍有10%左右的细菌,其中可能含有致病菌,只有通过消毒,才能保证供水安全。煮沸是十分有效的灭菌方法,在有燃料的地方可采用。灾区水质消毒,主要采用氯化消毒法,操作简便,效果可靠,对细菌和病毒均有杀灭作用。具体操作方法可参见卫生学教材。

(二)灾区环境卫生

1. 灾区临时住所的卫生要求   首先要选择安全和地势较高的地点,采取应急措施,搭建帐篷、简易住房等临时避难场所,做到先安置、后完善;应尽量选择轻质建筑材料,屋顶不要放置砖头、石块或其他重物,以防倒塌伤人;临时避难场所应能遮风挡雨,满足通风通气和夜间照明要求,南方地区要设法降低室温,防止中暑,北方地区要注意夜间保暖;注意临时场所的环境卫生,不随地大小便和乱倒垃圾污水,也不要饲养畜禽;尽量按照原来建制,按户编号,相互熟悉,便于开展工作。

2. 厕所卫生和粪便处理   厕所是人们生活不可缺少的卫生设施,灾区的厕所应满足应急性、便利性和实用性的要求,并加强厕所卫生管理,确定专人保洁,及时清掏粪便,并进行卫生处理。

联合国难民事务高级专员公署(UNHCR)建议:每户家庭一个厕所是最好的选择,其次是每20人一个厕所,第三位选择是每100人一个厕所或排便区,同时在设计和建筑上给出了进一步的建议。

3. 垃圾的收集和处理   一是根据灾民聚集点的实际情况,合理设置垃圾收集站点,做到日产日清;二是加强垃圾收集站的管理,专人负责清扫、运输;三是及时将垃圾运出,建立掩埋坑掩埋,或者做垃圾分类,选择合适的地方做堆肥处理,在四周挖排水沟,并用药物消毒杀虫,控制蚊蝇孳生;四是对传染性垃圾用焚烧法处理。焚化炉要远离居民区,位于下风向,垃圾灰和不能燃烧的垃圾应用40cm厚的土壤覆盖掩埋。焚烧垃圾不适用于一般的家庭垃圾。

（三）灾区食品卫生

1. 灾害对食品的污染　灾害可以对食品生产、加工、储运、销售、供应等各个环节产生不同程度的破坏和污染。食物一旦受到污染，其危害主要表现在两个方面：一是由于食物资源损毁造成的损失，食物链的各个环节都可能会受到不同程度的损毁，失去或部分失去使用价值，除造成一定的经济损失外，甚至可能会造成灾区食品短缺和公共营养方面的问题；二是可能引起人体健康危害或潜在性的危害，灾害增加了食物链各个环节被有毒有害物质污染的机会，一旦污染范围广泛，可能导致灾区食源性疾病暴发流行。食品污染的类型包括直接污染、二次污染、交叉污染和人–食品污染等。

2. 灾后居民饮食卫生管理　灾害居民正常生活秩序被打乱，健康状况和抵抗力下降，如果不注意饮食卫生，不仅会引起食物中毒，还会传播肝炎、痢疾、霍乱等疾病，因此必须加强灾区居民的饮食卫生管理。如注意饮水卫生，不要喝生水；不要吃未洗净的瓜果蔬菜；不要吃凉拌菜，尤其是卤菜；不要吃馊饭馊菜；不要吃毒死、病死、淹死或死因不明的家禽、家畜、鱼虾；不要吃过期食品；不要吃发芽的土豆、腐烂的瓜果；不要吃霉变的粮食；不要购买、制作、销售不卫生的食品；不要举办大型聚餐等。

（四）遇难者善后处理

任何灾难都可能造成重大伤亡，大量死亡往往加重人们对于疾病暴发的忧虑。虽然目前并没有证据表明大量尸体一定会导致灾后传染病暴发，但是由于天气炎热，生态环境遭到破坏，尸体很快腐败，细菌滋生，所以要加强对尸体的管理。

尸体处理基于以下原则：①在大量伤亡发生后，埋葬优于火化；②应尽一切努力确认尸体身份；③应尽所能，避免集体安葬；④有机会和条件按照习俗举行适宜的葬礼和埋葬仪式；⑤如果没有适当的设施，如墓地或火葬场，应提供临时替代场所和设施。

当不便或不能将死者转送到太平间时，应急救援人员需建立一个现场临时停尸房。一旦找到遗体，救援人员需将其放入尸体袋，运到临时停尸房，尽可能收齐遗骸并集中在一起。对可能被毒物污染的遗体需先送至消毒站洗消。在辨认遗体前，需用统一的辨认体系给每个尸体加以标签标识。

对遇难者个人物品的保存非常重要，用与遇难者相匹配的标识符标记其物品，便于日后辨认。遗体辨认的方法包括：亲属的目视识别、指纹识别、牙齿记录识别、医用植入物识别（如起搏器）。DNA也可用于死者的识别。

在任何救援、搜寻及遇难者善后处理工作中，救援人员的安全是首位的。在尝试找回遗体之前，需动员现场救援人员，必要时还要动员工程人员，保证现场的安全。在爆炸现场，遇难者的衣物中或体内可能嵌进尖锐的物品。救援人员在准备搬运遗体时应格外小心，避免伤害自身或对遗体造成进一步损伤。工作人员及志愿者在处理尸体之后以及进食之前，应用消毒剂清洗双手。

第三节　突发事件应急心理救援

一、心理救援基本概念

（一）灾难后可能出现的心理问题

地震、海啸、洪水等是常见的自然灾难。各种自然灾难不仅对生命和财产以及生活环境破坏力强大，更为值得关注的是在灾难中，幸存者不得不面对灾难带给身体和心灵的靠自身能力无法抵御的极大创伤和危机。

1. 急性应激反应　是指因极其严重的心理或躯体应激因素而引起的短暂精神障碍。一般维持数天，最多1个月，大多便可完全消失，一般属于一过性的精神障碍。急性应激反应在临床上开始可表现为"茫然"状态，即意识范围受限、定向错误、注意狭窄、不能领会外部的刺激等。同时患者可表现为典型的焦虑性自主神经症状，如出汗、脸红、呼吸急促、心率增快等。临床上主要可分为两种类型：一种是伴随强烈恐惧体验的精神运动性兴奋，其行为往往带有一定的盲目性；另一种是伴有情感迟钝的精神运动性抑制，有一定程度的意识模糊。个体在遭受严重的或异乎寻常的精神打击后，可在数分钟至数小时内发病。

2. 创伤后应激障碍（post-traumatic disorder, PTSD）　又称延迟性心因性反应，是指对亲身经历或目击的，包括战争、暴力袭击、强奸、虐待、绑架以及重大交通事故等日常生活事件和自然灾害在内的、一切引起严重精神创伤的事件所引发的共同的精神障碍，一般在遭受打击后数周至数月后发病。患者经历创伤性事件后，仍对该事件反复体验，并有避免引起相关刺激的回避行为和高度的警觉状态，病情持续以致引起主观上的痛苦和社会功能障碍。PTSD患者可有主观性失眠或乏力，并伴有与创伤相关的噩梦，睡眠脑电图发现快速眼动睡眠密度增加或维持受损，第四期睡眠增多。

研究表明，PTSD患者往往较一般人群更多的出现以下症状：①多种精神障碍、自杀企图、工作能力受损；②多种躯体疾病和并发症；③整体健康状况差、就业比例低；④人际关系、日常生活及工作表现消极影响大。PTSD对患者的社会功能家庭生活和身心健康造成长期的破坏性影响，也给患者的家庭乃至社会带来巨大的经济负担。据美国精神病协会（American Psychiatry Association, APA）统计，美国的PTSD人群总体患病率为1%～14%，平均为8%，个体终生患病危险达3%～58%，女性PTSD患者终身患病率约是男性的2倍。王相兰等对汶川地震后2周转移安置点223例灾民的调查中，PTSD筛查阳性率为14.1%，抑郁症状阳性率为31.1%，报告中12.9%有自杀观念。赵丞智等对张北地震后17个月受灾青少年的调查发现，PTSD发生率为9.14%。张本等唐山地震后22年57例孤儿研究发现，有13例（23%）为现患PTSD（患者组），其中12例（92%）曾患急性应激反应。有44例（77%）不符合PTSD的诊断标准（正常组），其中15例（34%）曾患急性应激反应。张本等对唐山地震后30年260例孤儿的研究发现，灾难后孤儿幸存者30年后仍有较高PTSD现患率（12%），青少年阶段、地震创伤的严重程度、人格倾向性及应对方式与现患PTSD相关。

(二)应急心理救援

"应急心理救援",在心理学专业上又称为心理危机干预(psychological crisis intervention)或灾后心理救援,是指以医务专家、心理专家为主的科技工作者运用心理学、医学知识,对紧急或重大事件发生地区的存在心理危机群体,通过科学的心理疏导,进行心理危机干预,缓解因灾害或伤害带来的心理压力,为心理受到严重创伤者进行心理救援工作。现代意义的心理救援体现了科学精神和人文关怀的结合,《中国精神卫生工作规划(2002—2010)》明确指出,"发生重大灾难后,当地应进行精神卫生干预,并展开受灾人群心理应急救援工作,使重大灾难受灾人群中的50%获得心理救助服务"。

二、应急心理救援的组织

(一)应急心理救援的基本任务

1. 积极预防、及时控制和减缓灾难的心理社会影响。

2. 促进灾后心理健康重建。

3. 维护社会稳定,促进公众心理健康。

4. 综合应用基本干预技术,并与宣传教育相结合,提供心理救援服务。

5. 了解受灾人群的社会心理状况,根据所掌握的信息,发现可能出现的紧急群体心理事件苗头,及时向救灾指挥部报告并提供解决方法。

6. 通过实施干预,促进形成灾后社区心理社会互助网络。

(二)应急心理救援的基本原则

1. 协同性原则

(1)心理救援医疗队在到达指定救灾地点后,应及时与救灾地的救灾指挥部取得联系,成立心理救援协调组,统一安排救灾地的紧急心理危机干预工作。

(2)后期到达同一地点的心理救援医疗队或人员,应该在上述心理救援协调组的统一指挥、组织下开展工作。

(3)各心理救援协调组的工作,应及时与所在地精神卫生专业机构沟通和协调,并接受当地卫生行政部门领导。

2. 普遍性原则 心理危机干预人群分为四级,干预重点应从第一级人群开始,逐步扩展。一般性宣传教育要覆盖到四级人群。

第一级人群:亲历灾难的幸存者,如死难者家属、伤员、幸存者。

第二级人群:灾难现场的目击者(包括救援者),如目击灾难发生的灾民、现场指挥、救护人员(消防、武警官兵,医疗救护人员,其他救护人员)。

第三级人群:与第一级、第二级人群有关的人,如幸存者和目击者的亲人等。

第四级人群:后方救援人员、灾难发生后在灾区开展服务的人员或志愿者。

3. 科学性原则 心理救援队成员应至少由精神医学或心理学专业人员2人组成,尽量避免单人行动。有灾难心理危机干预经验的人员优先入选。在工作过程中应以科学的态度对待心理危机干预,明确心理危机干预是医疗救援工作中的一部分,不是"万能钥匙"。

笔记

4. "防—控—治"并举原则

（1）利用大众媒体向灾民宣传心理应激和心理健康知识,宣传应对灾难的有效方法。

（2）依靠各方力量参与,建立与当地民政部门、学校、社区工作者或志愿者组织等负责灾民安置与服务的部门/组织的联系,并对他们开展必要的培训,让他们协助参与、支持心理危机管理工作。

（3）对灾难中的普通人群进行妥善安置,避免过于集中。在集中安置的情况下实施分组管理,最好由相互熟悉的灾民组成小组,并在每个小组中选派小组长,作为与心理救援协调组的联络人。对各小组长进行必要的危机管理培训,负责本小组的心理危机管理,以建立起新的社区心理社会互助网络,及时发现可能出现严重应激症状的人员。

（4）对重点人群采用"稳定情绪"、"放松训练"、"心理辅导"技术开展心理危机救助。综合应用基本干预技术,并与宣传教育相结合,通过实施干预,促进形成灾后社区心理社会互助网络。

5. 分类干预原则 目标人群评估、制订分类干预计划。评估目标人群的心理健康状况,将目标人群分为普通人群、重点人群。对普通人群开展心理危机管理; 对重点人群开展心理危机援助。

6. 保密原则 严格保护受助者的个人隐私,不随便向第三者透露受助者个人信息。

（三）应急心理救援体系

应急心理救援体系包括预警监测体系、组织管理体系、应急处置体系、技术支持体系、后勤保障体系和监督督导体系(图10-4,彩图10-4)。目前,我国的国家心理危机干预体系和应急救援组织仍在不断建设和完善之中。

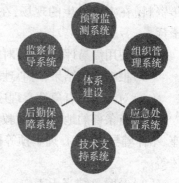

图10-4 应急心理救援体系示意图

（四）应急救援分队

1. 心理救援医疗队 人员以精神科医生为主,可有临床心理治疗师、精神科护士加入。至少由2人组成,尽量避免单人行动。有灾难心理危机干预经验的人员优先入选。配队长1名,指派1名联络员,负责团队后勤保障和与各方面联系。心理危机干预人员也可以作为其他医疗队的组成人员。

2. 救灾地点心理危机干预队伍 以精神科医生为主,心理治疗师、心理咨询师、精神科护士和社会工作者为辅。适当纳入有相应背景的志愿者。在开始工作以前对所有人员进行短期紧急培训。

三、心理危机干预

（一）心理危机干预的工作程序

1. 出发前准备

（1）了解灾区基本情况,包括灾难类型、伤亡人数、道路、天气、通信和物资供

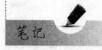

应等；了解目前政府救援计划和实施情况等。

（2）复习本次灾难引起的主要躯体损伤的基本医疗救护知识和技术，例如骨折伤员的搬运、创伤止血等。

（3）明确即将开展干预的地点，准备好交通地图。

（4）初步估计干预对象及其分布和数量。

（5）制定初步的干预方案/实施计划。

（6）对没有灾难心理危机干预经验的队员，进行紧急心理危机干预培训。

（7）准备宣传手册及简易评估工具，熟悉主要干预技术。

（8）做好团队食宿的计划和准备，包括队员自用物品、常用药品的配备等。

（9）尽量保留全部发生的财务票据。外援心理援助医疗队在到达灾区之前，尽量与当地联络人进行沟通，了解灾区情况，做到心中有数。

2. 现场工作流程

（1）接到任务后按时间到达指定地点，接受当地救灾指挥部指挥，熟悉灾情，确定工作目标人群和场所。

（2）在已有心理危机干预方案的地方，继续按照方案开展干预；还没有制订心理危机干预方案的地方，抓紧制订干预方案。

（3）分小组到需要干预的场所开展干预活动。在医院，建议采用线索调查和跟随各科医生查房的方法发现心理创伤较重者；在灾民转移集中安置点，建议采用线索调查和现场巡查的方式发现需要干预的对象，同时发放心理救援宣传资料；在灾难发生的现场，在抢救生命的过程中发现心理创伤较重者并随时干预。

（4）使用简易评估工具，对需要干预的对象进行筛查，确定重点人群。

（5）根据评估结果，对心理应激反应较重的人员及时进行初步心理干预。

（6）对筛选出有急性心理应激反应的人员进行治疗及随访。

（7）有条件的地方，要对救灾工作的组织者、社区干部、救援人员采取集体讲座、个体辅导、集体心理干预等措施，教会他们简单的沟通技巧、自身心理保健方法等。

（8）及时总结当天工作。每天晚上召开碰头会，对工作方案进行调整，计划次日的工作，同时进行团队内的相互支持，最好有督导。

（9）将干预结果及时向当地救灾指挥部负责人进行汇报，提出对重点人群的干预指导性意见，特别是对重点人群开展救灾工作时的注意事项。

（10）心理救援医疗队在工作结束后，要及时总结并汇报给有关部门，全队接受一次督导。

（二）心理危机干预的技术要点

1. 放松训练要点　包括：呼吸放松、肌肉放松、想象放松。

分离反应明显者不适合学习放松技术（分离反应表现为：对过去的记忆、对身份的觉察、即刻的感觉乃至身体运动控制之间的正常的整合出现部分或完全丧失）。

2. 心理辅导要点　通过交谈来减轻灾难对重点人群造成精神伤害的方法，

个别或者集体进行，自愿参加。开展集体心理辅导时，应按不同的人群分组进行，如：住院轻伤员、医护人员、救援人员等。

（1）目标：在灾难及紧急事件发生后，为重点人群提供心理社会支持。同时，鉴别重点人群中因灾难受到严重心理创伤的人员，并提供到精神卫生专业机构进行治疗的建议和信息。

（2）过程

第一，了解灾难后的心理反应。了解灾难给人带来的应激反应表现和灾难事件对自己的影响程度，也可以通过问卷的形式进行评估。引导重点人群说出在灾难中的感受、恐惧或经验，帮助重点人群明白这些感受都是正常的。

第二，寻求社会支持网络。让重点人群确认自己的社会支持网络，明确自己能够从哪里得到相应的帮助，包括家人、朋友及社区内的相关资源等。画出能为自己提供支持和帮助的网络图，尽量具体化，可以写出他们的名字，并注明每个人能给自己提供哪些具体的帮助，如情感支持、建议或信息、物质方面等等。强调让重点人群确认自己可以从外界得到帮助，有人关心他/她，可以提高重点人群的安全感。给儿童做心理辅导时，目的和活动内容相同，但形式可以更灵活，让儿童多画画、捏橡皮泥、讲故事或写字。要注意儿童的年龄特点，小学三年级以下的儿童可以只画出自己的网络，不用具体化在哪里得到相应的帮助。

第三，应对方式。帮助重点人群思考选择积极的应对方式；强化个人的应对能力；思考采用消极的应对方式会带来的不良后果；鼓励重点人群有目的地选择有效的应对策略；提高个人的控制感和适应能力。讨论在灾难发生后，你都采取了哪些方法来应对灾难带给自己的反应的？如多跟亲友或熟悉的人在一起、积极参加各种活动、尽量保持以往的作息时间、做一些可行且对改善现状有帮助的事等，避免不好的应对（如冲动、酗酒、自伤、自杀）。注意儿童的年龄差异，形式可以更灵活，让儿童以说、画、捏橡皮泥等多种方式展示自己的应对方式。鼓励儿童生活规律，多跟同伴、家人等在一起。要善于用儿童使用的语言来传递有效的信息。

（三）心理危机干预中应注意的问题

1. 心理危机干预是医疗救援工作的一个组成部分，应该与整体救灾工作结合起来，以促进社会稳定为前提，要根据整体救灾工作的部署，及时调整心理危机干预工作重点。

2. 心理危机干预活动一旦进行，应该采取措施确保干预活动得到完整地开展，避免再次创伤。

3. 对有不同需要的受灾人群应综合应用干预技术，实施分类干预，针对受助者当前的问题提供个体化帮助。严格保护受助者的个人隐私，不随便向第三者透露受助者个人信息。

4. 以科学的态度对待心理危机干预，明确心理危机干预是医疗救援工作中的一部分，不是"万能钥匙"。

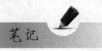

249

本 章 小 结

　　本章按照应急管理的基本流程,全面论述突发公共卫生事件应急响应和处置的过程,明确响应程序,现场调查与处置的基本内容和实施步骤以及应急反应措施;有选择地介绍其他突发事件医学救援应急响应和处置的若干要点,最后介绍突发事件的心理救援等其他工作。

　　1. 相关概念　应急响应、突发公共卫生事件应急响应;快速需求评估、突发事件应急医疗救援、分级救治、时效救治;创伤后应激障碍、心理危机干预。

　　2. 突发公共卫生事件应急响应与处置　卫生行政部门和疾病预防控制机构应急响应的程序和主要工作;现场处置各个环节的特点要求、基本内容及实施要点;应急指挥部及各级政府、卫生行政部门和各类卫生机构、社会公众和患者的应急反应措施。

　　3. 突发事件应急医疗救援　应急医学救援的特点和原则、组织形式,应急响应的步骤,应急指挥的基本原则与协调机制,事件现场指挥体系和现场指挥流程;现场急救、早期治疗、专科治疗以及伤员转运后送的组织与工作方法;灾区饮用水污染应急处置的原则,临时水源的选取要点以及水质净化和消毒的常用方法;灾民临时住所的卫生要求,食品卫生管理、尸体处理的具体措施及注意事项。

　　4. 突发事件应急心理救援　应急心理救援队的基本任务和工作原则,应急心理救援现场工作流程,心理危机干预的技术要点。

关键术语

突发公共卫生事件应急响应　emergency response for public health event

快速需求评估　rapid needs assessment, RAN

突发事件应急医疗救援　emergency medical rescue for public event

分级救治　medical treatment in echelon

时效救治　optimal medical treatment

创伤后应激障碍　post-traumatic disorder, PTSD

心理危机干预　psychological crisis intervention

讨论题

　　伤员分类是突发事件应急医疗救援的重要环节,基于这样的理念:大量伤员的健康需求与可利用的医疗资源之间存在着潜在的不平衡。试根据汶川抗震救灾实践讨论分析哪些因素可能会使医疗需求和资源供应之间的不平衡加剧。

笔记

思考题

(一)填空题

1．突发公共卫生事件现场调查报告通常包括＿＿＿＿＿、＿＿＿＿＿、＿＿＿＿＿、＿＿＿＿＿等形式。

2．突发事件应急医疗救援的组织形式通常按照＿＿＿＿＿、＿＿＿＿＿和＿＿＿＿＿来实施。

3．地震伤病员抢救的最佳黄金时间是震后＿＿＿＿＿小时,化学中毒伤病员救治的最佳时机是中毒后＿＿＿＿＿分钟,氰化物和芥子气中毒伤病员,最佳救治时机是＿＿＿＿＿分钟以内。

(二)简答题

1．简述突发事件卫生应急救援现场指挥流程。

2．选取灾区临时取水点时,应考虑哪些卫生要求?

3．以突发传染病暴发流行为例,简述现场处置的工作要点。

4．作为市卫生局应急办公室领导,在接到突发公共卫生事件报告后,应如何展开工作?

5．作为心理救援分队的成员,你到达灾难现场后,应如何开展工作?

(秦　超　董　薇　赵建军　第二军医大学卫生勤务学系)

笔记

第十一章

卫生应急中的恢复与重建

学习目标

通过本章学习,你应该能够:

掌握 卫生应急中的恢复与重建的内涵、内容、原则。

熟悉 卫生应急中的恢复与重建的实施步骤、卫生领域恢复与重建的问题及实施的注意事项。

了解 卫生应急中恢复与重建效果评价的内容。

章前案例

2008年,中国汶川地震灾害中,当地的卫生系统遭受到严重损坏。灾后开展的自力更生、生产自救与国家扶持、对口支援等多形式的恢复与重建工作对当地的医疗秩序、卫生防疫秩序和服务能力的快速恢复起到了极大作用。

汶川地震后,国家灾后重建基金安排卫生项目178个,项目资金5.95亿元;申请世界银行紧急贷款项目7个,总额度3289万美元;仅深圳市援建的卫生项目就有7个,援助总资金3.12亿元;香港世贸集团援建陇南市5所乡镇卫生院,每所卫生院援建资金100万元。同时,在乡村恢复过程中还发挥了当地村民自治组织的作用,以群众自建为主,政府予以补助,社会帮扶、对口支援。

灾后正确、快速开展的恢复与重建工作,对于快速恢复灾区的医疗秩序、卫生防疫秩序和服务能力具有重大。

尽管当前学术界对于卫生应急管理过程认识不一,有二阶段论、三阶段论、四阶段论、五阶段论和六阶段论,但按目前危机管理通用模式即PPRR理论,总体看卫生应急管理过程是由预防、准备、反应、恢复几个阶段组成(详见本书第二章第一节内容)。本章所要论述的是卫生应急管理的最后一个阶段,即善后与恢复重建阶段的内容。

突发公共事件发生后,在采取有效措施弥补事件造成的损害、恢复组织形象的同时,应当及时开展事件评估,总结经验教训,为未来的善后、恢复重建提供经验和支持。只有在突发公共事件之后评估,反思和总结经验教训,尽量通过善后和恢复重建来弥补突发公共事件带来的负面影响,恢复组织的正常运行秩序,并且不断补充、完善现有的突发公共事件预警系统和应对系统,为未来的管理工作提供宝贵经验,才能避免重蹈历史覆辙。

笔记

第一节　恢复与重建概述

突发公共事件分为自然灾害、事故灾难、公共卫生事件、社会安全事件四类，这四类突发公共事件都会或可能会引发卫生应急范畴中的突发公共卫生事件。本章介绍的恢复与重建内容是泛指所有因突发公共事件引发的卫生应急工作范畴中的恢复与重建。

一、恢复与重建的内涵

《国家突发公共事件总体应急预案》中恢复与重建工作包括善后处置、调查与评估、恢复重建三个方面，因此对恢复与重建内涵界定，包括这三方面的含义。

1. 善后处置　卫生应急中的善后处置包括两层含义：①妥善处理突发事件发生后的遗留问题。包括对突发公共卫生事件调查与评估；对参加突发公共卫生事件应急处理作出贡献的先进集体和个人进行表彰；对在突发公共卫生事件的预警、报告、调查、控制和处理过程中，有玩忽职守、失职、渎职等行为的，依法追究有关人员的责任；对突发公共卫生事件应急处理期间紧急调集、征用有关单位、企业、个人的物资和劳务进行合理评估，给予补偿。②合理处理死者的安葬、死者家属的抚恤等工作。对因参加公共卫生事件应急处置工作致病、致残或死亡的人员，按照国家有关规定，给予相应的抚恤和补助；对参加应急处理一线工作的专业技术人员应制定合理的补助标准给予补助；民政部门对在突发公共卫生事件应急处理工作中牺牲的人员，按有关规定追认为烈士。

2. 调查与评估　卫生应急中的调查与评估是指卫生部门运用适当的方式，对特别重大突发公共事件的起因、性质、影响、责任、经验教训和恢复重建等问题进行调查，开展卫生学评估工作，为决策部门确定救灾防病工作的策略和措施提供参考依据，并根据评价结果不断进行调整，做好突发公共事件发生后的救灾防病工作。

3. 恢复重建　目前对于"恢复"、"重建"的内涵界定，学术界尚未形成统一的观点。关于"恢复"，有学者认为，恢复（recovery）是危机管理或者突发事件的最后一个阶段，它包括人的管理以及物和系统的恢复两个方面，并且突出了恢复力，即有效生存与反应的能力的重要性。关于"重建"，有学者认为，重建（reconstruction）通常是指在公共危机事件发生之后，重建灾区生活环境和社会环境并达到或者超过公共危机事件发生之前的标准。

对于卫生应急中的恢复重建，目前学术界也尚无统一定义。本书认为有广义和狭义的两种定义。广义的恢复重建（recovery and reconstruction）是指突发公共事件发生后，政府在卫生应急的响应与处置、恢复与重建各阶段，对受损组织机构、法律、社会秩序、公共设施等，根据突发公共事件发生的范围、性质等相关因素，制定旨在对物质层面、社会层面进行恢复和重建的政策和规划，规定各个参与主体的权力和责任，进而实施的政治、经济、社会和环境等一系列措施，并在

笔记

综合性评估的基础上重建机构运转和服务功能；同时对受影响的人员进行精神层面的恢复与重建，为其提供长期的关爱和支持。

狭义的恢复重建特指在卫生应急的预防与准备、响应与处置工作结束后，对受损组织机构、法律、社会秩序、公共设施等进行物质层面、社会层面的恢复与重建，同时对受影响的人员进行精神层面的恢复与重建。通过重新建立使各方面恢复到突发公共事件发生前原有的正常状态或者更好。

> **知识拓展**
>
> 美国的《联邦反应计划》认为：恢复（recovery）"是指灾民所从事的一些活动，这些活动使他们得以开始重建家园、重置财产、恢复就业、恢复营业、原地或者异地重建公共基础设施，减轻未来灾害损失的过程。"

二、恢复与重建的阶段

恢复与重建一般分两个阶段，即过渡期和恢复重建期。恢复与重建的每个阶段的时间与内容在各国不尽相同，取决于政府的重视和政治意愿，以及国家的经济和技术实力等诸多因素。恢复与重建的过渡期通常为3~12个月，恢复重建期需要1~3年，甚至更长。卫生领域恢复与重建也如此。

过渡期：当突发公共事件对当地社会公共设施如饮水、厕所以及医疗卫生系统等有较大毁损时，这时旧的社会公共设施、医疗卫生设施出现毁损，而新的设施还有较长时间才能建成，针对这种状况往往需要有个过渡期。过渡期重点考虑的公共卫生问题是改善基本卫生服务和公共卫生项目（服务和活动）的可及性，包括保证因受事件影响的临时聚集地人们的饮用水、厕所、食品安全，及时发现疾病，降低患病风险，提供基本医疗服务等。这段时期必须保证：贫困和弱势群体能够获得免费的卫生服务；新出现的精神卫生问题要得到适当解决；为残疾人提供卫生服务包。

恢复重建期：恢复重建期包括短期和中长期两个阶段，这一阶段应努力解决更高层面的卫生体制问题，例如卫生服务的利用和质量。突发公共事件为卫生系统机构重组与改革提供了一个契机，应合理建设医院、卫生院以及公共卫生机构，避免不必要的冗余和不良竞争。①短期（3~12个月）：短期策略的重点是恢复基本卫生服务与核心公共卫生项目和功能，工作着眼于：为生活在临时安置点的居民提供卫生服务；通过流动方式提供基本服务、使用其他临时性结构包括预制房；动员社区工作人员开展外展服务；在适当层面提供二级卫生服务；为残疾人提供特殊的卫生服务；正常运转流行病预防项目，强化或重建疾病监测体系和现场流行病学能力。②中长期（12~36个月）：该阶段主要任务是提出解决卫生领域一些主要问题的方案。这些问题包括：合理重建合乎抗灾害要求的医疗卫生设施，将较小单位并入大型机构、关闭或异地重建新机构，或根据人口规模对部分医疗卫生机构升级；采用一体化的方法确定并提供基本服务包；重视弱势人群的需求，包括开展脆弱性评估；加强卫生应急管理和组

笔记

织体系,包括多方参与的、有效协调的灾害应对;与非政府组织共同开展以社区为基础的残疾人康复工作;建立卫生应急恢复重建的相关制度,确保快速应急和灾害响应。

三、恢复与重建的原则

恢复与重建一般遵循以下"五结合"的原则:

1. 受灾地区自力更生、生产自救与国家支持、对口支援相结合的原则　发挥受灾当地居民的自治组织作用,以群众自建为主,政府予以补助,社会帮扶、对口支援为辅,开展落实恢复与重建工作。

2. 政府主导与社会参与相结合的原则　大范围的恢复与重建没有政府的组织是不可想象的,政府应当在恢复与重建中发挥主导作用,公民、法人以及其他组织等社会力量参与重建也是必不可少的。

3. 确保质量与注重效率相结合的原则　恢复与重建,是一个长期的过程。如基础设施建设、产业恢复重建、社会秩序恢复重建等,都需要在保证质量的前提下,充分考虑效率。

4. 立足当前与兼顾长远相结合的原则　恢复与重建的主要任务是积极稳妥地恢复灾区群众正常的生产、生活、学习、工作条件。从长远看,重要的是要恢复并促进灾区经济社会的发展,达到这两个目的,才能真正实现将来的经济社会可持续发展。

5. 经济社会发展与生态环境资源保护相结合的原则　在恢复与重建中,无论是过渡性安置,还是工程选址以及城乡规划布局,都应在考虑经济建设的同时,兼顾环境资源的承载能力,避免对已经非常脆弱的生态环境造成新的破坏。

对于突然发生,造成或者可能造成公众健康严重危害的传染病疫情、群体性不明原因疾病、重大食物和职业中毒以及其他严重影响公众健康的非自然灾害,由于其一般是随机的,事件所引发的后果和呈现形式可能有所不同,恢复与重建的活动和重要关切点以及相关原则相应地可能会有所不同,因此对于非自然灾害引发的卫生领域的恢复重建除了需要遵守以上"五原则"外,还需要遵守相关的法律法规和管理条例,如《国家突发公共事件总体应急预案》《传染病防治法》《危险化学品安全管理条例》等。

值得注意的是卫生应急的恢复与重建是系统性工程,不是简单地局限于卫生体系的恢复与重建,而是要从社会、经济重建整体规划出发,协调好与卫生之外的各个相关领域重建规划,将医疗服务、公共卫生、医疗保障和药械供应作为一个整体统筹考虑。

第二节　恢复与重建的内容

《国家突发公共卫生事件应急预案》中规定恢复与重建的内容包括善后处置、调查与评估、恢复重建三个方面,本节将对这三方面的内容进行一一介绍。

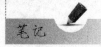

笔记

一、善后处置

卫生应急中的善后处置工作包括事件的后期评估、奖励、责任、抚恤和补助、征用物资和劳务的补偿五个方面。

(一)后期评估

突发公共卫生事件结束后,各级卫生行政部门在本级人民政府的领导下,组织有关人员对突发公共卫生事件的处理情况进行评估。评估内容主要包括事件概况、现场调查处理概况、病人救治情况、所采取措施的效果评价、应急处理过程中存在的问题和取得的经验及改进建议。评估报告上报本级人民政府和上一级人民政府卫生行政部门。

(二)奖励

县级以上人民政府人事部门和卫生行政部门对参加突发公共卫生事件应急处理作出贡献的先进集体和个人进行联合表彰;民政部门对在突发公共卫生事件应急处理工作中英勇献身的人员,按有关规定追认为烈士。

(三)责任

对在突发公共卫生事件的预防、报告、调查、控制和处理过程中,有玩忽职守、失职、渎职等行为的,依据《突发公共卫生事件应急条例》及有关法律法规追究当事人的责任。

《突发公共卫生事件应急条例》规定:县级以上各级人民政府卫生行政主管部门和其他有关部门在突发事件调查、控制、医疗救治工作中玩忽职守、失职、渎职的,由本级人民政府或者上级人民政府有关部门责令改正、通报批评、给予警告;对主要负责人、负有责任的主管人员和其他责任人员依法给予降级、撤职的行政处分;造成传染病传播、流行或者对社会公众健康造成其他严重危害后果的,依法给予开除的行政处分;构成犯罪的,依法追究刑事责任。

(四)抚恤和补助

地方各级人民政府要组织有关部门对因参与应急处理工作致病、致残、死亡的人员,按照国家有关规定,给予相应的补助和抚恤;对参加应急处理一线工作的专业技术人员应根据工作需要制订合理的补助标准,给予补助。

(五)征用物资、劳务的补偿

突发公共事件应对的一个突出特点是:突发情况下,为公共安全价值目标的实现,出于迅速应对的目的,需要大量征用私人财产。因此在突发公共事件应急工作结束后,遵循及时、充分的补偿救济原则,借鉴征地补偿制度的立法内容,地方各级人民政府应组织有关部门对应急处理期间紧急调集、征用有关单位、企业、个人的物资和劳务进行合理评估,给予补偿。

二、调查与评估

如前一节所述,广义上的恢复重建贯穿于卫生应急的响应与处置、恢复与重建各阶段中,调查与评估的内容既包括响应与处置阶段的调查与评估,该阶段的

笔记

调查与评估主要是突发公共事件后的快速卫生评估,也包括重建与恢复阶段的效果评估。由于本节恢复重建步骤中专门介绍恢复重建效果评估,此处主要对突发公共事件后的快速卫生评估作简单介绍。

(一)快速卫生评估

灾后快速卫生评估特指突发公共事件后在最短时间内开展的,以及时了解灾区基本公共卫生状况、分析灾区居民首要卫生需求为目的,调查内容简洁、现场可快速完成的评估。突发公共事件后的快速卫生评估由于其紧迫性,对准确性和细致程度的要求相对较低,更为注重信息的及时性和全面性。因此,快速评估一般要求在突发公共事件后紧急救援期完成,不需详细针对某一卫生学专题而要求全面粗略掌握灾区的卫生状况,一般针对群体而非个体,即多为对灾民安置点而非灾民个体进行的调查。

(二)恢复与重建评估的主要内容

突发公共卫生事件发生后,灾民的居住、食品、饮用水、环境卫生、媒介生物、医疗和公共卫生服务等面临极大威胁和隐患,此时需要启动灾后快速卫生评估,以便于全面了解灾区居民的卫生状况和需求分析。进行灾后快速卫生评估时,对公共卫生事件可能波及的因素均应开展应急评估,包括致病因素、环境场所、应急队伍、处置措施、人群健康需求、生活条件等。其中卫生学方面评估,主要评估公共、生产、经营、工作、教学等场所卫生质量和健康影响因素是否已达到并符合有关卫生标准和卫生要求。所有与污染源接触的相关物品均应当进行生物学、物理学和化学指标的卫生质量评估。对病原学监测与鉴定,并建立检测质量控制体系。对污染源还应当进行潜在危害作用和其他危害作用等的评估。

(三)卫生应急评估的必要准备

各地卫生部门日常应熟悉快速评估所需的工具,根据本地实际情况进行必要的修订,建立评估队伍并开展必要培训,开展突发公共事件评估工作的人员和技术准备。灾害发生后,评估人员前往灾区前要携带必要的野外生存装备和物资,注意人身安全。

(四)卫生应急评估结果的使用

突发公共事件后公共卫生状况与需求快速评估的最终目的是为了以评价为依据制定救灾目标与行动计划,并制定突发公共事件后紧急救援阶段的公共卫生干预措施。因此,评估的结果必须及时呈报和发布才能发挥其应有的作用。首先必须尽快地呈报当地政府(救灾指挥部)等相关决策部门,便于其及时掌握信息,制定或调整救灾防病措施。同时,在当地救灾指挥部门的安排下,评估结果可以适当的方式进行网络或新闻媒体的发布,以尽快争取其他地区的物资、人力和财政等资源的支持。

三、恢复重建的内容与步骤

(一)恢复重建的基本内容

1. 自然灾害类恢复重建的基本内容 自然灾害是人类依赖的自然界所发

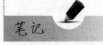

生的异常现象,自然灾害对人类社会所造成的危害往往是触目惊心的。自然灾害主要有洪涝、地震、旱灾、台风、雨雪冰冻、泥石流等突发性灾害。我国自然灾害种类多、发生频率高、分布地域广、经济损失大,导致多种突发公共事件频发,严重危及人民群众健康及生命安全。自然灾害引发的突发公共卫生事件不仅严重危害人类的生命,也在物质层面、社会层面和心理精神层面等对人类造成极大影响。此类突发公共卫生事件的过渡期和恢复重建期中,社会公共卫生设施及医疗卫生系统的恢复和重建一般包括组织的、社会的、物质的、精神的四个方面的内容。这种恢复重建并不是简单的恢复到事发前的状态,而是要在以前的基础上有一个新的发展和超越,是在总结过去经验教训的基础上,在更高起点上进行恢复和重建,以尽量避免同样灾害事故的再次发生或者减少同样灾害造成的损失。

(1)组织机构的恢复重建:组织机构的恢复重建主要是组织机构及其功能和制度的恢复重建。一般来说,突发公共事件会打断组织的正常运转,尤其是受冲击的组织和机构。因为一些领导人和工作人员因公殉职或者受伤,容易造成业务的停顿和组织功能的丧失,需要补充人员;还有就是通过突发事件原因调查发现的组织管理中的漏洞,如制度不健全、组织结构不合理、管理不严等问题,这些问题需要在事后通过完善组织机构的功能和设置加以解决。例如,2003年"SARS"之后,我国政府一方面加强了疾病控制中心的建设,加大了对这项工作的投入,另一方面设立了卫生监督机构。以前各地卫生行政管理部门下属事业单位中的卫生监督所和卫生防疫站是合在一起的,因为"SARS",使中央政府认识到卫生监督所的重要性,决定两个机构分开设立。汶川大地震同样使当地一些政府和部门遭受了严重破坏,房屋倒塌,设备损坏,人员受伤、失踪甚至死亡,造成了工作的瘫痪,事后应该尽快恢复这些组织的功能,补充人员和设备,使其能够尽快履行职能,领导和组织当地的恢复重建工作。

(2)社会方面的恢复重建:社会方面的恢复重建主要指法律和社会秩序的恢复重建。突发事件经常给社会造成巨大的冲击,社会正常的法律秩序也会在应急管理阶段受到影响。有时一些社会原因造成的对立和冲突性危机,往往与一定程度的法律失效、社会秩序混乱联系在一起。因此,当应急状态结束时,政府的首要任务就是尽快恢复当地的法律和社会秩序,加强社会治安,只有这样,其他方面的恢复重建工作才能够正常开展,人们也才能安心从事恢复重建工作。

汶川地震发生后,国务院公布了《汶川地震灾后恢复重建条例》(2008年6月8日起施行),这是我国首个地震灾后恢复重建的专门条例,成为我国地震灾后恢复重建工作纳入法制化轨道的重要标志。我国政府针对汶川灾后恢复重建活动制定条例,主要考虑到以下两点:一是增强条例的针对性和有效性,切实解决汶川地震灾后恢复重建中的一些实际问题;二是为今后普遍适用的灾后恢复重建立法提供实践基础和积累经验。已经修订的《中华人民共和国防震减灾法》就是在总结经验的基础上,对有些制度进行法律规范。

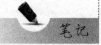
笔记

（3）物质方面的恢复重建：物质方面的恢复重建主要是指人们生产和生活方面的各种设施的恢复和重建。事后的恢复和重建不是过去的简单复原，而应该用发展的眼光来看待，使其能够站在一个更高的起点之上，取得比过去更好的成绩和效果。

过渡期和恢复重建期社会公共卫生设施及医疗卫生系统方面的恢复和重建：一是做好过渡期临时医疗机构板房建设；二是扎实做好永久性医疗机构建设工作。

（4）精神方面的恢复重建：精神方面的恢复重建主要是对突发事件当事人与受灾者提供精神和心理救助。在突发公共事件过后，很多人会受到一定的心理伤害，有的甚至非常严重，以至于影响今后的正常生活。有研究表明，人们在经历灾难后各种心理障碍的发生率平均增加17%。与物质方面的损失相比，公众的心理和精神所受到的伤害可能更加严重。这种心理上的危机不仅危害大，而且涉及范围广，持续时间长。对于这种影响不是所有人都能够自我调节的，不少人必须借助外力的帮助才能从突发事件的阴影中走出来，他们不仅需要物质的援助，还需要心理上的帮助。因此，如何抚慰他们受伤的心灵，帮助他们从突发事件的阴影中走出来，恢复对生活和社会的信心，就成为事后精神方面恢复和重建的一项重要内容。但是这一点在过去常常不被重视，政府和社会更加关心的是物质方面的恢复和重建，对非物质方面的恢复和重建则关注不够，尤其是在受灾人群的心理疏导方面。

2. 突发公共卫生事件恢复重建的基本内容　突发公共卫生事件是指突然发生，造成或者可能造成公众健康严重危害的传染病疫情、群体性不明原因疾病、重大食物和职业中毒以及其他严重影响公众健康的事件。

突发公共卫生事件的发生对卫生系统造成的影响，很少像自然灾害事件那样会对卫生系统造成医疗卫生的基础设施、设备的损毁与人员的重大伤亡。因此，此类事件发生后的卫生恢复重建主要关注如何从事件中吸取经验教训，查找薄弱环节和管理漏洞，进一步加强卫生应急体系、制度和能力建设，有效预防和控制此类事件的再次发生。其恢复重建的主要内容包括：

（1）卫生应急处置过程中物资损耗的补充与征用物资补偿：医疗卫生机构在卫生应急处置过程中，大量消耗了必要的医药、防护等物资物品，同时在资源不足时会临时征用应急物资。在恢复期内，应根据物资使用的评估结果进行及时的补充和补偿，为今后处置突发公共卫生事件做好必要的资源储备。

（2）加强和完善传染病联防联控工作机制：针对疫情暴发过程中暴露的传染病疫情防控存在的部门协作不畅等问题，各级各类卫生应急机构应主动与宣传、教育、农业、检验检疫、交通运输等部门加强沟通与协调，建立、健全部门间联防联控工作机制。此外，针对本地区传染病流行的危险因素和重点问题，周密部署，制定预案，明确责任，落实措施，加强组织领导和监督检查。

（3）进一步加强传染病疫情监测：通过反思和查找事件发生的成因中可能

笔记

存在的监测、预警等方面可能存在的疏漏,各级疾病预防控制机构要坚持每日审核和分析医疗卫生机构疫情报告情况,并主动加强预警预测工作。紧密配合检验、检疫部门做好出入境口岸的疫情监测,做到统一部署,密切合作,信息互通,资源共享。及时开展流行病学调查,采取果断措施加以控制,防止疫情扩散蔓延。

(4)扩大免疫规划措施,提高免疫接种率:针对人群免疫屏障的削弱和易感人群的增加,为有效预防和控制今后可能发生的传染病暴发,要针对计划免疫接种薄弱地区和薄弱环节,重点加强边远、贫困、少数民族和流动人口密集地区的免疫接种工作,增加接种服务次数,保证接种质量,消灭免疫空白。加强入托、入学儿童接种证的查验工作。

(5)加强医疗卫生机构能力建设:针对突发公共卫生事件应对过程中医疗卫生机构的服务能力不足等问题,各地卫生部门要根据当地防病治病的需要,加强服务能力建设,改善实验室诊断和危重病人救治的设施条件,加强传染病防治专业人员的流行病学调查、实验室检测和医疗技术培训,提高预防控制、临床诊断和救治水平,并积极争取发改委和财政等部门的支持,做好相关检测试剂、疫苗、消杀药品及医疗救治所需物资的储备工作。

(6)广泛深入开展卫生整治:各地要大力开展爱国卫生运动,进一步加大环境卫生的整治力度,清理病媒生物的滋生环境,做好改水改厕和垃圾粪便无害化处理。加强食品、饮用水和公共场所卫生的专项整治工作,落实餐饮业和饮用水的卫生监管措施,有针对性地对餐饮业、饮用水和公共场所开展卫生监督检查,防止食物中毒和食源性疾病的发生。

(二)恢复重建步骤

从卫生应急管理职能看,恢复重建步骤一般包括建立恢复重建机构、确定恢复重建目标、制定恢复重建计划、组织恢复重建的实施、评价恢复重建效果五个步骤。

1. 建立恢复重建机构　突发灾害事件造成的危害有大有小,应对小灾害不需要专门建立恢复重建机构,而应对大灾害往往需要建立恢复重建机构。若使突发公共事件得到控制,政府就应该着手突发公共事件的恢复重建工作。首先要建立恢复重建工作机构来指导恢复工作。恢复重建机构与突发公共事件的应急机构两者是有区别且是不可替代的。

首先,两者的目的不同。恢复重建机构的目的是要使组织从突发事件的不良影响中恢复过来,使组织得以生存,并且保持可持续发展。而应急机构的目的是控制和平息突发事件,减少突发事件对组织造成的损失和影响。

其次,两者的组成成员不同。应急机构通常是由专业应对人员组成,很少使用非专业人员。这些专业人员除了来自组织内部,必要时还包括组织外部的人员,如医疗、消防人员等。而恢复重建机构成员可以包括部分应急机构成员,但是更多的是组织内部的负责人和技术人员,很少使用组织外部人员。

最后,突发公共事件的应急机构不但要进行应急决策,还要执行决策任务;

而恢复重建机构主要是策划恢复工作流程,很少参与直接的恢复工作,具体决策都是由组织的个体成员共同执行。当然当组织内部工作人员能力不足时也可以借助组织外部的社会力量。

恢复重建机构成立后,首先要调查危害程度和收集相关信息,以确定恢复目标。收集信息过程中,恢复机构不但要听取应急机构提供的详细信息,还要通过对受害者的调查,掌握第一手资料,组织专人进行灾害现场破坏程度的调查评估,综合几方面的结果,对损失进行整理和归纳,对危害、损失做到全面的了解。

2. 确定恢复重建目标 在了解损失状况之后,恢复重建机构要确立恢复目标。总的来说,恢复重建工作一般有两个目的:一是恢复突发事件造成的损失以维持组织的生存和持续发展;二是抓住危机中的机会进行重组,使组织获得新的发展。这里重点指的是使组织的各种业务、活动包括形象都恢复到突发事件发生之前的状态。

一般的突发事件都会打断组织的正常运作。人员伤亡、设备损坏都会影响组织的功能,同时也影响组织的形象。所以,组织需要对其机构进行重组,以维持组织的完整性;恢复受损功能,使组织能够正常运作;重新塑造组织形象,恢复公信力。

3. 制订恢复重建计划 确定恢复目标后,要进行讨论来确定需要恢复的对象。参加讨论的人员除了恢复重建机构的成员外,还应该包括组织各个部门的代表、部分突发事件应对人员,一些评估专家、利益相关者的代表等。这样的人员组成应能代表绝大多数受影响者。只有参加人员具有广泛的代表性,才能全面总结出需要恢复的对象。

在确定恢复对象的时期非常需要突发公共事件的恢复重建工作机构成员、突发公共事件管理专家来决策。因为他们对组织的资源和恢复的可行性比较了解,可以根据组织拥有和可以获取的资源,统筹全局的利益,决定潜在的恢复对象中哪些可以成为实际需要的恢复对象,并且决定恢复对象的重要性排序。这里的重要性排序,不是恢复的先后顺序。恢复工作中,许多待恢复的对象是可以同时进行的。恢复对象越重要,对其投入的人力、物力、财力、时间就应当越多。只有这样,才能对恢复目标做出权威性的决策。

4. 组织恢复重建的实施 制定恢复计划后,恢复重建工作机构应该迅速调集各种社会资源,根据有关专家指导,准备基础设施的恢复和重建工作,引导被破坏的工业生产和商业经营秩序走向正轨,稳定社会生活。恢复重建的形式可以包括政府扶持、社会甚至国际组织援助、对口支援、社会捐赠等等。

(1)建立国家援助机制:首先,对于中国这样一个自然灾害频发的国家来说,在不增加发行国债的情况下,利用总预备费防范和应对突发公共事件的空间已经不大。一个可行的办法就是利用财政拨款和其他财政工具建立一个预算外独立的常设基金,专门用于突发公共事件的必要开支,遇到危险自动启动,从而起到对财政的"减压"作用。其次,针对突发公共事件造成的人身伤害,构建符合中国国情的国家援助机制,是制止恐慌情绪蔓延,稳定社会,提高公众安全感,促进经济发展和增加对外交流的客观需要。因此,在这个突发公共事件频发的时期,在我国构建针对突发公共事件的常设性国家援助机制是必要的。目前这项工作主要由民政部门、红十字会承担。

(2)呼吁社会援助:在处置突发事件中,国家、政府及各个部门是主要力量,在恢复重建阶段更多的要靠社会力量。除了政府的财政拨款、物资救助、政策扶植等手段外,呼吁社会全民帮助,以及其他非政府组织援助,是赈灾后期做的主要工作。

(3)寻求国际援助:一个国家或者地区出现的危机如果处置不当,就可能产生国际化的影响而成为世界性的危机。因此,在社会经济日益密切的世界中,各国政府要有全球化的眼光、开放的胸怀。在突发事件发生后要寻求广泛的国际合作,按国际规则办事,寻求国际组织的帮助,同时要争取国际上先进的技术、资金、人员、教育和培训及道义上的支持。

5. 评价恢复重建效果　对恢复重建的效果评价分为现阶段规划和建设项目评价两个方面,评价的意义在于通过特定的程序与标准,对恢复重建工作进行检测,根据反映工作进程的质量或成果水平的资料或数据,与目标进行比较,从而对工作的质量或成果的水平做出合理的评判,以促使恢复重建工作有效合理地进行。

(1)损失评估(loss evaluation):损失的含义是指非故意的、非预期的、非计划的经济价值的减少,即经济损失,一般以丧失所有权、预期利益、支出费用和承担责任等形式表现。损失评估是制定恢复重建规划和恢复重建项目立项的重要依据之一。

通常将损失分为四类:即实质损失、额外费用损失、收入损失和责任损失。实质损失主要包括人员损失、经济损失和卫生应急投入费用。人员损失主要由因灾死亡损失和因灾伤害损失两部分构成。经济损失包括直接经济损失和间接经济损失;直接经济损失集中在建筑、资产、交通、管线、资源5个方面,间接经济损失则通过与直接经济损失的比例关系来进行换算。卫生应急投入费用是灾害发生后进行救援、治理、恢复等所需花费的费用。如重建医院的费用,预防传染性疾病史发放的药物费用等等。

(2)项目绩效评估(performance evaluation):所谓恢复重建项目绩效评估,就是运用科学的标准、方法和程序,对使用财政性资金投资的灾后恢复重建项目建设的必要性、合理性、合规性及产出绩效进行科学分析和比较,以综合评价财政支出建设项目的经济性、效率性和效果性的一个系统过程,其实质是把政府专项灾后恢复重建资金支出同灾后恢复重建项目的价值挂钩。卫生应急恢复重建项目绩效评估指标体系是一个复杂的系统过程。目前,中国还没有一套完全针对灾后恢复重建项目绩效评价的指标体系,因此在指标体系的构建过程中,必须坚持以下原则,使之既具有政府投资项目的普遍适用性,又能体现灾后恢复重建项目的绩效考评的指导作用。

在对恢复重建项目进行绩效评估时,应遵循以下几个原则:

1)坚持以人为本的原则:在卫生应急恢复重建过程当中,"以人为本"应是

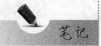

以广大人民群众的根本利益为本,因此,评价指标就应充分反映灾区人民的基本需求,并且增加社会公众参与,拓宽对代建人的考核渠道,实施多层次考核监督,坚持外部评价与内部评价相结合,即上级主管部门、灾区群众、专业评价机构和建设单位共同评价。

2)坚持实现目标的原则:灾后恢复重建项目应满足价值性目标和公益性目标优先、不同利益相关方的利益诉求均衡等方面的要求,因此,要求对项目进行绩效考评时应以经济性、效率性、效果性和公平性四个方面作为考核标准,另一方面要求在指标选择时应明确项目的价值目标,灾后恢复重建项目应在其特殊约束条件下,保证建设实施过程中"效率"与"公平"的有效均衡。

3)坚持可持续发展的原则:灾后恢复重建项目要兼顾未来灾区社会发展的可持续性,以及社会、经济、文化和生态环境等的各个方面的和谐统一,达到服务广大灾区群众的公益性目标。因此,需要在项目决策时从实际出发,充分了解灾民的意愿,并在分析灾区区域生态、环境资源、社会经济和区域战略地位的基础上,构思灾后恢复重建规划。

第三节　汶川灾后恢复重建的实践

2008年5月12日14时28分,四川汶川发生特大地震,是新中国成立以来破坏性最强、波及范围最广、救灾难度最大的一次地震。震级达里氏8级,最大烈度达11度,余震3万多次,涉及四川、甘肃、陕西、重庆等10个省区市417个县(市、区)、4667个乡(镇)、48 810个村庄。灾区总面积约50万km²、受灾群众4625万多人,其中极重灾区、重灾区面积13万km²,造成69 227名同胞遇难、17 923名同胞失踪,需要紧急转移安置受灾群众1510万人,房屋大量倒塌损坏,基础设施大面积损毁,工农业生产遭受重大损失,生态环境遭到严重破坏,直接经济损失8451亿多元。

一、汶川灾后善后处置

2008年汶川地震发生后,在党中央、国务院的领导下,灾后善后处置工作全面展开。在抚恤和补助方面做到一方有难,八方支援。汶川地震发生后,民政部及时从中央救灾物资储备库,向灾区调运大批救灾帐篷和棉衣、棉被。紧急面向社会采购灾区急需的帐篷、衣被等生活物品,以最快的速度保障了灾区群众对生活物资的急需。为保证受灾群众饮水安全,住房城乡建设部迅速组织调运应急供水等设备和物资,同时组织了20支411人的供水设施应急抢修队伍开展供水抢险。国务院在震后不久决定3个月对灾区困难群众每人每天补助10元钱和1斤口粮,"三孤"人员每人每月补助600元。在奖励方面,汶川的恢复重建活动中,相关部门研究制定了援助人员的职称晋升和福利待遇等相关政策,努力解决派出人员工作、生活困难和后顾之忧,使他们能够全身心地投入灾区医疗卫生服务工作。国家还建立了针对援建干部的绩效考评奖励机制,隆重表彰奖励为援建工作和重建工作做出突出成绩的援建干部。与此同时,将优秀的对口援建干部纳入各级劳动模范和先进人物评选范围,形成鲜明导向。

二、汶川灾后调查与评估

2008年汶川地震发生后,国务院有关部门立即组织开展了地震灾害调查评估工作,明确汶川地震灾害调查评估应当包括下列主要事项:①人员伤亡情况,基础设施、公共卫生服务设施受损程度和数量;②需要救助的伤残人员数量,需要帮助的孤寡老人及未成年人的数量,需要恢复重建的基础设施和公共服务设施等;③突发公共卫生事件及其隐患;④环境污染、生态损害等情况;⑤资源环境承载能力以及地质灾害、地震次生灾害和隐患等情况;⑥编制地震灾后恢复重建规划需要调查评估的其他事项。⑦县级以上人民政府应当依据各自职责分工组织有关部门和专家,对毁损严重的医疗设施进行工程质量和抗震性能鉴定,保存有关资料和样本,并开展地震活动对相关建设工程破坏机制的调查评估,为改进建设工程抗震设计规范和工程建设标准,采取抗震设防措施提供科学依据。

三、汶川灾后恢复重建

(一)汶川灾后恢复重建工作内容

突发公共卫生事件应对、处置工作结束后,政府一方面制定了过渡策略,恢复并维持卫生服务,另一方面规划了未来5到10年期间卫生体系的发展。为开展卫生领域的善后和恢复,实施了人口结构、流行病学和疾病负担变化的快速评估。针对受灾地区群众的卫生需求定期进行评估。另外,过渡期和重建期的策略中特别关注现有的和新出现的弱势群体。过渡期以快速恢复和保障基本卫生服务的正常提供为重点。

首先,利用重建的机会解决卫生领域目前面临的主要问题,例如增加政府卫生投入,降低受灾群众的医疗费用自付部分;扩大贫困人口和其他弱势群体医保覆盖面、提高保障水平和改善服务可及性。

其次,卫生体制的设计考虑到了如何应对将来所面临的主要危害。如地震易发区的建筑标准和规范非常重要。医院等要采用更高的建筑标准,以保证地震再次发生时它们不仅能完好无损而且能立刻运转。政府应采取基于风险的全方位危害防范和应急策略。

最后,对受灾地区现有的卫生体系作了重新调整,以适应由于人口结构和流行病变化而带来的需求变化,减少了公共卫生体系中的职能重叠问题。

(二)汶川灾后恢复重建的实施步骤

1. 机构建立 2008年四川省汶川地震发生后,国务院成立了汶川地震灾后恢复重建工作协调小组及其办公室,对做好灾后恢复重建工作进行了协调部署。四川省、甘肃省、陕西省也分别成立了灾后恢复重建领导机构。同时为保证灾后恢复重建工作的顺利进行,做到质量与效益、当前与长远的协调统一,实施依法

笔记

科学重建,2008年6月8日国务院公布施行《汶川地震灾后恢复重建条例》。这是我国首个地震灾后恢复重建条例,标志着恢复重建工作进入法制化轨道。《汶川地震灾后恢复重建总体规划》建立了"一省(市)帮一重灾县"的对口支援机制,由全国19个省(市)对口支援24个重灾县(市、区)。四川省、甘肃省、陕西省积极做好规划对接工作,编制了四川省恢复重建的年度计划和51个重灾县(市、区)的实施规划工作。

2. 目标确定 明确地震发生后两年内,完成全省受灾医疗卫生机构灾后恢复重建工作,做到质量好、功能全,安全、经济、适用。恢复农村三级卫生服务网络功能,使灾区卫生事业发展与全省卫生事业发展相统一,为灾区人民群众提供基本医疗卫生服务。

3. 计划制定 恢复重建工作机构按照原卫生部要求,作了以下计划安排:2008年9月底前,采取维修加固或建立活动房屋等措施,完成灾区县、乡(镇)的临时医疗卫生机构建设,基本恢复灾区正常医疗卫生服务秩序。到2008年12月底,全面恢复灾区医疗卫生服务体系,能够开展正常的医疗卫生服务工作。2009年6月底前完成4个县的村卫生室建设,2009年年底前全面完成医疗卫生机构的灾后恢复重建工作。

4. 组织实施 制定恢复计划后,恢复重建工作机构为了迅速调集各种社会资源,准备基础设施的恢复和重建工作,引导被破坏的工业生产和商业经营秩序走向正轨,稳定社会生活,出台了《国务院关于支持汶川地震灾后恢复重建政策措施的意见》(国发〔2008〕21号),综合运用财税、金融、土地、产业、就业等政策手段,支持灾后恢复重建。各地区、各部门要各负其责,各司其职,尽快落实好、组织实施好相关政策措施。继续鼓励社会各界自愿捐助,引导国内外捐助资金用于灾后重建。运用市场机制,鼓励国有大企业集团多承担社会责任,支持各类企业到灾区投资兴业。加大以工代赈力度,鼓励灾区群众投身灾后重建。制定异地务工经商的灾区群众及其家属由就业地政府安排就地落户的政策措施。

灾区各级人民政府按照《汶川地震灾后恢复重建条例》(国务院令第526号)的要求,加强重建工程项目的管理,不超标准,不盲目攀比,不铺张浪费。定期公布恢复重建资金和物资的来源、数量、发放和使用情况,主动接受社会监督。加强对恢复重建资金拨付和使用的管理,并进行全过程跟踪审计。加强对建设工程质量和安全以及产品质量的监督,组织开展对重大建设项目的稽查。加大对恢复重建所需重要物资的价格监管力度,严格控制主要建材价格,必要时可采取临时价格干预措施。

同时加强新闻宣传工作,正确把握舆论导向,大力弘扬抗震救灾的伟大精神,大力宣传恢复重建中涌现出来的先进集体和模范人物,鼓舞和激励广大干部群众自力更生、艰苦奋斗,振奋精神、同心协力,做好灾后恢复重建工作。并定期公布灾后恢复重建进展情况,做到公开透明,有效发挥舆论监督的作用。

笔记

四、汶川灾后恢复重建中的问题

2008年四川省汶川地震发生后,在各部门的努力下,汶川卫生领域恢复重建工作有序进行。在原卫生部信息中心的支持下,很快建立了抗震救灾卫生应急信息系统,实时标注重灾区各县、乡的医疗卫生资源,每日动态更新,使指挥部及时掌握各重灾县、乡镇的灾情、伤情、医疗救治和医疗、疾病预防控制、卫生监督人员部署情况。在电话不通的地震早期,还充分利用四川省卫生应急指挥中心的卫星视频传输车等现代通信手段,指挥调度映秀等震中地区的卫生救援和防病工作。通信恢复后,通过原卫生部的组织协调,整合国家、兄弟省市和队的卫生资源,充分保证实现了"三个全覆盖"。通过采用"有计划地轮换国家、其他省市、军队系统的医疗救援力量,本地力量和对口支援省市人力资源为主"的救援形式,汶川地震后,卫生领域恢复重建工作成效显著。

尽管如此,我国汶川灾后善后、恢复重建工作仍存在诸多不足,主要体现在以下几个方面:

1. 现有灾害应急救援体系不足以适应巨大灾害的应急救援　比如在网络信息通信方面,由于网络化、信息化程度不高,没有统一的指挥通信信息平台,卫生应急指挥中心纵横之间不能实行联网,无法取得有助于指挥决策的统一、规范的信息数据。其次通信方式单一。再者恶劣环境下难以保证通信畅通,无法了解彼此的情况,影响指令下达和信息沟通,可能导致卫生势态的加剧。

2. 组织管理方面未形成高效的运作机制　比如地震后早期各部门、军队和地方、外援与当地都向灾区投入了大量医疗救援力量,但他们职责交叉,组织体系不健全,现场缺少统一指挥,出现多头领导、各自为政、职责不清、效率低下,无法有效地进行卫生应急资源整合,难以调动所有应急力量参与恢复重建。

3. 应急队伍与技术装备不足难以适应巨大灾害应急救援　不同地区卫生应急队伍对新知识、新技术的掌握程度不一,防控能力差异较大。培训演练针对性不强或流于形式与实战差距大。由于受财力因素影响,卫生应急队伍装备简单落后,不能很好地发挥救援和个人防护作用。

4. 应急预案对巨灾和特殊情况考虑不周　不同部门、行政区域和友邻区域间的应急预案对接不足,联合应急演练开展少。突发事件发生后卫生应急需要统筹资源、部门协作,形成卫生应急紧急预案,但形成的预案一般仅限于本系统、本部门、本单位,缺乏全局性、协调性,预案内容抽象复杂,缺少执行预案所必需的相关支撑及细化的配套技术方案,缺乏演练或实践检验,操作性差。

5. 赈灾过程中公共卫生问题严峻　根据世界卫生组织应急和人道主义行动署1999年发布的《地震之后的主要公共卫生问题》报告,地震后主要会出现三类公共卫生问题,包括与地震直接相关的大量外伤、骨折等问题;灾害后的次生卫生灾害,如由于饮用水污染、公共卫生服务(如:儿童接种免疫)、病媒生物(如蚊子和啮齿动物)的常规控制中断等造成的公共卫生问题;以及灾后死难者尸体处理问题。而灾后人群聚居,人口密度加大,基础卫生清洁条件差加剧了以上风险的发生。四川省震前本身就是传染病多发地区,甲、乙类传染病年发病率均高于全国发病水平,2004—2007年,每年报告甲乙丙类传染病病例数在34万~36万之间,发病水平高于全国平均水平,国家37种法定传染病报告当中,绝大部分在四川地区都有报告,夏秋季又是传染病多发季节,因此公共卫生工作压力较以往更加艰巨。

6. 灾后卫生救援出现人力资源和物资供应体系问题突出　汶川县受灾地区传统基层医疗保健机构以聘用人员为主,工资收入全部由医药收入支付,而编制内的卫生工作人员的奖金来源也是医院医药收入。灾后救援过程中实施的全免费医疗直接导致了灾区卫生工作人员丧失了生活来源,而工作量较平时又有成倍的增加,外地支援灾区的卫生队伍由于人员更换频繁,较难提供稳定、可靠的支持,在此情况下,灾区卫生工作面临最大的问题是人力资源危机。同时,在救灾特殊环境下,传统的医药供应链网络全部瓦解,例如,药械物资虽然免费,但这些资源丧失流通渠道难以下发,大量卫生物资(如手术包、各种医疗耗材)来了并不能直接使用,必须经过有条件和资质的机构进行分装,准备到可使用状态,这些过程都需要成本。在全免费医药体制的环境下,传统药品流通渠道无法生存,而全免费的流通机制并没有合理的商业模式支持,仅靠奉献和热情不能长久。

五、汶川灾后恢复重建的经验

汶川恢复重建的胜利是我国战胜自然灾害的一个伟大壮举,很多经验值得总结。

1. 主要经验　一是坚持以人为本,把医院、城乡居民住房、学校重建放到优先位置。把医院、学校等公共服务设施建成最安全、最牢固、群众最放心的建筑。二是坚持统筹兼顾,将恢复重建与促进经济社会发展紧密结合。从灾区原有的医疗基础、资源禀赋出发,高起点、高标准建设,努力促进灾区医疗卫生事业全面协调可持续发展。三是坚持举全国之力,调动社会各方力量支援灾区重建。实施"一省(市)帮一重灾县"的对口支援,引进先进医疗技术与人才。其中对口支援成为中国在恢复重建过程中独具特色的经验值得借鉴和推广。

2. 对口支援　对口支援即经济发达或实力较强的一方对经济不发达或实力较弱的一方实施援助的一种政策性行为。主要类型有:灾难援助、经济援助、医疗援助、教育援助。在汶川地震灾区恢复重建工作中,对口支援是党中央、国务院集全国之力支援汶川地震灾区恢复重建工作的重大部署,体现了社会主义制度集中力量办大事的优越性,是党的先进性和执政能力的具体体现。对口支援这一举措,在2008年汶川恢复重建中发挥了很大的作用。

(1)组织协调机制日趋完善:各受援灾区卫生行政部门在地方人民政府领

笔记

导和对口支援省(市)的支持帮助下,积极主动整合当地医疗资源,统一部署,统筹规划,建立协调畅通、运转有效、责任明确的工作机制,形成上下对口、分工合作、协同推进的对口支援工作格局。

（2）基础设施建设进展顺利: 对口支援省(市)主动与受援县(市)就医疗卫生机构重建项目进行接洽,积极筹措并优先安排卫生建设资金,开展基础设施建设,购置医疗设备。

（3）业务支援有序进行: 根据受援灾区需要,各地卫生行政部门组织选派政治素质高、业务能力强、实践经验丰富的临床医疗、疾病防控、卫生监督和卫生管理人员赶赴灾区,积极开展医疗卫生业务对口支援工作。派出省(市)不仅对派出人员的数量,而且对专业结构、相关管理等方面也做出了明确规定,切实满足受援地区医疗卫生工作需要。

（4）医疗卫生服务逐步恢复: 对口支援人员以高度的政治责任感和对灾区人民群众的深厚感情,努力为灾区生产生活和人民群众提供优质便捷的医疗卫生服务。一是与抗震救灾卫生紧急救援阶段工作实现了平稳交接,迅速恢复了医疗服务秩序。二是拓宽诊疗项目,帮助当地医院开展了一批医疗新技术、新项目,及时满足群众医疗救治需求。三是免费培训灾区医疗、防疫、卫生执法和卫生行政管理人员,提高当地医疗卫生人员技术水平。四是积极开展康复医疗和心理援助工作。帮助建立和完善灾后心理卫生服务网络,开展大众心理康复宣传以及高危人员健康教育和心理辅导工作。五是大力开展疾病防控与卫生监督工作。工作人员深入村、组、社区、居民点,现场指导实施消杀工作,提高应对重大突发疫情的处置能力,确保大灾之后无大疫。

本 章 小 结

1. 本章第一节介绍了恢复与重建的概念以及广义和狭义的两种含义、恢复与重建的阶段划分、恢复与重建的原则。

2. 第二节重点介绍了恢复与重建的内容和恢复重建实施的步骤。

3. 第三节以汶川地震为案例,具体介绍了灾后恢复重建的内容、步骤、存在的问题与取得的经验,为今后突发事件的恢复重建提供重要的借鉴和参考。

关键术语

恢复　recovery

重建　reconstruction

恢复重建　recovery and reconstruction

损失评估　loss evaluation

绩效评估　performance evaluation

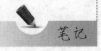

讨论题

讨论卫生应急中卫生领域的恢复重建过程中可能出现的问题与解决的对策。

思考题

简答题

1. 恢复与重建的概念是什么?
2. 简述恢复与重建的具体内容。
3. 简述卫生应急中的恢复重建"五结合"原则。
4. 恢复重建的评价指标有哪些?
5. 简述恢复重建的步骤。

（吴美珍　浙江中医药大学管理学院）

笔记

第十二章

卫生应急管理评估

学习目标

通过本章的学习,你应该能够:

掌握 卫生应急管理评估的相关概念、卫生应急管理评估的分类;卫生应急能力评估的概念、能力评估的主要方式。

熟悉 卫生应急管理评估的基本流程与步骤、评估的主要方法;卫生应急演练评估的概念、主要过程。

了解 卫生应急能力评估的国内外常用评估工具等。

章前案例

香港SARS事件评估

2003年SARS疫情最早在广东省暴发,而后迅速播散到中国及世界多个国家和地区。香港SARS疫情自2003年2月起历时3个多月,共有1755人感染,死亡人数299人。与中国内地感染5327人,死亡349人相比,香港的死亡率近乎内地的3倍。

疫情结束后,香港各界对香港特别行政区政府处置SARS疫情是否得力存在诸多疑义。对此,香港特区政府和特区行政长官在2003年5月28日,宣布成立SARS专家委员会,对香港SARS事件进行评估。经过4个多月的工作,专家委员会在2003年10月向香港特区政府递交了《汲取经验、防患未然》的评估报告,并将报告通过互联网向公众发布。该评估报告的总体结论是香港医疗卫生体制在应对新发传染病方面存在缺陷和不足,需要从中吸取教训,在处理事件过程中无人因疏忽职守或行政失当而应受责。然而这一结论并未被人们广泛接受。香港立法会于2003年10月29日,通过委任专任委员会决议案,于10月31日成立了一个专责委员会负责调查香港特区政府与医管局对香港SARS暴发的处置情况,并强调对香港特区政府和相关机构决策的问责。2004年7月,该专责委员会向香港立法会递交了《调查政府与医院管理局对SARS暴发的处置专责委员会报告》。报告结论对香港特别行政区负责SARS事件处理的部门相关责任人提出了批评。香港SARS事件前后进行的两次评估,为卫生应急管理评估提供了非常有价值的典型案例,值得深入研究与探讨。

笔记

270

第一节 卫生应急管理评估概述

卫生应急管理评估是卫生应急系列管理活动中不可或缺的重要环节,是对卫生应急管理实践活动的价值所做的判断和认识活动。通过评估,发现卫生应急管理实践存在的问题与不足,以便及时采取改善措施,最大程度地实现有效预防和控制突发公共卫生事件的目的。

一、卫生应急管理评估的基本概念

(一)评估的概念

评估是人类社会生活中最普遍的一种实践活动,具有极其丰富的内涵。评估活动具有相当的广泛性。任何评价或者确定评估对象价值的活动都可以在广义上称为评估。评估实践的范围涉及各个行业部门、多个学科领域。尽管评估是一个重要的社会实践活动领域,但目前对评估却并没有一个统一的定义。根据不同的学科背景、评估所采用的方法以及结果应用的不同,对评估的界定也各有差异。但总体上来讲,评估(evaluation)是指依据一定的标准对一项公共干预活动的质量、水平、目标实现程度等所做出的综合价值判断。与评估密切相关的概念还有评价,评价是指评定价值的高低。评估和评价两个概念的内涵与外延十分相近,经常被当做同义词使用。在实际工作和研究中,评价和评估两个词常被混用,但两者仍有些细微差别。一般来说,评价一词在理论研究的方法学中经常使用,如评价方法、评价指标体系等。而评估则主要与实务相关联,如项目评估、技术评估、管理评估等等。

评估本质上是一个判断的处理过程,包括两个方面的含义:第一,评估的过程是一个对评估对象的判断过程;第二,评估的过程是一个数据收集、信息获取、情况调查、综合计算与分析的复合分析过程。因此,评估是一个采用一定流程和方法获取数据和信息,对评估对象进行综合分析与判断的规范性社会实践活动。

(二)卫生应急管理评估的概念

评估工作是卫生应急管理活动中不可或缺的重要一环。卫生应急管理评估(evaluation of public health emergency management)是对卫生应急管理活动的各个环节或阶段所采取的策略、措施或行动依据一定的标准进行分析判断的过程。其目的是查找、发现常态和非常态下卫生应急管理工作中存在的问题和薄弱环节,进而改进工作,促进卫生应急体系应急能力的提高。

二、卫生应急管理评估的分类

在卫生应急管理评估实践活动中,根据评估的目的、对象和内容、工作状态等不同的分类标准,可将卫生应急管理评估分为不同的类型。常见的卫生应急管理评估类型主要包括以下几种:

(一)根据卫生应急管理评估的目的分类

可将卫生应急管理评估分为形成性评估和总结性评估。形成性评估的主要目的是为了指导评估对象的发展或改进,提供指导决策。而总结性评估则是关注对评估对象做出整体性判断,主要目的是为了问责。

笔记

（二）根据卫生应急管理活动阶段分类

根据卫生应急管理活动所处的不同阶段,评估对象可划分为: ①卫生应急准备阶段即事前评估,具体内容包括对卫生应急预案评估、卫生应急物资储备评估、卫生应急培训与演练评估、突发公共卫生事件风险评估、卫生应急综合能力评估等; ②卫生应急的处置阶段即事中(处置)评估,主要包括突发公共卫生事件的性质、类型、起因、发展、波及范围、应急需求等评估以及对突发公共卫生事件采取的应急控制措施与效果的评估等; ③卫生应急恢复阶段即事后评估,主要包括对事后恢复、总结、善后的评估以及对突发公共卫生事件的近期和远期影响评估。

（三）根据卫生应急管理工作状态分类

在卫生应急管理实践中,根据工作状态的不同,可将评估分为常态下的卫生应急准备评估和非常态下的突发公共卫生事件评估两类。前者针对日常管理和应急准备水平和能力状态开展评估,而后者则是针对已经发生的具体事件开展的针对事件本身以及事件处置过程和效果的评估。

（四）根据评估实施主体分类

根据评估实施主体可将卫生应急管理评估分为内部评估和外部评估。内部评估是指评估实施者是由卫生应急管理机构和卫生应急工作人员组成的调查组对卫生应急管理活动开展的内部性调查评估活动。外部评估是指邀请卫生应急管理和工作机构外部的专家参与实施的卫生应急活动的调查评估活动。

知识拓展

我国卫生应急管理评估的实践现状

我国卫生应急体系的建设和发展是由2003年SARS事件后得以迅速建立与逐渐完善起来的。卫生应急管理评估领域的发展在近年也逐步得到重视。目前,我国卫生应急管理评估实践中主要开展的工作包括以下几个方面:

（一）突发公共卫生事件应急准备评估

包括: ①应急预案和技术方案评估:主要是针对技术方案和预案起草、修订内容完整性、合理性、可操作性等方面开展评估。②应急队伍和人员培训评估:主要针对应急队员的专业构成与技术水平,培训、演练计划及方案完成情况、培训实施效果等情况开展评估。③应急物资储备和装备评估:主要针对储备物资管理和调用机制是否完善合理、应急储备物资管理、储备物品、物质账物相符情况等进行评估。

（二）突发公共卫生事件危害评估及灾后公共卫生状况与需求评估

突发公共卫生事件危害评估是通过对突发公共卫生事件的发生发展过程、对公众健康、环境、社会和经济影响的评估和转归预测,为政府及卫生行政部门采取应对措施提供科学依据。灾后公共卫生状况和需求评估,特别是针对自然灾害发生后各阶段,对受灾群众面临的健康危害和潜在风险、对已采取的公共卫生措施的效果进行快速评估,从而提出公共卫生服务需求、为采取优先干预措施提供决策依据。

（三）突发公共卫生事件处置评估

突发公共卫生事件被控制后，需要组织相关人员对卫生应急处置过程进行全面评估，形成评估报告上报卫生行政部门。处置评估内容主要包括：①在突发公共卫生事件的处置过程中按进程完成初步评估、进程评估、终结评估。包括对事件发生经过、现场调查处理概况、病人救治情况、卫生学评价、居民健康状况评价等。②对事件处置的及时性、处置措施的有效性进行评估，即对所采取的控制措施的效果进行评价，对卫生应急处理过程中存在的问题、取得的经验进行回顾总结及提出改进建议等。

第二节　卫生应急管理评估的步骤与方法

评估是一个收集评估对象相关信息并对评估对象进行规范性判断的活动。因此，评估一般要遵循一套规范的程序，通过调查获得相关的信息，并据此对评估对象进行分析判断。由于卫生应急管理的工作内容众多，因此卫生应急评估的对象也相对复杂，前面章节对此进行了简要介绍。但无论是针对哪些具体的评估对象，卫生应急评估一般都遵循一个基本相似的流程与步骤（图12-1）。

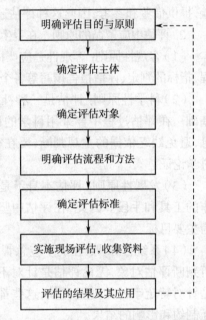

图12-1　卫生应急评估的基本流程与步骤

一、卫生应急管理评估基本流程与步骤

（一）明确评估目的与评估原则

1. 评估的目的　在开展卫生应急管理评估时，应首先明确评估的主要目的。卫生应急管理评估的目的主要有改进性目的、问责性目的、启发性目的、传播和学习性目的等。

在常态的卫生应急管理工作中，评估的主要目的是改进性的。如通过对卫生应急能力的评估，找出应急能力存在的薄弱环节，发现工作中存在的问题，继而提出相应的改进建议与措施。当这类评估与卫生应急管理工作的部门考核、工作绩效优劣挂钩时，也同时具有了问责的作用。此外，这类评估还具有导向和启发性作用，促使人们深入思考卫生应急管理工作的实际绩效，在理念、理论与方法等方面也向评估的理想标准和方向努力和改进，以推动卫生应急管理效能的提高。

在非常态应急管理工作中，评估的主要目的是问责性的。其中又包括两部分内容，一是有关突发公共卫生事件发生及其因果的问责，其中有些事件的发生是否具有人为因素，需要评估对事件的起因、发展过程的调查核实，涉及问责的内容。另外是有关突发公共卫生事件应急处置的评估及其问责。突发公共卫生事件的最终结果不仅与事件本身的性质有关,还与卫生应急处置的决策、采取的措施和处置过程是否恰当、及时等有很大关系,对这些过程的评估必不可少地会涉及问责,并作为对事件领导、行政和法律相关责任问责的重要依据。这类评估同时也具有改进性目的。因为突发公共卫生事件的处置是在突发、紧急和高度不确定性的情景下采取的应对措施,存在问题和不足也并非都是需要问责的问题,而是如何吸取教训,及时发现和总结存在的问题,以及需要加以改进和提高的问题。

因此,当每次突发公共卫生事件发生后,特别是重大突发公共卫生事件发生后,必须从总结经验和教训的视角出发、系统总结事件发生和处置过程中获得的大量的宝贵经验,吸取沉痛的教训,并及时将这些通过实践获得的知识,甚至是生命和鲜血换来的知识,通过评估完整、系统的记录下来,将其固化为一个组织或系统的深刻记忆和社会的共有财富加以传播和学习。为今后类似事件的发生和处置积累经验,提供借鉴和参考,因此这种评估还具有非常重要的传播和学习的作用。

2. 评估中应遵循的原则　在卫生应急评估实践中,一般应遵循以下几个原则:

（1）客观性原则:客观性是应严格遵循的最重要的要求。在整个评估组织、流程、指标的判定、评估报告撰写等各个环节,都应该力求做到实事求是、客观公正。

（2）科学性原则:评估是一种社会科学应用活动,科学性是评估活动价值的基础。在评估过程中要采用科学的评估方法,通过系统的调查研究获取相关信息,避免缺乏依据的主观判断,要在客观事实、证据和结论之间做出符合逻辑的科学论证。

（3）发展性原则:评估本身不是目的而是一种改进和促进卫生应急管理工作的工具和手段。因此,在评估中坚持发展性原则,就是以发现问题、解决问题为主要目标。

（4）系统性原则:在卫生应急管理评估过程中,应从系统的角度去看待和分析判断评估对象,无论评估是针对不同过程、阶段或环节上的某一具体任务,或是针对特定事件的处置评估,这些都是不同部门、不同过程和环节相互关联、相互制约和影响的结果。

（二）明确评估的主体

评估的组织者是评估活动的发起者,在评估的过程中负有组织和监督的责任。在很多情况下,卫生应急管理评估的组织者是由相关的法律或法规确定的。有的情况下,评估的组织者也是被问责者,这是卫生应急管理评估工作中面临的一个矛盾和两难之处。

根据我国《突发事件应对法》《国家突发公共事件总体应急预案》以及《国家突发公共卫生事件应急预案》等法规和预案中对评估工作的规定,不同等级的突发公共卫生事件由事件发生所属的不同级别人民政府履行突发公共卫生事件应急处置的统一领导职责。因此不同等级的突发公共卫生事件也应由不同级别的人民政府牵头负责组织开展针对非常规状态下的突发公共卫生事件评估。常态下的日常管理和准备能力评估多由地方政府应急管理领导机构或上级行政或专业部门牵头组织。

评估的实施者是具体开展评估活动的群体,通常称为调查组或调查评估组。

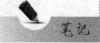

评估的实施可以采取内部评估和外部评估两类模式。内部评估是由活动执行组织内部成员实施的评估。外部评估是外请专家实施的评估。内部评估由于评估者对活动比较熟悉，信息容易获得，评估结论与实际结合得比较密切，但是评估结果的客观性容易受到质疑。外部评估更易保证评估结果的客观性，但收集信息和资料的成本较大，结论也容易理想化。采取何种形式的评估模式主要取决于评估的目的和要解决的问题。评估组一般由3~5人的奇数成员组成。评估组组长一般由主管领导担任或资深专家担任或特别任命。

（三）明确评估的客体

即明确评估的对象与评估内容。卫生应急管理是一个贯穿突发公共卫生事件事前、事中和事后全过程的综合性管理活动。卫生应急管理评估的对象自然包括了整个管理环节的全部内容。具体来讲，一是对常态下的应急预防准备工作的评估，包括卫生应急预案体系建设、卫生应急设备设施、物资储备、风险识别与评价、卫生应急培训演练、卫生应急队伍建设等。另外是非常态下的突发公共卫生事件的应对工作评估，即发生突发公共卫生事件后的监测预警、应急处置与救援、事件的恢复与重建等。因此，卫生应急的评估客体可以是针对日常准备工作中的单一任务环节或是整体性能力评估，也可以是针对事件发生后的事件评估，既包括了对事件本身的性质、发生发展，也包括了对事件处置过程和效果评估。因此，卫生应急管理评估必须在清晰界定评估目的基础上，进一步明确评估对象和具体评估内容，这是实施应急评估非常重要的环节。

（四）明确评估的流程

评估流程是保证卫生应急管理评估活动顺利开展的制度保证。具体内容包括：实施评估活动的持续时间（周期）、评估的具体程序、评估采用的方法、评估报告反馈等。评估的流程设计直接影响到评估结果的客观性和公正性，也影响到评估结果的应用。按照评估流程的规范性与否，可分为正式评估和非正式评估。

正式评估是指评估主体按照评估方案，根据一定的评估标准，采取特定的形式，通过既定的程序，最终以规定的报告格式和内容汇总评估结论，提交给规定的组织或机构的评估形式。正式评估具有方法科学、过程规范、结论客观的优点。但是因其需要预设严密的评估方案，遵循严格的评估程序，需要高素质的评估专家、充足的评估活动经费等，因此需要一定评估制度和权威授权才能开展，这样在一定程度上限制了正式评估在卫生应急管理评估实践中的应用。有关卫生应急能力和卫生应急管理的综合性评估多采用正式评估。

非正式评估是指不对评估主体、评估标准、方法和程序等做出特别限制，评估者根据所掌握的正式或非正式信息和资料对评估对象做出的相对主观的综合判断的评估。非正式评估具有灵活、易行、成本低等特点，容易在实践中实施，也可作为对正式评估的一种辅助与补充。

（五）明确评估标准与方法

为了规范卫生应急管理评估活动，一般需要事先确定一个评估的依据标准，即评估的指标体系。如在涉及对卫生应急能力评估、卫生应急管理工作综合性评估时，由于涉及抽象的概念和多目标的综合评价，需要对评估对象事先建立起一套标准的指标体系,包括指标的含义、计算说明、数据收集方法和分析过程等。

评估是依据一定的标准对评估对象做出客观判断的过程,因此,在评估中选择什么样的评估标准和评估方法对任何评估实践活动都是非常重要的,也是判断评估是否科学的一个重要方面。由于我国的卫生应急管理工作才刚刚起步,在卫生应急评估的理论研究和实践方面还相对滞后。目前,国内外的学者在卫生应急评估的指标体系构建方面开展了许多研究,取得了一定的进展。在评估方法上,常用的评估有定性的方法、定量的方法以及定性与定量相结合的方法。在卫生应急评估中应根据不同的评估目的和评估对象与内容选择适合的评估方法开展评估活动(具体的评估方法可参见第六章)。

(六)实施现场评估活动,收集评估数据与资料

当明确了评估的实施主体、评估对象、标准与方法之后,评估组根据事先制定的评估计划与工作流程,进入现场,系统收集数据与资料。定量的资料主要从被评估机构的工作记录、问卷调查、文件档案等途径获取,定性的资料主要通过与关键知情人进行访谈获取。

(七)评估的结果及其应用

卫生应急管理评估的结果一般包括两类,一类是直接成果,即评估报告。另一类是间接成果,即根据评估结果所采取的改进措施和行动或问责结果等。

评估的结果主要是通过评估报告的形式呈现出来。评估组根据收集到的数据和信息,经过系统的分析和综合,形成结论性的评估报告。评估报告一般分为三个部分:第一部分是导言,主要包括评估背景、目的和评估方法、过程的介绍。第二部分是评估报告的主体部分,即根据评估标准,对评估对象的具体评估结果做出描述和说明,给出综合性的分析判断。根据评估对象和目的的不同,评估报告的主体部分各有侧重和不同。如针对应急准备能力评估,报告的主体是根据评估指标体系,对能力的各个维度和评分结果给出描述和说明。如果是针对事件处置评估,主体部分重点说明事件的性质、造成的损失与影响、责任追究等的分析论证和结论,对事件的应急处置不同环节和不同措施以及整体效果给出描述、分析和整体总结判断。第三部分是改进措施和工作建议,主要是针对评估结果,总结经验,吸取教训,并提出解决问题的方案和建议。

卫生应急评估结果的应用。评估结果主要的应用包括以下几个方面。①评估报告应首先提交给评估组织者,并进行系统备案。评估组织者对评估报告中提出的改进措施和建议,以规定的形式进行明确的回复。评估的结果应成为卫生应急管理重要的决策依据,改进和提高卫生应急系统建设和能力提升的重要工具和手段,这是评估结果最重要的应用之一。②评估结果应逐步纳入卫生应急管理工作奖惩考评等绩效考核体系中,通过建立常规的定期评估机制,系统提高和改进卫生应急管理绩效。③评估报告应适时采取分别或汇总的方式向社会公众公开,这是政府向社会公众履行公共管理职能的一种问责形式。

二、卫生应急管理评估的常用方法

评估方法是针对某种评估目的,依据确定的评价指标体系对评估对象进行

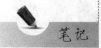

定量化测度,以实现对评估对象进行排序、分类或整体效用评价的模型、算法或程序方法。常用的评估方法包括三类: 定性的方法、定量的方法和定性与定量相结合的方法。

(一)定性的方法

定性评估是不采用数量值,而是根据确定各种因素内在特征来得出基本判断的一种评估方法。定性评估的方法主要用于难以量化的评价问题或具有重大决策意义的问题。常用的定性评估方法主要有专家调查法,这是出现较早、应用较为广泛的一种定性评价方法。专家调查法是综合专家们分散的个人经验和知识,对评估对象做出主观的判断、描述和评价。专家调查法的方式有很多种,较为常用的有专家个人判断法、专家会议法和德尔菲法。

1. 专家个人判断法 即征求专家个人意见的方法。专家个人判断法简单易行,专家的判断不受外界因素的干扰,可以最大限度地发挥专家的能力; 但是这种方法由于受专家个人的知识水平和资料占有的影响,评估结果带有一定的片面性。

2. 专家会议法 是指根据规定的原则选出一定数量的专家,按照一定的方式组织专家会议,发挥专家集体的智慧,对评估对象依据一定的标准和原则,作出评估结论的方法。通过专家会议,有助于与会专家们的相互启发、相互交流,求同存异,克服专家个人判断导致的片面性,有助于得出正确的结论。这种方法的缺点是容易使专家在面对面讨论时受到心理压力的影响,易屈从于权威和大多数人的意见,影响评估结果的正确性。

3. 德尔菲法 德尔菲(Delphi)法是在专家个人判断法和专家会议法基础上发展起来的一种专家调查法,是采用匿名的方式广泛征求专家的意见,经过反复多次的背对背的信息交流和有控制的反馈修正,使专家的意见趋向一致,最后根据专家的综合意见,从而对评估对象做出评估的一种定性预测、评估的方法。

德尔菲法一般包括建立预测工作组、选择专家、设计调查问卷、组织调查实施和汇总处理调查结果等几个步骤,方法具有匿名性、信息反馈性和结论收敛性等特点,既充分发挥了专家的独立思考和判断,又克服了专家会议法可能存在的屈从于权威或盲目服从多数的缺陷,但缺点是过程比较复杂,耗时较长。

(二)定量的方法

定量方法是指利用一切可获取的信息或统计资料,通过客观和准确的计算或度量,据此对结果得出一定判断的评估方法。与定性的基于专家知识的主观判断的方法比较,定量方法更多是基于对评估对象的统计数据分析的客观评价,因此也称定量指标评价法。通常根据对评估对象设定的评价指标,收集相关的数据,进行数据的统计分析,得出最终的评估结论。

常用的定量的评估方法主要包括各类统计分析技术,如多元统计分析方法包括聚类分析、判断分析、主成分分析、因子分析等。

(三)定性与定量相结合的综合评价方法

在具体评估社会实践中采用哪种评估方法首先与评估客体有密切的关系,此外还受到评估目的和评估条件等多种因素制约。如果评估对象是一个包含多个方面和多个属性的复杂对象,很难用单一的方法对评价对象做出客观全面的评价,所以需要建立一套能综合反应评估对象多维特征的全面、系统的评价指标体系,单纯采用定性或定量的方法都不能综合解决评估问题。因此,整合了定性与定量方法的综合评价方法是目前国内外通常使用的方法。常用的综合评价方法主要有层次分析法(AHP)、多级模糊综合评判法(FAHP)、TOPSIS(technique for order preference by similarity to ideal solution)法、数据包络分析法(DEA)、综合模糊评判法、人工神经网络评价法、灰色综合评价法等。(详细内容可参见第六章卫生应急管理研究方法部分)

案例12—1

香港SARS事件专家调查评估案例

香港SARS事件专家评估是个非常典型的由行政机构组织外部专家成立专家委员会对突发事件进行独立评估的案例。

1. 评估的组织　香港特别行政区政府特邀专家委员会设有联合主席2人,委员9人,均为不同国家医学和公共卫生领域具有丰富经验和广泛影响的专家,该专家委员会是国际化、专业性非常强以及相关领域搭配齐全的一个独立调查评估委员会,11名委员都和香港特区政府以及医疗机构完全没有直接利益关系。

2. 评估目的　包括两项:①问责目的,检讨香港特区政府(包括医院管理局)在处理和控制SARS疫情方面的工作;②改进目的,总结特区政府在防治SARS以及其他传染病方面的经验和教训,并提出改进建议。

3. 评估方法　专家委员会采取了多种方法进行评估。①文献资料的收集和整理,包括收集一般性SARS相关资料、与香港医护和医院体制相关资料、SARS期间的公共文件、媒体报道、其他信息资料以及统计数字等。②实地的考察和调研,包括对SARS事件期间主要的医疗和疫病暴发地点的实地考察。③相关人士的访谈以及小组会议等,包括前线医人员、居民、SARS康复者、长期病患者组织、媒体代表、医护界组织、有关专家和学者、医院及公共卫生机构、政府部门官员和决策者等。④邀请相关市民就SARS疫情以及与专家委员会职权范围内相关事宜提交意见书。

4. 评估的结论　从总体而言,专家委员会在问责方面的结论是需要从SARS疫情本性所造成的当时当地情景出发判断各项处置行为的合理与否,因此没有人应当受到指责和谴责。具体而言,专家委员会的评估是围绕八个最多争议的议题展开讨论的。①初期广东省出现传染病迹象时,有关当局是否有适当的跟进;②有关当局在SARS首先在威尔斯亲王医院暴发时的处置方法是否合理;③3月中是否有出现疫情在社区暴发的情况,政府是否隐瞒了疫情的严重性并反应缓慢;④是否延误把综合征列为应通报的疾病;⑤处置淘大花园疫情的方式是否恰当和足够;⑥指定玛嘉烈医院为处理SARS的医院是否合理;⑦与私营机构的协作如何;⑧香港的综合征个案的死亡率。专家委员会在改进方面,提出了12大类46项具体建议。

笔记

第三节　卫生应急能力评估

　　卫生应急的核心目标是及时响应和有效处置突发公共卫生事件,但是对突发公共卫生事件的有效响应和处置离不开常态下的应急准备,同时响应和处置的效果也主要取决于事前的应急准备。然而,卫生应急管理工作中非常规性工作所占的比例远小于常规工作的比例,这是由突发公共卫生事件的特性决定的,突发公共卫生事件不是每时每刻都会发生,特别是重大事件,发生的比例很小但造成的影响很大,因此卫生应急管理工作很多情况下是在做准备,而非处置事件。这种状态为日常应急管理带来的困难是:缺少推动日常应急管理的抓手。由于突发公共卫生事件具有不确定性、突发性,处置好坏与日常管理工作难以建立直接的联系;随时响应突发事件的工作状态很难一直保持。卫生应急能力评估则很好地解决了这个问题,成为推动卫生应急常态管理工作的重要抓手。卫生应急能力评估通过系统诊断、分析应急预防与准备过程中存在的问题与不足,敦促政府管理部门和专业机构常备不懈,不断提升应急能力,以有效保持应对突发公共卫生事件的工作状态。正是由于卫生应急能力评估在卫生应急管理中的重要作用,应急准备能力评估的理论研究和实践探索已成为世界各国卫生应急常态管理工作的重点。

一、卫生应急能力相关概念

(一)能力的概念

　　能力(competency)是个复杂的多维概念,一般包括个人、组织机构和系统能力等不同层次。心理学认为,个人能力是直接影响活动效率,并使活动顺利完成的个性心理特征,它是一个人拥有的符合其工作绩效要求的实际技能和才干。组织和系统能力是使一个组织或系统及其成员所拥有的、保障组织绩效发挥所必备的知识、技术、态度、经验、才干等要素的集合,是组织或个体有效、持续和高效地执行其既定职能的本领。能力具有客观性特征,能力的衡量要通过人们完成一项具体活动或事件的过程来进行。

(二)卫生应急能力的概念

　　卫生应急有广义和狭义之分,广义的卫生应急是指为了预防突发公共卫生事件的发生,控制、减轻和消除突发公共卫生事件和其他突发公共事件引起的危害所采取的一切活动的总称。狭义的卫生应急是指突发公共卫生事件发生后,人们对其所采取的响应和处置行动。因此,卫生应急能力也包括广义和狭义两方面的内涵:广义的卫生应急能力(public health emergency competency)是能够有效预防突发公共卫生事件的发生,控制、减轻和消除突发公共卫生事件和其他突发公共事件引起危害的能力。狭义的卫生应急能力则是个人、组织或系统能够有效采取行动以应对突发公共卫生事件的能力。

(三)卫生应急能力评估概念

　　卫生应急能力评估(evaluation of public health emergency capability)是对个人、组织或系统在应对突发公共卫生事件时所拥有的人力、组织、机构、手段和资

279

源等应急关键要素的完备性、协调性,以及突发公共卫生事件综合应对能力现状、水平、结构、问题的系统检测和分析过程。能力评估的目的在于发现个体、组织或系统存在的能力缺陷,为制订更好的能力建设策略和计划提供依据。根据能力评估的对象层次不同,能力评估包括个人能力评估、组织能力评估和系统能力评估等。

卫生应急核心能力(public health emergency core capability)是指系统、组织和个人为实现应急反应绩效目标,所必须具备的关键知识、经验、技能的集成,它是确保应急反应系统有效运转的关键要素和领域,是组织能够有效激活人、财、物、信息资源要素并妥善协调和处理其相互关系,保障卫生应急目标顺利实现所必备的关键要素集合。

在卫生应急能力评价中,由于有效应对突发公共卫生事件,涉及不同个人、部门、组织和系统,是一个多阶段、多程序的复杂反应过程,因此涉及众多能力环节。其中,重点针对事关卫生应急处置、反应绩效的关键能力环节和核心资源要素的评估,即为卫生应急核心能力评估(evaluation of public health emergency core capability)。

二、卫生应急能力评估常用理论模型

卫生应急能力评估,涉及对不同事件级别、不同行政区域、不同专业机构、不同应急职能、不同能力主体(区域、系统、组织、个人)等多维的评估对象,因此,卫生应急能力评估是一项非常复杂的管理实践活动。如何设计、选择和确定能力评估的指标体系和评估标准一直是卫生应急能力评估理论和实践中的研究热点。目前卫生应急能力评估指标体系构建所依据的几个常用理论模型包括:

(一)按照应急管理生命周期构建的事前、事中、事后评价模型

该模型主要依据应急管理的生命周期阶段理论,主要针对突发公共卫生事件发生发展过程的三个阶段,构建以事件阶段为一级评价维度模型,并在此维度下,设置各阶段内的二级维度评价指标。

(二)基于多纳比蒂安(Donabedian)的结构-过程-结果模型

该模型是由美国学者多纳比蒂安首先提出,最初用于对医疗服务质量的评价,他主张运用结构(structure)、过程(process)和结果(outcome)三个维度来评价医疗服务,由于该模型的三维逻辑框架具有对各种评估情景的广泛适用性,目前已成为评估指标体系构建中最为常用的理论模型之一。

(三)联合国计划开发署(UNDP)构建的能力评价模型

该模型首先界定了能力的个人、组织、系统三层次,对能力的评价基于三个不同的能力主体和评价对象分别设计针对性的评估指标。

(四)依据关键绩效指标(KPI)法构建能力评价模型

关键绩效指标(key performance indicators),是指衡量一项管理工作成效最重要和最关键的测量指标。卫生应急管理能力的评估应优先选择至关重要的关键过程、阶段、环节中少数几个直接影响绩效结果的关键指标进行评估。

笔记

(五)基于卫生应急系统核心功能构建评价模型

该模型主要依据卫生应急体系各构成要素的系统功能来开发设计指标体系框架。

三、卫生应急能力评估常用评价工具

目前,国内外在卫生应急能力评估工具研究开发和实践应用方面都取得了快速发展。美国发展的比较成熟,已经有相当部分的能力评估工具被广泛应用到评估实践中。我国在2003年SRAS后,卫生应急体系建设和卫生应急能力评价工具的研究和开发取得了长足进步。以下简要介绍几个国内外目前已经比较成熟的能力评估工具。

(一)国外常用的应急能力评价工具

根据能力评估针对的评估层级和对象的不同,评估可针对系统、组织和个人三个不同层次。WHO组织开发了针对卫生系统的应急能力评估指标体系。美国联邦应急管理局(FEMA)研究开发了针对州政府和地方政府的基于主要应急管理职能的应急准备能力评价指标体系。另外,美国CDC、美国夏威夷卫生管理协会主持研发了分别针对公共卫生机构和医院等组织的能力评估指标体系。美国哥伦比亚大学护理学院卫生政策中心研究开发了针对个人的能力标准(具体内容参见表12-1)。

表12-1　国外常用的应急能力评价工具

评估层级	评估具体对象与研发机构	评估指标的内容维度
区域和系统层级	(1)卫生系统危机管理能力评估工具包(Toolkit For Assessing Health-system Capacity for Crisis Management) 2012年,由WHO组织开发的针对卫生系统的应急能力评估指标体系	WHO依据卫生系统框架提出了包括6个方面的应急能力评估功能框架,分别是:①领导和治理;②卫生人力;③卫生应急医疗产品、疫苗和技术;④卫生信息;⑤卫生筹资;⑥服务提供等
	(2)公共卫生应急准备能力:州和地方预案的国家标准(Public Health Preparedness Capabilities: National Standards for state and local planning) 2011年,美国CDC最新发布了针对突发公共卫生事件应急准备州和地方应具备的15项核心能力的评估指南	15项能力包括:①社区防范;②社区恢复;③应急管理协调;④应急公共信息和预警;⑤死亡事件管理;⑥信息共享;⑦群体性事件处置;⑧医学防控用品分发;⑨医疗物品管理和分发;⑩医疗需求激增;⑪非药物干预;⑫公共卫生实验室检测;⑬公共卫生监测和流行病学调查;⑭应对者安全和健康;⑮志愿者管理
	(3)突发事件应对能力评价工具(Capability Assessment for Readiness, CAR)由美国联邦应急管理局(FEMA)与国家应急管理协会(NEMA)共同提出了这套适用于州政府突发事件应对能力自评工具	该指标体系包括13个管理功能的一级指标以及104个二级指标和451个三级指标。13项功能包括:①立法与授权;②灾害识别与风险评价;③灾害管理;④资源管理;⑤预案;⑥指挥、控制与协调;⑦沟通与预警;⑧实施与程序;⑨后勤与设施;⑩培训;⑪演练;⑫公共教育与信息传播;⑬资金与管理

笔记

续表

评估层级	评估具体对象与研发机构	评估指标的内容维度
组织层面	（4）公共卫生准备和应对能力量表（Public Health Preparedness and Response Capacity Inventory）2001年，由美国CDC主持研发，它提供了一个快速评价州和地方的公共卫生机构应对公共卫生威胁和处理突发事件能力的工具，包含六个重点关注领域。	①应急预案和准备状况评价：指挥、评价和协作；恐怖袭击准备和应急预案；②监测和流行病学能力：公共卫生监测和诊断；流行病学调查和反应；③实验室能力；④卫生发布警告网络/沟通能力以及信息技术能力；⑤风险沟通和健康信息发布、传播能力；⑥教育和培训能力
	（5）医院应对能力评价工具（Hospital Capability Assessment For Readiness）该工具由美国夏威夷卫生管理协会编制，主要包括12项针对医院的应急管理功能	①领导能力；②风险评估；③应急预案制定；④指挥协调；⑤医院自身的特点；⑥信息交流；⑦实施程序；⑧物资管理；⑨后勤保障；⑩公共信息；⑪人员培训、演练；⑫功能改进
个人层面	（6）生物恐怖和突发公共卫生事件公共卫生人员能力（Bioterrorism & Emergency Readiness Competencies for all public health workers）美国哥伦比亚大学护理学院卫生政策中心在美国国家CDC的资助下，提出了一套适用于所有公共卫生人员的能力以及相应人员的具体能力要求	9项核心能力包括，在应急情境下①描述公共卫生角色；②描述指挥流程；③识别应急预案；④描述自身功能角色；⑤演示正确使用沟通工具；⑥描述沟通角色；⑦判断自身知识/技术的不足以及可以动用的关键资源；⑧识别潜在的应急事件并描述适宜的行动；⑨采用创新性解决办法并评估行动的效果

（二）国内开发应用的卫生应急能力评价工具

1. 疾病预防控制工作绩效评估标准 2008年12月，原卫生部启动《疾病预防控制工作绩效评估标准》，开始在全国开展绩效考核工作。该标准包括疾病预防控制区域和机构两类绩效评估指标。其中，机构工作绩效评估涉及八大类，分别是疾病预防与控制、突发公共卫生事件处置、信息管理、健康危险因素监测与控制、实验室检验、健康教育与促进、技术指导与应用研究、综合指标。考虑到我国疾病预防控制机构分级设置与管理的现实情况，《绩效评估标准》分别构建了省、市、县三级疾病预防控制机构评估指标体系。作为7项职能之一的突发公共卫生事件处置，在原卫生部颁布实施的《各级疾病预防控制机构基本职责》中位列于总类别的第二位，突显出应急处置工作对于疾病预防控制机构的重要作用。《疾病预防控制工作绩效评估标准》在公共卫生突发事件应急处置类别中从应急预案、应急准备、应急处置三个方面共6项指标进行考核评估（表12-2）。

表12-2 疾病预防控制机构绩效评估指标

项目	指标	指标要求
应急预案	预案体系完整率	100%
应急准备	模拟演练指数	≥0.9
	应急物品储备齐全率	100%

笔记

续表

项目	指标	指标要求
应急处置	规范处置指数	省级≥0.85,市县≥0.70
	事件原因查明率(省;市级)	省级≥80%,市级≥70%
	事件报告及时率(县级)	100%
	相关信息网络直报率(县级)	100%

《疾病预防控制工作绩效评估标准》是目前我国检验疾病预防控制机构工作成绩的国家标准,是全面综合反映疾病预防控制工作相关机构组织履行职能的效果,提高疾病预防控制机构履行公共职能的能力水平和效能的方法。但就突发公共卫生事件应急能力评价而言,《疾病预防控制工作绩效评估标准》未能详尽地体现出疾病预防机构在突发公共卫生事件应急处置中的职责。根据《各级疾病预防控制机构基本职责》规定,疾病预防控制应急能力基本职责包括应急准备、报告与预警、应急处置、事件评估四项工作任务,分别涵盖应急机制、应急储备、报告与核实、事件预警、事件调查处置、事件危害评估、事件处置评估等7条项目及相应的25项具体内容。

2. 卫生应急能力评估标准　国家卫生计生委卫生应急管理办公室组织开发的卫生应急能力评估标准是目前针对卫生应急体系进行能力评估的比较系统、权威的能力评估工具。该能力评估工具的开发是为了满足科学、规范指导全国卫生应急能力建设,提升卫生应急能力的现实需要,根据《中华人民共和国突发事件应对法》《突发公共卫生事件应急条例》等相关法律法规和《国务院关于全面加强应急管理工作的意见》,原卫生部、发展改革委《关于加快突发公共事件卫生应急体系建设和发展的指导意见》《全国卫生部门卫生应急管理工作规范》等文件规定组织开发的。国家卫生计生委决定于2013年在全国范围内开展卫生应急能力评估工作。

卫生应急能力评估标准主要从八个方面对卫生应急能力开展评估：①应急体系建设；②应急队伍；③装备储备；④培训演练；⑤宣教科研；⑥监测预警；⑦应急处置；⑧善后评估。具体内容见表12-3。

表12-3　卫生应急能力评估指标体系框架

卫生应急能力评估维度	主要项目	评估的主要内容
体系建设	政策保障；预案制定法制建设；体制建设机制建设；指挥决策	包括卫生应急体系建设纳入政府和卫生部门规划情况,卫生应急经费保障、预案建设、体制机制完善和指挥与决策系统建设等情况
应急队伍	专家库；应急队伍	包括卫生应急专家咨询委员会、专家库、卫生应急专业队伍建设等情况
装备储备	装备；储备	包括卫生应急装备目录和标准制订、物资调用机制建设、公共卫生应急物资储备建立和管理制度健全等情况

续表

卫生应急能力评估维度	主要项目	评估的主要内容
培训演练	培训;演练	包括卫生应急培训中长期规划制订、综合培训演练中心建立和培训演练活动组织等情况
宣教科研	宣传教育;科学研究	包括卫生应急宣传教育材料编印、公众知识宣传、志愿者培训、媒体沟通和科研合作等情况
监测预警	监测分析;风险评估 预警发布	包括突发公共卫生事件监测系统完善、事件报告和监测工作开展、风险评估机制健全、信息发布等情况
应急处置	组织指挥;现场调查 医疗救治;防控措施 桌面演练	包括突发公共事件发生后,应急响应启动、事件信息报送、队伍调派、物资调运和事件处置等情况
善后评估	善后处理 总结评估	包括卫生应急处置纳入政府奖惩、补助、抚恤和补偿等制度保障情况,以及卫生应急工作总结和评估制度建立情况

总之,突发公共卫生事件应急能力评估是进行应急能力缺陷诊断、规划应急能力建设优先领域的重要手段。通过建立评估工具,构建指标体系,尽可能定量地评估突发公共卫生事件应急能力,检验应对突发公共卫生事件时所拥有资源的完备性、协调性以及找出卫生应急管理中的优势和差距,强化卫生应急能力建设的重要基础,对提高应急能力、形成一个具有良好反馈功能和工作导向性的应急能力评估机制提供重要依据。

案例12-2

我国卫生应急能力评估实践进展

目前我国在卫生应急能力评估理论研究方面取得了长足进展,国内许多学者针对地方政府、不同专业机构,如CDC、卫生监督、医疗机构等部门相继开发出了卫生应急能力评估指标体系,有些开展了试验性评估。在卫生应急实践领域,2011年,原卫生部启动了在全国范围内开展国家卫生应急综合示范县(市、区)的创建活动。其目标是利用3到5年时间,在全国创建100个左右以区/县级行政区划为单位的国家卫生应急综合示范县(市、区),以点带面,总结推广先进基层卫生应急综合管理模式,全面提升基层卫生应急能力,并制定了国家卫生应急综合示范县(市、区)评估标准。同年,原卫生部在全国卫生系统深入开展以"建设高素质卫生应急队伍,提高整体卫生应急能力"为主要内容的卫生应急大练兵活动。2013年,国家卫生计生委应急办组织完成了卫生应急能力评估指标体系标准和评估工作机制的制定,计划在年内正式实施卫生应急能力全面评估工作。

笔记

284

四、卫生应急能力评估方式与意义

卫生应急能力评估的工作机制主要包括评估主体、评估方式、评估标准、评估结果应用等要素与环节。在实践中，卫生应急能力评估主要面临的难题是卫生应急能力评估标准和评估方式的选择问题。由于能力评估的主体不同，评估的目的不同，采用的评估方式也会有所差别。

（一）卫生应急能力评估的方式

根据心理学的定义，能力是在完成特定活动过程中展示出来的知识、技能和本领。因此对能力的评估是需要以完成特定活动为载体进行评估才能更客观的展示能力水平。在实践中，主要从三个方面来评估能力，一是基于书面形式的评估，如填写能力测评问卷，主要是检测组织或个人的知识性能力。二是基于模拟活动的能力评估，如演练或演习，主要目的是检测技能性能力，也可是综合性能力。三是基于实际经验的评估，即对真实发生的事件实际处理过程中表现出来的能力，是真实能力的反映（表12-4）。

在实际工作中，可针对不同的能力评估对象，如个体、组织、系统层面的能力评估，在评估的组织方式上灵活选择一种，或是各种形式的结合使用。

表12-4　卫生应急能力评估的主要形式

评估形式	个体	组织（部门）	系统
基于书面检验的能力评估	能力的知识性问题 个人能力考试或测评问卷	能力的结构性问题 机构能力自填问卷	能力的结构性问题 系统自填问卷
基于模拟演练的能力评估	个人技能在演练中的实际操作表现	机构演练 桌面、实战演练	多部门的综合演练
基于实际经验的能力评估	个人在实际处置工作的表现记录、回顾评价等	事件处置的工作汇报、档案记录和现场检验等	事件处置的工作汇报、档案记录和现场检验等

案例12-3

美国国家应急准备能力评估方法的实际应用

美国的国家应急准备能力评估主要采取了四种方式进行能力评价：①问卷调查。问卷调查相对于演练可节省时间和精力。②演练方式。演练提供一个途径检查辖区内实施可利用的组织结构和资源的能力。③嵌入式评估是将准备评估融入到更多的日常公共卫生活动中，可减少单一演练目的需要而集中人员的弊端。④回头看式评估（look-backs）回顾性的总结分析过去应对的突发公共卫生事件的能力，如季节性流感暴发、某次自然灾害应对等，以总结经验和寻找教训的视角来评估应急能力。

(二)卫生应急能力评估的意义

卫生应急能力评估最终要服务于卫生应急能力建设。因此,一方面评估结果应尽可能多地提供信息,不仅要包括对卫生应急能力的总体评价,还要包括对不同部门、不同阶段、不同类型应急能力的评价,为应急能力建设提供有针对性的依据;另一方面还要将评估结果纳入政府绩效考核框架,使评估结果能够反映应急管理投入的差异,并在此基础上建立奖惩机制,应急能力评估才能成为真正助推卫生应急管理的重要动力和提升应急处置能力的有效工具。

第四节　卫生应急演练评估

卫生应急演练既是提升能力,进行能力建设的一种重要途径,同时也是检测和评估能力的一种重要方式。本节以卫生应急综合演练为例,具体介绍如何实施卫生应急演练的评估。

演练评估是通过观察、记录演练活动,比较演练实际效果与目标之间的差异,总结演练成效和不足的过程。为了使应急管理系统更富有成效,必须对应急人员、计划、程序和设备设施进行定期的演练和检验。演练也只有经过系统的评估才能发现优势和不足,演练才是有富有成效和建设性的。良好的评估可以帮助组织确定演练是否已经实现了目标;应急程序或计划、应急管理系统是否需要改进;同时为培训和锻炼应急队伍,加强应急设备设施准备,加强后续改进计划和提高应急管理功能提供依据。

一、演练评估概念

演练评估(exercise evaluation)是指观察和记录应急演练活动,在全面分析演练观察记录等相关资料基础上,对比参演人员表现与演练目标要求,对演练活动及其组织过程做出客观评价,并编写演练评估报告的过程。所有应急演练活动都应进行演练评估。卫生应急演练评估是对卫生应急系统实施的演练活动进行评估的活动。演练评估是贯穿演练前、演练中和演练后三个阶段的全程工作。在演练准备阶段,需要选择评估组长、开发评估技术方案和评估工具、选择和组织评估组,培训评估员;在演练过程中要开展评估观察与记录工作;演练结束后,要评价演练取得的成效、参加演练总结会、准备评估报告、参与跟踪改进活动等。

二、演练评估过程

整个演练评估过程主要包括评估的计划和评估人员的组织、开发评估技术方案和工具、观察演练与收集资料、分析资料、完成评估报告等几个基本步骤。

(一)评估的计划和组织

在演练前充分做好评估计划和组织工作是非常必要的。在开展演练时,必须将演练的评估设计整合到整个演练过程中,并制定完整的评估计划。

1. 评估计划　评估计划是对演练评估过程做出的整体性安排,内容主要包括对演练目标、评估准则与指标、评估工具及资料、评估程序、评估方法、评

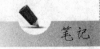
笔记

估组组成以及评估人员在演练准备、实施和总结阶段的职责和任务的详细说明。评估计划要描述和回顾演练的具体目标、演练的主要场景事件、拟演练的行动或决策；同时明确参加演练人员将在演练中被观察的、期望其采取的行动或决策。

2. 评估人员的组织

（1）任命评估负责人：在演练策划早期，演练策划小组组长负责任命一个评估组负责人负责演练评估。作为演练策划小组成员，评估组长应该是对演练计划、演练目标和程序、突发事件指挥系统以及演练决策制定过程以及相关部门协调问题等比较熟悉的专家。评估负责人还要负责挑选和培训评估组成员。

（2）组织、分配、训练评估人员：一旦评估需求确定之后，评估负责人指导评估人员的组织、分配和培训工作。包括：决定需要组织多少个评估人员参加；确定这些评估人员必须拥有的专业技术；在演练中的任务分配；演练前的培训和指导。

1）组织评估人员：评估人员可以由应急管理机构、应急处置机构、地方或者国家相关机构以及大学或研究所的专家组成。挑选的评估人员应该具有应急管理、演练评估等方面的工作经验和专业技术。

评估组应该有足够的规模，从而能对全部目标、组织和个人的表现做出评估。在小规模的演练中，由于参与组织的数量少，需要展示的目标和观察位置的数目也有限，一个简单的评估组就足够了，一般包括一个负责人（组长）和一定数量的评估员，这些评估员直接向组长报告。在大规模演练中，参与的组织相对较多，需要展示的目标较多，所以通常需要一个复杂的评估组。一种典型的结构包括一名评估组主管和多名小组负责人。评估主管指导评估组长以及下属评估员完成评估。

2）分配评估人员：根据评估人员所具有的专业技术把他们分配到不同的演练区域。例如，当一个演练中用到化学模拟时，具有危险材料专业知识的评估人员被分配到该区域，在那里他们能观察排除污染的情况以及个人保护装备的使用情况。评估人员的分配应该在演练之前完成，并且在演练开始前传达到每一个评估人员。分配到每一个演练区域的评估人员的数量主要由被评估目标的数量、所要完成的任务数量等决定。

3）培训评估组成员：评估人员的培训在演练开始前进行。培训需要的资料包括前期设计开发的评估技术指南和相关的评估工具表格。培训涉及演练的所有方面，包括：对演练的目的和目标的了解；对演练模拟事件的了解；对参演人员的了解；对评估人员的角色、职责和分配任务的了解等。评估人员的培训也包括观察技巧的培训，如需要观察什么，记录什么，怎样使用演练评估指导、评估表格工具等。为了提高观察的有效性，评估人员的培训要做到以下几点：第一，当参演者到达时评估员要提前到达指定位置；第二，选择比较容易观察参演者活动的位置，但要避免影响他们的活动；第三，重点观察与演练评估指导相关的活动和任务，以确保演练目标被完成；第四，做清晰并且详细的记录，包括发生的次数和顺序；第五，避免提示参演者或者回答参演者问题。

（二）开发评估技术方案和工具

评估技术方案是对演练评估的标准、方法和评估资料收集工具等的设计与开发。

1. 评估标准 演练评估应以演练目标为基础。每项演练目标都要设计合理的评估项目、方法和标准。演练评估的第一步就是要明确演练是否成功的标准。这个标准是与演练目标和预期行动联系在一起的。在演练设计之初，演练的总体目标就已明确。在演练场景开发过程中，总体目标被分解成更小的单元和预期的应对行动。从预期的应急反应行动中，具体的观测点及其评价措施就被相应的开发出来。演练目标的要求必须陈述得清楚简洁，描述的应急行动必须是可被观察和测量的。使用SMART原则将确保演练目标是简单、可测量、可实现、真实、以任务为导向的。演练评估的标准可以有多种来源，可依据已制定的相关法律法规和应急预案作为参考标准。

2. 评估内容 在卫生应急演练评估中，经常评估的内容包括：①对卫生应急预案的评估：预案是否考虑到所有关键需求，例如空间、通信设备以及物资供应等；是否考虑到所有需要的角色；②评价卫生机构如何执行预案：如预案实际应用时发生了什么？工作人员是否到达了他们所应到达的地点？是否遵照了角色分工？是否达到了预期结果？③评价预案响应速度：如通告时间、响应速度、行动方案中涉及的其他细节的时间；④预案实施的效率评价：如完成时间，是否有重复信息、指令冲突、资源浪费等；⑤评价卫生人员特定功能角色的执行能力：角色需要事先设定、职责说明以及任务分工等。表12-5列出了一般卫生应急演练的评估内容。

表12-5 应急演练评估内容的基本构成及要点

序号	评估的内容	演练评估的要点
1	应急预案的质量	应急预案是否考虑到了大部分的应急需求，如通信、物资供给、应急区域的划分等
		应急救援是否对应急过程中可能涉及的应急组织、人员的功能、职责和行动进行了描述，协作关系与机制是否有效
		应急预案对紧急状况的处理是否达到社会的期望
2	参演应急人员对应急预案的履行情况	各应急组织的参演人员是否按照应急预案的要求及时就位
		在演练过程中，各应急组织的演练人员是否按照应急预案的规定进行分工协作
		应急预案演练中的整体实施效果如何
3	参演应急人员完成特定应急行动的速度	从事件被发现到应急中心接报之间的时间是否达到应急预案的要求
		从接报到应急人员赶赴事发地点之间的时间是否达到应急预案的要求
		应急预案中对其他应急行动的时间要求

笔记

续表

序号	评估的内容	演练评估的要点
4	参演应急人员对预案的执行效率	演练过程中是否出现因故障导致主要应急设备停机运转的情况
		演练过程中信息的传递效率如何,在信息发布中是否出现内容矛盾和错误的情况
		演练过程中是否出现资源紧缺或者浪费的情况
5	参演应急人员的技能评述	参演人员在演练过程中的心理状态是否能胜任本人所肩负的职责
		参演人员能否正确地使用各种应急装备与设备及使用的熟练程度如何

3. 评估方法　卫生应急演练的评估方法可采用外部评估和内部评估两种方式,每种方式又分为主观评价和客观评价。外部评估是组织专门的评估组,由外请的评估成员对演练进行评价。内部评估是参演者自己对演练效果做出的评价。客观评价一般是指用事先开发好的各种评估表格根据评价标准进行量化的评分,以此做出的客观量化评价。主观评价主要是用文字进行的描述和评述等。演练的评估也可以同时采用两种方式进行。

4. 开发评估技术指南和数据记录工具　为便于演练评估操作,通常应事先设计开发好具体的评估技术指南,包括演练目标、评估标准、方法、内容、数据收集计划、观测要点、核查记录表以及其他评估记录工具表格等。这些工具可以是非常简单的用于观察记录用的问卷、核查表、评分表等,这些工具不需要很复杂,但一定要客观、简单、具有针对性。根据演练目标的不同,可以用选择项(如:是/否判断,多项选择)、主观评分(如:1—差、3—合格、5—优秀)、定量测量(如:响应时间)等方法进行评估记录。数据可以采用多种方式进行收集,例如表格、现场笔记、录音机或视频录像等。每种手段都各有其优缺点,在准备演练评估是充分考虑到每种记录方式的特点。

(三)观察演练与收集资料

在演练实施过程中,评估员利用所提供的评估技术指南和专用的评估表格等资料,观察演练和收集数据。桌面演练和实战性演练在观察和收集资料有所不同。

1. 桌面演练　是指参演人员利用地图、沙盘、流程图、计算机模拟、视频会议等辅助手段,针对事先假定的演练情景,讨论和推演应急决策及现场处置的过程,从而促进相关人员掌握应急预案中所规定的职责和程序,提高指挥决策和协同配合能力。桌面演练通常在室内采用分组会议的方式进行。分组会议的方式便于构建情景并且提出讨论问题。在这样的桌面演练中,每个小组都必须有评估人员或笔记记录员参加,以便评估人员能集中选择和演练目标相关的问题,而笔记记录员能集中于记录常规的讨论问题。

在各小组会议进行之后,整个组织通常是重新集合来讨论所有主要问题、交叉问题或者在分开的小组讨论期间有冲突的建议。虽然独立的评估人员被分配

笔记

到一个选定的小组内来记录讨论的内容,但是所有评估人员都应该获取关于相互交叉问题的信息。

2. 实战演练 是指参演人员利用应急处置涉及的设备和物资,针对事先设置的突发事件情景及其后续的发展情景,通过实际决策、行动和操作,完成真实应急响应的过程,从而检验和提高相关人员的临场组织指挥、队伍调动、应急处置技能和后勤保障等应急能力。实战演练通常要在特定场所完成。在实战演练中,评估者要提前到达收集观察数据的位置,小心地跟踪和记录参演者的行动。在演练以后,根据评估者记录的信息,分析活动和任务是否顺利执行,目标是否顺利实现。在观察演练期间,评估人员必须对所观察到的内容做出准确的记录。为此,应该考虑通过使用适合他们特点的方式来记录数据,如笔记或录音机、摄像机等。因为很多的事件是同时发生的,评估人员不可能记录到所有的行动,所以需要知道哪些事件是重要的,排除不必要的信息,为演练评估提供最有用的数据。因此演练前的培训,必须使评估人员清楚评估的主要行动和次要行动。

最后,在演练结束后,可通过组织评估会议、组织参演人员填写演练评价表和对参演人员进行访谈等方式,进一步收集演练组织实施的情况,也可要求参演单位提供自我评估总结材料,补充和完善评估资料。

(四)分析资料

评估人员对演练期间收集的资料以及演练前后收集的其他相关资料进行分析并且把它们转换成包括演练过程、演练中表现出的优势、需要改善的建议等叙述性摘要。

每个演练目标和相关的活动都应该有一个叙述性摘要。合格的叙述性摘要必须满足以下几项要求:第一,要对目标是如何被实现的进行详述;第二,客观地陈述事实和观察结果;第三,突出积极的方面,同时发现任何可能存在的问题;第四,避免主观意见;第五,记录存在的问题并且推荐改正问题的方法等。通过叙述性摘要可以更加容易地识别演练的每个目标的完成程度和需要加强的地方。描述性摘要的报告格式可参见表12-6。

(五)完成评估报告

所有的桌面演练和实战演练最终都要有一份评估报告,这个评估报告要包含评估过程中所使用的评估方法、具体的评估表格、最后的评估结论等。评估组负责人负责演练评估报告的完成。通常情况下,评估组长先准备一个演练评估报告初稿,在报告最终发布之前,报告初稿需要通过演练策划人员、评估人员、地方及其他参与组织的审查。在报告初稿被充分地审查之后,评估组长出具一份最终的演练评估报告。演练评估报告的主要内容一般包括演练概述(演练参与部门、机构、范围、演练日期、位置等)、演练目标和具体目标、事件的情景介绍、演练执行和目标实现情况,包括:预案的合理性与可操作性、应急指挥人员的指挥协调能力、参演人员的处置能力、演练所用设备装备的适用性、演练的成本效益分析以及对完善预案的建议和改进计划等。

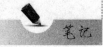
笔记

表12-6　描述性摘要模板

观察目标数量：_____	标准数量：_____
评估者：_____	评估地点：_____

问题：
对观察的问题、计划、程序等具体的陈述

_____

分析：
对问题以及对操作能力的具体影响

_____

改进行动建议：
改善绩效或解决问题以提高响应能力的行动建议

_____

主要责任单位：
负责实施改进行动的部门、机构和组织

部门、机构和组织名称：_____

责任人：_____　　职务：_____

开始日期：____ / ____ / ____　　结束日期：____ / ____ / ____

本 章 小 结

1. 本章第一节系统介绍了卫生应急管理评估的一些基本概念和分类，其中重点介绍了卫生应急管理评估的主要分类。

2. 第二节重点介绍了卫生应急评估的基本流程、步骤与方法。

3. 第三节介绍了卫生应急能力评估的概念、内容、常用工具和评估方式，结合国内外卫生应急能力评估领域的理论研究与实践进展，对卫生应急能力评估的常用工具进行了介绍，为卫生应急能力评估提供了相关的工具框架。

4. 第四节对卫生应急演练评估的具体过程进行了详细的介绍。

卫生应急评估作为重要的管理工具和手段，受到越来越多研究者和实践者的重视，在这一领域还有很多值得研究和探索的问题，通过本章的学习，为学生提供了卫生应急管理评估相关的基本概念、工具与方法，同时引导学生对卫生应急评估的理论研究与实践进展进行更深入的思考。

关键术语

评估　evaluation

能力　competency

卫生应急管理评估　evaluation of public health emergency management

卫生应急能力　public health emergency capability

笔记

卫生应急能力评估 evaluation of public health emergency capability
卫生应急核心能力 public health emergency core capability
卫生应急核心能力评估 evaluation of public health emergency core capability
关键绩效指标 key performance indicators
演练评估 exercise evaluation

讨论题

请结合本章的章前案例,查阅相关资料,对香港SARS事件先后开展的两次评估活动进行比较分析,系统总结评估活动的特点,以深入理解和掌握卫生应急管理评估的过程与方法。

思考题

简答题

1.卫生应急评估的概念是什么?

2.卫生应急管理评估的主要分类有哪些?

3.卫生应急管理评估包括哪些基本流程和步骤?

4.卫生应急能力评估的方法有哪些? 有哪些常用工具?

5.简述卫生应急演练评估的主要方法和步骤。

（郝艳华　宁　宁　哈尔滨医科大学）

笔记

➤ 第十三章

卫生应急协同治理与利益相关者管理

学习目标

通过本章的学习,你应该能够:

掌握 卫生应急利益相关者的范畴和多部门合作理论的意义。

熟悉 卫生利益相关者分析方法和应对策略制定的方法。

了解 多部门合作在卫生应急中的作用。

章前案例

　　2009年4月,甲型H1N1流感在墨西哥暴发。短短3个月内,新型流感传遍五大洲。引起世界卫生组织的高度重视,并向全球发出了最高级别的预警。为防范甲型流感对我国政治经济和社会的影响,原卫生部迅速成立了由38个部门参与的应对甲型H1N1流感联防联控工作机制,紧急启动甲型H1N1流感联防联控应急科研项目。通过病例研究、疫苗产能、流行病学调查、病毒溯源、治疗药物、防护消毒、快速检测等分工部署,科学有序地开展防控工作。

　　各地各有关部门采取相关防控措施,如境内外疫情与防控工作动态收集与分析,供各地各级政府和各有关部门提出工作意见,建立专家组论证防控措施,指导联防联控工作机制决策,形成重要事项上报国务院决策的一整套管理体系。这些应对和管理措施形成了我们防控流感大流行的基本原则。

　　现代社会由于行业分工和个人社会分工的深化,使得人们对各自行业相互之间的了解越来越陌生。而卫生应急事件的发生往往是面对全人群的,需要在短时间内动员全社会提高对健康事件的关注,改变某些行为习惯;社会各相关应急行业在短时间内也要形成联防联控机制,通过行业分工和防控工作环节管理形成快捷、安全、有效、全面的社会管理方式,才能够发挥联防联控应对紧急情况的作用。否则没有分工与合作,没有具体的工作分析与安排,所有工作就会混乱不堪,不仅毫无效率甚至出现重大失误或伤及自身的可能性都会存在。

第一节　卫生应急的多部门合作的理论基础

　　20世纪80年代,艾滋病等新型疾病以及32种新发传染病危害事件出现以后,各国政府开始重视从安全角度来审视卫生应急,卫生应急已成为公共卫生管理

笔记

不可或缺的组成部分。通过与安全相关的策略和战略来探讨问题，从而实现公共卫生环境的改善，已经成为当代公共卫生管理的首要驱动力。

在我国，县（区）级政府是处置突发公共卫生事件的基层单位，在重大事件或灾难发生时，为将负面事件控制在可以掌控的范围内，减少对广大居民和社会正常生活的冲击和影响，不仅需要迅速查清事件原因、疫源地和受灾人口的基本情况，还需要预测事件可能发展的方向和累及的居民与行业。确定事件干预的类型，启动计划和优先的活动；对重大事故或灾难还要将信息迅速传递给上级机构、国际组织、捐赠人和新闻媒体，才可能取得更广泛的社会支持投入应对；需要综合考虑事件对公众和利益相关者的影响，分析利益相关者对事件的态度，调动其积极方面的力量，提高多部门应急反应的速度和效率。

一、卫生应急协同性理论

卫生应急工作是需要各个部门分工合作，协同治理的过程。协同理论是应急工作的理论基础。协同理论思想是德国物理学家哈肯（Haken）于1976年提出的。该理论认为：千差万别的系统，尽管其属性不同，但在整个环境中，各个系统间存在着既相互影响且又相互合作的关系。协同理论的主要内容可以概括为三个方面：即协同效应、伺服原理和自组织原理；协同效应是指由于协同作用而产生的结果，协同作用是系统有序结构形成的内驱力，协同作用能使系统在临界点发生质变产生协同效应，使系统从无序变为有序，从混沌中产生某种稳定结构。多数应急事件都具有突发性，都会导致某一县域单位工作秩序和生活秩序的混乱，从混沌到有序的过程就是应急工作的反应和协调的过程。

伺服原理用一句话来概括，即快变量服从慢变量，序参量支配子系统行为。序参量是指影响系统的各要素由一种相变状态转化为另一种相变状态的过程中起决定作用的、能够主宰系统演化进程和方向的关键影响要素和变量，找到了序参量，也就找到了引导和控制整个应对局面的关键环节，把握住了应对形势的可能走向。协同理论提示我们在突发事件应对中，要关注整个系统的应对进展中的薄弱环节，从而提升整体的应对能力。

如在重大灾难发生时，应急系统的工作要求是必须在最短时间内迅速将灾害的性质和严重程度用简明的报告形式向上级或外界进行发布，而外部的系统产生救援反应的速度通常是缓慢的和逐步增长的过程。大多数救灾人员忽略快速报告的过程，往往情绪性地迅速投入到对灾民的救援中，灾情报告的基本信息传递速度可能影响并延缓了整个外部系统对灾区情况的理解和应急反应的过程。例如2008年四川汶川地震后，由于当地发电站和通信基站的垮塌，使所有通讯设备无法使用，道路封闭，信息不清，在其后十分不稳定的情况下，中央决定用伞兵空投到灾区，以了解并报告灾害发生后的情况。正如协同学的创始人哈肯所说，序参量以"雪崩"之势席卷整个系统时，更需要掌握全局，主宰系统演化的整个过程。

事件发生后，由于组织系统的崩溃，外部失去联系。对紧急事件的管理和危险的控制，往往会形成自组织系统。自组织是相对于他组织而言的。他组织是指组织指令和组织能力来自系统外部。而自组织则指系统在没有外部指令的条件下,其内部子系统之间能够按照某种规则自动形成一定的结构或功能,具有内在性和自生性特点。例如在独立的空难事故发生后,有幸存活下来的成员往往自发组织起来,形成新的时间、空间或功能有序的组织结构。在灾害情况下,自组织系统的整合程度对获得外部援助和灾后恢复的效果具有重要的影响。

二、多部门合作理论

所谓合作是两个或两个以上的机构从事的任何沟通活动,通过一起工作而非独立行事来增加公共价值。多部门合作(multi-sectors collaboration)也称公共治理理论,是指国家或地区的公共管理部门为解决特定社会政策问题,开展的不同公共管理部门之间的合作,包括在法规体系、组织结构、协调手段和方式等方面的布置和安排。多部门合作是当今世界各国政府在建立完善响应制度工作中的难点,也是重点。

从社会政策的角度出发,多部门合作除设计多种行动主体外,还被应用于公共事务管理的不同层次。英国希克斯教授把多部门合作划分为四个层次:①政策制定中的协同和政策协同;②项目管理中的协同或项目协同;③服务供给(包括管制)中的协同;④面向个体的服务协同,即几个部门围绕特定客户的需求与偏好,协同提供综合而又个性化的服务。

三、利益相关者管理理论

1984年弗里曼出版了《战略管理: 利益相关者管理的分析方法》一书,明确提出了利益相关者管理理论。利益相关者管理理论原本是指企业的经营管理者为综合平衡各个利益相关者的利益要求而进行的管理活动。利益相关者是指与企业生产经营行为和后果具有利害关系的群体或个人。对企业而言,其利益相关者一般可以分为三类: 资本市场利益相关者(股东和公司资本的主要供应者),产品市场利益相关者(公司主要顾客、供应商、当地社团和工会),以及组织中的利益相关者(所有公司员工,包括管理人员和一般员工)。每个利益相关者群体都希望组织在制订战略决策时能给他们提供优先考虑,以便实现他们的目标,但这些权益主体的相关利益及所关心的焦点问题存在很大的差别,且往往互有矛盾。公司不得不根据对利益相关者的依赖程度做出权衡,优先考虑某类利益相关者。

运用利益相关者管理理论可以直观地分析突发公共卫生事件中的各种利益相关者对事件发生和应急处理的态度和行动,以便更好地平衡各方面的利益,调动不同利益相关者的力量。在事件发生和处理过程中,利益相关者可以是个人、团体或机构,在大多数情况下,这些人员或机构与制度变革有着各自不同的结构性利益关系。突发事件发生后,应以保障广大居民生活秩序和安全为目的,动员与事件处理相关的单位,克服困难,提供应急工作的人力、物力和财力,并考虑社会各方面的承受能力,协调制定利益相关者的政策、制度以及相应的管理策略。

我国在应急管理的理论研究和实践探索方面,通过"一案三制(应急预案,应急机制,应急体制,应急法制)"初步建立了国家应急管理的基本体系。国外发达国家在建立应急管理体系的过程中,倡导和推行基于可持续发展观的业务连续性管理理念。

知识链接

业务连续管理(business continuity management, BCM)业务连续管理是一套一体化的管理流程,它对潜在的灾难危险加以辨别并进行分析,从而确定其对政府及企业运作造成的威胁,以及这些威胁对政府及企业的业务所产生的冲击,为政府及企业提供一个有效的弹性架构和管理机制来阻止或减小这些威胁。其总体目标是防止业务活动的中断,提高政府及企业的风险防范能力,有效地将灾难造成的业务中断情形降低到可接受的等级。BCM已成为应对危机管理事件的国际通用规则,它的重要性在全球范围内越来越受到社会的关注。

四、社会动员理论

1. 社会动员的概念 "动员"一词最早作为军事术语是指"把国家的武装力量由和平状态转入战时状态,并把所有的经济部门转入供应战争需要的工作",后来被泛指为发动、鼓励人们参与某项活动。动员的内涵从军事领域向政治、经济和社会等不同领域延伸,相应产生了政治动员、经济动员和社会动员等概念。

社会动员(social mobilization)是指人们获得新的社会模式和行为模式的过程,是有目的、有计划的引导社会公众参与重大社会活动的过程。在突发公共卫生事件情景下的社会动员是特指在突发公共卫生事件管理过程中,动员主体以获取抑制或缓解危机的社会资源为目标,通过宣传、引导、组织等方式去激励和发动动员客体积极响应参与,将各种应急所需的潜在资源和力量最大限度的汇集起来,转化成有生力量以战胜危机、恢复社会正常秩序的行为方式与过程。

2. 特征 社会动员一般具有广泛性、紧迫性、目的性、秩序性、主体多元性等显著的特征。具体表现为:①广泛性:是社会动员的首要特征,社会动员是向全社会广泛发起的,广泛的群众基础是社会动员的必备条件。②紧迫性:是因为危机通常具有突发性、危害性、扩散性等特点,作为应对危机的社会动员必须迅速采取行动,第一时间获取资源,因此动员的时间有限,十分紧迫。③目的性:即社会动员的动力,指动员主体通常是为了实现应急救灾、战胜危机或其他特定的目标而进行的动员活动或行为。④秩序性:有效的社会动员需要采用合理的动员手段和方式,有组织、有计划、有秩序地开展,其秩序性还表现在动员主体自身的有序运作方面。⑤主体多元性:指现代社会动员的主体不仅仅是政府,还包括一切具有动员能力的组织或个体。危机动员需要"多元联动",即政府和社会两股力量联手动员来集合各种力量和资源,多元化的动员主体能各施所长,更有助于提高社会动员的效率。

第二节　卫生应急管理中的利益相关者分析

卫生应急工作是通过监测、预警、处置、救援、恢复、评估等一系列措施来预防和减少突发公共卫生事件的社会危害的系统的组织行为。大量案例说明,在灾难发生时,遇到的最主要问题是:危机事件往往具有意外的破坏性,事件演变迅速,需要快速作出决策,但缺乏必要的信息和物资的支持,领导、社会公众和大众媒体密切关注,显示了日常少见的聚焦性;而应对危机事件的应急机构严重缺乏训练有素的员工和相关物资资料,处理时间十分有限是导致事件处理不畅的主要原因。为防止发生应急工作在多部门合作时的相互掣肘、难以协调合作的情况,必须对突发公共卫生事件发生时可能的利益相关者进行详细的分析。了解他们各自的位置、角色和态度。通过日常的工作,使各自的态度向着有利于应急工作的方向发生转变。这就是卫生应急管理中利益相关者分析(stakeholder analysis)的意义。

一、利益相关者的概念

利益相关者原是一个西方经济学概念,1965年,美国学者安索夫最早将该词引入管理学界。20世纪80年代,在经济全球化的发展及企业间竞争加剧、公司治理问题和企业社会责任等成为人们关注和讨论的焦点之时,弗里曼1984年出版了《战略管理——利益相关者方法》,标志着利益相关者理论的产生。到20世纪90年代,利益相关者理论受到了经济学界和管理学界的高度重视,被认为是理解和管理"现代企业"的工具。随后,更多的西方学者投入到这一新兴领域中来,对利益相关者的研究从私人机构向公共部门渗透,也逐渐超出了企业管理的范畴,向经济、政治和社会等领域扩散。

1. 利益相关者　利益相关者就是指能够影响一个组织目标的实现,或者受到一个组织实现其目标过程影响的人。它强调利益相关者与企业的关联性。根据这个定义,企业的股东、债权人、供应商、员工、管理人员等"能够影响一个组织目标的实现"的人都应该是企业的利益相关者,而且,企业所在地的政府、社区、媒体等也应该是企业的利益相关者。

根据利益相关者对目标战略的影响程度,可以将其分为外部利益相关者和内部利益相关者。外部利益相关者通过是否与其合作、是否为其提供社会或政策支持从而改变竞争环境、竞争优势和竞争目标来影响发展战略,内部利益相关者从战略的实施为各自价值最大化提供基础出发对战略进行影响。利益相关者通过政策法规、供求关系、参与决策三种形式影响战略管理过程。对利益相关者定位通常采用权力-动力矩阵和权力-利益矩阵法。根据利益相关者对战略的威胁和支持程度的高低,可以分别采取维持型、摇摆型、进攻型和防御型四种不同的管理策略来进行应对。

2. 突发公共卫生事件的利益相关者　是指任何能够影响事件处理活动,从而能够影响事件处置目标实现的所有个体和群体。这里包括有两部分:

(1)能够影响组织行动、决策、政策、目标或行动的组织或个人。

笔记

（2）受组织行动、决策、政策或行动目标影响的个人或组织：任何突发卫生应急事件都有外部利益相关者和内部利益相关者，一般来讲，把决定性的利益相关者、引起危险的利益相关者、主要的利益相关者和依靠的利益相关者作为内部利益相关者；把潜在的利益相关者、可自由对待的利益相关者和苛求的利益相关者作为外部相关者。

例如：2013年4月中国部分省市出现H7N9禽流感患者。针对重大疫情，政府中的卫生系统和农业部动物检验检疫系统、社会医疗保险系统等是决定性的利益相关者，与禽类养殖、加工、销售有关的行业和人员作为高危人群，可以列入引起危险的利益相关者范围；依靠的利益相关者是指参与禽类管理、与禽流感患者诊疗、预防、检验和管理的医护人员，包括国际粮农组织、世界卫生组织等。而潜在的利益相关者是庞大的家禽养殖行业，与养殖业人员密切接触的群体；苛求的利益相关者是更广泛的禽类消费者，进出口商、与禽类加工、运输等相关的企业。可自由对待的利益相关者包括患者家属、医护人员家属、受到禽流感疫情影响的企业、药品生产销售人员，以及其他国家的检验检疫系统和出口禽类的消费国等。可自由对待是指在关注和管理措施方面程度上的差异，不能成为不敢面对或不予理睬的人员。因为他们的行为对防控工作也将产生促进或促退的作用。

利益相关者的特性：①合理性（legitimacy）：组织所认为的某一利益相关者对某种利益存在要求的正当性和适度性。②影响性（influence）：不管某一利益相关者是否对利益存在某种合理性，其他利益相关者都能对组织施加极不寻常的影响力。③紧迫性（urgency）：指利益相关者对他们的要求给予急切的关注和回应的程度。详见图13-1，彩图13-1。

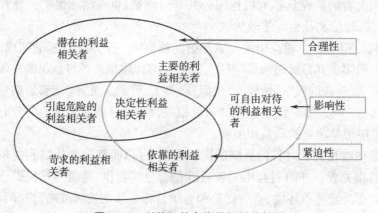

图13-1 利益相关者作用机制分析图

二、利益相关者分析的方法

在突发公共卫生事件应急处置中，利益相关者分析（stakeholder analysis）主要用于分析与事件相关的所有个人组织、理清重大相关者对于事件处置战略的影响（图13-2）。例如，某事件对公众健康有重大影响时，政府介入到什么程度？是全员应急还是专业应急？若启动应急反应预案可能会对社会公众造成什么影

笔记

响？事件危害区域大小？事故源是伤害还是不明原因疾病？专业卫生系统能否独立应对？涉及企业、物资供应、水电交通的持续能力如何？学校如放假对家长的影响？等等。所以，突发公共卫生事件的性质决定了利益相关者的范围，也决定了政府在处置突发事件过程中必须要考虑利益相关者管理的问题。

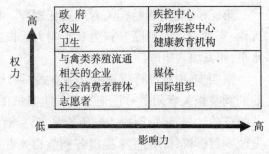

图13-2　H7N9禽流感防控工作中的利益相关者影响力分析图

利益相关者分析的四个步骤：

第一步，确定利益相关者是谁。一般有两个途径来判断谁是利益相关者：一是通过事件寻找利益相关者；二是通过事件处置过程分析利益相关者。前者从受害者的伤亡情况，判断疾病或事故的性质。该事件是点性的局部事件还是线性的具有广泛传播的事件。点性事件的处理往往在一定范围内，不会造成继发事件或次生灾难。如一次性的急性食物中毒事件往往限定在一定就餐范围内的人员。但2005年安徽阜阳出现假奶粉导致的婴儿死亡，则是线性事件。其假奶粉影响范围之大，造成患儿身体持续伤害的时间之长，对受到损害的家庭影响之广，都是前所未有的。从处置事件的角度分析，可以看到处理一场线性突发事件的复杂性往往涉及的利益相关群体多，利益冲突导致处置难度大，合作程度低等问题。

第二步，确定可能存在的特殊利益。根据利益相关者要求的合理性、影响力和紧急性，找出主要的、依靠的、引起危险的和决定性的利益相关者。例如，很少有人会想到流感能在一次大流行中对人类健康构成极大的危害。流感是最具世界大流行潜力的疾病，流感变异种类多，传播速度快，可能短时间就造成多数人感染，便会导致全球暴发严重流行的疾病，此疾病就可称之为"流感大流行"。一旦发生流感大流行，侵袭率可能高达15%~30%，故许多人届时将有一段时间无法工作或上学。企业首先面对的冲击就是员工缺席，也就是人力资源短缺的重要风险，员工将会因病或者必须照料患病的家庭成员而无法上班。若学校也关闭，将迫使有学龄期儿童的员工必须请假在家照顾。还有可能因遭受检疫管制措施、实施扩大社交距离措施而无法外出上班。有些员工甚至产生恐慌心理，认为待在家里较安全、担心上班有风险等。疫情会影响到商业活动和商业服务，许多正常业务由于人员短缺被迫中断。如果电力和（或）供水部门无法维持服务，这将产生严重影响卫生部门的运作能力，并会对民众产生严重人道主义后果。同时，企业活动和业务将不能正常运转，必然会增加流感大流行的经济后果。2003年暴发的SARS疫情就印证了一场大面积扩散的疫情会影响本国乃至全球的旅游业、供应链、医疗系统及学校，并对许多行业，如旅游及酒店业带来直接而沉重的经济打击。卫生应急系统要根据疾病所带来的影响制定风险分析图，并根据风险的发生发展和转归过程进行利益相关者分析。

第三步,确定利益相关者的责任矩阵。根据各利益相关者对该政策表达的言论、态度、行为,判断其权力和影响力。根据各利益相关者对该政策的影响力水平,将其填入矩阵。

第四步,决定进行管理的具体方式。哪些利益相关者最能影响政策过程,主要的利益相关者用星号标记。这种工具试图支持这样的决策过程,即开发最有效的行动计划,将资源投入到争论最多,反对最强烈的主要利益相关者方面。开发改变目标群体的路径:提出各利益相关者态度变化的轨迹,沿着这个轨迹,每一个关键点都要描述采取何种措施和期望发生何种变化。

第五步,制定应对各利益相关者的策略,如沟通策略,游说谈判策略,试点带动全面策略等等。例如2009年4月面对突如其来的甲型H1N1流感疫情,特别是在流行的早期,墨西哥的疫情比较严重,为了保证国民的健康,我国政府做出了及时果断的反应,建立了"8+1"的联防联控机制,制定相关的具体防控策略,并将甲型H1N1流感列为乙类传染病并按照甲类传染病管理。同时,我国政府大力支持研发诊断试剂,并积极做好药物和疫苗的生产和储备工作。

总之,利益相关者分析对组织发展和政策制定执行有重要的影响。在政策的制定过程中,需要通过明确利益相关者,确定他们的特殊利益及他们关注的对象,识别利益相关者对组织的权益主张,分析不同利益相关者主张的合理性,依据其对组织的重要性再进行不同的政策调整和影响方式选择。在努力满足不同利益相关者主张的行动中,采取有针对性的行动,优先满足最重要的利益相关者,是使政策目标得到实现的重要保证。

在不同的突发事件面前,利益相关者有很大的差异,传染病患者、疑似患者、患者家属、社区居民、单位领导、医护人员,医院领导、政府主管、疾控中心、药品供应商;设备供应商、信息采集、统计发布、媒体宣传、健康教育、各类公共场所的管理人员以及民政系统、交通、财政、商业、水电供应系统的配合等等,周边地区,省市、国家和国际组织等,他们都会成为重大突发公共卫生事件的利益相关者。只有取得各方面的支持与配合,才能够应对像流感大流行那样的重大事件。而志愿者服务日益被看作是一支不可忽视的力量。因为往往在危机的情况下,原来领导安排在岗位的人员可能会以某种理由离开时,志愿者却是以有准备的心理投入到危机处理中的不可多得的生力军。所以,应急工作要以重大突发公共卫生事件为目标,以县级管辖区域为范围,制定独立的适合地区特点的应急计划和行动预案,还要重视志愿者队伍的培养和日常的训练。

第三节　卫生应急的多部门合作机制

突发公共卫生事件应急中的多部门合作机制是指在突发公共卫生事件的应对过程中,对参与应急处置的主要部门和利益相关部门在处置危机过程中形成的防控目标一致、具体分工合作、诸要素之间相互协助的过程。本节重点对卫生应急多的部门合作机制的重要性、问题、组成要素以及如何发挥多部门合作机制进行分析。

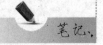

一、卫生应急管理中多部门合作的意义

多部门合作作为卫生应急管理的基础性工作和重要环节之一,能够最大限度地调动全社会的资源和力量,为卫生应急的管理提供基础保障,从而达到抑制、战胜危机的目的。因此,有效的多部门合作机制是提升卫生急管理能力的重要条件。应对突发性公共卫生事件的健康促进活动是一项社会系统工程,需要社会各相关部门与组织的配合与协作,将各种分散的独立的力量加以整合成为一个完整的系统,通俗地讲就是建立起应对突发性公共卫生事件的统一战线。具体来说,多部门合作机制对于突发公共卫生事件应急的意义表现在如下几个方面:

1. 卫生工作是人人需要、也需要人人参与的社会性工作 突发公共卫生事件往往打击的不是个别部门,而是打击全社会的主体–人(本身)。所以多部门合作,联防联控往往是突发公共卫生事件应急管理中不可缺少的内容,能否建立起高效的多部门合作机制,是决定突发公共卫生事件应急管理成败的重要保障。

2. 多部门合作是资源调用的重要形式 作为突发公共卫生事件应急管理的方式之一,其最大的优势就是能在最短时间内最大限度的整合资源,调配各种危机所需力量,这不仅是有效应对和管理危机的前提条件,还能有效弥补政府的资源不足,降低政府在政策制定、执行和危机治理中的成本,减轻危机处理的负担。

3. 多部门合作是发挥社会组织作用的重要方式 在突发公共卫生事件应急管理过程中,政府是主导力量,企业担负着重要的社会责任。在突发灾难面前,企业和其他社会组织也相继开始主动承担社会责任,即组织应该怎样决策才既有利于组织发展,又造福于社会。社会责任加入了一种道德准则,促使人们从事使社会变得更美好的事情,而不做那些有损于社会的事情。社会响应是企业适应变化的社会状况的能力,企业能够敏锐地认识到流行的社会准则,然后改变其参与社会的方式,从而对变化的社会状况做出积极反应。社会义务是指,当一个企业符合了其经济法律责任时,它已经履行了它的社会义务,社会责任是对企业最基本的要求,是企业参与社会的基础。多部门合作恰恰是给了企业和NGO组织以合适的机会,让其架起同社会公众间的桥梁与纽带,将政府与社会这两股力量联合起来,使之并肩作战、凝聚合力共战危机。

4. 多部门合作搭建了政府与公众之间沟通的桥梁与平台 多部门合作能够促进政府与公众彼此间的信息交流和有效沟通,提高突发公共卫生事件应急管理的效率。多部门合作可以将危机情报和公众意见及时反馈给政府及相关部门,有助于政府政策措施的科学制定与及时调整,从而实现政府和社会对突发公共卫生事件应急的有序控制和协同治理。通过多部门合作,危机管理的相关信息得以公开,在社会公众的监督下,可以有效防止违法行为的发生,提高突发公共卫生事件应急管理的效率。

5. 多部门合作能有效提升政府处置事件的效能 通过迅速发布危机的最新信息动态,让公众及时获得准确的信息,从而对危机做出理智的判断,减轻、避免公众因信息封锁或谣言而引起的社会恐慌和集体行为,防止危机的进一步恶化或扩散。同时,多部门合作还可以通过多种途径宣传危机防范、安全和自救意识,

笔记

也可以组织公众自救、互救,或提供心理援助,能有效激发公众战胜危机的精神动力,减弱危机所造成的影响和危害。如媒体、网络和志愿者共同加入到防灾减灾活动中,促进和谐社会的建设。

总之,多部门合作是突发公共卫生事件应急管理中不可缺少的重要组成部分。为有效应对重大突发公共卫生事件,我国需要建立高效的多部门合作机制,并融入卫生应急协同治理的理念,积极拓展政府与NGO等多元主体联手协作的动员渠道。通过政府与社会的协同作战,最大限度地调集各种社会资源,真正构建起高效的多部门合作体系,以实现战胜危机、维持社会稳定和正常秩序的目标。

二、卫生应急中的多部门合作问题分析

目前在我国突发公共卫生事件应急的"一案三制"体系中,均提到了多部门合作的重要意义,但是在实际操作过程中,突发公共卫生事件应急的部门合作机制发挥情况还有待于提高。问题主要表现为:在重大事件面前,部门之间基于自己的利益诉求与其他部门不同,管理体制不同,信息渠道不同,应对危机的措施和设备均有不同,故多部门合作一直被国际组织认为是最困难的事情。但在我国,由于实行中央集中统一的行政领导体制,才能够在应对重大突发事件面前,采用联防联控的措施,使多部门合作机制在应对突发公共卫生事件中发挥了独特的效果。

三、多部门合作要素分析

多部门合作是一项复杂的系统,其内部包含有:合作主体、合作客体、合作目标、合作资源、合作方式和合作过程等。各要素彼此相互联系、相互作用,构成了完整的多部门合作体系。

(一)多部门合作主体

各级政府是事件应急的主体。在我国,《国家突发事件应对法》明确指出:县级人民政府对本行政区域内突发事件的应对工作负责;涉及两个以上行政区域的,由有关行政区域共同的上一级人民政府负责,或者由各有关行政区域的上一级人民政府共同负责。突发事件发生后,发生地县级人民政府应当立即采取措施控制事态发展,组织开展应急救援和处置工作,并立即向上一级人民政府报告,必要时可以越级上报。

1. 政府 是人民授权集中行使国家权力的代表,是一个国家最具权威的主体,在集体行动中具有其他组织不可替代的特殊地位和强大力量。政府是管理公共事务和提供公共服务的主体,应对危机开展多部门合作作为一项公共事务,这既是政府管理公共事务的客观要求,更是政府义不容辞的职责。因此,政府是我国传统的合作主体,在我国现阶段的多部门合作体系中,政府合作仍然是发挥主导作用的,是我国最主要的合作模式之一。政府利用其自上而下的一整套组织体系开展快速有效的合作,合作对象既包括各级政府部门、相关部门和所管辖的企业、机构、组织的资源和人员,同时也包括相关合作法律制度的建设,以及对外发布灾害或疾病信息,获得国际援助等,以获得应对危机所必需的各种社会资源和技术支持。

笔记

政府合作一般基于其政治目标,可将合作目标提升到政治任务高度,以政治号召、行政命令、行政合作、组织合作等方式对合作客体开展合作。正是由于政府具有这种"强制性"的行政权威,才使得它能在短时间内大范围的调集资源以实现合作目标,且一般具有较高的合作效率和较好的合作效果,尤其在组织大规模集体合作行动时优势更为明显。但政府合作也具有边际效应和局限性,由于政府合作往往具有隐含的强制性命令,如果长期过分依赖,会遭到公众反感而影响合作效率,也会打击其他合作主体的积极性,阻碍长远经济社会的稳定和发展。在突发公共卫生事件应对过程中,其实政府是广义上的政府,它包括各级行政机关、还有医疗、民政、交通运输、农业、新闻宣传等所有的政府举办的代表政府言行的企事业单位。

2. 非政府组织(Non-Governmental Organization, NGO) 目前对NGO尚未形成统一、普遍认可的定义,但它一般是指独立于政府和企业之外的,不以营利为目的,具有一定的自治性、自愿性和公益性,由一群志向相同或相近的志愿者组成,具有稳定的组织结构,致力于关注特定的或普遍的公益事业发展的社会组织。在一个发展健全的现代社会中,NGO是不可缺少的社会组成部分,是基于政府和市场的双重失灵而产生的。即当政府难以最优整合配置社会资源,同时,市场体制中的企业在利益驱使下又不愿无偿提供资源时,这就需要在法律的支持下,用建立基金会等多种渠道的形式,寻找和培育出有别于二者的第三种力量,此时NGO应运而生。

NGO合作是指不利用行政命令、强制权威等方式,而是在市场机制作用下,通过各种社会团体、志愿者组织、传播媒介、公共信息平台或一些有号召力的典型人物,进行宣传倡议,自下而上发起的对全社会资源进行整合的合作模式。在市场经济体制下,政府无法提供最全面多元的服务来满足社会公众的需求。尤其是危机发生时,政府难以及时调用到所需的各种资源并投入使用,需要NGO充分发挥自身优势,积极协助配合政府合作,在各自领域内有针对性的开展合作活动,从而调集和整合各种社会资源,最大限度的发挥社会总效益。如中国红十字会等组织在灾害援助、血液捐献和器官捐献等方面都在发挥着积极的作用。汶川地震时志愿者提供了从无线电台服务到寻人服务、心理健康、社会支持等多方面的志愿援助。

3. 社区组织 在当代中国,社区是城市公共治理系统的末梢,城市通过社区实现社会控制和合作。社区的合作能力对于突发公共卫生事件应急管理的成败具有重要意义。社区合作是依靠基层的行政组织,如街道办事处、居委会等来开展合作活动的,它是组织合作或政治合作的基础,另一方面也有利于社区居民的自我合作。社区是防灾救灾的一线单位,社区合作能力的增强,可以有效提高居民的危机意识及其抵御危机的能力。社区是基层政权与城市居民的连接点,是政府与城市居民的新型纽带。社区作为一种新的社会基层组织构成了全民合作的基础。社区贴近群众、扎根基层,搭建起以情感、互信、互惠为基础的人际网络,能满足"社会人"对于集体的情感需求,更易获得人力资源。此外,政府赋予社区一定的行政权威,社区有资源和权力与辖区内企业、组织机构进行协调,通过互惠交换的方式从中获得应急救灾资金物资的支持。因此,社区具有丰富的可调配资源,其中包括社区内的居民、企事业机关单位、社会组织以及公共设施、医

笔记

疗服务、文化教育等资源。突发公共卫生事件发生后社区可以将人员、物资等资源快速、有效地聚集并投入危机处理中去。

通常在危机暴发和政府反应救援之间存在时间差,此时社区等本地力量便成为最早的危机的第一目击人和抢救者。社区不仅是危机的直接受害者,也是最早开展危机预防和应急的基层组织,它成为危机最初的合作主体。社区能及早察觉险情、迅速反应,既能配合基层政权开展危机合作,也能组织居民参与危机管理。危机暴发前,社区通过宣传教育、培训演习、排查险情等工作来增强整个社区和居民的危机意识和应急能力;危机发生过程中,社区将危机势态和相关信息及时传达给政府,并协助政府制定对策,同时也充分调动本辖区现有的资源和力量,迅速组织居民开展自救、互救工作,避免公众恐慌,稳定社区秩序;危机发生后,社区积极组织分配、发放救援物资,并对群众进行心理疏导工作,缓解危机带来的不良影响,有效推动灾后重建和恢复工作的进程。

4. 新闻媒体与网络 当代信息化技术飞速发展,各类媒体、网络利用自身的话语权优势而直接或间接地对公众的思想和行为起导向作用,对社会的影响日渐强大。因此,争取媒体、网络的支持与报道成为多部门合作顺利进行的有效保证。媒体合作现已成为多部门合作的一种重要途径,即以大众传播媒体如电视、广播、报纸、网络等渠道作为合作信息发布、传播和交流的平台,广泛宣传、引导公众参与。在危机应急阶段,通过各类媒体的宣传报道,向社会公众及时发布危机动态及政策法规等相关信息,并加以正面评论和科学分析,不仅可以缓解公众的恐慌、紧张情绪,也能加强政府与公众的信息沟通。同时,媒体通过宣传表彰典型先进人物可以起到良好的带动和激励作用,鼓励全民团结一致、同心协力、共同应对,并营造出万众一心、众志成城的良好社会氛围。另外,网络作为对传统媒体的有益补充,由于它传播速度快,涉及范围广,信息内容丰富,已逐渐成为一种快速、广泛、全面、灵活传播的全民信息工具。同时,网络也日益成为凝聚社会力量的新渠道和新平台,它能迅速集结各界社会力量和各种社会资源。所以,作为重要的合作主体,媒体网络利用其广泛的号召力和影响力,发挥信息传播和舆论监控的作用。但是新的通讯工具的使用和新媒体的发展也为谣传和公众恐慌的制造提供了工具,在应急管理中要特别给予关注。

5. 公众人物 多部门合作中的公众人物,是特指在一定范围或领域内具有重要影响,为人们所知晓和关注,并能积极参与合作的公众个体。任何组织和集体都是由公众个体组成,集体行动实质上都是由个人发动并参与实施的。所以,公众不仅是集体行动的行为主体,也可能是合作主体。作为合作主体的公众人物,在合作过程中发挥着至关重要的作用。但是,并非任何公众个体都能成为合作的主体,他们不仅具有行动自由权,一般还是具有能调动某些社会资源或能影响他人行动能力的社会各界精英、精神领袖或权威人士。他们具备较强的影响力和组织合作能力,可以带动、召集或调动更多的社会资源和力量以达成目标。通常在危机情境下,政府领导人、政治或精神领袖、社会知名人士、体育文化明星等各界社会精英的积极响应,以其实际行动、个人魅力和影响力带动公众广泛参与。这些社会公众人物本身对危机的关注、参与和支持,就可以激励人心,鼓舞士气,能起到良好的先锋、示范和带动作用。此外,作为合作主体的公众人物,自身还需要具有较高的文化和道德素养,很强的责任感和主人翁意识,及强烈的参与热情和积极性。

(二)多部门合作客体

合作客体是指在合作过程中处于被动地位,是合作主体所引导和激励的对象,包括阶级、利益集团、社会组织和公众等所有具有一定潜在资源或能力的被合作者。合作客体一般具有被动性、群众性和能动性等特点,合作主体准确地分析、把握合作客体的这些特点,有助于采取适当的合作方式和途径来开展合作活动,提高合作的效率。

合作客体的特点:①被动性:被动性是合作客体最明显的特点,这就需要合作主体运用策略、方法加以鼓励和引导;②群众性:指合作客体是由彼此之间存在某种特定关系的独立个体组成的群体,可以通过参与合作活动来实现自身的意愿和价值。随着经济社会的发展,公众自身的修养和素质得到提高,社会责任感及参与公共管理的意愿也有所提高。许多社会民间组织也积极开展合作活动,合作方式和参与渠道增多,从而也能提高公众参与合作的效率。

(三)多部门合作的资源

突发公共卫生事件应急管理中多部门合作的主要目标是凝聚各种危机所需的社会资源。在过去由于合作主体单一,其资源主要靠政府财政支出。现如今,随着市场经济体制下合作主体的多元化,资源的来源和渠道也逐渐丰富、多元化。多部门合作的资源除了来源于政府外,还有来自社会各界的资金、物资、人员、媒介、技术以及来自国际的各种援助资源等。合作的资源既包括有形资源,即人力、物力、财力,如救灾应急物资、设备、资金、救灾部队、专业队伍和相关人员等;也包括信息、技术、精神、社会凝聚力等无形资源。应急救灾时急需信息、技术的有力支撑,以确保危机管理的科学、合理、有效开展。同时,在突发公共卫生事件应急管理过程中开展有效的精神合作,既能安抚灾民和公众的紧张、恐慌情绪,又能激发全民的精神凝聚力,培育全民自强不息、团结互助和大无畏奉献等精神,为抵御和战胜危机提供强大的精神动力。实质上,多部门合作并不是社会资源的新增,而是将社会分散、闲置或潜在的资源重新整合和凝聚起来形成合力。因此,在突发公共卫生事件应急管理过程中要高度重视多部门合作的作用,迅速高效地调配各种社会资源和力量,以实现应对和管理突发公共卫生事件应急的目标。

(四)多部门合作方式

合作方式,是指在合作过程中所采用的合作方法、手段、策略和途径,是合作主体为达成合作目标所作用于合作客体的"媒介"。一般来讲,应急演练和事件处理是多部门合作的重要途径。传统的多部门合作以政府的行政合作为主,以广泛发动群众运动为主要形式。现代的多部门合作,通常以利益为杠杆,以政策引导、制度激励、群众自主参与为主要形式,随着市场经济体制下合作主体趋向多元化,合作方式也必将日益多样化、丰富化。我国常见的合作方式有:计划或规划实施、政府间的项目合作、政府购买服务、宣传倡议、利益诱导、筹款募捐、典型示范、招募志愿者等。

笔记

1. 计划或规划合作　计划工作是政府全部管理职能中最基本的一个职能，计划工作有广义和狭义之分。广义的计划工作是指制订计划、执行计划和检查计划执行情况三个紧密衔接的工作过程。狭义的计划工作则是指制定具体工作程序和环节计划，也就是说，根据实际情况，通过科学的预测，权衡客观的需要和主观的可能，提出在未来一定时期内要达到的目标，以及实现目标的途径。计划工作的任务和内容概括为六个方面，即：做什么(What to do it)? 为什么做(Why to do it)? 何时做(When to do it)? 何地做(Where to do it)? 谁去做(Who to do it)? 怎么做(How to do it)? 简称为"5W1H"。任何应急工作的计划都是需要多部门合作进行，尤其是多部门合作制定应急计划和预案的过程。实践表明，计划过程对于参与的工作人员了解应急工作的宗旨、目标和战略十分必要，了解得越清楚，认识得越深刻，就越有助于在计划制定和执行工作中发挥多部门的主动性和创造性。正如平常所说的"要我做"和"我要做"的结果是完全不一样的。

2. 项目合作　项目是指具有独特目标，明确的起止时间，由某个人或某组织所从事的具有一次性特征的系列协调活动。

项目合作方法是指通过项目目标来协调应急活动的主体和客体的行动，并且使主体和客体在项目的设计、实施和评价过程中实现利益最大化。一般来说，项目合作方法在协调主体和客体活动中，能够短平快地实现合作的目的，但是随着项目的周期结束，其效力也会因项目的时间短、影响力不持久等因素而受到影响。

项目招标采购是国际社会开展特定活动的普遍方式，现在也开始被中国政府所采用。在应急领域中，有大量的工作是用应急项目的形式界定并开展起来的。在应急项目中实现各部门的合作，对于相互熟悉各自的领域，共同实现应急工作的目标发挥着很好的作用。例如自2008年，开始世界银行向中国政府赠款开展禽流感与人流感大流行防控项目，积极地促进了中国原卫生部和农业部的合作。通过合作交流，在培养医生和兽医提高禽流感防控能力和开展联合演习等方面都发挥了很好的作用。

3. 宣传倡议　合作主体采用宣传、倡议、演说、鼓动、教育等方式通过各种传播媒介同公众进行合作，引导合作客体积极参与活动，以获得政策、资源和技术等支持。宣传、倡议是多部门合作顺利进行的重要保证，利用传播媒介，通过多渠道的媒体报道是多部门合作的一种重要途径。现代信息传播工具和技术的发展，使得媒体合作具有更及时、更便捷、更广泛和更丰富的优势。

4. 典型示范　一般通过政治领袖、宗教领袖、文化体育明星、社会名流、知名人士等某领域具有影响力的社会精英或典型人物作为合作主体。在不同领域或场合积极宣传和参与，以其自身的实际行动为公众做出表率，以个人魅力和影响力，示范、带动受其影响的公众广泛响应和参与合作。社会精英对危机事件的关注，能更好地示范和带动公众去积极参与和效仿，如明星能带动他的崇拜者效仿其行为。

5. 利益诱导　利益诱导是指合作主体以一些优惠政策或利益回报来激发、引导合作客体的一种合作策略。如果合作客体认同、响应、积极参与合作，将获得某种物质利益或精神鼓励作为回报，如税费优惠政策、冠名、颁发荣誉证书等。

6. 筹款募捐　是指通过开展公益活动或直接走上街头去筹集资金和物资等

306

社会资源的方式。募集的资源主要来自：政府财政拨款、企业捐赠、NGO捐赠和公众个人的捐赠。在市场经济体制下，企业捐赠成为多部门合作筹资的重要来源。同时，随着公民社会意识的不断成熟，NGO逐渐发展壮大，许多NGO积极广泛开展募款筹资活动，调动社会各界资源共同应对危机。

7. 征募志愿者　应对重大突发公共卫生应急事件，单凭政府的工作人员难以胜任所有工作，需要更多志愿者的积极协助。通过多部门合作可以征募大批志愿者，尤其是一些专业人士，他们及时、有序地投入到危机最前线、最基层的工作中，将有效弥补政府人力资源的不足，为救灾应急提供各种多元化的志愿服务。在汶川地震的救灾和重建过程中，一些NGO合作组织了许多专家、技术人员、志愿者奔赴灾区第一线，协助政府进行抗震救灾，并开展赈灾义演、灾后心灵慰藉辅导等活动，为灾区和灾民提供更专业化、人性化和多元化的服务。

8. 加强与客体合作　其方法包括网络关系建立方法、愿景建设方法等。所谓网络关系建立方法，是按照应急预案的要求，将在应急处置工作中需要发生合作的单位主管人员列入卫生应急网络的系统，通过日常的应急会议、演练和各种活动，加强同其个人的工作往来和爱好往来。形成熟人关系后会成倍加强对应急工作的合作与信息交流和风险沟通，能够起到变被动合作为主动合作的目的。所以人际交往是应急工作中不可缺少的社会环境。融洽的人际关系不仅可获得情感上的支持，而且是获得其他支持的基础。应急社会网络的形成，要了解网络成员的数量，相似程度，亲疏程度，以及与应急处理工作中心人物接近的难易程度等。

知识拓展

愿景建设方法是美国医生刘汉民教授于20世纪90年代发明的合作参与制订计划的研究方法。应用具体的模型结构来表达每个参与者对个人愿景和组织愿景的描述，模型成为思维语言和本土文化的表达工具，加上与主持人和参与者的沟通，通过协商和妥协创造性地展现出组织或社区未来以及个人贡献的新的愿景。对在短时间内陌生的参与者相互了解，并合作创造未来奠定了基础。愿景建设方法在卫生应急工作中可以成为脆弱性评价和合作应对突发公共卫生事件的助手。

基本的方法是：准备好一堆积木作为工具。然后主持人确定会议的主题。根据主题，让会议的参与者用搭建积木模型的方式，用儿童时玩的方式表达成年人的思想，使每个参与者都沉浸在热情的氛围里。其后主持者让积木的搭建者说明他的（他们的）积木模型表达的是什么？是组织结构还是人物？他们要实现的目标是什么？需要什么样的路径等等。通过一场场的积木搭建，逐渐使我们找到最佳组织形式和有思想引领的人，并从他们这些实践中的人开始分析问题和解决问题的过程。主持人的目的是让每个参与者说出自己的想法。然后，把个人的想法放到集体中去讨论，通过参与、协商、妥协和讨论搭建出一个又一个集体的大型的富有智慧的愿景模型，并得到所有参与者的赞同。那么，使参与者达到共同愿景目的就达到了。

（五）突发公共卫生事件应急管理多部门合作过程

突发公共卫生事件应急管理过程，是政府与NGO等合作主体通过协调、组合、动员各要素，明确合作对象、内容、方式和过程等，联合开展多部门合作活动，并使之高效有序运行的一种较为稳定的行动模式。多部门合作机制并非一项简单或临时的动员活动，而是一系列以各种动员方式、手段、途径等为基础内容的工作方式，以一整套由相关法律、法规和部门规章制度等为基础的动员法律体系，它体现了政府和社会在应急救灾动员过程中的各项具体职能，强调在危机管理整个过程中合理、有效地引导、组织、协调各部门、组织及公众的资源，动员各界力量参与以更好地应对危机。

目前，我国突发公共卫生事件应急管理中的多部门合作过程主要包括：突发公共卫生事件应急预警机制、政策制定机制、风险沟通机制、执行机制、保障机制、反馈机制和考评奖惩机制、事件后处理机制等方面的内容。

1. 预警机制 是指合作主体根据危机特性和以往应急经验等，事先对危机管理的目标、方式等进行预见、规划的机制。它主要通过编制应急预案，加强危机防范和安全意识的宣传教育，开展培训演习等工作。从基层防患于未然，为危机管理做好准备工作，以便危机暴发时能及时采取对策，有效控制和消除可能对动员产生不良影响的各种隐患，提高多部门合作的效率，争取将危机扼杀在萌芽状态。

2. 政策制定机制 也称决策机制，是根据危机情形及时制定危机管理方案，协调各方关系，整合各种资源，以实现科学高效的危机动员决策的机制。首先，必须成立一个决策领导机构，制定管理方案，统一调配管理资源，落实管理任务，保证决策有效执行。同时，要根据灾情及时制定管理法规，为应急处置提供法律保障，确保应急管理有法依法，依法执行。

3. 风险沟通机制 是指迅速收集危机信息，不断拓宽信息渠道，规范信息传播方式，提高信息的公开度和透明度。通过搭建顺畅的信息沟通平台，以有效整合信息资源，实现信息共享，良好沟通的机制。及时顺畅的信息沟通与反馈，有助于取得公众的信任和支持，化解社会矛盾，提高动员效率。因此，在危机发生后能否在第一时间向社会发布权威信息，向公众做正面积极的宣传、引导和沟通，将直接影响到危机管理的整体效果。

4. 执行机制 是指根据危机管理决策方案落实应对行动，开展具体应对活动的机制。应该根据危机的性质、范围、规模、危害等因素来确定危机管理的执行程序、方式和范围等，这也是危机管理员机制运行的主要方式。执行机制的有效与否，直接决定着管理工作能否调集到足够的资金、物资和人力资源等，达到预期的管理目标。

5. 保障机制 是指保障参与应急管理工作的各要素有效运转的机制，主要包括：硬件系统和软件系统。硬件系统主要是经费、物质等，为动员提供物质基础。软件系统则包括人员队伍、组织、制度等，其主要作用在于制定人财物等资源清单，管理工作人员和组织队伍，规范动员资源的征用、分配、使用等程序，实现对资源的协调和优化配置。充分整合、优化硬件与软件系统的各因素，能保障应急管理工作的有效开展。

6. 反馈机制　即将应急管理的实际效果与预期目标进行比较,将偏差或环境变化信息返回给应急管理主体,便于找出偏差产生的原因,并采取措施予以纠正和调整,以保证目标的实现或应急管理活动更好地适应环境变化。应急管理反馈机制能及时验证应急管理方向的正确与否和执行进度,确保动员实效,也是为了进一步检验和完善现行危机动员机制的。

7. 考评奖惩机制　是指为了确保多部门合作目标的实现而对应急管理主体进行考核、评估、激励、监督、检查、褒奖、惩罚、问责的机制,是多部门合作机制能够有效运转的重要保障。建立危机动员的绩效评估、问责和奖惩机制,明确规范和划分机构和工作人员的职责、标准和要求,定期督察考评,并严格按照法律规定和法定程序奖优罚劣,以激发应急管理人员积极性和责任感。对构成违法犯罪的行为,要严格依法追究其责任。

本 章 小 结

本章围绕卫生应急工作中的多部门合作介绍了相关理论基础、利益相关者分析以及多部门合作的要素分析。

1. 本章第一节系统介绍了卫生应急多部门合作的理论基础,包括卫生应急协同性理论、多部门合作理论、利益相关者管理理论以及社会动员理论。

2. 第二节详细介绍了卫生应急管理中的利益相关者分析的相关问题,包括利益相关者的概念及其分析方法。

3. 第三节简要介绍了卫生应急管理中多部门合作的意义以及多部门合作中产生的问题,重点对多部门合作的要素进行介绍,主要介绍了多部门合作的主体、客体、多部门合作的资源、合作方式以及合作过程等。

关键术语

协同治理　collaborative governance
利益相关者的理论　stakeholder theory
多部门合作　multi-sectors collaboration
社会动员　social mobilization
合作主体　agent of collaboration
合作客体　object of collaboration

讨论题

在某市一所寄宿式中学,一天突然发生了大面积的食物中毒事件。假如您是一名政府应急办领导,请您运用多部门合作的有关理论和方法,论述针对此类事件如何开展工作,进行更加有效的事前预防、事中处理和事后处置?

笔记

思考题

简答题

1. 突发公共卫生事件应急的多部门合作的理论基础有哪些？

2. 卫生应急管理中多部门合作的意义有哪些？

3. 卫生事件管理中多部门合作主体有哪些？

4. 卫生事件管理中多部门合作客体有哪些？

5. 我国卫生应急管理中的多部门合作方式有哪些？

（崔小波　李星明　首都医科大学）

笔记

第十四章

国际合作交流与国外卫生应急体系建设概况

通过本章的学习,你应该能够:

熟悉 美国、英国、日本、澳大利亚、俄罗斯卫生应急管理体系运行机制的特点。

了解 上述国家卫生应急体系的概况,以及国际组织在卫生应急工作中发挥的作用。

章前案例

2011年3月11日,日本发生9.0级强烈地震并引发海啸、核电站泄漏、火灾等次生灾害,给受灾地区造成重大人员伤亡和财产损失,并产生地区性和世界性的影响。

日本防灾减灾体系建设是世界上公认最完善和实用的,日本的建筑和工程结构设防水平高、抗震性能好,由于地震造成的破坏较少,次生灾害造成的损失远大于地震本身;根据详细可行的地震防灾计划所采取的各项措施,取得了较好的减灾效果;国民长期进行防灾素质教育和训练,在震后表现出高度的镇定和自觉,社会秩序平稳。在此次地震的应急救援响应中,日本政府和国民基本上做到了有条不紊,防震减灾机制发挥了应有的作用。

虽然日本与我国经济社会发展程度不同,行政指挥决策体系各异,但在此次地震灾害应对中仍有许多值得我国学习借鉴的地方,并对我国今后卫生应急工作有许多重要启示。

国外发达国家的卫生应急工作起步较早,他们的建设经验和教训值得我们参考和借鉴;由于国情不同,国外的卫生应急体系建设也有着鲜明的特点,本章将分别介绍美国、英国、日本、澳大利亚、俄罗斯的卫生应急体系建设情况,使读者通过对比我国和其他国家的卫生应急体系现状,思考和探究适合我国国情的卫生应急体系。最后,介绍国际组织在卫生应急工作中发挥的作用。

第一节 美国卫生应急体系介绍

一、法律法规

1803年,美国新罕布什尔州的朴次茅斯地区发生大火,由此美国制定了最早的灾难应急法案。1974年,美国的应急法律制度有了明显的改变,这期间通过的

《灾害救助法》,第一次以法律形式规定了"应急过程应由州与联邦政府协调完成,及联邦政府协助总统发布灾害紧急状态"。1976年,美国制定《全国紧急状态法》。1979年,时任美国总统吉米·卡特签署12127号总统令,宣布成立美国联邦应急管理署(Federal Emergency Management Agency, FEMA)。1988年,修订《灾害救助法》(1974年),成为后来的《罗伯特·斯坦福救灾与应急救助法》(又称《斯坦福法》)。同时,各州依据《斯坦福法》分别制定各具地方特色的法规,作为地方政府救灾行动的依据;各部门根据《全国紧急状态法》,针对不同性质危机制定各种具体应对计划,如针对恐怖主义、地震、洪灾、建筑物安全等相关问题的专项法案。"9·11"之后,美国又通过了《公共卫生安全与预防和应对生物恐怖法案》《使用军事力量授权法》《航空运输安全法》《国土安全法》等一系列法律文件。自此,美国形成了较为完备的应急法律体系。

为提供联邦的援助,美国联邦应急管理署(FEMA)根据《斯坦福法》于1992年制定了美国《联邦紧急响应计划》,规范联邦政府如何在一个重大灾害中,运用联邦政府27个单位(包括唯一的一个民间团体—美国红十字会)主导实施各项紧急救助功能,协助州与地方政府的救灾应急机制。2004年6月,美国联邦政府国土安全部制定了正式的《国家紧急反应计划》,以整合各国家层次的突发性计划,整合预防、准备、响应、恢复等环节,主导实施多项紧急支持功能,形成了一个多元化、全方位、综合性的应急救助机制。

二、卫生应急体制和机制

(一)联邦应急管理署

美国的自然灾害救援体系是以国土安全部及下属的联邦应急管理署(FEMA)为中央政府主要领导机关的管理体制。FEMA总部设在华盛顿,在全国设有10个分局,作为FEMA在各地的派驻机构,当有重大灾害发生时,美国联邦、州与地方政府均各设有对应办事机关可以相互配合。FEMA的主要职责包括:制定灾害预防与控制计划,制定综合性的减灾、准备、应急等紧急管理计划,协调各政府部门的灾害应急管理工作,减少灾害损失,维护公共设施安全,在危机事后管理中负责协调行动、判断形势和发布公共信息等。

知识拓展

在"9·11"事件之前,FEMA是一个相对独立的小型机构,2003年3月,该署随同其他22个联邦机构一起并入2002年成立的国土安全部,成为国土安全部4个主要分支机构之一,但仍是一个可直接向总统报告、专门负责重特大灾害应急的联邦政府机构,由美国总统任命局长。FEMA是突发事件中在联邦政府、州政府、地方政府、私人商业部门和社区志愿者之间起桥梁作用的联邦机构,它也是突发事件具体管理中的重要决策、协调和执行机构。"9·11"事件之后,美国对反恐紧急事件的处理极为重视,把人为事件和自然灾害的救援作为重中之重,在全国自上而下建立了紧急救援组织机构-国家紧急事件处理系统(National Incident Management System, NIMS),进一步加强灾害事件应对能力。

笔记

美国的自然灾害应急体制通过联邦（FEMA）—州（FEMA分支机构）—地方直线的决策运作模式，救灾体系是以国土安全部及下属的FEMA为中央政府主要机构，州紧急服务办公室（简称EOS）以及地方（县、市）紧急营救中心（简称EOC）进行配合的机制，能迅速且直接地完成应急对策的制定与出台。当某地区发生重大灾害时，总统会直接指派一位联邦协调官，以方便整合所有的联邦救助资源.同时，还会在灾区成立一个临时的灾害救助中心，以协调州与地方政府共同处理灾害救助，使救灾决策过程更加顺畅。当某地区发生重大灾害时，所在地方政府的"紧急营救中心"成为救灾第一线的指挥中心，内部设有完善的通信设备。"紧急营救中心"的组织机构包括医学、工程、警察、消防、水电等单位，因此能各司其职，分工合作（图14-1，彩图14-1）。

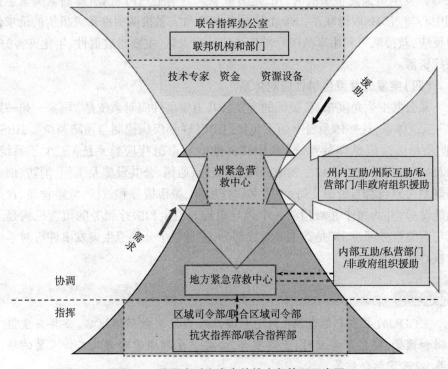

图14-1　美国应对突发事件的应急管理示意图

（二）紧急事件支持功能单元

紧急事件支持功能单元（Emergency Support Functions, ESF）是美国国家紧急事件处理系统（NIMS）的重要保障环节，包括交通、通信、建筑工程、消防、FEMA信息和预案中心、美国红十字会、物资储备、卫生应急服务、FEMA搜救中心、危险品处理部门、食品保障、能源部门12个职能部门，共同保障灾害救援的顺利完成。

美国各地区的急救医疗系统非常发达，每个城市都建立一个急救医疗系统和几个创伤救治医学中心，具有较大的储备救治能力，邻近的城市与城市、地区与地区之间也会签订相互援助协议，根据援助协议，在地方救援能力不足时，邻近地区或城市的急救医疗系统可以提供救援人员和救护运输工具。尽管如此，美国的急救医疗系统仍然不能真正满足重大自然灾害时大量伤病员同时出现的救护要求,国家灾害医学系统应运而生。

(三)军民应急医院系统——国家灾害医学系统

美国国防部1980年建立军民应急医院系统(CMCH),由较大的军队医院作为联邦协调中心进行协调指挥,并负责招募民间综合医院加入该系统。1985年美国国家卫生部和FEMA提出以CMCH为基础建立全国医疗反应系统,即国家灾害医学系统(National Disaster Medicine System, NDMS)。NDMS是军民一体化的系统,其指导思想是对外发生常规战争或国内发生重大自然灾害时,使现有的医学救援机构有能力对大批伤员进行救治。平时NDMS的救援准备工作包括灾害卫生救援计划的维持和发展;人员的训练和演习;特殊事件的处理;召开年度会议等。发生重大灾害事故时,州、地方或联邦政府通过FEMA所属的全国紧急协调中心与NDMS取得联系,NDMS下属的各个救灾救援队根据救灾机构的请求做出反应,救援队可利用军队医疗单位和特种救灾队(主要指放射性、生化灾害)等医疗资源。

(四)突发公共卫生事件应对体系

从公共卫生角度来看,美国的突发公共卫生事件应对系统是"国家—州—地方"三级体系,这一体系自上而下包括:CDC(联邦疾病控制与预防系统)、HRSA(地区/州医院应急准备系统)和MMRS(地方城市医疗应急系统)三个子系统。FEMA将危机反应分为12个领域,分别是交通、通信、公共设施及工程、消防、信息与规划、公众救护、资源支持、卫生和医疗服务、城市搜寻和救援、危险物品、食品和能源等,并为每个领域指派一个领导机构。卫生和医疗服务的负责机构是卫生与人类服务部,CDC是其主要组成部分,它是整个公共卫生突发事件应对系统的核心和协调中心。

> **知识拓展**
>
> CDC的主要职能包括:制定全国性疾病控制和预防战略,公共卫生监测和预警,突发事件应对,资源整合,公共卫生领域管理者及工作人员的培养,以及国际合作等。

在国家层面上,CDC还包括以下几个子系统:全国公共卫生信息系统、全国公共卫生实验室快速诊断应急网络系统、现场流行病学调查控制机动队伍和网络系统、全国大都市医学应急网络系统及全国医药器械应急物品救援快速反应系统,这些系统有效配合,协同完成突发事件应对任务(图14-2)。

以SARS为例,美国CDC通过全球传染病预警网严密监控世界各地的突发公共卫生事件,当SARS疫情刚有蔓延苗头时,CDC立即启动了应急行动中心,提供全天候的服务,做好人员和资源准备。在提供自己的医疗专家和设备等服务的同时,CDC还确保其他机构及州和地方各级负责应急准备的机构都处于有效合作状态。

(五)防灾型社区

社区是人群生活中不可缺少的一个综合的群众基础机构。它为居住在一个

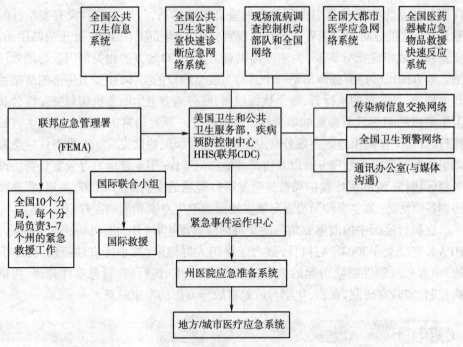

图14-2 美国应急管理模式图

固定区域的居民和群体范围内的居民间的交流,起一种媒介桥梁作用。美国联邦政府积极推动建立"防灾型社区",以提高社区成员对于社区事务的参与意识,增强公共部门和私人间的共识,为营造较好的城市环境发挥了重要作用。

第二节 英国卫生应急体系介绍

一、法律法规

英国政府严格按照法律法规应对突发传染病。自1988年以来颁布了《传染病法案》《传染病免疫法》《公共卫生法案》《民事突发事件法》等法案。

英国卫生部"突发事件计划协作机构"颁布的"国民健康服务系统突发事件应对计划",构成了英国突发公共卫生事件应对体系的综合框架。这一应对体系包括战略层面和执行层面两部分。战略层面的应对指挥由卫生部及其下设机构负责,还包括地区公共卫生行政机构和公共卫生应急计划顾问委员会;执行层面的突发事件应对则由国民健康服务系统(NHS)及其委托机构开展。2002年4月,根据修改的国民健康服务系统突发事件应对计划,英国更多的突发公共卫生事件应对转向基本医疗委托机构(PCT)。新计划构建了更为完善的公共卫生应对网络,包括PCT、卫生局、健康与社会保健理事会和卫生部门医药官员、执行官员等。

二、卫生应急体制和机制

英国的突发公共卫生事件应对系统实行垂直管理,它是以卫生部和国民医疗服务体系为主导的自中央到地方的垂直管理体系,与地方政府没有实质性的联系。其危机应对的决策者与执行者权责分明,卫生部是决策者,处于战略层面,负责制定战略性指导纲要,为地方提供智力支持,对地方的相关部门进行绩效评估。地方国民医疗服务体系是一个具有高度自治权的实体,接受卫生部的战略性政策指导,是主要的执行者,处于执行层面,使得地方卫生服务机构对突发性公共卫生危机的响应具有高度的敏捷性、快速性,这一职责通常由地区公共卫生首长执行,日常工作则由地区突发公共卫生事件应对顾问协助完成。突发事件应急协调组负责制定应急处理方针以及协调其他部门工作;卫生部地方办公室负责协调各地区协作;流动医疗救护局负责突发事件现场的发病评估、预警、鉴定、管理和协调各项活动;紧急事件局负责向事发地派遣卫生专家和流动医疗组。

在执行层面中扮演重要角色的是英国健康保护署(Health Protection Agency,HPA),它成立于2003年4月1日,致力于保护人群健康,减小传染性疾病、化学事故、中毒和放射性物质引起的危害,提供公共卫生、流行病、紧急事件处理、传染病控制、实验室研究、毒物、化学与放射事故等方面的专家意见。

> **知识拓展**
>
> HPA在英国公共卫生体系中的作用类似CDC,其主要职责是:为政府制定健康政策提供建议;单独提供或协助NHS及其他机构提供健康服务;为政府、专家和公众提供公平和权威的信息及建议;负责处理新发公共卫生威胁;快速响应公共卫生紧急事件;通过研究、教育与培训普及健康知识。

英国政府为所有人提供免费的紧急医疗救助服务,其院前急救网络体系在国际上也是先进和完善的。伦敦紧急救助服务中心是世界上最大的免费紧急救助机构,由国家卫生服务体系管理,属于公立医疗服务机构,主要由地面紧急医疗救助中心和空中紧急医疗救助中心两部分组成,它与医院急诊科(中心)和ICU构成了一个完善的立体紧急救助服务网络。

第三节　日本卫生应急体系介绍

一、法律法规

日本灾害救助的基本制度是以中央和地方各自以立法的方式建立的,中央政府的母法是《灾害对策基本法》《灾害救助法》。现行《灾害救助法》是1947年关东大地震后的立法,它取代了早期的散乱的灾害救助规定。1961年政府又颁布了《灾害对策基本法》,规定灾害预防、应急、重建等相关对策,对灾害救助的责任明确划分,以内阁为主管机关,构建以防灾会议为中心的组织体系。日本政府以《灾害对策基本法》为主,分别制定灾害救助法等不同的法律。该法2007年修订后将部分非政府机构纳入防灾减灾的法律主体,明确指定这些公共事业单位需无条件积极配合抗震救援,规定公民要忠实履行《灾害对策基本法》与防灾计划规定的各项义务。在基本制度基础上,日本政府依《灾害救助法》的规定实施灾害救助,由都道府县依国家的规定予以执行,都道府县在认为必要时,委由市、町、村级行政单位实施灾害救助,市、町、村也可实施部分的灾害救助。此外,1971年制定了《大都市震灾对策特别措施法》,1978年《大规模地震防灾对策推进纲要》,1995年《地震防灾对策特别措施法》,1988年和1992年分别制定了《南关东地区赈灾应急对策活动纲要》与《南关东地区直下型地震对策大纲》,2003年《关于完善防灾信息体系的基本方针》和针对8级地震应急措施的《大规模地震对策特别措施法》等,完善的法律法规使救援行动有法可依。

二、卫生应急体制和机制

(一)以首相为最高指挥官的灾害管理体制

日本政府建立了专门的自然灾害应急管理决策和协调机构和以内阁首相为危机管理最高指挥官的危机管理体系,负责全国的危机管理。日本政府在首相官邸建立了全国"危机管理中心",指挥应对所有危机。在日本许多政府部门都设有负责危机管理的机构。一旦发生紧急事态,一般都要根据内阁会议决议成立对策本部;如果是比较重大的问题或事态,还要由首相亲任本部长,坐镇指挥。在这一危机管理体系中,政府还根据不同的危机类别,启动不同的危机管理部门。

以首相(内阁总理大臣)为会长的中央防灾会议(Central Disaster Management Council)负责应对全国的自然灾害,其成员除首相和负责防灾的国土交通大臣之外,还有其他内阁成员以及公共机构的负责人等。日本中央防灾会议是综合防灾工作的最高决策机关,下设专门委员会和事务局。中央防灾会议的办公室(事务局)是1984年在国土厅成立的防灾局,局长由国土厅政务次官担任,副局长由国土厅防灾局长及消防厅次长担任。各都、道、府、县也由地方最高行政长官挂帅,成立地方防灾会议(委员会),由地方政府的防灾局等相应行政机关来推进自然灾害对策的实施。许多地区、市、町、村一般也有防灾会议,管理地方的防灾工作。各级政府防灾管理部门职责任务明确,人员机构健全,工作内容丰富,工作程序清楚。

(二)以召开防灾工作会议为中心的管理体制

日本的自然灾害日常应急工作主要通过平时定期召开的防灾工作会议来部署,在灾害发生时,基础部门根据灾害的危害程度以及本地区的抗灾能力决定是否向上级部门汇报,如属于重大灾害,内阁总理负责提议内阁设置"非常灾害对策本部"来调集全国资源进行灾害应急处理工作,中央防灾会议作为主要的方案制定机构提供各种灾害应急处理意见。为了及时了解灾害的危害程度,便于上级指挥部门制定相应的应急管理方案,日本在1995年的地铁沙林事件之后设置了内阁信息中心,负责信息的收集、整理和报送工作,在灾害应急管理中发挥了重要作用。该应急管理机制具有指挥统一、部门之间协调调度能力强的优势,在抢险救灾实践中表现良好,但是也存在一些弊端,例如在重大自然灾害发生时,需要受灾地区政府向上报送受灾情况,在咨询中央防灾会议意见之后内阁总理提议设置专门管理机构,然后要等该提议通过以后才能实施,这种高度的中央集

笔记

权使灾害应急管理体制在响应时间和信息传递时间上都变得过长,因此也就延误了救灾的最佳时机。相对于美国的地方灾害管理机构,在灾害应急管理上比较僵化,地方政府在应急管理的权限上过度依赖于中央防灾会议,致使地方政府在灾害应急过程中缺乏良好的组织与协调能力。为了解决这一问题,在灾害较为频繁的地区成立了灾害管理室,专门负责应急管理工作。灾害管理室具有更大的灾害应急决策权,可在不经上级批准的情况下紧急征用灾害救援物资、救援设施等。灾害管理室的设置是对高度集权的灾害应急管理体系所作的一种补充。

(三)卫生应急管理体系

日本的自然灾害应急管理是由中央—都(道、府、县)—市(町、村)三个层次组成的垂直管理体系。在灾害应急管理过程中每个层级都有明确的职责,中央层级的灾害应急管理机构主要负责制定基本的防灾计划、应急管理基本方案等,同时对各个地方的工作提出指导性的建议。都(道、府、县)一级负责依据中央基本规划制定本地区的防灾计划,准确传达中央灾害应急管理的相关任务,督促各基层组织做好各项灾害应急工作。基层的市(町、村)的工作对象是基础的灾害应急设施建设与维护、群众灾害应急知识宣传与培训,保证上级机关决议的有效贯彻和实施。

日本的突发公共卫生事件应急管理体系由主管健康、卫生、福利、劳保的厚生劳动省负责建立并以之为核心。这一系统同时被纳入整个国家危机管理体系。日本突发公共卫生事件应急管理体系覆盖面很广,包括由厚生劳动省、8个派驻地区分局、13家检疫所、47所国立大学医学系和附属医院、62家国立医院、125家国立疗养所、5家国立研究所构成的独立的国家突发公共卫生事件应急管理系统;由都道府县卫生健康局、卫生试验所、保健所、县立医院、市村町及保健中心组成地方管理系统。这三级政府两个系统,通过纵向行业系统管理和分地区管理的衔接,形成全国的突发公共卫生事件应急管理网络。根据地方自治制度及传染病新法和健康保险法的相关规定,国家、地方政府及国民在应对突发公共卫生事件时有明确的义务和责任。

(四)非政府组织参与救援

日本的救灾体系是以行政、居民、民间企业、非政府组织、非营利团体、志愿者相互合作的"公救"、"共救"、"自救"体系。日本非政府组织参与救灾的范围比较广泛,一是参与组织多,二是救援项目广。日本各级政府都有专门的灾害应急管理预算,除此之外,公共机构也普遍设立了所属范围的防救灾事项的预算,进行日常灾害防备的管理。

第四节　澳大利亚卫生应急体系介绍

一、法律法规

澳大利亚在《联邦宪法》的规定下,制定了联邦政府应急管理政策,建立了相应的机构,通过财政和技术手段支持各州的应急管理发展和建设。

各州通过自己独立的立法权力来建立适合本州的自然灾害应急管理的组织体系和实施管理的职责。根据宪法规定,州与地区具有保护人民生命与财产安全的直接责任,州与地区必须维持一定的紧急事故处理能力以履行其责任。联邦政府通过发展政策来完成其责任,联邦政府必须支持州与地区政府发展并维持灾害管理能力,并在灾害的应急与灾后的复原阶段提供协助、为特别的危险提供警告与监控服务,协助完成国家的训练、公众意识、教育、信息管理与研究活动,联邦政府同时也提供其他国家灾害管理的协助。

二、卫生应急体制和机制建设

(一)国家应急管理委员会

国家应急管理委员会(National Emergency Management Committee, NEMC)是最高的国家应急管理政策机构,主要功能是促进国家紧急事件管理能力的发展,其主席由澳大利亚应急管理署署长担任,每个州的州应急管理委员会的主席和执行官任其成员。该委员会每年召开会议,为协调和促进联邦和州在应急管理制度和程序上的利益提出建议和方向。在自然灾害发生时,这种会议的召开次数将更加频繁,能确保民防事务能够列在澳大利亚最高层次的国家应急管理咨询小组考虑范围之内。

(二)联邦政府救灾专业队

联邦政府救灾专业队(Commonwealth Counter-Disaster Task Force, CCDTF)是一个高级部门间的委员会,由总理和内阁部门主持,并与联邦政府部门结合,在灾害减轻和重建上扮演重要角色。该机构向国防部负责,它在发展联邦相关机构政策和对民防的支持上起着领导作用。"CCDTF"的主要功能包括:为联邦政府支持的政策提供建议、负责监督内部部门,确保提供给主管部门良好与完整的建议,建议特别部门内部建设所需要的实施作业等。

(三)澳大利亚应急管理署

澳大利亚联邦政府中,司法部负责灾害和应急事务管理,其下属的应急管理署(Emergency Management Australia, EMA)是联邦政府管理应急事务的机构。在自然灾害的预防、准备、响应和恢复方面,EMA是通过一系列的州和地区在训练、响应、计划、装备、志愿人员等援助计划来实现的。其主要职能包括:强化国家应急管理能力,建立可以提升能力与有效性的应急管理策略;促使社会安全机关及其他关于紧急事件管理的国家学习计划更易达成;提供各级政府、工业和社区等所有层级的紧急事件管理信息与建议;支持全国紧急事件管理研究;加强社区面对灾害和紧急事件时的抗灾能力;提高地方的应急管理能力和意识;灾害时协助联邦政府提供州与地区在物质与技术上的支持;提供社会大众紧急事件管理的咨询;改进澳大利亚在处理自然灾害时紧急事件管理的能力与意识;提供处理自然灾害的日常训练,并加强国家区域间的互相支持与协作;向国家提供信息建议与适当的技术协助。

(四)国家应急管理协调中心

EMA的行动和协调任务是由位于堪培拉的国家应急管理协调中心(National

Management Coordination Center，NEMCC）所控制。在国家应急管理协调中心的EMA参谋人员是由紧急事件管理联络官从相应的联邦政府部门中提名而来,这些参谋人员给EMA提供咨询服务,使得部门的应急反应可在EMA的帮助下而变得容易。灾后,由国家应急管理协调中心的最高指挥者与所申请的州与地区政府进行联系沟通,NEMCC的主要责任是协调州与地区政府间的支持与请求工作。在紧急事故早期,可通过电话传递支持请求,目的在于节约州应急时间,确定的书面资料则在后续阶段送达。

（五）应急管理体系

澳大利亚灾害管理体系是以联邦政府、州政府、地方政府和社区之间的伙伴关系为基础的。澳大利亚国家灾害管理系统主要由国家应急管理委员会,联邦政府应急管理组织和州应急或灾害管理组织3个部分组成。各级机构分工和职能明确,运转高效。澳大利亚具有三级责任制的联邦政府系统,在重要的灾害发生时,联邦政府对外代表澳大利亚负责海外灾害应急救助,对内代表国家在资源的协调、财政援助、应急的技术标准和培训等给予各州政府支持,提供州与地区物质与金融上的协助,并且通过资源的配置,担任领导者的角色。6个州政府与2个地区政府负责保护所辖公民的生命和财产安全,地方政府负责灾害应急的具体组织和实施,在澳大利亚灾害管理体系中,州政府对灾害应急管理和规划负有主要责任,他们颁布相关的法规和政策,通过地方政府的执行来体现其管理作用,而地方政府,则直接组织灾害应急计划和方案的实施。地方通过立法、委员会的架构与多样的能力,如警察、消防、救护车、紧急服务、健康与福利机构来完成上述目标。

（六）以志愿者为特色的广泛社会参与

在澳大利亚,当灾害发生时,许多组织机构和民众参与抗灾行动。在每个州或领地参与抗灾的有警察、正规消防队、医疗急救队,更有多种形式的志愿者抗灾组织,如州应急服务中心、森林防火队、圣约翰急救队、冲浪救生俱乐部、营救服务站等。此外,还有许多人不是救灾组织成员,也会积极参与抗灾行动,而成为抗灾的临时志愿者。

在澳大利业,应急响应志愿者组织有大致50万名训练有素的志愿者,他们占澳大利亚人口的25%。志愿者是抗灾的主力军,他们来自于社区,服务于社区。志愿者大量参与社区的减灾和备灾活动,极大地强化了志愿者在澳大利亚社会的影响和价值。

州应急服务中心（State Emergency Service，SES）是由众多志愿者组成抗灾组织的较为普遍的一种形式。SES是帮助社区处理洪灾和暴雨的应急和营救的志愿者组织。在新南威尔士州,有230个SES中心分布于各社区,志愿者成员10 000人,有常规工作人员60人,组织和维持SES的日常运作和医疗卫生应急服务。州应急服务中心的任务是编制社区洪灾规划,帮助气象局发布官方的洪灾和暴雨警报,疏散和救助被困居民及其财产,进行灾害公共教育。

（七）以社区为基本单位的医疗救援模式

在澳大利亚,应急服务中心广泛分布于各社区,它们负责制定社区应急方案,组织志愿者开展灾害自助自救,进行公众灾害医学知识的普及。以志愿者为主的抗灾组织形式在减灾工作中有特别的意义。首先,培养和提高了社区居民的公民意识和责任感,这为社区带来了更多的安全感;其次,提高了应急反应的速度,减少了灾害对社区的破坏程度;而且也为社区节约了大量的经费。

以志愿者为主体的抗灾队伍是社区备灾建设的核心组成,这充分体现了澳大利亚灾害管理的理念:充分准备的社区。澳大利亚联邦层级的规划者和管理者都把社区看成是国家抗灾的基本单位。志愿者不是业余的,他们必须参与培训,且达到职业标准,必须能熟练操作各种复杂的抗灾设备。

第五节　俄罗斯卫生应急体系介绍

一、法律法规

俄罗斯的卫生应急立法体系,特别是自然灾害和恐怖事件法律较为健全。1994年颁布的《联邦应急法》(*Federal Emergency Act*),特别指出提供人民生命、健康与财产权的保障,即当俄罗斯总理宣布紧急状态时,宪法会为了确保人民的安全而限制他们某些权力和自由,但这些规定都是要以使救灾计划得以施行为主要前提。同年通过的《关于保护居民和领土免遭自然和人为灾害法》,对在俄生活的各国公民,包括无国籍人员提供旨在免受自然和人为灾害影响的法律保护。1992年通过的《安全法》(*Security Act*),为救灾处理而专门设计并规定防御和安全两大系统。《特例法》(*Specific Acts*),是为俄罗斯紧急事件和灾害处理制定的方案,其处理模式可分为两大类:一是应急管理特别法,二是灾害处理特别法,且在这套法案中,详细规定了某些特殊紧急事件的应急处理与应急管理机构的功能。1995年通过的《事故救援机构和救援人员地位法》,规定在发生紧急情况时,联邦政府可借助该法律协调国家各机构与地方自治机关、企业、组织及其他法人之间的工作;规定了救援人员的救援权利和责任等。1998年通过了《民防法》。1999年又制定了《俄罗斯联邦公共卫生流行病防疫法》,保障公民公共卫生安全、控制流行病发生。2001年5月,普京总统签署了《俄罗斯联邦紧急状态法》;2002年1月,又签署了《俄罗斯联邦战时状态法》。《俄罗斯联邦紧急状态法》是对俄罗斯影响最大的应对突发性公共事件的法律,它对紧急状态的宣布程度、实施过程、终止方式、紧急状态期限以及紧急状态期间的权力做了详细规定。

俄罗斯各项法案的提出,目的是为了要进行应急管理政策架构、原理和方向的整合。整体上来看,俄罗斯联邦应急法和灾害法规在制定上,也存在规划不够详尽,无法察觉危险因素对社会和环境所造成的影响,忽略社区在自然灾害中应起到的作用等问题。

二、卫生应急体制和机制建设

(一)总统在决策中起主导作用

俄罗斯突发事件应急管理系统的特点是总统在指挥决策中起主导作用,即所谓的"大总统、大安全"。1989年,苏联政府成立了"国家紧急事务委员会"之后,这个委员会被移交到俄罗斯政府部门,并改名为俄联邦民防、应急与减灾部,简称为紧急情况部。俄罗斯应急管理侧重联合应急协调管理,1994年,俄罗斯联邦立法机关通过了联邦共同体应急管理法案,组成预防和消除紧急情况的统一国家体系——紧急状态预防和统一响应国家体系(USEPE)。USEPE作为一个联邦层级的组织系统,负责国家社会平时对灾害的预防,灾害的应急,以及灾后的复原工作。该机构能完全涵盖关于紧急应急政策的执行、功能、相关单位及决策各个层面,而且其组织架构中的各部门由上至下依据法律完全配合,以贯彻执行灾害处理的各种决议。

(二)俄罗斯紧急情况部

俄罗斯紧急情况部下属包括国家消防队、民防部队、搜救队、水下设施事故救援队在内的多支应对紧急情况的专业力量。该部的主要职能是协调各级指挥机构的活动,为建立俄紧急情况预警和指挥系统提供保障;制定和落实国家有关民防的专项计划。在发生自然灾害、重大事故和各种灾害时领导救灾工作并保障其处于常备状态;协调建立国家储备、保险基金等工作;组织居民进行民防训练;实施国家监督,进行国际合作。俄罗斯紧急情况部(EMERCOM)下辖有民防力量,由部队和非军人组织组成,民防力量在执行任务时,也吸收武装力量兵团、部队和分队、政府部门所属的专业救援组织以及医疗卫生、交通等有关部门参加。

俄紧急情况部针对不同灾害事故制定出了详细的应对条例。每个条例除了介绍灾害或事故的性质和特点外,还详细列举各种预防措施以及在灾害或事故发生后应采取的各种应对措施。

(三)紧急状态预防和响应统一国家体系

USEPE应急组织体系分为5个层次,每个层次都有其特定的协调单位,具有预警、保护居民、医疗、财政和物资分配及信息支持等功能,每个层次也都有自身相应应急职责和功能。按所处环境不同,所承担功能分三种情况:①日常准备阶段:承担制定一般性紧急事件处理预案、监测周围环境和监控危险设施及进行应急教育培训等;②预警阶段:为应对可能发生的紧急事件做准备,如提前准备好随时应急救援服务的化学药品和救援物资;③应急阶段:启动疏散、搜寻、营救和提供医疗服务等紧急事务功能,执行各项应急任务。

俄罗斯在灾害处理政策的主要方向是加强俄罗斯联邦紧急状态预防和响应统一国家体系和俄罗斯紧急情况部的发展整合,作为自然灾害和恐怖袭击事件的最高总指挥机构,其中的逻辑结构和高弹性的组织架构,在某种程度上对于重大紧急事件或灾害快速反应和处理上起到决定性作用。

(四)俄罗斯联邦卫生防疫委员会和卫生部

《俄罗斯联邦公共卫生流行病防疫法》规定,在平时防范和处理自然灾害中大规模流行病所涉及的管理体制职能中,俄罗斯联邦卫生防疫委员会和俄罗斯联邦卫生部的流行病防疫局是最主要的两个机构。联邦首席卫生医师则是管理体制中的全权负责人。流行病防疫局的职能是联合政府不同部门和组织行动、防止疾病流行,主要任务是对大规模疾病流行及时提出警告、对流行病造成的人体健康危害、不良工作环境和自然环境提出预告,制定预防、防疫计划和实施措施,加强流行病的检查和组织宣传工作,组织研究流行病的起源和病理机制。卫生防疫委员会则是解决大规模传染病和非传染病、中毒等卫生防疫方面的协调机构,主要任务是在自然灾害、大规模传染病、中毒、公民卫生防疫方面制定保障国家政策执行的医学措施,研究解决协调工作中出现的问题,对已有的法律、法规提出修改建议,组织科研计划的鉴定和项目的投资,对联邦境内的流行病传播状况做出终结评价。

表14-1 各国突发事件卫生应急的法制建设比较

国家	突发事件应急的核心法律、法规、文件	各类突发事件卫生应急相关法律	各类突发事件卫生应急法制建设的特点	法制建设完善程度
美国	《联邦反应计划》	自然灾害类法律按洪水灾害法、灾害救济法、地震法、海岸线管理法四类进行立法,社会安全类的"州公共卫生法律示范"项目,安全生产特别是采矿类法律	自然灾害类法律分类立法,事故类立法明确,安全生产特别是采矿类法制健全	突发事件应急体系较为完善,卫生应急法制建设较为健全
英国	《国民健康服务系统突发事件应对计划》	各自然灾害类、事故灾难类、社会安全事件类法律	各自然灾害类、事故灾难类、社会安全事件类法律更加强调相关部门的协作	突发事件应急机制长久,卫生应急方面准备工作充分,反应迅速,协调程度高
日本	《灾害对策基本法》	《自然灾害对策基本法》、《活动火山对策特别措施法》,各种地震相关法律等自然灾害类法令,《原子能灾害特别措施法》,工业安全卫生管理体系,各类工业安全、职业卫生法规等社会安全类和事故安全类法律	自然灾害和核辐射污染的卫生应急法律法规较为完善	应急管理经验丰富,法制建设较为健全,针对自然灾害和核辐射污染的卫生应急法律法规完善
澳大利亚	《联邦宪法》	《澳大利亚应急管理系列手册》等一系列政策和规范性文件	卫生应急管理立法体系较为完备	技术指导力度大、管理规范性强
俄罗斯	《联邦共同体应急管理法案》	一系列自然灾害、技术性突发事件和灾难分类的政府法规	通过约40个联邦法律、100个联邦法规、1000个行政区法案形成了较为完备的卫生应急管理立法体系	应急管理法制化,卫生应急立法体系,特别是自然灾害和恐怖事件法律比较健全

笔记

表14-2　各国卫生应急管理体系及运行机制比较

国家	组织管理机构	组织管理体系	运行机制
美国	美国CDC和联邦紧急事务管理局（FEMA）	"国家—州—地方"三级体系	采用政府主导,专业人员、志愿者队伍与公众自救相结合,地区自救为主运行机制
英国	英国卫生保护局（BHPA）	"政府—地方"二级体系	采取部门协调、属地管理的原则
日本	主管卫生和福利的厚生劳动省	"中央—都（道、府、县）—市（町、村）"三级模式	全政府式危机管理体制
澳大利亚	国家应急管理委员会	"国家—州—地方"三级体系	采用政府主导、地区自救为主要运行机制,专业人员、志愿者队伍与公众自救相结合
俄罗斯	俄联邦民防、应急与减灾部（EMERCOM）	"联邦—区域—地区—组织—地方"五级体系	采取集权式管理的原则

表14-3　各国突发事件卫生应急反应人员、组织架构及能力建设比较

国家	卫生应急反应的团队	组织架构	救援能力及特点
美国	联邦紧急事务管理署、州和地方政府、27个联邦政府机构、美国红十字会和其他志愿者组织	三级组织架构	具有专门的救援部门,救援能力强,志愿者队伍素质高,人数多,有利于救援
英国	卫生部及其下设机构、国民健康服务系统（NHS）及其委托机构开展(包括:动员紧急救护系统、基本医疗委托机构、基本医疗委托机构的牵头机构、卫生局、健康和社会保健理事会)	二级组织架构	救援强调部门协调,合作性较好
日本	防灾会议、对策本部及其防灾计划、警察机构、自卫队、医疗机构	三级组织架构	救援在政府全危机管理模式下进行,强调预防控制的重要性
澳大利亚	联邦政府救灾专业队,广大的志愿者组织	三级组织架构	具有专业救援队,志愿者队伍素质高,人数多且经过专业训练,以社区为单位的救援行动
俄罗斯	紧急事务部、俄罗斯联邦卫生流行病防疫局、俄罗斯联邦卫生防疫委员会、专业化救援救灾机构	五级体系组织架构	救援专业化,救援能力相对较高

第六节　国际组织在卫生应急中的作用

　　近年来,全球范围内各种危机发生频率加快,成为全球突出问题。全球危机与全球化紧密相连。特定的问题发生在特定的时代,随着全球化的扩展,其广

笔记

度、深度、速度、强度、密度不断加大,由它直接导致、间接引发、相伴而生的风险和问题越来越多。例如全球气候异常、全球范围的传染病流行、金融危机等。全球化带来了联系无国界,但也导致了危机无国界,问题、冲突、矛盾、风险、危机逐渐成了全球化的代名词,全球化时代的国际危机也不再是一个简单的国家关系问题或地区性矛盾冲突,而日益上升为席卷整个世界、覆盖各个领域的全球危机。

危机的全球化具有普遍危害性、广泛破坏性和难以解决性,正因为这些特点,全球危机需要包括国家、政府间国际组织(IGO)、国际非政府组织(INGO)、区域组织(欧盟、东盟、非盟、阿盟等)、跨国公司等在内的所有社会组织和行为者的联合应对。各国政府,尤其是大国政府,由于其拥有的资源丰富、权威性高,在危机应对中负主要责任。在人类命运紧密相连的全球化时代,国际组织被赋予了日益重要的作用,联合国是全球最大的、最具权威性的政府间组织,它在拥有经济、政治和安全职能的同时,也在环保、反恐、裁军、人权、卫生健康、人道主义救援、毒品控制、国际司法等领域中拥有重要权限,在全球危机治理中扮演着领导角色。联合国的下属或附属机构,如世界银行、国际货币基金组织、世界卫生组织等分别在不同领域对全球危机治理发挥重要作用,在抗击SARS、H1N1流感这些重大传染病疫情期间,世界卫生组织有效指导了公共卫生领域全球治理的开展。区域性组织是应对全球危机的重要力量,是全球治理的重要支柱和补充。最后,国际非政府组织则是全球治理的基础,全球公民通过国际非政府组织与政府合作运用公共权力。无论是什么层次的治理,公民参与都是其必不可少的元素,它不仅关系到治理的成效,更关系到治理本身的民主合法性问题。本章节将分别介绍几个有代表性的国际组织在卫生应急工作中所发挥的作用。

一、世界卫生组织

世界卫生组织(World Health Organization, WHO),是联合国下属的专门机构,国际最大的公共卫生组织。WHO的宗旨是使全世界人民获得尽可能高水平的健康,它在促进流行病和地方病的防治,提供和改进公共卫生、疾病医疗和有关事项的教学与训练,以及推动确定生物制品的国际标准方面均发挥重要作用。

世界卫生组织制定了《国际卫生条例(2005)》,并于2007年6月15日生效。它的目的和范围是以针对公共卫生风险、同时又避免对国际交通和贸易造成不必要干扰的适当方式,预防、抵御和控制疾病的国际传播,并提供公共卫生应对措施。《国际卫生条例(2005)》为WHO的流行预警和快速应对活动提供了框架,各国也遵行《国际卫生条例》的规定开展各类活动。针对传染病疫情,WHO发展了一个综合的"事件管理系统"以管理关于疾病暴发的关键信息并确保重点国际公共卫生专业人员之间准确和及时的交流。建立全球疫情警报和反应网络,集中人力和技术资源以便快速鉴别、确认和应对国际上重要的疾病暴发。疫情扩大趋势下,WHO在必要时发出警报,

笔记

分享技术专长,并根据疫情类别开展有针对性的应对工作。如系统地发现事件,核实事件,信息管理和传播,实时预警,协调的快速暴发应对,以及暴发应对后勤工作。

针对紧急情况和灾难,WHO组织开展人道主义卫生行动,承诺更有效地与会员国和利益攸关方合作,以将发生危机时的痛苦与生命损失降低到最低程度,并使体系得到保护与修复。WHO在人道主义行动中承担的义务有:危机中拯救生命并减少痛苦;为危机管理建立有效的伙伴关系,并保证其协调一致;为灾难的防范、应对和复原,提供政治上的支持和资源上的协同;为卫生领域紧急工作的各个阶段设计有适时依据的指导;增强卫生体系与国家的减灾及处理灾难的能力和康复力;确保国际上有能力为受灾国紧急应对提供援助。

二、红十字国际委员会

国际非政府组织在一定程度上是危机治理的产物,是全球危机治理的关键力量。国际非政府组织具有的"正规性、民间性、公益性、自治性、志愿性"的特征决定了其在全球危机治理过程中得天独厚的内在优势。

红十字国际委员会(International Committee of the Red Cross, ICRC)是国际非政府组织的代表,它成立于1863年,是一个中立且独立的组织,它的职责和使命是在世界各地努力为受冲突和武装暴力影响的人提供人道援助,并积极推广保护战争受难者的法律。在冲突和灾害后,ICRC的工作内容涉及保障居民的经济安全、保证水和环境卫生、提供基本医疗服务以及重建联系等若干方面。

ICRC推广经济安全,旨在确保受冲突或武装暴力影响的家庭和社区能够满足基本生活需求并维持或恢复可持续的谋生手段。从紧急发放粮食和生活必需品,到建立可持续粮食生产项目和微观经济项目,ICRC利用多种途径和方法,满足人们在粮食、临时住所、获取医疗保健和教育方面的需求。

ICRC通过改善人们对基本医疗服务的有效获取来对冲突和暴力的受害者进行援助,目的是降低医疗服务匮乏所导致的死亡、患病、痛苦和残疾。在危机前或紧急危机局势中,当进入医疗机构和提供医疗服务面临危险时,ICRC帮助确保基本医疗服务、急救、紧急运输和紧急医院服务的持续性。在长期危机和危机后局势下,ICRC还将提供更加多样化的支持来确保初级卫生保健的持续性,包括开展更广泛的人群免疫以及卫生宣传工作。

在紧急危机局势下,ICRC确保水与医疗服务的应急供应,并维持当地仅存的尚能运转的服务设施。在危机前、长期危机和危机后局势下,ICRC的工作重点在于通过支持和加强现有资源来确保基本服务的持续提供。

最后,ICRC还努力帮助在战争和灾害中失散的人们与亲友重新建立联系,包括寻人、交换家信、帮助家人团聚以及设法弄清失踪者命运等各项工作。

三、世界动物卫生组织

世界动物卫生组织(法语Office international des epizooties, OIE),又称为国际

兽疫局,是一个国际性政府间组织。它成立于1924年,但该组织的建立至少应追溯到19世纪末期。1872年,欧洲大面积暴发牛瘟,奥地利招集欧洲多个国家在维也纳召开了一个国际会议,协商各国为控制牛瘟应采取统一行动。1920年,比利时再次发生牛瘟,引起欧洲各国极大的关注。1921年5月27日,法国发起了一个邀请所有国家参加的国际动物流行病学大会,会议代表一致认为,应在巴黎建立一个控制动物传染病的国际机构,从而真正使OIE的建立列入了议事日程。1924年1月25日,28个国家的代表再次聚会巴黎,一致认为有必要建立世界动物卫生组织,并代表各国政府签署了《关于在巴黎建立世界动物卫生组织的国际协议》(简称《国际协议》),并附带签署了《世界动物卫生组织组织法》(简称《组织法》)。从此,OIE正式宣告成立。从建立之初的28个发起国,截止2011年1月,OIE已拥有178个成员国,总部在法国巴黎。

OIE成立后,一方面不断完善自身机构,先后颁布了《世界动物卫生组织组织条例》和《世界动物卫生组织通则》等纲领性文件,成立了OIE国际委员会,并在该委员会领导下设立了行政委员会、地区委员会和专业委员会三个分委会,且发展了数十个参考实验室和协作中心;另一方面,OIE又紧紧围绕自身主要任务,不断拓宽疫病服务范围,从最初牛瘟、口蹄疫、牛传染性胸膜肺炎等9种动物疫病,发展到现在的15种A类动物疫病和几十种B类动物疫病。OIE的主要任务包括:①收集并向各国通报全世界动物疫病的发生发展情况,以及相应的控制措施;②促进并协调各成员国加强对动物疫病监测和控制的研究;③协调各成员国之间动物及动物产品贸易的规定;④提供国际兽医资源服务,制定国际贸易法定构架;⑤提供良好的动物性食品安全指导,科学地提高动物福利水平。

当今环境下,动物的高密度集约化饲养、贸易的全球化等因素,均增大了人畜共患病发生与流行的风险。也导致各种人畜共患病在全球迅速流行并扩大传播范围,结果是许多地方性疾病导致跨越国界的大流行。因此,世界动物卫生组织在突发公共卫生事件应急过程中发挥着越来越重要的作用。在"改善全球动物健康"新目标的支持下,世界动物卫生组织扩大了它的责任范围,它不仅要求各个成员齐心协力共同合作,还需要在国家、区域以及国际层面上,开发新的技术和机制,以及如何加强与其他国际组织的合作。

第七节 卫生应急国际交流与合作

全球卫生(Global Health),是近几年广为关注的热点话题之一。全球卫生问题,如自然灾害、耐药菌株、营养不良、食品污染、药物滥用、人道主义危机、生物恐怖主义、社会不公平性、脆弱人群、不健全的卫生体系,均在不同程度上影响着生活在地球上各个角落的人们的健康。这些全球卫生问题在某些特定环境下的突然暴发,可能造成严重的社会危害和健康影响,使之与"卫生应急"紧密相关,并赋予"卫生应急"新的任务和使命。

笔记

一、全球卫生

全球卫生,是全球化背景的产物,有着鲜明的时代特征,是公共卫生(Public Health)、国际卫生(International Health)的延伸概念。有学者分别用Global Health和International Health关键词在PubMed中检索从1950年至今发表的相关学术论文。结果显示,Global Health的相关文献数量增加迅速,由20世纪50年代的54篇,增加到2000—2005年7月的39 759篇,而20世纪90年代是明显的分水岭。全球卫生的发展与世界卫生组织的发展关系紧密,从20世纪90年代起,世界卫生组织逐步从财政危机、影响力下降的困境中走出,又重新回到领导全球健康事务的轨道上来,对"全球卫生"关注增加,并日益取代国际卫生的概念。

全球卫生具有以下主要特征:

(1)健康状态全球化,合作全球化。与贸易、战争密切相关的世界范围内疾病大流行,对于公共卫生和国际卫生来说并非鲜见,例如,发生在中世纪欧亚大陆的瘟疫流行;14世纪威尼斯开展国际卫生检疫用于防范鼠疫等;16世纪欧洲殖民者把天花病毒带到了美洲新大陆等。进入现代社会,以现代交通、通信和信息技术为代表的现代科学技术大大压缩了时间与空间,克服了地域距离造成的障碍,使得疾病尤其是传染性疾病能在全球范围内迅速传播;与此同时,贸易增加使各国经济互相依赖的程度也大大提高,因此使全球化进程加速,成为疾病全球化的推动力量。

(2)全面关注健康问题。"全球卫生"关注所有与健康有关的,在许多国家普遍存在的或受到跨越国界的危险因素影响的卫生问题。气候变化、环境污染、城镇化进程、传染病流行(登革热、耐药结核、H5N1甲型流感、HIV感染等)、免疫计划、孕产妇和儿童健康是早已被公认的全球卫生问题。然而,不仅生物病原体可以在全球范围内传播造成传染病流行,生活方式如饮食结构、缺乏体育锻炼、对交通工具的依赖、吸烟和压力等同样可在全球范围内播散。因此,"全球卫生"关注的健康问题还应包括烟草使用和禁烟运动、微量元素缺乏、营养不良和营养过剩、肥胖心血管病癌症等一系列慢性病、伤害、精神系统疾病、移民工作者的健康问题、健康工人的移民问题等。此外,对卫生保健人员进行公共卫生应对能力之外的教育培训也应列入全球卫生的关注范围之内。

(3)消除健康差异,体现公平性原则。公共卫生应体现公平性原则,这是公共卫生实践的基本哲学规范,因此也同样适用于由此延伸出来的全球卫生。据估计,大约只有10%的全球卫生研究资源用于90%的全球人口面临的卫生问题,这就是所谓的10/90差距问题。直到现在,由于卫生资源的匮乏,在一些贫困地区开展健康研究或处理卫生问题所需的资金,很大程度上来源于西方发达国家的政府、组织机构和基金会的援助。因此促进社会、经济的公平性、保障健康平等权利,降低卫生资源的不公平分布,是全球卫生发展的主要目标。

全球卫生能够把关系复杂的各级组织机构纳入到自己的体系中来,使

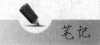

其认识到发达国家对健康的垄断在该体系中并不存在,并促使它们积极寻求建立在多元文化基础上的健康促进政策和措施。因此,全球卫生能够在发达国家和发展中国家之间建立真正的合作伙伴关系,能够实现知识和经验的共享。

(4)多学科交叉,跨学科合作。以人群为基础的疾病预防是全球卫生的主要组成部分,但也包括疾病的治疗、康复以及基础研究等领域。此外,其他学科,如社会学、行为科学、法学、经济学、历史学、工程学、生物医学、环境科学和公共政策,在全球卫生实践中起着非常重要的作用。因此,全球卫生是一门真正的交叉学科或跨专业学科。

二、全球卫生与公共卫生、国际卫生的比较

前已述,全球卫生是公共卫生和国际卫生的延伸概念,它们有相似的特征,但在对应特征的程度和范围上表现出差别(表14-4)。例如,相似的特征表现为:以群体预防为主;关注贫困人群、脆弱人群;跨学科和多学科合作;强调健康是一种公共产品,强调卫生系统的组织结构的重要性;多个投资者的参与。

表14-4　全球卫生、国际卫生和公共卫生的比较

	全球卫生	国际卫生	公共卫生
地区范围	关注能在国与国之间传播的直接或间接威胁健康的问题	关注其他国家的卫生问题,而不是本国,特别关注中低收入国家	关注一个特定国家或地区的卫生问题
合作水平	全球性合作	通常是两国间的合作	通常没有国际合作
个体或群体特征	既有群体预防,又包括个体诊疗	既有群体预防,又包括个体诊疗	主要是群体预防
健康目标	以全球范围内的健康公平性为主要目标	以促进其他国家的人民健康为目标	以某个特定国家或地区的健康公平性为目标
学科范围	健康科学领域内部和外部的多学科合作	只包括几个学科,且不强调多学科合作	鼓励多学科合作,特别是健康科学与社会学的合作

通过上述,并结合美国医学科学院和Koplan等学者给出的对全球卫生的定义,我们认为:全球卫生是一个以促进全人类健康、保障健康公平性为宗旨的研究和实践领域。它关注国际上普遍存在的健康问题、危险因素和防治措施,促进健康科学领域内部和外部的多学科合作,并将群体预防和个体诊疗有机整合起来为促进全人类健康服务。

三、全球卫生与卫生应急的关系

全球卫生是跨越国界的、非一国之力所能解决的公共卫生问题,是公共

笔记

卫生和国际卫生向全球范围的扩大和延伸。随着经济全球化的发展,人员和物资流动频繁,跨国界、跨区域突发公共卫生事件发生的风险和概率不断增加,全球卫生所倡导的多国、多组织的广泛合作,构建公平的全球卫生体系,将在这些事件处置中发挥积极的作用。因此,全球卫生赋予了卫生应急"全球化"的特征,开展国际合作,共同应对突发公共卫生事件得到各国政府的高度重视。

　　SARS之后,我国的卫生应急体系在经验和教训中逐步建立并完善,各级卫生行政部门和医疗单位均十分注重卫生应急领域的国际交流与合作,为提高我国的卫生应急工作能力服务。例如,在禽流感防控工作中,我国政府部门及时向世界卫生组织、港澳台卫生机构和部分国家通报人感染高致病性禽流感病例和防治情况,并与世界卫生组织在病例诊断、实验室检测和防治技术方案等方面广泛进行沟通和交流。同时,积极参与世界卫生组织《国际卫生条例》的修订,充分借鉴国际上先进的法规理念,结合我国国情,不断完善我国的卫生应急法规体系,提高卫生应急能力。在他国发生严重的自然灾害事件时(如2004年印度洋地震海啸灾难),我国及时组建中国卫生救援队,赶赴受灾国开展灾后紧急医疗救治和卫生防病工作。

本 章 小 结

　　1. 本章围绕卫生应急法制、机制和体制建设等几方面内容,对世界各地区具有代表性的且卫生应急工作开展较早、体系建设较完善的国家的卫生应急体系做了简单梳理和描述,具体包括美国、英国、日本、澳大利亚和俄罗斯五国。

　　2. 简要概括了国际组织在全球危机中扮演的角色和所起的作用。

关键术语

卫生应急体系　public health emergency response system

卫生应急法制　law of public health emergency response system

卫生应急体制　structure of public health emergency response system

卫生应急机制　mechanism of public health emergency response system

世界卫生组织　World Health Organization

红十字国际委员会　International committee of the red cross

世界动物卫生组织　World Organisation for Animal Health

全球卫生　Global Health

国际卫生　International Health

公共卫生　Public Health

笔记

讨论题

1. 国外卫生应急体系建设现状对完善和加强我国的卫生应急体系建设的启示。

2. 全球化进程中,突发传染病疫情的暴发和蔓延可能对世界各国造成的影响有哪些? 各国以及国际组织应如何应对?

思考题

(一)填空题

1.《国际卫生条例》是由_____制定发布的。

2. 美国的自然灾害救援体系是以国土安全部及下属的_____为中央政府主要领导机关的管理体制。

3. _____是整个美国公共卫生突发事件应对系统的核心和协调中心。

(二)简答题

列表比较美国、英国、日本、澳大利亚、俄罗斯五国的卫生应急管理体系及运行机制。

（胡永华　秦雪英　杨　健　北京大学公共卫生学院）

灾区居民心理状况与需求评估表

说明: 本评估表用于救灾防病人员灾后一段时间后为进一步了解灾区群众心理状况与需求时,对居住(村民)进行快速评估。(请在相应的下划线处填写文字、在相应的选项前或空格内打"√",括号内注明"可多选"的可选一项或多项)

一、基本情况

序号	题目	选择项		
1	居住情况	①集体安置点　　②散居		
2	性别	①男　　②女		
3	年龄	＿＿＿＿周岁		
4	民族	＿＿＿＿族		
5	原居住地	＿＿＿＿省＿＿＿＿市＿＿＿＿县		
6	文化程度	① 文盲/半文盲　② 小学　③ 初中　④ 高中/中专 ⑤ 大专　⑥ 本科及以上		
7	灾前婚姻状况	① 未婚　② 在婚　③ 离异　④ 丧偶		
8	灾前家庭成员状况	① 无子女　② 有子女		
		③ 只有父亲健在　④ 只有母亲健在　⑤ 父母均健在 ⑥ 父母均去世		
9	灾害中自己受伤和亲人伤亡情况(可多选)	① 自己受伤		
		② 子女受伤　③ 子女遇难		
		④ 父亲受伤　⑤ 母亲受伤　⑥ 父亲遇难　⑦ 母亲遇难		
		⑧ 配偶受伤　⑨ 配偶遇难		
		⑩ 其他亲人伤亡＿＿＿＿＿＿＿＿		
		⑪ 无亲人伤亡		
10	家庭房屋倒塌情况	①是　　②否		
11	对现居住地基本生活条件的满意情况	生活用水条件	①满意	②不满意
		饮用水条件	①满意	②不满意
		伙食	①满意	②不满意
		环境卫生条件	①满意	②不满意
		住宿条件	①满意	②不满意
		通信条件	①满意	②不满意

笔记

二、情绪及身体反应

问: 灾害发生后,您的情绪和身体上出现过下列反应吗?

序号	情绪及身体反应	①没有过	②偶尔有	③经常有
1	不由自主地回想灾害相关经历			
2	反复出现与灾害有关的噩梦			
3	在安全的环境里,仍然有发生灾害的感觉			
4	看到亲属遗物、灾害废墟时,仍感到很恐慌			
5	极力不去想或谈论灾害的经历			
6	回避能唤起灾害回忆的物品、广播、电视等			
7	记不清灾害发生时的情形			
8	经常发呆,反应较慢			
9	感到焦虑不安、坐卧不宁			
10	难以专心做当前的事情			
11	不明原因的担惊受怕			
12	担心灾害会再发生			
13	担心堰塞湖水冲下来			
14	担心发生疫情			
15	伤心或流泪			
16	对任何事情都没有兴趣			
17	对未来感到没有希望			
18	感到很孤独			
19	内疚自责			
20	愿意自己一个人待着,不愿见人			
21	不知如何是好			
22	入睡困难或睡眠不好			
23	感到疲劳			
24	心慌			
25	呼吸急促或呼吸困难			
26	胃肠道不适(恶心、反胃或拉肚子)			
27	食欲明显下降			
28	发抖或抽筋			
29	头疼、头晕、头昏			

笔记

三、应对方式

您通常是用什么方法来缓解和调节自己的情绪和身体反应呢?

序号	缓解和调节方法	①从不	②偶尔	③经常
1	向亲朋好友倾诉自己的经历与感受			
2	与亲人朋友在一起,互相鼓励			
3	通过痛哭、呐喊、记日记等来宣泄情绪			
4	抱住一些柔软的物体如枕头等,来消除恐慌			
5	深呼吸、肌肉放松、想象成功经历或美好事物来消除心理紧张			
6	转移注意力去做自己感兴趣的事(如帮助别人)			
7	想象或计划未来的生活			
8	保持规律饮食			
9	适时休息,保证睡眠			
10	睡不着时起身做放松活动,待有睡意后再睡			
11	睡不着时找人说话、聊天			
12	告诉自己现在很安全			
13	告诉自己并不孤单、全社会都在关心自己			
14	告诉自己将来的生活会变好的			
15	通过广播、电视等正规途径了解灾害有关信息			
16	祈祷、祷告			
17	寻求心理咨询机构或人员的帮助			
18	其他_____			

四、需求

目前,您需要外界给您提供哪些帮助?

序号	需　求	①不想	②比较想	③非常想
1	有人倾听自己的经历和感受(如亲友、专业人员等)			
2	有人告诉自己遇到情绪上的问题该怎么办			
3	得到用于缓解情绪反应的药物			
4	政府部门保证基本的生活需要			
5	大众媒体及时报道			

续表

序号	需　　　求	①不想	②比较想	③非常想
6	尽快与亲友取得联系			
7	远离灾害灾区			
8	其他_____			

9. 您想向谁倾诉自己的经历和感受？（可多选）
① 对谁都不说　　② 家人、朋友　　③ 医护人员　　④ 心理咨询人员
⑤ 其他救援人员_____

10. 当您感到孤独时，您希望和谁在一起？（可多选）
① 自己待着　　② 家人、朋友　　③ 医护人员　　④ 心理咨询人员
⑤ 其他救援人员_____

11. 目前您已经获得过哪些心理帮助？（可多选）
① 没有获得过　　② 了解心理方面的知识和技能　　③ 团体心理辅导
④ 个体心理咨询　　⑤ 心理治疗　　⑥ 其他_____

12. 这些心理帮助都是从哪里获得的？（可多选）
① 没有获得过　　② 家人、朋友　　③ 医护人员　　④ 心理咨询人员
⑤ 其他救援人员_____　　⑥ 宣传材料　　⑦ 媒体（电视、收音机等）

13. 您希望获得哪些心理帮助？（可多选）
① 什么都不需要　　　　　　② 收到关于心理方面的宣传材料
③ 听到媒体对心理方面的宣传　　④ 团体心理辅导
⑤ 个体心理咨询　　　　　　⑥ 心理治疗
⑦ 其他_____

14. 目前您知道哪些心理方面的知识和技能？（可多选）
① 什么也不知道　　② 常见的心理反应　　③ 自己如何缓解心理反应
④ 如何帮助别人缓解心理反应　　⑤ 去哪里寻求专业心理咨询人员的帮助
⑥ 其他_____

15. 您希望了解哪些心理方面的知识和技能？（可多选）
① 什么也不需要　　② 常见的心理反应　　③ 自己如何缓解心理反应
④ 如何帮助别人缓解心理反应　　⑤ 去哪里寻求专业心理咨询人员的帮助
⑥ 其他_____

16. 您喜欢通过什么方式来获得心理方面的知识和技能？（可多选）
① 不想获得　　② 聊天　　③ 讲座　　④ 咨询热线
⑤ 面对面心理咨询　　⑥ 宣传材料　　⑦ 手机短信　　⑧ 大喇叭
⑨ 广播节目　　⑩ 电视节目

17. 您希望听谁来给您讲心理方面的知识和技能？（可多选）
① 不想听　　② 家人、朋友　　③ 医护人员　　④ 心理咨询人员
⑤ 其他救援人员_____

笔记

18. 如果发给您宣传材料,您希望得到哪些种类的材料?(可多选)
①什么都不想要 　②传单 　③折页 　④招贴画
⑤小册子 　⑥书 　⑦录音带/光盘

19. 目前您手头有哪些宣传心理方面知识和技能的材料?(可多选)
①没有收到过 　②传单 　③折页 　④招贴画
⑤小册子 　⑥书 　⑦录音带/光盘

五、评估印象和重要问题:

_____

_____

_____

一、教学目的

卫生应急管理(Public Health Emergency Management)研究突发公共卫生事件发生、发展、演变规律以及人类应对行动和策略的科学,通过对突发公共卫生事件的预防与准备、响应与处置、恢复与重建等过程的计划、组织、领导、协调与控制等全过程、全方位的管理实践以及相关理论、方法及综合策略的系统探索,来预防、消减和控制突发公共卫生事件危害和影响的一门学科。

本门课程通过对卫生应急管理的基本概念、内容、任务、理论与方法、卫生应急管理相关实践活动的讲解,使学生掌握卫生应急管理的基础理论、卫生应急管理实践环节中所需掌握的基本技能与方法,培养学生能够应用所学的知识与技能观察、分析和解决卫生应急管理实践问题的能力,为学生走向未来卫生管理实践岗位打下坚实的理论基础。

二、前期需要掌握的课程名称

本课程的学习没有前期掌握课程的特殊要求。如果学习过《卫生事业管理》、《管理学基础》等课程将有助对本课程的学习和理解。

三、学时建议

教学内容	学 习 要 点	学时安排
第一章 卫生应急管理概述	1. 掌握 突发公共卫生事件的概念、分类、分级、特点;卫生应急管理的概念、基本内容、特征及任务;卫生应急管理的相关基本理论; 2. 熟悉 卫生应急的要素管理、过程管理和关键环节管理;卫生应急管理体系的构建与管理;卫生应急管理的理论体系框架与基本研究内容; 3. 了解 卫生应急管理研究的常用方法,卫生应急管理的历史发展沿革及其与其他相关学科之间的关系。	4
第二章 卫生应急相关管理理论	1. 掌握 卫生应急管理过程理论的基本概念;危机决策的定义和危机决策的特点;战略管理的定义、原则及步骤; 2. 熟悉 当前学术界对危机过程管理划分的几种理论;以PPRR理论为基础,危机管理的各个阶段及其管理策略;危机决策的方法;战略管理的内容及特征;蝴蝶效应与多米诺骨牌效应的理论基础;权变理论的主要内容及措施;复杂适应系统管理的核心思想和主要特征; 3. 了解 危机管理过程各种理论模型的比较分析;蝴蝶效应、多米诺骨牌效应、权变管理与复杂适应系统理论的基本概念以及在卫生应急管理中的应用。	2

笔记

续表

教学内容	学 习 要 点	学时安排
第三章 卫生应急中的风险管理理论与方法	1. 掌握 风险、风险管理的相关概念,突发公共卫生事件风险的特征、风险管理的特征、原则及基本流程 2. 熟悉 风险管理的几种常用方法和快速风险评估方法的应用 3. 了解 风险管理的理论发展历程及常用的风险管理理论	2
第四章 卫生应急沟通管理	1. 掌握 卫生应急沟通相关的经典理论和危机传播"事实–价值"模型 2. 熟悉 卫生应急沟通的常见形式、渠道和策略 3. 了解 卫生应急沟通概念、特点与要素	2
第五章 卫生应急中相关的社会心理、行为理论与方法	1. 掌握 突发公共卫生事件中公众危机心理、行为现象与问题 2. 熟悉 突发公共卫生事件的集体行为和群体性恐慌相关理论 3. 了解 突发公共卫生事件心理危机预防、干预和控制措施	2
第六章 卫生应急管理研究的常用方法	1. 掌握 突发公共卫生事件风险评估方法、危机决策分析方法、突发公共卫生事件干预效果评价方法 2. 熟悉 卫生应急管理综合评价方法、突发公共卫生事件的预测分析方法、灾后居民心理状况与需求评估方法、利益相关者分析方法 3. 了解 常用的统计学、流行病、管理学和社会学研究方法	4
第七章 卫生应急要素管理	1. 掌握 卫生应急要素的内涵和基本概念;卫生应急指挥机构的组建程序、组成和职责;卫生应急处理专业机构的类型和职责;卫生应急队伍的类型、人员组成和职责;卫生应急的物资类别;突发公共卫生事件相关信息的报告原则、组织体系、报告内容、方式、时限和程序 2. 熟悉 卫生应急专家咨询委员会的组成和职责;卫生应急物资储备中卫生行政部门、专业医疗卫生机构各自的职责 3. 了解 突发公共卫生事件信息的来源和分类;中毒相关信息的报告单位和报告要求;核事件和放射事件相关信息的报告主体和报告内容;卫生应急物资的耗损管理	2
第八章 卫生应急体系的构建与管理	1. 掌握 卫生应急体系基本架构和功能 2. 熟悉 卫生应急中的法律体系、预案体系、管理体制和运行机制 3. 了解 我国卫生应急体系发展历史	2
第九章 卫生应急预防与准备管理	1. 掌握 卫生应急预防与准备管理的概念、要素,应急管理组织结构,应急规划管理的制订原则,监测与预警的概念,应急预案管理的程序、内容,应急培训的原则、内容,应急演练的目的、原则,应急资源保障管理的要求 2. 熟悉 应急管理组织运行机制,应急规划管理的内容,应急预警管理的功能,应急预警体系的建立,应急预案的功能,卫生应急队伍的能力要求、培养原则及培养方法,应急培训的基本步骤,应急演练的方式,演练的实施,各类应急资源的管理要点 3. 了解 应急管理组织拓展,应急规划管理的制订步骤,应急预警管理的流程、信息来源,应急预案管理的努力方向,应急培训的对象,应急保障资源的调用	4

笔记

教学内容	学 习 要 点	学时安排
第十章 卫生应急响应与处置	1. 掌握　突发公共卫生事件应急响应、现场调查和处置工作内容,应急医疗救援体系及分级救治方式,掌握现场指挥、抢救、早期治疗、伤员转运的主要工作;掌握危机干预的工作程序和技术要点 2. 熟悉　突发公共卫生事件应急响应概念和程序,突发事件医疗救援力量的筹措使用方法;应急心理救援队的任务和原则 3. 了解　突发公共卫生事件应急管理的基本原则,突发事件人员伤害特点和应急医学救援原则;灾区环境卫生、饮水卫生、食品卫生的管理方法	4
第十一章 卫生应急中的恢复与重建	1. 掌握　卫生应急中的恢复与重建的内涵、内容、原则 2. 熟悉　卫生应急中的恢复与重建的实施步骤、卫生领域恢复与重建的问题及实施的注意事项 3. 了解　卫生应急中恢复与重建效果评价的内容	2
第十二章 卫生应急管理评估	1. 掌握　卫生应急管理评估的相关概念、卫生应急管理评估的分类;卫生应急能力评估的概念、能力评估的主要方式 2. 熟悉　卫生应急管理评估的基本流程与步骤、评估的主要方法;卫生应急演练评估的概念、主要过程 3. 了解　卫生应急能力评估的国内外常用评估工具等	2
第十三章 卫生应急协同治理与利益相关者管理	1. 掌握　卫生应急利益相关者的范畴和多部门合作理论的意义 2. 熟悉　卫生利益相关者分析方法和应对策略制定的方法 3. 了解　多部门合作在卫生应急中的作用	2
第十四章 国际合作交流与国外卫生应急体系建设概况	1. 熟悉　美国、英国、日本、澳大利亚、俄罗斯卫生应急管理体系运行机制的特点 2. 了解　上述国家卫生应急体系的概况,全球卫生、以及国际组织在卫生应急工作中发挥的作用	2
合计		36

说明：　课程学时可根据各高校设置的课时数安排进行适当调整。

笔记

参考文献 ◀

➤ 吴群红,郝艳华,赵忠厚.与危机共舞———突发公共卫生事件管理方略.北京:科学出版社, 2010.

➤ 吴群红.突发公共卫生事件应对———现代启示录.北京:人民卫生出版社,2009.

➤ 张永理,李程伟.公共危机管理.湖北:武汉大学出版社,2010.

➤ 陈振明.公共管理学.第5版.北京:中国人民大学出版社,2009.

➤ 刘钧.风险管理概论.第2版.北京:清华大学出版社,2008.

➤ 刘新立.风险管理.北京:北京大学出版社,2006.

➤ 赵林度.食品安全与风险管理.北京:科学出版社,2009.

➤ Spouge,John,毛正中.卫生风险管理.北京:人民卫生出版社,2013.

➤ 胡百精.危机传播管理:流派、范式与路径.第2版.北京:中国人民大学出版社,2009.

➤ 胡百精.中国危机管理报告:第一卷.广州:南方日报出版社,2006.

➤ 李希光.发言人教程.北京:清华大学出版社,2009.

➤ 孙玉红.直面危机:世界经典案例剖析.北京:中信出版社,2004.

➤ 吴宜蓁.危机传播———公共关系与语艺观点的理论与实证.丹阳:苏州大学出版社,2005.

➤ 丹尼斯·麦奎尔.大众传播模式论.上海:上海译文出版社,2008.

➤ E·M·罗杰斯.传播学史———一种传记式的方法.上海:上海译文出版社,2003.

➤ 罗伯特·希斯.危机管理.第2版.王成,译.北京:中信出版社,2004.

➤ 马克思韦尔·麦库姆斯.议程设置:大众媒介与舆论.北京:北京大学出版社,2008.

➤ 玛格莱特·苏丽文.政府的媒体公关与新闻发布:一个发言人的必备手册.北京:清华大学出版社,2005.

➤ 迈克尔·雷吉斯特.风险问题与危机管理.北京:北京大学出版社,2005.

➤ 帕特丽夏·盖斯特–马丁.健康传播:个人、文化与政治的综合视角.龚文库,译.北京:北京大学出版社,2006.

➤ 威尔伯·施拉姆.传播学概论.何道宽,译.北京:中国人民大学出版社,2010.

➤ 沃纳·赛佛林.传播理论:起源、方法与应用.郭镇之,译.北京:华夏出版社,2002.

➤ 希伦·A·洛厄里.大众传播效果研究的里程碑.刘海龙,译.北京:中国人民大学出版社,2004.

➤ 孔令栋,马奔.突发公共事件应急管理.2011年版.济南:山东大学出版社,2011.

➤ 邹建华.突发事件舆论引导策略———政府媒体危机公关案例回放与点评.2009年版.北京:中共中央党校出版社,2009.

➤ 贾群林,刘鹏飞.突发公共事件的应急指挥与协调.2010年版.北京:当代世界出版社,2010.

➤ 梁万年.卫生事业管理学.第3版.北京:人民卫生出版社,2012.

➤ 风笑天.社会学研究方法.第3版.北京:中国人民大学出版社,2009.

➤ 万国明,王成昌.突发公共卫生事件应急管理.北京:中国经济出版社,2009.

笔记

➤ 米切尔·K·林德尔.应急管理概论.王宏伟译.北京:中国人民大学出版社,2011.

➤ 王声涌,林汉生.突发公共卫生事件应急管理学.广州:暨南大学出版社,2011.

➤ 陈锦治.突发公共卫生事件预防与应急处理.南京:东南大学出版社,2005.

➤ 闪淳昌.应急管理:中国特色的运行模式与实践.北京:北京师范大学出版社,2011.

➤ 王陇德.突发公共卫生事件应急管理——理论与实践.北京:人民卫生出版社,2008.

➤ 杨维中.传染病预警理论与实践.北京:人民卫生出版社,2012.

➤ 秦启文.突发事件的预防与应对.北京:新华出版社,2008.

➤ 姜平.突发事件应急管理.北京:国家行政学院出版社,2011

➤ Briggs SM,Brinsfield KH.干建新,张茂主译.公共突发事件医疗应对——高级灾难医学救援手册.杭州:浙江大学出版社,2007.

➤ 陈文亮.现代卫勤前沿理论.北京:军事医学科学院出版社,2006.

➤ 肖振忠.突发灾害应急医学救援.上海:上海科学技术出版社,2007.

➤ 王谦,陈文亮.非战争军事行动卫勤应急管理.北京:人民军医出版社,2009.

➤ 张雁灵.非战争军事行动卫生勤务学.北京:人民军医出版社,2009.

➤ 郭新彪,刘君卓.突发公共卫生事件应急指引.第2版.北京:化学工业出版社,2009.

➤ Wisner B,Adams J.王作元,黄相刚,王昕译.突发事件与灾害的卫生对策.北京:人民卫生出版社,2005.

➤ 冯巍.突发事件现场医疗救援的技能与方法.北京:当代中国出版社,2011.

➤ 黄承伟,向德平.汶川地震灾后贫困村救援与重建政策效果评估研究.北京:社会科学文献出版社,2011.

➤ 童星等.中国应急管理:理论、实践、政策.北京:社会科学文献出版社,2012.

➤ 邱均平,文庭孝等.评价学理论·方法·实践.北京:科学出版社,2010.

➤ 张欢.应急管理评估.北京:中国劳动社会保障出版社,2010.

➤ Andrew F.Cooper John J.Kirton Ted Schrecker Gverning Global Health 全球健康管理挑战、应对和创新.成都:四川大学出版社,2009.

➤ Natural Disasters Organization(NDO).Common wealth Counter-disaster Concepts and Principles. Canberra: Common wealth of Australia,1989.

➤ Operational guidance on rapid risk assessment methodology.European Centre for Disease Prevention and Control,2011.

➤ Risk Management(AS/NZS 4360:2004).Standards Australia/Standards New Zealand,2004.

➤ FEMA.State capability assessment for readiness.Washington DC: Federal Emergency management Agency,1997.

➤ CRAHAM A Z Disaster Risk Management.Queensland Department of Emergency Service; Queensland Government,1999.

➤ EMA.Emergency Risk Management Application Guide.Canberra Common wealth of Australia,1998.

中英文名词索引

笔记

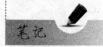

笔记

笔记

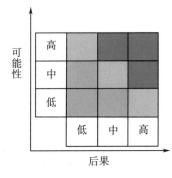

可能性		后果				
必然的	5	5 (中等的)	10 (重大的)	15 (高)	20 (高)	25 (高)
可能的	4	4 (中等的)	8 (重大的)	12 (重大的)	16 (高)	20 (高)
不很大的	3	3 (低)	6 (中等的)	9 (重大的)	12 (重大的)	15 (高)
不大可能	2	2 (低)	4 (中等的)	6 (中等的)	8 (重大的)	10 (重大的)
罕见的	1	1 (低)	2 (低)	3 (低)	4 (中等的)	5 (中等的)
风险矩阵		1	2	3	4	5
		较小的	中等的	严重的	较大的	极为严重
				后果		

彩图3-2　风险矩阵示例

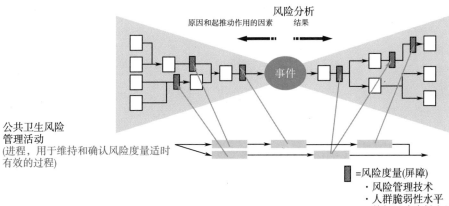

彩图3-4　蝴蝶结法分析示例

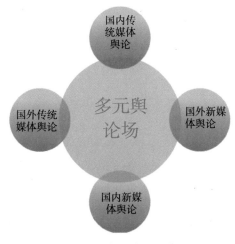

彩图4-2　多元舆论生态图

笔记

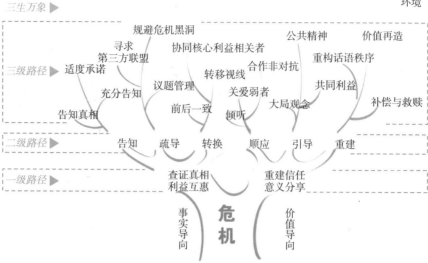

彩图4-3　危机传播管理"事实–价值"模型

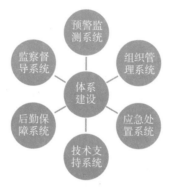

彩图10-4　应急心理救援体系示意图

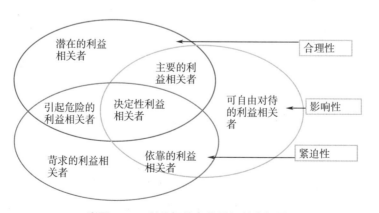

彩图13-1　利益相关者作用机制分析图

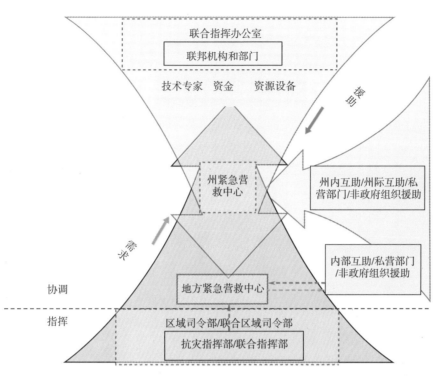

彩图14-1 美国应对突发事件的应急管理示意图